Carl-Auer

Reinert Hanswille/
Annette Kissenbeck

Systemische Traumatherapie

Konzepte und Methoden für die Praxis

Mit einem Geleitwort von Ellert Nijenhuis
und einem Vorwort von Gunther Schmidt

Fünfte Auflage, 2025

Umschlaggestaltung: Uwe Göbel
Satz u. Grafik: Drißner-Design u. DTP, Meßstetten
Printed in Germany
Druck und Bindung: CPI books GmbH, Leck

MIX
Papier | Fördert gute Waldnutzung
FSC® C083411
www.fsc.org

CPI klimaneutral
Mehr Bäume. Weniger CO_2

Fünfte Auflage, 2025
ISBN 978-3-89670-753-6 (Printausgabe)
ISBN 978-3-8497-8365-5 (ePUB)

Bibliografische Information der Deutschen Nationalbibliothek:
Die Deutsche Nationalbibliothek verzeichnet diese Publikation in der Deutschen Nationalbibliografie; detaillierte bibliografische Daten sind im Internet über http://dnb.d-nb.de abrufbar.

Informationen zu unserem gesamten Programm, unseren Autoren und zum Verlag finden Sie unter: **https://www.carl-auer.de/**
Dort können Sie auch unseren Newsletter abonnieren.

Carl-Auer Verlag GmbH
Vangerowstraße 14 • 69115 Heidelberg
Tel. +49 6221 6438-0 • Fax +49 6221 6438-22
info@carl-auer.de

Inhalt

Geleitwort

Trauma: eine Störung und Verstörung verschiedener Systeme

Was ist ein System? Eine bestimmte Menge von interagierenden und voneinander abhängigen Einheiten, die zusammen ein Ganzes bilden. Wir Menschen sind ganzheitliche Systeme, die zwar auf unterschiedlichen Ebenen beschrieben werden können – biologisch, psychologisch, sozial –, aber im tieferen Sinne nur zu verstehen sind, wenn man diese Ebenen in ihrer engen Beziehung zueinander betrachtet. Wie mittlerweile etliche Phänomenologen, Philosophen, Psychologen und Neurowissenschaftler betonen, lassen sich unser Gehirn, unser Körper, unser Geist und unsere Umwelt nur künstlich voneinander trennen, weil sie eng miteinander gekoppelt sind. Demnach sind wir verkörperte Systeme, die alle möglichen wiederum mit ihnen verbundenen Systeme auf niedrigeren Entwicklungsstufen einschließen (z. B. Zellen, Zellansammlungen, das Gehirn, das Nervensystem, den Körper) und die in eine Vielfalt von miteinander verbundenen sozialen Systemen eintauchen (z. B. Dyaden, Familien, Institutionen, Subkulturen, Kulturen und Nationen).

Trauma-Überlebende, insbesondere solche, die als Kinder chronisch missbraucht oder vernachlässigt wurden, können eine Vielzahl an körperlichen und psychischen Symptomen und Verhaltensauffälligkeiten aufweisen. Es hat manchmal den Anschein, als seien sie als Gesamtsystem in eine Art permanentes Chaos gedriftet. Aber dieses Chaos ist nur zu verständlich. Denn besser, als in Stücke gerissen zu werden, reorganisiert sich die Persönlichkeit in zwei oder mehr unterschiedliche und unzureichend integrierte Subsysteme bzw. dissoziiert in verschiedene Persönlichkeitsanteile. Es erfolgt eine basale Aufteilung in einen »anscheinend normalen Anteil«, der versucht den Alltag so zu regeln, als sei alles in Ordnung, und in einen »emotionalen Anteil«, der in traumatischen Erinnerungen fixiert ist.

Trauma-Überlebende haben in ihrem Umfeld oft zwischenmenschliche Traumatisierungen erlebt. Das heißt, wer Missbrauch und Vernachlässigung durch andere erfahren hat, war oft weiteren Systemen ausgeliefert. Sie umfassen Schädiger, Opfer-Täter-Dyaden, Kernfamilien und erweiterte Familien oder noch größere soziale

Strukturen. Bedeutenderweise tendieren auch diese anderen Systeme dazu, zwischen anscheinender Normalität und hoher Emotionalität zu alternieren. In diesen wiederkehrenden Wechseln zeigt das Trauma sein Janus-Gesicht. Schädiger verhalten sich oft so, als sei nichts falsch an ihrem Tun, und Familien beteiligen sich häufig an dieser Farce scheinbarer Normalität. Viele psychiatrische Einrichtungen und ganze Gesellschaften haben dieses Spiel mitgespielt oder spielen es noch, indem sie die große Anzahl von Kindheitstraumatisierungen unter psychiatrischen Patienten und in der Gesamtbevölkerung übersehen oder verleugnen. Wie immer auch das, was geschieht oder geschah, mitgeteilt wird, es herrscht in der Regel eine hohe Emotionalität vor. Daher ist ein Trauma eine Störung der Systeme, die nur durch Heilung und Integration auf der miteinander gekoppelten intra- und interpersonellen Systemebene gelöst werden kann.

Um eine solche Umsetzung geht es in diesem schon lange überfälligen und bemerkenswerten Buch. Ich wünsche ihm und seinen beiden Autoren eine große Leserschar – und dieser eine leidenschaftliche Inspiration für die Arbeit mit traumatisierten Systemen.

Ellert Nijenhuis, Ph. D.
Assen, Niederlande, im August 2008

Vorwort

Der Bereich der Therapie von KlientInnen, deren Beschwerden als Ausdruck schwerer Traumatisierungen erklärt und beschrieben werden, hat in den letzten 20 Jahren eine Entwicklung genommen, die man sinnbildlich fast als Flutwelle bezeichnen könnte. Zuvor war dies ein vergleichsweise eher unterbelichtetes Feld – was erstaunlich ist, denn die Zahl von Interaktionen und Erfahrungen, die als traumatisierend wirken können, war sicher nicht geringer als heute. Aus meiner Sicht lässt sich die Tatsache, dass etwa das schmerzliche Thema des »sexuellen Missbrauchs« an Kindern endlich wieder als real erlittenes Phänomen ernst genommen wurde, auch schon zu einem beträchtlichen Teil auf die systemische, familientherapeutische Arbeit zurückführen. (Den Begriff »sexueller Missbrauch« halte ich für sehr unglücklich, weil er implizieren könnte, dass es einen sexuell passenden »Gebrauch« geben könnte, und das halte ich an sich schon für nicht akzeptabel.) In der Geschichte der Psychotherapie waren solche Themen ja über viele Jahrzehnte eher als Ausdruck neurotischer Fantasien von KlientInnen bewertet worden, nachdem Freud sich entschlossen hatte, dieses brisante Thema doch lieber als Ausdruck individueller Störung zu behandeln – wohl auch deshalb, um im Wien der Jahrhundertwende nicht noch mehr anzuecken.

Die systemische Arbeit sieht individuelles Erleben als ernst zu nehmenden Ausdruck von kontextbezogenen Prozessen und berücksichtigt damit immer auch die Perspektive, dass es sich als adäquat verstehen lässt, wenn man nur den relevanten Kontext dafür auffinden kann. Sie hat dadurch ganz sicher entscheidend dazu beigetragen, dass Menschen, die durch solches Leid gegangen sind, entsprechend gewürdigt werden und dass man ihre Wahrnehmungsprozesse als Ausdruck von Kompetenz betrachtet, anstatt sie als neurotisch eingebildet abzuwerten.

Als Konsequenz aus der Traumadiskussion gibt es für Menschen, die als Opfer sexueller oder sonstiger Gewalt durch andere Menschen gelten, inzwischen sehr viele Angebote an diversen Formen der Psychotherapie. Für viele Problembereiche, auch gerade für solche, die als besonders »schwierig« gelten, haben sich systemische Konzepte als sehr wirksame Hilfen bewährt (siehe auch v. Sydow et. al. 2007, Simon

2008, Schmidt 2004). Erstaunlicherweise fehlte es aber bisher an fundierter Literatur zur systemischen Therapie von Traumata, obwohl in diesem Bereich in der Praxis längst mit systemischen Konzepten gearbeitet wird.

Um so erfreulicher und verdienstvoller finde ich, dass dieses Buch nun endlich vorliegt. Es schließt die skizzierte Lücke in der Literatur auf eine Weise, die ich als äußerst nützlich und hilfreich für die Betroffenen selbst, ebenso aber auch für die Angehörigen und für die potenziellen »Helfer« halte. Bedingt durch die Tradition vieler bis heute vorherrschender Therapieansätze, die auf der Basis von Pathologie- und Defizit-Konzepten arbeiten, herrscht im Bereich der Trauma-Arbeit noch immer die Sichtweise vor, dass Menschen, die unter Traumatisierungen leiden, sehr fragil, kaum belastungsfähig und häufig sowohl psychisch als auch somatisch äußerst labil seien. Auch wenn dies oft tatsächlich zu beobachten ist, drückt es nur einen Aspekt der Dynamik aus.

Leider geht mit dieser Sichtweise sehr oft (sicher gut gemeint) einher, dass man solche Menschen als stark gestörte »Patienten« *behandelt* und kaum die Möglichkeit in Betracht zieht, dass sie über vielfältige autonome und sehr hilfreiche Kompetenzen verfügen. Das traumatische Geschehen und seine leidvollen Folgen werden dabei sehr häufig als so zentraler Aspekt des Lebens der Betroffenen angesehen, dass wie mit einem »Röhrenblick« viele andere wesentliche Bereiche ihrer Fähigkeiten nahezu vollständig ausgeblendet werden.

In den letzten Jahren hat aber nun die Forschung in den Bereichen der Salutogenese (Gesundheitsentwicklung) und der Resilienz (die sich mit der Widerstandsfähigkeit und Lösungsfähigkeit von Menschen auch in Extremsituationen beschäftigt) deutlich zeigen können, dass selbst extreme Traumata und sehr leidvolle Reaktionen von Menschen auf sie keineswegs bedeuten, dass diese Menschen einen grundsätzlichen Mangel an Fähigkeiten aufweisen oder als grundsätzlich »gestörter« als andere Menschen angesehen werden müssten. Diese Erkenntnisse fließen zwar zunehmend auch in traumatherapeutische Konzepte ein, an der Beschreibung und Behandlung von als traumatisiert angesehenen Menschen als sehr schwierig und oft nur sehr langwierig zu therapierend hat dies bis heute allerdings wenig geändert.

Viele Definitionen und Erklärungskonzepte zur Trauma-Dynamik – auch manche, die aus den Ergebnissen der modernen Hirnforschung abgeleitet werden – wirken wie Wirklichkeitskonstruktionen, die allein die traumatischen Ereignisse selbst als die wirklichkeitsgestaltende Kraft (das gestaltende Agens) erscheinen lassen. Sie laden dadurch aber zu Perspektiven ein, die die Erlebenden eher als ausgelieferte Opfer ohne jede Gestaltungschancen erscheinen lassen. Das trägt zu Fokussierungen mit Ohnmachtserleben bei und kann leidvolles Erleben eher noch verstärken. Aus lösungsorientierter, hypnosystemischer Perspektive muss man dagegen unbedingt beachten, dass es auch nach den traumatischen Ereignissen viele Episoden im Erleben eines Menschen gibt, in denen es ihm/ihr relativ gut geht. Auch wenn dies nicht anhält, beweist es doch, dass im unbewussten Erlebnisrepertoire die Kompetenzen für eine andere Art des Umgangs mit dem leidvoll Erlebten vorhanden sind. Eine therapeutisch hilfreiche Arbeit muss – neben der Empathie für das Leid – genau dies in den Fokus rücken. So kann der Zugang zu den Selbstgestaltungsfähigkeiten der KlientInnen wieder schneller hergestellt werden. Auch hier muss beachtet werden (in Orientierung an den Autopoiese-Konzepten), dass nicht das Ereignis selbst etwas zum nachhaltig schlimmen Trauma macht, sondern die Art, wie es verarbeitet wird, und auf welche Beziehungsnetzwerke sich die Betroffenen nach dem Trauma stützen können. Hierin liegen viele Chancen für erfolgreiche Therapie. Ich halte es für ein großes Verdienst der Autoren, diesen Beziehungsaspekt und diese Ressourcenorientierung immer wieder herauszuheben.

Seit vielen Jahren zeigt unsere Arbeit ambulant (z. B. am Milton-Erickson-Institut Heidelberg) wie auch stationär (an der Fachklinik am Hardberg und an der SysTelios-Klinik für Gesundheits- und Kompetenzentwicklung, beide in Siedelsbrunn) mit großem Erfolg, dass Menschen mit Traumatisierungen über enorme Kompetenzen verfügen und deshalb auch keineswegs wie »Patienten« »behandelt« werden sollten, sondern als völlig gleichrangige, autonome Kooperationspartner mit vielen Stärken, trotz großen Leids, dem sie ausgesetzt waren. Ich werbe deshalb schon sehr lange um eine konsequente Haltung der Kompetenzorientierung und der Fokussierung auf die (oft zunächst unbewussten) Lösungsfähigkeiten der Betroffenen.

Das vorliegende Buch bietet für diese Sichtweise sehr viel und sehr überzeugendes Material, wofür ich den Autoren besonders dankbar bin. Es macht in sehr differenzierter und fundierter Form deutlich, dass bei aller Empathie und Wertschätzung des Leids der Betroffenen und ihrer Angehörigen die Aspekte der vielfältigen Kompetenzen unbedingt beachtet werden müssen – nicht nur bei den einzelnen KlientInnen selbst, sondern auch bei ihren Beziehungssystemen. Denn infolge der traditionellen, eher pathologieorientierten traumatherapeutischen Konzepte wurden und werden die Beziehungssysteme, besonders die Familien, wenn das traumatische Geschehen innerfamiliär auftrat, noch immer sehr oft als massiv gestörte, »kaputte Beziehungsruinen« beschrieben. Den KlientInnen selbst hilft das überhaupt nicht, sondern es schwächt sie eher und pfropft auf ihr ohnehin schon schlimmes Leid oft noch massive Loyalitätskonflikte auf. Dass in diesem Buch der Blick systematisch ausgeweitet wird auf das umfassendere Beziehungssystem – und dies mit sehr wertvollem Material differenziert illustriert wird –, halte ich für ein weiteres bedeutsames Verdienst der Autoren.

Viele Beiträge zur Traumatherapie bereiten mir insofern Unbehagen, als sie für mich suggerieren, dass man traumatisierte KlientInnen wie zerbrechliche Porzellanfiguren behandeln müsse, weil sie so wenig belastungsfähig seien. Sicher ist eine achtsame und behutsame Haltung empfehlenswert. Es sollte aber auch nie vergessen werden, welche ungeheure Überlebenskompetenz notwendig ist, um die zum Teil extrem schrecklichen Erfahrungen, denen die KlientInnen ausgesetzt waren, zu überleben. Manchmal frage ich mich, ob ich selbst das so überstanden hätte, oft auch mit der Vermutung, dass die betroffenen KlientInnen da mehr Kompetenzen aufweisen, als ich sie bei mir vermute. Auf diese großen inhärenten Fähigkeiten kann auch den KlientInnen gegenüber nie genug hingewiesen werden, denn gerade daraus entsteht bei ihnen allmählich wieder eine Perspektive der Zuversicht und des Vertrauens in die eigene Kompetenz, was eine der wichtigsten Voraussetzungen für eine erfolgreiche Bewältigung der schrecklichen Erfahrungen ist. Auch diese Aspekte werden in diesem Buch immer wieder mit vielen überzeugenden Belegen hervorgehoben, was ich ebenfalls als besonders wertvoll erachte.

Und noch ein bedeutsamer Faktor schimmert hier verdienstvollerweise immer wieder in der Darstellung durch: Ein Erfolg in einer Traumatherapie, auch das Reaktivieren von Sicherheitserleben, Kompetenzerfahrung und Ressourcen-Evozierung ist letztlich seltenst ein individuelles Geschehen allein, wenn es sich auch im Individuum zeigt. Immer ist auch der eigene Prozess der TherapeutInnen und der systematische, würdigende Aufbau des Therapie- oder Beratungssystems dafür entscheidend. Je mehr sich die TherapeutInnen in eine optimale, sie selbst schützende und auch ihre Bedürfnisse achtende Position begeben können, desto mehr werden sie zu einem hilfreichen Modell für die KlientInnen.

Ich kenne die beiden Autoren seit vielen Jahren und hatte persönlich öfters die Gelegenheit, ihre Arbeit und ihr Denken kennen und wertschätzen zu lernen. Deshalb weiß ich, dass sie das hier beschriebene Thema mit sehr fundierter und vielfältiger Erfahrung in allen Belangen mehr als gut kennen. Dass es ihnen aber gelungen ist, dieses komplexe Gebiet so wunderbar differenziert, klar und dabei äußerst umfassend bearbeiten zu können, ruft in mir Bewunderung und Dankbarkeit hervor. Ich halte dieses Buch für einen wichtigen Meilenstein auf dem Gebiet der systemischen Therapie und bin sicher, dass es die systemische Traumatherapie entscheidend vorwärts bringen wird. Ich wünsche dem Buch den großen Erfolg, den es verdient.

Dr. med. Dipl.-Volkswirt Gunther Schmidt
Heidelberg, August 2008

Einleitung: Systemische Traumatherapie – Traumatherapie systemisch

> »Das Leben wird nach vorn gelebt,
> kann aber erst nach hinten verstanden werden«.
> (Sören Kierkegaard)

Auf Grund der Arbeit mit traumatisierten Systemen und angeregt durch unsere Klienten, Paare und Familien, haben wir begonnen, unsere Erfahrungen als systemische Familientherapeuten und Traumatherapeuten konzeptionell zusammenzuführen. Der Satz von Sören Kierkegaard spiegelt dabei den Prozess unserer konzeptionellen Überlegungen, die sich in der Arbeit mit traumatisierten Systemen entwickelten. Wir merkten, dass wir in unserer traumatherapeutischen und systemischen Arbeit viele Wege beschritten hatten und über die Zeit sich bestimmte Zugänge als sinnvoller und zieldienlicher herauskristallisierten als andere. Das Buch will anregen, systemisch-traumatherapeutische Ideen nach vorne zu leben. Besonders faszinieren uns die Parallelen in der Arbeit mit inneren und äußeren Systemen. Das Prinzip der Selbstähnlichkeit von Systemstrukturen (Fraktalität) ermöglicht es, Konzepte und Konstrukte von inneren auf äußere Systeme und umgekehrt zu übertragen.

In diesem Buch wollen wir das Spannungsfeld und die gegenseitigen Ergänzungsmöglichkeiten von Traumatherapie auf der einen Seite und systemischer Therapie auf der anderen Seite beleuchten, um die großen Ressourcen beider Verfahren füreinander fruchtbar zu machen.

In der traumatherapeutischen Fachliteratur taucht das Wort System gelegentlich im Sinne einer Gruppe von Menschen auf, oder man verbindet mit systemischer Perspektive in verkürzter Weise den Umstand, dass z. B. die Sichtweise von Eltern oder der Familie einbezogen wird. Dabei wurden systemtherapeutische Konzepte oder systemtheoretische Ansätze bislang in der Traumafachwelt nicht berücksichtigt. Ebenso verhält es sich mit der systemischen Therapie. Auch hier sind die Behandlungsverfahren, die Bedeutung von Traumafolgestörungen oder Stressbelastungsstörungen inklusive der neurowissenschaftlichen Erkenntnisse kaum bekannt. Erst seit 2005 finden sich in der Literatur einige Anzeichen einer Auseinandersetzung mit der Traumatherapie.

Die Trennung beider Ansätze ist umso erstaunlicher, als bereits in den 1970er und frühen 1980er Jahren in den USA durch S. Minuchin, C. Madanes und in Italien durch das Mailänder Team das Thema Gewalt und sexuelle Gewalt in Familien bearbeitet wurde und Konzeptionen für das therapeutische Handeln entstanden.

Aufsuchende Familientherapeutinnen oder systemisch arbeitende Kolleginnen aus den Allgemeinen Sozialen Diensten und systemische Berater aus Jugend- oder Familienzentren, die in Brennpunkten tätig sind, sind in ihrer beruflichen Praxis sehr häufig mit traumatisierten Menschen und Systemen konfrontiert und oft genug überfordert und fragen sich, wie sie in ihrem Berufsfeld mit traumatisierten Systemen arbeiten können. Wenn wir einmal von den Großschadensereignissen absehen, sind diese Kolleginnen und Kollegen die eigentlichen »Ersthelfer« für traumatisierte Menschen, auch wenn es sich nicht um akute, sondern häufiger um chronische Traumatisierungen handelt. Sie sind besonders angewiesen auf eine gute Ausbildung und gute Werkzeuge, damit sie Menschen unterstützen können und beiden Seiten sowohl Fehldiagnosen wie auch unnütze Leidenswege erspart bleiben.

Wir wenden uns an die Kolleginnen und Kollegen, die mit einem systemischen Ansatz in Kontexten tätig sind, in denen sie mit traumatisierten Systemen in Kontakt kommen. Außerdem möchten wir Traumatherapeuten mit einer individuumszentrierten Weiterbildung darauf neugierig machen, sich mehr mit den Möglichkeiten von Systemen zu beschäftigen und deren Ressourcen in ihre Arbeit zu integrieren.

Mit diesem Buch wollen wir zeigen, wie eine systemisch orientierte Traumatherapie oder eine traumatherapeutisch orientierte Systemtherapie Menschen helfen kann und wie systemische und traumatherapeutische Haltungen, Ideen, Methoden und Therapiestrategien sich wechselseitig bereichern können.

Der *erste Teil* dient der Einordnung und Skizzierung eines systemischen Ansatzes im Feld der Traumatherapie. Nach einer Diskussion über das Zueinander von Trauma- und Systemtherapie im 1. Kapitel widmet sich das 2. Kapitel den Grundlagen unseres Ansatzes von Traumatherapie und dem Konzept der strukturellen Dissoziation. Im 3. Kapitel geht es um die theoretischen Eckpfeiler einer systemischen

Traumatherapie. Dazu gehören beispielhaft: Ressourcenorientierung, Kontextorientierung, Auftrags- und Zielorientierung, Lösungs- und Zukunftsorientierung, Musterbezogenheit, die therapeutische Beziehung usw. Das 4. Kapitel beschreibt einige Techniken und Methoden aus dem systemischen Spektrum und berichtet darüber, wie diese im Rahmen der Traumatherapie genutzt werden können.

Der *zweite Teil* des Buches widmet sich speziell der systemischen Traumatherapie mit Kindern, Jugendlichen und ihren Familien. Im 5. Kapitel werden die kindliche Entwicklung aus Sicht der Bindungstheorie, Neurobiologie und Psychotraumatologie vorgestellt und Entwicklungen in traumatisierten Systemen. Im 6. Kapitel geht es um einzeldiagnostische Instrumente für Kinder und Jugendliche. Es wird ein systemisches Achsen- und Evaluationsmodell für die traumatherapeutische Praxis präsentiert. Das 7. Kapitel widmet sich der Therapie mit Kindern und ihren Familien. Es werden fünf Zugänge zu traumatisierten Systemen gezeigt, die sich an diesem Modell orientieren und anhand von Fallbeispielen erläutert werden. Das 8. Kapitel stellt einzelne Interventionen in der Arbeit mit Kindern, Jugendlichen und ihren Bezugspersonen innerhalb und außerhalb von Therapie vor.

Die Traumatherapie ist auf dem Wege zu einer allgemeinen Psychotherapie der Traumafolgestörungen. Klaus Grawe hat in seinem Buch *Neuropsychotherapie* (2004, S. 164) bereits darauf hingewiesen:

> »Die PTSD kann damit als gutes Beispiel dafür gelten, wie durch Kombination von psychologischer und neurowissenschaftlicher Forschung der Störungsgrundlagen ein breit abgestütztes Verständnis der Störungszusammenhänge erarbeitet werden kann, das Therapeuten schließlich befähigt, die konkrete Behandlung auf der Grundlage dieses Störungsverständnisses flexibel auf die besonderen Belange des einzelnen Patienten zuzuschneiden.«

Wir hoffen, hiermit einen systemischen Beitrag zu leisten.

Besonderer Dank gilt unseren Klientinnen und Klienten, die uns lehrten, was für sie von Bedeutung und Wichtigkeit auf dem Weg der Veränderung war.

Auch gilt unser Dank unseren therapeutischen Lehrerinnen und Lehrern. Besonders erwähnen möchten wir hier: Luise Reddemann, Arne Hofmann, Ellert Nijenhuis, Helga Mattheß, Gunther Schmidt, Martin Kirschenbaum, Hakon Oen, Steve de Shazer, Insoo Kim Berg,

Michael Grinder – um nur einige unserer wichtigsten Vorbilder und Mentoren zu nennen.

Bedanken möchten wir uns auch bei den vielen Kolleginnen und Kollegen für den fachlichen Austausch: bei Sabine Reisner, Ralf Schobert, Anke Nottelmann, Karl-Heinz Pleyer, Alexander Korittko, Stefan Reichelt, unserer Intervisionsgruppe, dem Team meiner (A. K.) kinderpsychiatrischen und -psychotherapeutischen Praxis und dem Trainerteam des *ifs (Institut für Familientherapie, systemische Supervision und Organisationsentwicklung)*.

Nicht zuletzt danken wir den Teilnehmerinnen und Teilnehmern der Weiterbildungsgänge des *ifs*, im Besonderen aus der systemischen Traumatherapie, die durch ihre Fragen und ihre Anregungen dazu beigetragen haben, dieses Konzept zu entwickeln.

Besonderer Dank gilt auch dem Carl-Auer Verlag, der uns diese Veröffentlichung ermöglicht.

Reinert Hanswille und Annette Kissenbeck
Essen, im Mai 2008

Teil I: Systemische Traumatherapie – Theoretische Grundlagen und Methoden

1. Traumatherapie und Systemtherapie

1.1 Zueinander von Traumatherapie und Systemtherapie

In den frühen 1990er Jahren finden sich in Deutschland die Anfänge einer eigenständigen Traumatherapie. Vor allem die klassischen Psychotherapieverfahren besetzten das Feld. Später gesellten sich spezielle Traumatherapieverfahren hinzu, die sich teilweise aus den bekannten Therapieverfahren (psychodynamischen Ansätzen oder Verhaltenstherapie) entwickelt haben oder neu konzeptualisiert wurden (wie z. B. EMDR). Sie alle leisteten bedeutsame Pionierarbeit.[1] Die systemische Therapie und Familientherapie nahmen an dieser Entwicklung kaum teil. Dies ist umso verwunderlicher, als auch in der Familientherapie einige Hinweise zu finden sind, wie mit traumatisierten Familien gearbeitet werden kann, die aber nicht weitergeführt wurden.[2] Figley (1989) zeigte bereits Mitte der 1980er Jahre die Möglichkeiten eines familientherapeutischen Ansatzes in der Traumatherapie.

In jüngster Zeit finden sich in Amerika einige Publikationen, die sich dem Zusammenspiel von Familientherapie bzw. Systemtherapie und Traumatherapie widmen.[3] In der deutschsprachigen systemischen Literatur hingegen gibt es nur wenige Buchveröffentlichungen zur Traumatherapie[4] und einige Anmerkungen im Antrag für den wissenschaftlichen Beirat für Psychotherapie (von Sydow et al. 2007). Hinzu kommen einige wenige Fachaufsätze in psychotherapeutischen Fachzeitschriften.[5] Die systemische Auseinandersetzung mit der Expertise der Traumatherapie findet nicht statt.

1 Wir wollen hier auf einige Vertreter hinweisen: Foa u. Rothbaum (1998); Ehlers (1999); Linehan (1993a,b, 1996); Bohus (2002); Fischer (2000a); Phillips u. Frederick (2003); Huber (2003a, 2005); Reddemann (2000, 2001, 2004a, b, c); Shapiro (1998a, b); Hofmann (1999); Levine (1998); Rothschild (2002).

2 Madanes (1995, 1997); Everstin u. Everstine (1985); Trepper u. Berret (1991); James u. Nasjeleti (1983); Cirillo u. Di Blasio (1992); Bentovim (1995) u. a.

3 Wir beschränken uns hier auf einige Buchpublikationen und möchten besonders auf folgende Titel hinweisen: Shapiro, Kaslow a. Maxfield (2007); Kaslow et al. (2003); Boss (2006); Saxe, Ellis a. Kaplow (2007).

4 Schweitzer u. von Schlippe (2006); Neuburger (2007); Sutter (2005).

5 Bräutigam (2006); Korittko (2000, 2002, 2006); Pleyer (2003, 2004); Bittenbinder (2000); Oesterreich (2005); von Saint Paul (2006); Russinger (2004).

Das faktische Nebeneinander von Traumatherapie und Systemtherapie ist umso verwunderlicher, als einerseits in der Traumatherapie immer wieder die Familie als Ressourcenraum betont wird und anderseits viele methodische und konzeptionelle Ideen der systemischen Therapie in den unterschiedlichen Ansätzen der Traumatherapie zu finden sind.

Wir möchten mit diesem Buch eine Brücke schlagen zwischen Traumatherapie und Systemtherapie.

1.2 Anmerkungen zu unserem Verständnis von systemischer Therapie[6]

In der traumatherapeutischen Praxis wird immer wieder davon gesprochen, dass Traumatherapie systemisch orientiert sein soll. Gemeint ist damit oft »Wir führen ab und zu Elterngespräche« oder »Wir ziehen, wenn es nötig ist, auch mal den Lehrer hinzu« oder »Systemische Therapie wäre gut, aber es ist unrealistisch, denn die ganze Familie bekommen wir nicht an einen Tisch, außerdem ist das in vielen Fällen von innerfamiliären Traumatisierungen auch nicht sinnvoll«.

Heute wird die systemische Therapie als ein Theorierahmen verstanden, innerhalb dessen sich die systemische Arbeit mit Einzelnen, Paaren, Familien und Gruppen oder anderen sozialen Systemen versammelt. »Der Übergang von der Familientherapie zur systemischen Perspektive (vgl. Reiter et al. 1988, 1997) resultiert aus einer sich zu Anfang der 80er Jahre rasch verbreitenden Skepsis gegenüber den Familientherapien der Zeit« (Ludewig 2004, S. 71). Die Familientherapie wird heute weitgehend als eine von vielen Settingvarianten der systemischen Therapie verstanden. Der Therapieprozess kann durchgehend in ein und demselben Setting stattfinden, z. B. mit einer Einzelperson, oder aber in wechselnden Settings und Subsystemen.

> Das bedeutet in der Praxis: Der therapeutische Prozess von Peter (zwölf Jahre, komplexe Traumafolgestörung, ausgelöst durch den plötzlichen Tod des Bruders) begann mit einer Familiensitzung, daran schlossen sich mehrere Einzelsitzungen an, es folgten einige Sitzungen mit den

6 Wir möchten verweisen auf: von Schlippe u. Schweizer (1996); Schweitzer u. von Schlippe (2006); Ludewig (2004, 2005); von Sydow et al. (2007); Ritscher (2006); Simon (2006); Klein u. Kannicht (2007).

Subsystemen der Geschwister. Dazwischen gab es Sitzungen mit dem Elternpaar sowohl in ihrer Rolle als Eltern wie als Ehepaar. Der Prozess wurde beendet mit einigen Familiensitzungen, in denen der gemeinsame Trauerprozess abgeschlossen wurde. So kann nach Auftrag und Notwendigkeit zwischen den einzelnen Settings gewechselt werden – im Sinne eines möglichst effektiven Gesamtprozesses.[7]

Der bifokale Blick auf Individuum und System bzw. die Kunst der »Gleitsicht«:

(a) Aus *systemischer Sicht* heißt das, dass wir neben den Mustern der Interaktion zwischen verschiedenen Familienmitgliedern – oft schon schwierig genug – auch die Psychodynamik Einzelner und ihre individuellen Entwicklungen im Blick haben sollten. Traumatisierungen werden sonst leicht übersehen oder nicht genügend beachtet. Vor dem Hintergrund der individuellen Lebensgeschichten kann Empathie, z. B. für einen Elternteil, aus dessen persönlicher Geschichte erwachsen. Vertieft wird man auch mit inneren Anteilen einzelner Systemmitglieder arbeiten müssen, um ihre Innenhandlungen zu verstehen und um ihre Interaktionen außen mit der Familie bzw. dem sozialen System zu erkennen. So können verschiedene Anteile eines Klienten sehr unterschiedliche, ja extrem widersprüchliche Muster mit Familienmitgliedern entwickeln. Häufig erklärt erst das Verständnis für den Einzelnen die systemischen Verstrickungen oder traumatischen Triggerkaskaden.

(b) Auch aus *individuumszentrierter* Sicht sollte die Therapie sich nicht nur auf die Arbeit mit dem Klienten reduzieren oder nur seine Psychodynamik bzw. sein Innensystem in den Blick nehmen. Klienten entwickeln ihre Eigenschaften, Verhaltensweisen und ihre Persönlichkeit in ihren familiären und sozialen Systemen. Interaktionelle Störungen, transgenerationale Vermächtnisse oder desorganisierte Bindungserfahrungen lassen sich nur im Kontext der Familie erkennen und verstehen. Andere Entwicklungen werden wiederum nur vor dem Hintergrund sozialer Bezugssysteme verständlich. Dabei müssen wichtige, ressourcenvolle Beziehungen gestärkt und von zu belastenden Beziehungen abgegrenzt werden.

Systeme bewegen sich auf einem funktionalen Kontinuum. Sie können sich stabilisieren bzw. destabilisieren und triggern. Sie können

---

7 Unser Verständnis der systemischen Therapie wird ausführlicher dargestellt in Hanswille (2000b).

sich auch »infizieren«. Der Begriff der »Infektion« bezieht sich hier auf Muster von Grenzverletzungen (Gewalt, Misshandlung, Missbrauch oder Vernachlässigung), die sich als misslungene Lösungsversuche verfestigt haben und mit denen sich Systemmitglieder gegenseitig gefährden.

Erst beide Perspektiven zusammen – die individuumszentrierte *und* die systemische Sichtweise: die Kunst der »Gleitsicht« – fördern einen fortlaufenden rekursiven Prozess und potenzieren die therapeutische Wirkung der Traumatherapie.

1.3 Individuumzentrierte und systemorientierte Traumakategorien

1.3.1 Wie werden Traumata unterschieden?

In der traumatherapeutischen Literatur finden sich unterschiedlichste Konzepte, wie traumatische Erfahrungen geordnet und klassifiziert werden können. Dazu werden differenzierende Kriterien wie z. B. Schwere, Dauer, Art des Traumas vorgeschlagen.

Terr (1990) kennt zwei unterschiedliche Typen von Traumata:

Traumatyp I handelt von einmaligen und völlig unerwartet auftretenden Ereignissen, wie zum Beispiel dem plötzlichen Tod eines Kindes, dem Autounfall, dem Flugzeugunglück, einem Terroranschlag oder auch invasiven medizinischen Eingriffen (z. B. frühzeitigem Erwachen aus der Narkose).
Traumatyp II handelt von Situationen, die längere Zeit – unter Umständen jahrzehntelang – andauern und aus denen es kein Entrinnen gibt; das können sein Krieg, sexuelle Gewalt, Gewalterfahrungen in der Familie, Vertreibung, Folter, Gefangenschaft, Geiselnahme, Vernachlässigung im frühen Kindesalter, anhaltende bedrohliche Mobbingsituationen.

Shapiro (die Begründerin des EMDR; vgl. Shapiro 1998, 2003) schlägt eine Unterscheidung nach der Schwere des Traumas vor:

Big T-Traumata: Ereignis existentieller äußerer und innerer Bedrohung durch Angriffe auf den Körper, das Leben und die emotionale und soziale Existenz, Terror und Foltererlebnisse in kriegerischen, politischen und kriminellen Zusammenhängen, Natur- und Verkehrskatastrophen, Unfälle, schwere Erkrankungen, invasive medizinische Eingriffe, plötzliche vorzeitige Verluste.

Small t-Traumata: die scheinbar weniger katastrophalen Ereignisse, die mit Schreck und Angst in Verbindung mit einem hohen Maß an bestürzender Beschämung, Peinlichkeit, tiefer Verunsicherung und vermeintlicher oder realer Schuld einhergehen und die den Betroffenen mit der gleichen Unausweichlichkeit wie die Big T-Traumata widerfahren.

Wöller (2006, S. 12; Hervorh.: R. H. u. A. K.) führt eine weitere Kategorie ein, die in vielen Kontexten ebenfalls Sinn ergibt:

> »*Apersonale Traumen* sind solche, die nicht durch Menschen herbeigeführt werden. Beispiele hierfür sind Naturkatastrophen, die meisten Verkehrsunfälle sowie die unpersönlichen Aspekte von Kriegseinwirkungen. *Personale Traumen* sind dagegen räuberische Überfälle, Vergewaltigungen, Gewalt im personalen Nahbereich in Form von ehelicher Gewalt, Kindesmisshandlung und Kindesmissbrauch, ferner Folter, Geiselhaft und Kriegseinwirkungen.«

Eine weitere Unterscheidung ist in *Mono-* und *Multitrauma* möglich.

> »Es spricht einiges dafür, dass das klassische PTBS-Störungsbild mit Intrusionen, Vermeidung und Übererregung eher mit dem Monotrauma einhergeht und komplexere Bilder, z. B. die ›Disorder of Extreme Stress, Not Otherwise Specified (DESNOS)‹, typische Folgen von Multi- oder chronischen Traumata sind« (Maercker u. Rosner 2006, S. 8).

Diese Unterscheidung wird aufgegriffen, wenn Traumata nach ihrer Häufigkeit unterteilt werden:

Monotrauma: einmalige Traumatisierung (ein Verkehrsunfall, eine Vergewaltigung). Hier finden sich unterschiedliche traumatisierende Ereignisse mit unterschiedlichem Schweregrad.

Sequentielle Traumatisierung: Diese Kategorie stammt von Keilson (1979) und meint über einen Zeitraum erfolgte mehrfache Traumatisierungen, die in sich ähnlich sind. Das können z. B. Foltererfahrungen, Kriegserlebnisse, innerfamiliärer Missbrauch sein.

Kumulative Traumata (Khan 1963) meint die Addition von Ereignissen, von denen jedes einzelne keine Traumatisierung ausgelöst hätte. Erst die Addition führt zu einer posttraumatischen Erkrankung. Hier können Bagatellunfälle, Beschämungen, Bedrohungserlebnisse, Mobbing etc. gemeint sein.

Die Ergebnisse der Traumaforschung legen auch eine Unterscheidung nahe, die das Lebensalter berücksichtigt. Denn die Ergebnisse zeigen, dass Traumatisierung im frühen Kindesalter deutlich eher zu komplexen Traumafolgestörungen führen als Traumatisierungen im Erwachsenenalter.

Der Grad der Dissoziation, die durch das Trauma ausgelöst wurde, ist ein weiteres Unterscheidungsmerkmal und wird näher in Abschnitt 2.6 beschrieben:

a) Die primäre strukturelle Dissoziation (ein ANP [anscheinend normale Persönlichkeit] und ein EP [emotionale Persönlichkeit]): Zur Erklärung von EP und ANP siehe die Abschnitte 2.6.4 und 2.6.5. Störungsbilder: die einfache akute Belastungsstörung, die einfache posttraumatische Belastungsstörung (PTBS) und die einfache dissoziative Störung der Bewegungs- und Sinnesempfindung.

b) Die sekundäre strukturelle Dissoziation (eine ANP und zwei bzw. mehrere EPs). Störungsbilder: traumabezogene Borderline-Persönlichkeitsstörung, DESNOS (Disorder of Extreme Stress Not Otherwise Specified), komplexe PTBS, komplexe dissoziative Störungen der Bewegung und Sinnesempfindung sowie andere dissoziative Erkrankungen.

c) Die tertiäre strukturelle Dissoziation (zwei oder mehrere ANPs und zwei oder mehrere EPs). Störungsbild: dissoziative Identitätsstörung.

(Vgl. Mattheß u. Nijenhuis 2006, S. 465–482; Nijenhuis, van der Hart u. Steele 2004a.)

1.3.2 Unterscheidungsmerkmale aus systemischer Sicht

Alle bis hierhin kurz referierten Unterscheidungsmerkmale von Traumatisierungen beziehen sich auf das Individuum. Für eine systemische Traumatherapie ist es wichtig, auch Unterscheidungsmerkmale für Traumatisierungen im System zu benennen.

Außerfamiliär verursachte Traumata können z. B. sein:

- Gewalt oder sexuelle Übergriffe von außen
- Unfälle, Brandereignisse
- chronische Krankheiten, medizinische Eingriffe, plötzliche Behinderungen
- Krieg, Verfolgung, Vertreibung etc.
- Mobbing, Burn-out, Ausgrenzung etc.
- Naturkatastrophen
- traumatische Verluste, z. B. Trennungen.

Innerfamiliär verursachte (man-made) Traumata können z. B. sein:

- sexuelle oder inzestuöse Übergriffe oder Ausbeutung
- Züchtigung von Kindern, Gewalt gegenüber Kindern
- körperliche Deprivation oder Misshandlung
- emotionale Deprivation
- Gewalt zwischen Eltern, Mord
- Suizidierung eines Familienmitgliedes
- Erkrankungen von Familienmitgliedern.

Innerfamiliäre Traumata wiegen auf Grund ihrer weitreichenden entwicklungsformenden Folgen in aller Regel schwerer.

Bei welchen Traumatisierungen ein systemischer Ansatz hilfreich ist, hängt vom Setting, den therapeutischen Möglichkeiten und den Erfahrungen der Patienten ab.

Bei einer einfachen PTBS oder einem Monotrauma können sowohl ein familientherapeutisches Vorgehen wie ein einzeltherapeutisches Vorgehen angezeigt sein. Wenn das Monotrauma in der Familie geschah oder die gesamte Familie durch ein Ereignis betroffen war, ist es sinnvoll, die Aufmerksamkeit in der Arbeit auf das System zu richten, um zu entscheiden, welche Gesamt- oder Subsettings zu welchem Zeitpunkt hilfreich sein können. Dazu bieten sich unterschiedliche, eher systemische Techniken an, aber unter Umständen auch EMDR im Gesamtsystem (Shapiro, Kaslow a. Maxfield 2007).

Aus systemischer Sicht ist es von besonderer Bedeutung, wie nah der Täter dem Opfer war. Vielfältig belegt ist, dass die Traumafolgen umso heftiger sind, je näher sich Opfer und Täter stehen. Die Vertrautheit zwischen Täter und Opfer gehört neben der Dauer der Traumatisierung und dem Lebensalter des Opfers zu den ausschlaggebenden Faktoren für die Stärke einer Traumafolgestörung.

Aus systemischer Sicht unterscheiden wir fünf Zugänge in einem *systemischen 5-Achsen-Modell* (vgl. Abschnitt 6.3 und Kapitel 7).

I. **Traumaauslöser**. Sie können, wie zuvor beschrieben, unterschieden werden in:

- außer- bzw. innerfamiliäre
- personale (man-made) oder apersonale (z. B. Naturkatastrophen)
- Grundthemen.

II. **Traumakontext**: Er meint den begleitenden sozialen (familiären oder außerfamiliären) Kontext bzw. die Kontextualisierung vor, während, nach dem Trauma.

III. **Traumadosis**: Sie bezieht sich auf Dauer, Schwergrad (Typ 1 oder Typ 2), Alter und differenziert in einzelne traumatische Ereignisse, Ereignisketten und Ereignisfelder (traumatische Zustände) im System.

IV. **Traumafokus**: Er unterscheidet traumatisierte Systeme, je nachdem ob:

- das Individuum allein traumatisiert ist
- das Subsystem (Dyade bzw. Triade) traumatisiert ist (z. B. Mutter und Kind; Geschwister)
- das Gesamtsystem traumatisiert ist (z. B. Familie oder andere Subsysteme bzw. Arbeitssysteme).

V. **Traumabeziehungsmuster**: Durch traumatische Erfahrungen können sich bestimmte anhaltende bzw. überdauernde Beziehungsmuster organisieren. Sie werden hier in drei Kategorien unterteilt, die in ihrem Grad der Verstörung (Inkohärenz) zunehmen und miteinander korrespondieren können:

- *interaktionelle* (z. B. durch traumatischen Stress bei Eltern und Kind nach Frühgeburt)

- *transgenerationale* (z. B. Weitergabe von selbsterlebter Traumatisierung)
- *fragmentierte* (z. B. Weitergabe dissoziativer Muster oder desorganisierter Bindungserfahrungen).

In den Kapiteln 5–8 beschreiben wir ausführlich das 5-Achsen-Modell systemischer Arbeit mit traumatisierten Kindern, Jugendlichen und ihren Familien.

Komplexe Traumatisierungen und Traumafolgestörungen bieten ein breites Anwendungsfeld systemischer Überlegungen für eine Therapiekonzeption an (vgl. Abschnitt 5.5): die Stabilisierungsphase, die Arbeit mit Ressourcen, die Arbeit mit Triggern (Auslösern für Traumaerinnerungen), die gegenseitige Unterstützung bei Flashbacks, die Entwicklung einer stützenden Atmosphäre im Umgang mit den Symptomen, Aktivierung der Systemressourcen, das Anbieten stabiler Beziehungen. Methodische Ideen dazu werden in Kapitel 4 beschrieben, z. B. die Arbeit mit dem inneren System, den inneren Anteilen, die Ressourcenarbeit, die Arbeit mit Metaphern oder dem Familienbrett etc.

Bei Monotraumen, bei denen nur ein Familienmitglied betroffen ist, kann eine Einzeltherapie sehr effektiv sein. Hier bietet sich EMDR als das Verfahren der Wahl an. In solchen Fällen ist die systemische Arbeit eher zur Stabilisierung und Ressourcensuche im System zu nutzen und zur Integration des Traumas in das Familiensystem.

Grundsätzlich kann die systemische Arbeitsweise auf vier Ebenen genutzt werden:

a) Allgemeine Nutzung systemischer Perspektiven, Theorien und Methoden innerhalb der Traumatherapie, auch im Rahmen einer individuellen Traumatherapie.
b) Einbindung der Familienmitglieder beziehungsweise Systemmitglieder in die Stabilisierung von traumatisierten Menschen.
c) Nutzung von Subsystemen in der Behandlung von traumatisierten Kindern und Jugendlichen bei innerfamiliärer Traumatisierung, z. B. Nutzung des Subsystems Mutter/Tochter, Nutzung von sicheren Geschwisterbindungen und sicheren mehrgenerationale Beziehungen; vgl. z. B. Frau T., 38, die erzählt:

»Auf meine Mutter war kein Verlass, sie hat getrunken oder war ständig mit anderen Männern unterwegs, die uns dann gequält haben. Wenn ich damals nicht meine Oma gehabt hätte, die sich um mich und meinen Bruder gekümmert hat, nachdem mein Stiefvater uns das angetan hat, hätte ich nicht gewusst, was ich mache, ich glaube, ich hätte mich umgebracht.«

d) Arbeit mit der gesamten Familie sowohl im Bereich der Stabilisierung als auch bei der Traumakonfrontation, bei Traumatisierungen innerhalb der Familie, bei nichtpersonalen Traumen oder bei Traumatisierungen, bei denen der Täter nicht aus der Familie stammt, z. B. Unfall, Brand, Naturkatastrophe, Krankheit oder Tod eines Familienmitglieds, Gewalt etc.

In der Praxis mischen sich diese Ansätze, und die Aussage Heinz von Foersters sollte die Leitlinie sein: »*Handle stets so, dass du die Anzahl deiner Möglichkeiten vergrößerst.*«

2. Grundlagen der Traumatherapie

2.1 Schlaglichter aus der Geschichte der Traumatherapie

Die Geschichte der Traumatherapie, des Traumas und der sogenannten Traumafolgestörungen sind wie ein Abbild der gesellschaftlichen Prozesse der vergangen 200 Jahre. Interessant ist es, zu sehen, wie die Bedeutung der Ideen einem ständigen Wandel unterworfen waren, je nach gesellschaftspolitischer Diskussion. So wechselten immer wieder Phasen öffentlichen Interesses mit Phasen der Leugnung und Verheimlichung ab und spiegelten auf gesellschaftlicher Ebene die Traumaverarbeitungsprozesse zwischen Konstriktion und Intrusion wider (vgl. Abschnitt 2.2.2).

Jean Martin Charcot (1822–1893), ein Psychiater und Neurologe, und Pierre Janet (1852–1947) können als die Gründer der modernen Traumatherapie bezeichnet werden. Ihr phasenorientierter Ansatz der Traumatherapie und andere Behandlungsideen sind noch heute für die Therapie wichtig.

Der Erste und der Zweite Weltkrieg und auch die Eisenbahnunfälle des vorletzten und letzten Jahrhunderts sorgten für vielfältige Untersuchungen[8] und wichtige Ergebnisse, auf die auch die moderne Traumatherapie gerne zurückgreift. Die Forschung mit Opfern des NS-Regimes und mit amerikanischen Soldaten des Vietnam-Krieges schärften das Verständnis dafür, dass Traumatisierungen eine massive Einschränkung der Lebensqualität darstellen und nicht von alleine verheilen. [9] Parallel zur Entwicklung dieser Verständnisse bildeten sich die ersten traumatherapeutischen Methoden heraus. Die feministische Forschung der 1960er und 1970er Jahre schärfte das Bewusstsein für Traumatisierungen, die in der Familie durch sexuelle und körperliche Gewalt geschahen.[10] Etwas später kam durch die Bindungsforschung das Verständnis für Entwicklungstraumatisierungen hinzu.

8 Erinnert sei hier z. B. an Oppenheim (1899); Myers (1940); Kardiner (1941); Simmel (1918); Niederland (1980).

9 J. Shay (1997) berichtet in seinem Buch *Achill in Vietnam. Kampftrauma und Persönlichkeitsverlust*, dass nach dem Vietnam-Krieg doppelt so viele Veteranen durch Suizid verstarben, als Soldaten bei den Kampfhandlungen umgekommen sind.

10 Hier sei auf die Pionierarbeiten von Diana Russel (1986) und Judith Herman (2003) verwiesen.

Diesen Forschern und Forscherinnen ist es zu verdanken, dass die psychotherapeutische Diskussion über Traumatisierungen immer größeren Einfluss gewann und schließlich 1980 die »posttraumatische Belastungsstörung« erstmals in das DSM III aufgenommen wurde.

2.2 Krankheitsbilder und Verbreitung

2.2.1 Definitionen und Kennzeichen von Traumatisierungen

Nach Fischer und Riedesser (1998, S. 79) wird unter Trauma heute verstanden:

> »... ein vitales Diskrepanzerlebnis zwischen bedrohlichen Situationsfaktoren und eigenen individuellen Bewältigungsmöglichkeiten, das mit dem Gefühl von Hilflosigkeit und schutzloser Preisgabe einhergeht und so eine dauerhafte Erschütterung von Selbst- und Weltbild bewirkt.«

Die Kennzeichen für ein Trauma sind: die Überwältigung durch unerträgliche Geschehnisse, das Erleben von Ausgeliefertsein, Machtlosigkeit, gekoppelt mit der Erfahrung, nicht fliehen oder dagegen ankämpfen zu können, psychischer oder physischer Todeserfahrung ausgesetzt zu sein und die Abspaltung dieser unbestreitbaren und unerträglichen Erfahrung in das sogenannte Traumagedächtnis.

Die Schätzungen über die Verbreitung von traumatischen Erfahrungen in der Gesamtbevölkerung gehen weit auseinander. Statistisch müssen ca. ein bis zwei Drittel der Menschen in ihrem Leben mit einem Trauma rechnen. Von diesen entwickeln ca. ein Drittel eine sogenannte Traumafolgestörung. Die restlichen zwei Drittel bewältigen die traumatische Situation mit Hilfe ihrer Ressourcen und durch die Unterstützung der sozialen Systeme, vor allem der Familie. Beim Zusammenbruch des World Trade Centers in New York 2001 entwickelten 7–15 % der Menschen eine Traumafolgestörung. Von den Menschen, die eine schlimme Folter erleben oder die Ermordung eines Familienangehörigen mit ansehen müssen, entwickeln circa 50 % eine Traumafolgestörung, und von denjenigen, die als Kinder über eine lange Zeit sexuelle Gewalt in der Familie erleben mussten, sind es ca. 80 %. Die politische Auseinandersetzung mit traumatischen Lebensereignissen ist vor allem durch die sogenannten Großschadensereignisse (11. September 2001 in New York, die Attentate von London und Madrid, den Tsunami, das Eisenbahnunglück von Eschede und die vielen Amokläufe in Schulen und anderen öffentlichen Einrichtungen) angeregt worden. Dabei wird häufig vergessen, dass der größere Teil vor allem komplexer Traumafolgestörungen überwiegend aus familiären Situationen, wie sexueller Gewalt gegen Kinder, Vergewaltigungen, rituellen Gewalterfahrungen, emotionalen wie körperlichen Vernachlässigungen etc., entstehen. Hinzu kommen die Opfer von Verkehrsunfällen, außerhäuslicher Gewalt, Kriegsopfer, Verfolgte, Folteropfer, Heimatvertriebene und Traumatisierungen, die im Rahmen medizinischer Eingriffe oder durch unverarbeitete Verluste entstehen.

2.2.2 Was geschieht in der traumatischen Situation und ersten Verarbeitung?

Damit man die therapeutischen Vorgehensweisen besser versteht, ist es notwendig zu wissen, was in der traumatischen Situation mit und im Menschen geschieht. Wir wollen diesen Prozess kurz beschreiben, ohne auf die komplexen neurobiologischen Prozesse einzugehen. Als erste Reaktion auf eine akute Belastungssituation entsteht die peritraumatische Dissoziation, deren Intensität vielfach ein Indikator für die Stärke der späteren Traumafolgestörung ist. Dabei werden die Gefühle abgeschaltet, der betreffende Mensch befindet sich in einem Zustand von Konstriktion (emotionaler Abschaltung) und/oder Hypervigilanz (emotionaler Übererregung) und ist hochaufmerksam und konzentriert. Einen Autofahrer könnte man nach einem schweren Unfall vielleicht dabei beobachten, wie er das Wichtigste organisiert, z. B. das Warndreieck aufzustellen, Autokennzeichen zu notieren oder die Polizei anzurufen etc. Dieser Zustand kann je nach Situation und individueller Konstitution Sekunden oder Stunden dauern. Die Konstriktion kann in manchen Fällen die gesamte Stresszeit anhalten und sich erst in der Entspannungssituation umschalten. Dann brechen Gefühle und Erinnerungssplitter hervor, die Intrusionen genannt werden. Sie stellen keine Erinnerungen dar (Erinnerungen sind Narrative über die erlebte Vergangenheit mit adäquaten Affekten), sondern ein Wiedererleben der traumatischen Situation (so als ob sie jetzt in der Gegenwart geschehen würde) mit allen ungefilterten Gefühlen, Bildern und Wahrnehmungen. Intrusionen werden oft begleitet von bildhaftem Wiedererleben der Traumasituation, Flash-backs mit Gefühlen von Todesangst, Überflutung von Affekten (z. B. Angst oder Verzweiflung), Weinkrämpfen, Realitätsverlust, Zitteranfällen als Zeichen vegetativer Erregung und machen das Leben für die Betroffenen zu einer ständigen Bedrohung durch das Trauma.

Manchmal werden die Intrusionen in den ersten sechs bis zwölf Wochen spontan verarbeitet, und die Opfer leben ihr Leben nahezu wie vor dem Trauma weiter. In den ersten Wochen nach dem Trauma fühlen sich viele Menschen wie »in Watte gepackt«, die Empfindungen sind getrübt, der Geschmack scheint schwächer, die Farben in der Natur scheinen nicht so klar, die Töne der Musik gedämpfter etc. Hinzu kommen Intrusionen, Albträume und Flash-backs. Physiologische Reaktionen in dieser Zeit sind: erhöhter Puls, Übererregung, Zitteranfälle, Schwitzen oder Frieren, körperliche Schwäche, Verspannungen, Kopfschmerzen etc.

Manche Menschen haben in dieser Zeit ein starkes Bedürfnis, über die traumatische Situation zu reden, andere versuchen, sie mit aller Macht zu verdrängen, wieder andere wechseln zwischen diesen beiden Extremen. Soziale Beziehungen, vertraute Menschen, das Gefühl von Sicherheit und Geborgenheit, das Gefühl von Schutz im sozialen System bieten gute Bedingungen dafür, die traumatische Situation ohne eine Traumafolgestörung zu überwinden. Wenn hinzukommt, dass die Opfer ihre inneren Ressourcen und Bewältigungsmechanismen sowie ihr Vertrauen auf ihre Selbstheilungskräfte aktivieren und nutzen können, ist die Möglichkeit groß, die Auswirkungen der traumatischen Situationen nach wenigen Monaten zu überwinden.

Wichtig ist zu verstehen, dass in den ersten Wochen das Pendeln zwischen Intrusionen (einschießenden Erinnerungen) und Konstriktion (Abschalten) eine normale Verarbeitung der traumatischen Erfahrung ist. Dieser Prozess ermöglicht unserem Organismus eine innerpsychische Verarbeitung und gleichzeitig Stabilität. Das Miteinander von psychischer und physischer Veränderung und Stabilisierung ist gleichsam ein Prinzip der Traumatherapie.

Die Resilienz- und Salutogeneseforschungen zeigen eindrucksvoll, wie groß die Möglichkeiten von Menschen sind, traumatische Situationen zu bestehen.

Wenn Klienten zu einem frühen Zeitpunkt nach dem Trauma in Therapie kommen, ist es eine der vornehmsten Aufgaben, diese Selbstheilungskräfte zu unterstützen und anzuregen.

Das Individuum und das System, in dem es lebt, haben unterschiedlichste Möglichkeiten, eine »gesunde« Verarbeitung der traumatischen Situationen zu unterstützen:

- die Möglichkeit anbieten, über das Schreckliche zu sprechen;
- Signale geben: Du kannst es immer wieder erzählen, wenn es gut für dich ist, es ist mir nicht zu viel;
- Signale geben: Hier bei uns bist du sicher und geliebt;
- Nähe und Geborgenheit vermitteln;
- Anregungen zur Ablenkung geben: über etwas anderes zu reden, etwas anderes zu denken und zu tun;
- Unterstützung anbieten, sich auch aktiv abzulenken, um die sich ständig zwanghaft wiederholenden Gedanken zu unterbrechen;
- etwas »Schönes« machen: etwas unternehmen, was Freude bereitet;
- mit Menschen zusammen sein, die man mag;
- wohltuende Dinge unternehmen.

All das hilft, das Trauma zu verarbeiten. Im Traum findet das Verträumen des Traumas, das am Tag im Bewusstsein keinen Raum findet, weil es vielleicht zu beängstigend oder schwierig ist, seinen Platz; das hilft bei der Verarbeitung.

Natürlich gibt es auch schwierige Verarbeitungsprozesse, die mit großer Angst vor Intrusionen verknüpft sind (z. B. wenn es am Abend still wird und die inneren Bilder und Ängste hochkommen) und die dann mit Alkohol oder Medikamenten beruhigt werden. Gleichzeitig vermeidet man Triggerreize (Auto zu fahren, bestimmte Wege zu gehen) oder entwickelt Zwänge, um sich innerlich zu stabilisieren. Einige stürzen sich in Arbeit und/oder produzieren viel Stress. Andere lenken sich durch neue Aufregungen ab, führen ein riskantes Leben oder verlieben sich neu etc., um den Schmerz und die Verletzung der Traumatisierung nicht zu spüren.

2.2.3 Wann sind Traumafolgen zu erwarten?

Faktor 1: Zeit und Häufigkeit. Die traumatische Situation dauert lange an (manchmal über Jahre), sie wiederholt sich häufig, sie kommt unerwartet und plötzlich (vor allem, wenn die Traumatisierung in den ersten zehn Lebensjahren erfolgte).

Faktor 2: Die Umstände der Traumatisierung. Die Tat beinhaltete auch physische Gewalt und/oder sexuelle Gewalt (die physische und/oder psychische Unversehrtheit wurde angetastet oder ist gefährdet), es waren mehrere Täter daran beteiligt, sie beinhaltete sadistische Folter, die Tat wird bagatellisiert oder rituell überhöht, sie fand in einem als sicher erachteten Bereich statt (eigene Wohnung, eigene Familie, Schule, Kindergarten, Jugendgruppe, Kirchengemeinde, Sportverein etc.).

Faktor 3: System- und Sozialfaktoren. Das Opfer ist bei der Traumatisierung und danach alleine, es hat niemanden, mit dem es sprechen kann und wo es sich anschließend aufgehoben fühlt. Das Opfer kannte und mochte den Täter und erwartete von ihm eine solche Tat nicht. Es fühlt sich von ihm verlassen oder verraten. Andere Menschen, die davon erfahren, glauben nicht, dass die Tat begangen wurde, oder bagatellisieren sie.

Faktor 4: Individuelle Faktoren. Die Persönlichkeit ist noch nicht gefestigt (Kinder und Jugendliche), das Opfer hatte während der Tat starke Dissoziationen, das Opfer fühlt sich mitschuldig.

Chronische Traumafolgen

Vor allem komplexe Traumatisierungen (siehe Abschnitt 5.5) bewirken bei den Opfern chronische Traumafolgen. Besonders häufig sind dabei eine Änderung in der Selbstwahrnehmung (z. B. durch ständige Selbstvorwürfe), eine Änderung in der Fremdwahrnehmung (z. B. Täteridealisierung), Veränderungen in der Beziehung zu anderen (z. B. durch Rückzug, Aggressivität, Depressivität, die Unfähigkeit, jemandem zu vertrauen, die Schwierigkeit, positive Gefühle dauerhaft zu spüren), das Gefühl, nichts bewirken zu können, die befürchtete Wahrscheinlichkeit, erneut Opfer oder selbst Täter zu werden, chronische Persönlichkeitsveränderungen, Veränderungen der Lebensüberzeugungen (»Ich werde immer wieder Opfer, mir widerfährt kein Glück mehr ...«) etc.

2.2.4 Die sogenannten Traumafolgestörungen

Die Bezeichnungen der unterschiedlichen Traumafolgestörungen sind:

englische Bezeichnung	deutsche Bezeichnung
PTSD = Posttraumatic Stress Disorder	**PTBS** = posttraumatische Belastungsstörung
DESNOS = Disorder of Extreme Stress, Not Otherwise Specified	**Komplexe** PTBS
DDNOS = Dissociative Disorder Not Otherwise Specified	**NNBDS** = nicht näher bezeichnete dissoziative Störung oder DSNNS = dissoziative Störung, nicht näher spezifiziert
DID = Dissociative Identity Disorder	**DIS** = dissoziative Identitätsstörung (früher: multiple Persönlichkeitsstörung)

Tab. 1: Diagnosebezeichnungen

Der ICD-10 erfasst die posttraumatische Belastungsstörung unter »Reaktionen auf schwere Belastungen und Anpassungsstörungen«, F43-43.9, und im Bereich F62, »Andauernde Persönlichkeitsveränderungen nach Extrembelastungen«, und subsumiert darunter:

> »Ein außergewöhnlich belastendes Lebensereignis, das eine akute Belastungsreaktion hervorruft, oder eine besondere Veränderung im Leben, die zu einer anhaltend unangenehmen Situation geführt hat und schließlich eine Anpassungsstörung hervorruft« (Dilling et al. 1993, S. 167).

Neben diesen diagnostischen Beschreibungen gibt es zurzeit vor allem zwei Weiterentwicklungen dieser Diagnose. Bei der einen geht es um die Frage, ob die Folgen von Monotraumata,

> »also einmaligen Traumata wie Naturkatastrophen, Unfällen, kriminellen Übergriffen u. a., nicht von den Folgen kumulativer oder chronischer Traumata wie sexueller Missbrauch, Folter- oder Geiselhaft u. a. zu unterscheiden sind. Oder ob nicht auch andere schwerere – oder umgangssprachlich auch ›traumatisierend‹ genannte – Lebensereignissen wie Trauer, Scheidung, der plötzliche Verlust des Arbeitsplatzes u. a. PTBS-ähnliche psychische Störungen bei einem Teil der Betroffenen nach sich ziehen können« (Maercker u. Rosner 2006, S. 8).

Die zweite findet sich in der traumatherapeutischen Fachliteratur und der klinischen Praxis; dort wird inzwischen die Unterscheidung zwischen Mono- und Multitrauma deutlicher vollzogen. Beim Monotrauma finden sich eher Symptome wie Intrusionen, Vermeidung und Übererregung, während bei der komplexen Traumafolgestörung DESNOS eine gestörte Affektregulation, selbstdestruktives Verhalten, Störungen der Wahrnehmung und des Bewusstseins, Störungen der Selbstwahrnehmung und Fremdwahrnehmung, Somatisierungen mit abgespaltenem Schmerz- und Taubheitsgefühl und Veränderungen in den Lebenseinstellungen und Bedeutungssystemen zu finden sind. Im klinischen Alltag sind große Bereiche der Überschneidung zwischen beiden Traumafolgestörungen, aber auch deutliche Unterschiede zu beobachten.

Während lange davon ausgegangen wurde, dass im ambulanten Sektor überwiegend Klienten mit einem Monotrauma anzutreffen und in den Kliniken die komplex Traumatisierten zu finden sind, wird in den letzten Jahren deutlich, dass es gerade im ambulanten Bereich viele komplex traumatisierte Klienten gibt, die nicht als traumatisiert erkannt und therapiert wurden. Hierzu gehören vor allem Klienten mit Entwicklungstraumatisierungen und Klienten mit vielen kleinen Traumatisierungen, die nach einem Ereignis, wie z. B. einem Verkehrsunfall, an einer Traumafolgestörung leiden, die auf Grund des einzelnen Ereignisses eine PTBS nahelegt, aber auf Grund der Vulnerabilität eine komplexe Traumafolgestörung entwickelten.

2.2.5 Comorbide Traumafolgestörungen

Die posttraumatische Belastungsstörung ist ein schwer zu diagnostizierendes Krankheitsbild, weil es von vielen komorbiden Störungen überlagert sein kann. Weit mehr als 50 % der Klienten, die an einer PTBS leiden, zeigen auch Symptome einer anderen psychischen Störung. Besonders häufig sind Depressionen, Ängste, Sucht, somatoforme Störungen, Beziehungsstörungen, dissoziative Störungen, Essstörungen und Borderlinestörungen zu finden.

Menschen erleiden nicht automatisch nach einer traumatischen Situation eine Traumafolgestörung. Neben den schon erwähnten Resilienzfaktoren und Kontextbedingungen des Traumas ist der Auslöser für das Trauma dafür verantwortlich, wie wahrscheinlich eine Traumafolgestörung ist. Wie häufig Traumafolgestörungen nach traumatischen Erfahrungen auftreten, lässt sich nur bedingt sagen. Die stärksten Risikofaktoren für eine PTBS sind nach einer Metaanalyse von Brewin (2003) die mangelnde soziale Unterstützung, vorangehende posttraumatische Lebensbelastungen, die Traumaschwere, anderweitige belastende Kindheitserfahrungen, Missbrauch in der Kindheit, psychiatrische Vorerkrankungen, niedriger sozialer Status, geringe Intelligenz bzw. Bildung, weibliches Geschlecht.

Grundsätzlich gilt:

- Je früher im Leben Traumata auftreten und je länger sie andauern, umso wahrscheinlicher sind komplexe Traumafolgestörungen.
- Je sicherer die Bindungserfahrungen in der Kindheit, je stabiler die sozialen Beziehungen und die Persönlichkeit in der Gegenwart, je geringer die allgemeinen Lebensbelastungen, umso größer ist die Wahrscheinlichkeit, nach einem belastenden Ereignis keine Traumafolgestörung zu entwickeln.

Heute wird die akute PTBS, die spontan nach einer Dauer von vier Monaten bis zu einem Jahr beendet sein kann, von posttraumatischen Belastungen unterschieden, die z. T. auch erst Jahre später auftreten können. Manchmal tauchen allerdings auch nur sogenannte Restsymptome auf, bei denen die Verknüpfung zum Trauma verlorengegangen ist (z. B. Alkohol- und Medikamentensucht).

Die einfache PTBS nach einem Monotrauma findet sich selten. Menschen mit guten Resilienzfaktoren entwickeln nach einem Monotrauma selten eine PTBS. Menschen, die nach einem Monotrauma eine PTBS entwickeln, haben oft Vortraumatisierungen erlebt oder haben aus anderen Gründen in der Gegenwart eine höhere Vulnerabilität (z. B. durch unsichere Bindungserfahrungen in der Kindheit oder ein hohes Belastungsniveau).

Häufiger findet sich die komplexe PTBS. Üblicherweise tritt sie auf bei Menschen, die wiederholt Opfer von Traumatisierung wurden, wie zum Beispiel durch Gewalt in der Familie, Folter, Isolationshaft, Gewalttaten, Fluchterlebnisse etc. Die komplexe PTBS wird häufig auch als DESNOS bezeichnet und diagnostiziert.

2.2.6 Dissoziation

»Der Verdacht auf eine dissoziative Störung oder auf dissoziatives Verhalten ist ein ziemlich sicherer Hinweis, dass hier eine Traumafolgestörung vorliegt« (Reddemann 2004d, S. 54 f.). Dissoziation ist ein Abwehrmechanismus während und nach dem Trauma. Nach dem Trauma bleibt die Dissoziation als eine Traumafolgestörung bestehen. Die Dissoziation ist ein Merkmal einer komplexen PTBS. Vereinfacht könnte man sagen, je höher der traumatische Stress, desto mehr Dissoziation ist nötig. Die peritraumatische Dissoziation ist ein Schutz (z. B. dagegen, körperliche Schmerzen bzw. Qualen wahrzunehmen). Das Problem des dissoziativen Schutzes ist, dass die traumatische Situation im dissoziativen Zustand gespeichert wird und dadurch dem Bewusstsein nicht mehr zugänglich ist. Onno van der Hart sagt: »Je mehr Dissoziation in der traumatischen Situation nötig ist, umso höher ist das Risiko, eine Traumafolgestörung zu entwickeln.«[11] Was in der aktuellen traumatischen Situation hilfreich ist – erschwert später die Verarbeitung. Denn gespeichert werden dann nicht nur das traumatische Ereignis an sich, sondern auch die Bewältigungsstrategie, die Dissoziation, verbunden mit z. B. Depersonalisation oder Derealisation oder anderen dissoziativen Zuständen. Das hat zur Folge, dass Klienten unter Umständen selbst Jahrzehnte nach dem Trauma immer dann, wenn sie durch einen Traumareiz getriggert werden, dissoziieren. Das kann z. B. durch einen Geruch, Geräusche, Bilder, Körperempfindungen ausgelöst werden, die an das Trauma erinnern.

Hinweise auf dissoziative Symptome:

- Die Klienten erscheinen unerreichbar, und der Blick geht ins Leere.
- Sie wirken wie weggetreten.
- Sie verwandeln sich wie »in eine andere Person«, d. h., die Stimme und Sprache, Mimik und Gestik verändern sich.
- Sie berichten darüber, dass sie manchmal das Gefühl haben, neben sich zu stehen und sich wie fremd in der Welt zu fühlen.
- Sie berichten darüber, dass sie sich an bestimmte Zeiten und Phasen in ihrem Leben nicht erinnern können oder dass ihnen Alltagsrinnerungen fehlen.
- Sie berichten darüber, dass sie sich manchmal an Orten wiederfinden, ohne zu wissen, wie sie dorthin gekommen sind.
- Sie empfinden körperliche Schmerzen, für die es keine physiologische bzw. medizinische Erklärungen gibt.

---

11 Persönliche Mitteilung während des Seminars *Phasenorientierte Behandlung komplexer Traumafolgestörungen* im Januar 2006 in Hilden.

- Sie erleben, dass sie manchmal Körperteile nicht mehr bewegen können.
- Sie berichten über plötzliche Ausfälle von Sinneswahrnehmungen (z. B. Seh-, Hör-, Geruchs- oder Geschmacksveränderungen).
- U. a. m.

Dissoziation wird heute nach psychoformen und somatoformen Phänomenen unterteilt. Wir wollen hier nur diese Unterscheidung nutzen und in Tabelle 2 einige Merkmale aufführen. Weiterhin wird in positive und negative dissoziative Symptome unterschieden, was wir hier vernachlässigen.

psychoform	somatoform
• Amnesien (autobiografisch) • Amnesien (in der Gegenwart) • emotionale Betäubung • unerklärlich auftretende Emotionen • innere Stimmen im Kopf • Hören innerer Dialoge • Zeitverlust • Depersonalisation • Altersregression • Derealisation • Fugue-Zustände • affektives und kognitives Wiedererleben des Traumas • Identitätskonfusion und -diffusion	• Schmerzunempfindlichkeit • körperliche Betäubung • lokalisierte Schmerzen • Bewegungsstörungen und -einschränkungen • unerklärlich und plötzlich auftretende Körperempfindungen, -schmerzen • Wiedererleben der körperlichen Komponenten des Traumas • wechselnde Störungen von Sinneswahrnehmungen • u. a. m.

Tab. 2: Dissoziative Symptome

Klienten dissoziieren auch in der Therapie, wenn sie plötzlich mit traumatischen Erinnerungen konfrontiert werden oder wenn etwas Beängstigendes oder Unvorhergesehenes geschieht, allerdings sollte es nach Möglichkeit nicht dazu kommen. Wenn es trotzdem geschieht, empfiehlt es sich, die Konfrontation durch Dissoziationsstopp (durch ein Stören in der Welt der Klienten) zu unterbrechen. Das kann zuerst auf den Ebenen Person, Zeit und Ort durch Fragen geschehen: Wie ist Ihr Name, wie ist mein Name? Was ist heute für ein Tag? Welches Datum haben wir beute? Wo befinden Sie sich gerade?

Wenn das nicht ausreicht, können Dissoziationen unterbrochen werden durch:

- lautes Ansprechen mit dem Namen
- Ansprechen mit einem falschen Namen
- In-die-Hände-Klatschen
- auffordern zum Augenkontakt, Blickkontakt (und diesen halten)
- auffordern, sich hinzustellen und mit den Füßen zu stampfen oder sich zu bewegen
- auffordern, bewusst tiefer zu atmen
- an einer Duftflasche riechen lassen
- kurze Berührung (falls der Therapeut die Erlaubnis dazu hat)
- Hände unter kaltes Wasser halten oder Eiswürfel auf die Handfläche legen etc.

Die Arbeit mit dissoziativ gestörten Menschen, hier meinen wir speziell Klienten mit einer DIS (dissoziativen Identitätsstörung), gehört zu den besonderen Herausforderungen in der Traumatherapie. In der Regel wurden diese Klienten in ihrer frühen Kindheit über lange Zeit schwerst traumatisiert oder haben schwere Entwicklungstraumatisierungen erlitten. Ihre Therapien benötigen von Seiten der Therapeuten viel Erfahrung, spezifische Kenntnisse und viel Zeit (die Therapie dauert oft Jahre). Es ist keine Schande, mit solchen Klienten nicht arbeiten zu wollen oder zu können und sie an geeignete Kolleginnen und Kollegen zu überweisen. Sie sind sicher nicht durch eine Familientherapie behandelbar.

2.3 Vom Erstkontakt zur Stabilisierung

Traumatherapie wird als ein phasenorientiertes Therapieverfahren verstanden: Damit greifen die meisten traumatherapeutischen Richtungen auf die Überlegungen von Pierre Janet zurück.

Es werden vier spezielle traumatherapeutische Phasen unterschieden (vgl. auch Abschnitt 7.3):

- Orientierung (Joining- und Kontraktphase, Anamnese, Diagnostik etc.)

- Stabilisierung
- Traumabegegnung (-bearbeitung, -konfrontation, -synthese)
- Trauma- und Trauerintegration.

Einige Verfahren gehen stark phasenorientiert und mit einer manualisierten Therapiekonzeption vor. Andere Verfahren sehen in den Phasen eher eine Orientierung, die im Prozess der Therapie berücksichtigt wird. Diese Überlegungen kommen einer systemisch orientierten Traumatherapie näher. Hier sind die Phasen nicht als statische Stufen zu sehen, die »abgearbeitet« werden müssen, sondern eher als dynamisch ineinander verwobene Elemente, die es zu berücksichtigen gilt. So sind die Stabilisierung, Traumabegegnung, Psychoedukation, Traumaintegration usw. Therapieabschnitte, die immer wieder notwendig und wichtig sind. Die Stabilisierung versteht sich als ein Prozess der Veränderung, in der Klienten immer wieder Stabilität erlernen sollen, um den Alltag besser zu bewältigen und zu erfahren, wie sich die Integration der traumatischen Erfahrung auf die eigene Alltagsbewältigung auswirkt. Der Prozess der Verarbeitung lässt sich am ehesten als ein Pendeln zwischen Entlastung, Stabilisierung der Ressourcen einerseits und Belastung, Konfrontation, Integration andererseits beschreiben.

In der therapeutischen Arbeit mit traumatisierten Menschen gibt es einige Vorannahmen, die sich von therapeutischen Vorannahmen bestimmter Psychotherapieverfahren unterscheiden:

- Die Therapie soll keinen zusätzlichen Stress aufbauen, vor allem nicht in der ersten Phase der Stabilisierung.
- Die Klienten sollen erfahren, ihre physiologische Erregung kontrollieren zu können – genauso wie ihre Affekte (vorher ist keine Traumabegegnung möglich).
- Die Klienten sollen lernen, sich selbst zu beruhigen und sich selbst zu trösten.
- Die Klienten sollen sich in der therapeutischen Beziehung sicher fühlen.
- Die Klienten sollen die Kontrolle über den therapeutischen Prozess bekommen.
- Sie sollen Selbstkontrolle erlernen, um innere wie äußere Sicherheit zu gewinnen.
- Die Klienten sollen lernen, ihren inneren Stress besser zu managen, und gleichzeitig lernen, zusätzlichen Stress zu vermeiden.

- Ressourcenorientierung ist eine Haltung, die in allen Therapiephasen von großer Bedeutung ist. Sie ist Teil der Stabilisierung, der Traumabegegnung und der Traumaintegration.
- In den Sitzungen sollen Therapeuten Informationen geben, um bei den Klienten das Gefühl von Kontrolle, Sicherheit, Transparenz und Durchschaubarkeit herzustellen.
- Die Therapie sollte sich im optimalen Erregungsbereich des »Window of Tolerance« bewegen (s. Abb. 1).

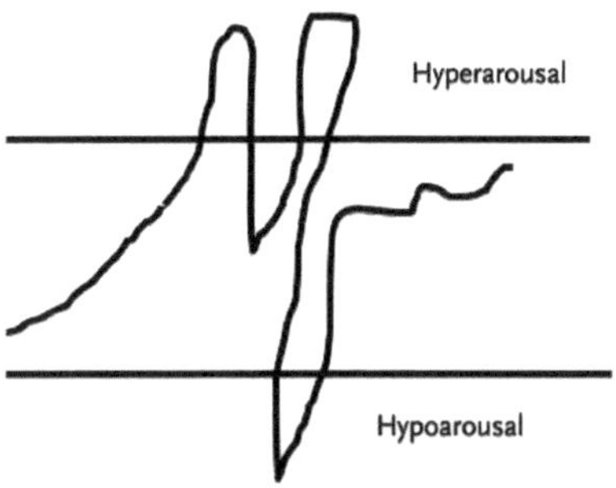

- emotionale Reaktivität
- Hypervigilanz
- intrusive Bilder
- zwanghaftes/kreisendes mentales Verarbeiten
- Druck, Zittern, nicht »geerdet«
- Panik
- Dissoziation
- Rückkzug aus dem Bewusstsein

- optimale Erregungszone,
- mentaler Bereich der Integration erlaubt
- Sicherheitsbereich

- unzureichender Erregungsgrad
- flacher Affekt
- Unfähigkeit, klar zu denken
- Numbing (Betäubung)
- Zusammenbruch
- geistige Faulheit

Abb. 1: Window of Tolerance (nach Ogden a. Minton 2000)

Das Window of Tolerance beschreibt den optimalen Erregungszustand für Klienten in einem therapeutischen Prozess. Dabei wird davon ausgegangen, dass es eine Untererregung (Hypoarousal) gibt, bei der die Atmung und die Affekte flach sind. Die Klienten erscheinen wie betäubt und sind unfähig, klar zu denken. Die Depression gilt als ein Zustand von Hypoarousal. Das Gegenstück ist die Übererregung (Hyperarousal). In dieser Situation haben Menschen eine erhöhte Atemfrequenz wie nach großer Anstrengung, sie zittern oder erleben intrusive Bilder. Sie sind hypervigilant, erleben sich in einem kreisenden mentalen Verarbeitungsprozess.

Beide Bereiche, Hypoarousal und Hyperarousal, sind ungünstig für Veränderungsprozesse, die Gedächtnisleistung ist reduziert, und eine mentale Verarbeitung wird durch stressphysiologische Prozesse blockiert. Im Hyperarousal dominiert der Sympathikus und im Hypoarousal der Parasympathikus des vegetativen Nervensystems.

2.3.1 Beziehungsaufbau und Anamnese[12]

Für die meisten Menschen mit Traumafolgestörungen ist eine sichere und stabile therapeutische Beziehung für ein Gelingen des therapeutischen Prozesses unabdingbar. Sie haben in ihrem Leben erfahren, dass Beziehungen enttäuscht oder missbraucht wurden oder sie mit ihrem Leiden durch andere beschämt wurden. Umso wichtiger ist es, dass sich Klienten in der therapeutischen Beziehung sicher fühlen können, ernst genommen werden und Unterstützung erfahren, die sie ermuntert, persönliche Veränderungsschritte zu unternehmen.

In der Anamnese werden Symptome aus dem PTBS-Spektrum oder anderen Traumafolgestörungen exploriert. Ausführlich ist diese Phase in Kapitel 5 und 6 beschrieben. Bereits hier sind erste Triggersituationen zu erkennen, an denen später gearbeitet werden kann. Darüber hinaus findet unter Umständen eine orientierende Exploration bezüglich des traumatisierenden Ereignisses statt, bei der keine Details erhoben werden. Richtschnur für diese Befragung sind immer die Stabilität und die Sicherheit der Klienten. Starke Affekte sind zu vermeiden, sie gefährden nicht nur die Stabilität der Klienten, sondern auch die therapeutische Beziehung.

Für die systemische Traumatherapie sind das System, seine Unterstützungsmöglichkeiten oder die eher problematischen Systemfaktoren von Bedeutung. In vielen Fällen ist eine mehrgenerationale Traumaanamnese angezeigt. Die transgenerationale Traumaweitergabe nach dem Zweiten Weltkrieg (Holocaust, Kampf- und Fronterlebnisse, Vertreibung, Gefangenschaft, Bombardierungen etc.) ist besonders bei den Menschen, die den Krieg im Kindesalter erlebt haben, zu beachten. Diese Perspektive ist auch für Migranten, Spätaussiedler und andere Bevölkerungsgruppen von Bedeutung, in deren Vorgenerationen es Traumatisierungen gab.

Aber nicht nur die Erlebnisse von Krieg, Vertreibung, Flucht haben mehrgenerationale Bedeutung, sondern auch Ereignisse wie Vergewal-

12 Vgl. auch Abschnitt 6.1.1.

tigungen, Missbrauch, Vernachlässigung etc. in der Elterngeneration. Nicht selten finden sich Traumasymptome, die mehrgenerational weitergegeben wurden, ohne dass beim Klienten selbst eine eigene Traumatisierung besteht.

2.3.2 Diagnostik[13]

Die Diagnostik von Traumafolgestörungen hat trotz eines inzwischen umfangreichen diagnostischen Inventars immer noch mit vielfältigen Schwierigkeiten zu tun, dies sind z. B.:

- das hohe Maß an komorbiden Störungen;
- die Scham der Klienten, über die Traumatisierung und die Störungsmuster zu sprechen;
- die massive Vermeidungssymptomatik vor allem bei komplex traumatisieren Patienten;
- die hohe Belastung des Klienten, wenn an die traumatischen Ereignisse gedacht oder gar darüber gesprochen wird;
- die Amnesie bezüglich traumatischer Ereignisse;
- die Abwehr, Vermeidung und Teilamnesie einzelner Persönlichkeitsanteile;
- die Vielfältigkeit posttraumatischer Symptome.

Zur Diagnostik traumatisierter Menschen gehört es, Symptome zu erfragen, die eine Nähe zum Trauma herstellen (sogenannte intrusive Symptome), und zu fragen, in welchen Situationen und Kontexten sie auftreten. Dazu gehören zum Beispiel:

Flash-backs, Albträume, Panikattacken, Affektintoleranz, zwanghaftes Erinnern (wiederholendes Nachspielen bei Kindern, Gedankenspiralen etc.), Depressionen, Ängste etc.

Ferner sollen Symptome erfragt werden, die eine Nähe zum Trauma vermeiden (sogenannte konstriktive Symptome): phobische Vermeidung von traumaassoziierten Triggern, soziale Isolation, emotionale Empfindungslosigkeit, Alkohol-, Drogen- und Medikamentenmissbrauch, dissoziative Phänomene, wie z. B. amnestische Lücken, Schmerzunempfindlichkeit und vieles andere.

Schließlich sind auch die physiologischen Reaktionen auf ein Trauma im Rahmen einer Traumafolgestörung zu bedenken, wie z. B. Herzrasen, Atemnot, Beklemmungen, innere Unruhe, Einschlaf- und

13 Vgl. Kapitel 6, dort werden einige diagnostische Instrumente vorgestellt.

Durchschlafstörungen, übersteigerte Wachsamkeit (Vigilanz), verstärkte und leichte Reizbarkeit, Konzentrationsstörungen, Kraftlosigkeit, Leistungsversagen, Schmerzsymptome, Taubheitsempfindungen, starke Empfindungen und andere Körpersensationen, die im Bereich somatoformer Störungen zu finden sind (Asthma, neurologische Ausfälle, Essstörungen u. v. a.).

Bei komplex traumatisierten Menschen, bei denen der Verdacht auf eine dissoziative Identitätsstörung (DIS) besteht, ist zusätzlich zu bedenken, dass manche Symptome auch nur von bestimmten Teilpersönlichkeiten erlebt werden. In Kapitel 6 werden einige diagnostische Instrumente für Kinder, Jugendliche und Erwachsene vorgestellt.

2.3.3 Psychoedukation[14]

Die Psychoedukation vermittelt Erklärungen für symptomatische und therapeutische Zusammenhänge. Dadurch wird es den Klienten möglich, kognitiv zu verstehen, warum sie in bestimmten Situationen so reagieren, wie sie reagieren. Die entsprechende Erklärung zeigt ihnen, dass ihr Verhalten, die Traumafolgestörung, eine sinnvolle physiologische und psychologische Reaktion ist, sie nicht »verrückt« sind und dass die meisten Menschen, die traumatisiert sind, solche oder ähnliche Reaktionen zeigen. Viele fühlen sich erleichtert, weil ihr Verhalten dadurch eher den Status des Normalen erhält. Psychoedukation ist wie Stabilisierung nicht ein bestimmter Punkt in der Therapie, sondern eine ständig wiederkehrende Intervention in allen Therapiephasen. Zu Beginn geht es darum, Symptome und die Bedeutung von Triggern für Traumaerinnerungen zu erklären. Später geht es um die Strukturen von Veränderungsprozessen usw.

Die Psychoedukation richtet sich an alle Systemmitglieder, das klingt einfach, ist aber in der systemischen Traumatherapie oft ein komplizierter Prozess. Sowohl im inneren wie im äußeren System gibt es bei traumatisierten Systemen immer Systemteile, die phobisch auf bestimmte Informationen reagieren, die etwas mit dem Trauma zu tun haben. Sie leugnen Verhaltensweisen, bagatellisieren Probleme, schalten ab oder hören nicht zu, sind wütend auf andere Systemmitglieder usw. Die Psychoedukation will, dass alle Anteile im Individuum und alle Systemmitglieder des äußeren Systems kognitiv wissen und Erklärungen dafür haben, wieso sich ein Symptom so entwickelt hat, weshalb Teile des Systems so reagieren, welche Hypothesen der

14 Vgl. Abschnitt 7.3.1 und 8.1.1.

Therapeut über den Prozess gebildet hat, welche therapeutischen Schritte als Nächstes vorgeschlagen werden, wie sich das Verhalten einzelner Anteile erklären lässt, wie eine bestimmte Veränderung erreicht werden kann.

Die Psychoedukation ist auch in der systemorientierten Arbeit wichtig. Sie ermöglicht es den Systemmitgliedern, Reaktionen ihrer Angehörigen zu verstehen und das Verhalten in einen neuen Kontext zu stellen, der ihnen hilft, die Verhaltensweisen nicht als mutwillig oder böswillig zu interpretieren. Dann ist es einfacher, Systemmitglieder hilfreich zu unterstützen, Triggerreaktionen zu vermeiden und vor allem die Beziehung zu stabilisieren und damit den Klienten Stabilität und Sicherheit zu geben.

2.3.4 Stabilisierung[15]

Die Phase der Stabilisierung beginnt mit der ersten Sitzung und endet mit der Verabschiedung am Ende einer Therapie. Die Stabilisierungsarbeit ist die eigentliche Königsdisziplin für Traumatherapeuten. Für viele Patientinnen und Patienten ist eine Traumabegegnung oder Traumakonfrontation aus unterschiedlichsten Gründen nicht möglich. Stabilisierungsarbeit wird von vielen Fachleuten mittlerweile für die meisten komplex traumatisierten Patienten als ausreichend angesehen, den Patienten dazu zu verhelfen, ein sicheres und zufriedenes Leben führen zu können. Hinzu kommt, dass viele traumatisierte Patienten, die sich durch die Therapie stabil und sicher fühlen, keine oder zumindest zum gegenwärtigen Zeitpunkt keine Traumabegegnung wünschen.

Das Rad eines Autos muss nach einem Unfall ausgewuchtet werden, damit es wieder stabil und ruhig laufen kann. Stabilisierungsarbeit ist eine Art »Auswuchten« nach einer Traumatisierung, damit das Leben wieder sicher und ruhig weiterlaufen kann.

Die Stabilisierungsarbeit hat zum Ziel, dass Klienten sich Techniken und Hilfsmittel erarbeiten, mit denen sie sich selbst beruhigen, trösten und stabilisieren lernen. Dabei sollen die Häufigkeit von Intrusionen und Flash-backs reduziert, Regressionen, Selbst- und Fremdschädigung verhindert, Depersonalisation vermindert, Panik und Angstattacken verringert und Misstrauen gegenüber anderen

15 Die Bedeutung der Stabilisierungsarbeit wird vor allem von L. Reddemann betont. Ihr verdanken wir viele Anregungen und Ideen für die Stabilisierungs- und die Arbeit mit dem inneren Kind, die in Seminaren und Gesprächen entstanden sind.

Menschen abgebaut werden. Darüber hinaus soll die Stabilisierungsarbeit helfen, Traumatrigger zu identifizieren und unschädlich zu machen.

Die Patienten sollen mehr und mehr in die Lage versetzt werden zu erkennen, dass es zwischen dem (erwachsenen) *Ich von heute* und dem traumatisierten *Ich von damals* einen Unterschied gibt, dass Intrusionen, Flash-backs, Regressionen etc. nicht das Trauma sind, sondern die Bilder des Traumas, genauso wie ein Bild des Meeres nicht das Meer ist. Es ist wichtig, den Unterschied zwischen dem Hier und Heute und dem Dort und Damals immer wieder zu betonen, denn diese Unterscheidung fällt vielen Traumapatienten zu Beginn der Therapie schwer. Dieser Prozess, der »Präsentifikation« (Nijenhuis) genannt wird, ist ein wichtiger Schritt auf dem Weg zur Integration traumatischer Erfahrungen.

Einer der wesentlichen Arbeitsschritte in der Stabilisierung ist die Ressourcenorientierung. Die Erarbeitung von Ressourcen, die guten und schönen Erinnerungen an liebenswerte Menschen, vertrauensvolle Beziehungen, Zeiten der Sicherheit und Geborgenheit etc. sind wichtige Elemente der Selbstberuhigung. Gute und positive Erinnerungen und innere Bilder helfen, das Gefühl von Sicherheit wachsen zu lassen, und geben Hoffnung, dass die Sicherheit wieder entstehen kann. Sie beruhigen in einem umfassenden Sinn, schützen und geben »innere Sicherheit«.

Sicherheit ist eines der zentralen Themen der Stabilisierung. Sie fängt außen an, d. h. z. B. in der eigenen Wohnung bzw. im sozialen Umfeld.

> Familie K., eine Familie, die als gesamtes System während des Kosovo-Krieges schwer traumatisiert wurde, lebt in einer Wohnung in einem Asylbewerberheim. In den Nachbarwohnungen kommt es immer wieder zu Weinen, Schreien, Gewalt und Polizeieinsätzen. Diese Erfahrungen triggern einzelne Familienmitglieder der Familie K. regelmäßig. Die Kinder haben Angst vor realen Übergriffen durch andere Heimbewohner oder durch Neonazis, die das Heim bereits zuvor angegriffen hatten. Die Wohnung ist nicht sicher.

Äußere Sicherheit hat absoluten Vorrang. Auch Symptome können die äußere Sicherheit bedrohen wie z. B. selbst- und fremdgefährdendes Verhalten. Dazu gehören auch bedrohliches Essverhalten und Substanzmissbrauch (Alkohol, Drogen, Medikamente). Sie dienen oft dazu, die unerträglichen inneren Zustände erträglicher zu machen. Sie sollten nicht direkt angegangen werden, weil sie häufig eine Schutzfunktion besitzen und erst abgelöst werden können, wenn die Klienten in der Therapie eine andere Möglichkeit entwickelt haben, ihre Affekte und inneren Bedrohungen zu kontrollieren.

Der Unterstützung in der Alltagsbewältigung (wieder regelmäßig aufzustehen, sich mit Freundinnen zu treffen, die Kinder zu versorgen, den Haushalt zu regeln, für sich selbst zu sorgen, der Liebesbeziehung wieder Aufmerksamkeit zu geben etc.) kommt große Bedeutung zu.

Im Konzept der strukturellen Dissoziation (vgl. Abschnitt 2.6) soll der ANP (die/der anscheinend normale Persönlichkeit[santeil]) in der Stabilisierungsphase besonders darin unterstützt werden, die Fähigkeit zu stärken, die EPs (die emotionalen Persönlichkeitsanteile) besser zur Kooperation einzuladen und so mehr innere Stabilität zu erreichen.

Das Leben im Hier und Jetzt gibt Sicherheit und stärkt das Gefühl der Selbstwirksamkeit. Damit besteht die Möglichkeit, der traumatischen Vergangenheit eine lebenswerte Gegenwart entgegenzusetzen.

Eine weitere Ebene der Stabilisierungsarbeit ist die Einbeziehung des Lebenssystems. Partner und Partnerinnen können den Stabilisierungsprozess unterstützen – oder auch nicht. Sie stellen Sicherheit oder Unsicherheit dar. Sie können helfen, Trigger zu reduzieren, positive Erfahrungen zu ermöglichen, Ressourcen zu aktivieren, Lebensaktivität zu steigern, Stabilisierungsübungen zu machen, sichere Bindung zu spüren etc. Deshalb müssen sie lernen zu verstehen, wie Menschen nach einem Trauma reagieren, um dann mit ihren Partnern nach Möglichkeiten zu suchen, gute Erfahrungen machen zu können.

Ziel der Stabilisierungsarbeit ist die Fähigkeit zur Selbstberuhigung durch Affektregulation, Kontrolle und Autonomie. Imaginationsübungen sind dazu ein hilfreiches Mittel. Die bekanntesten Übungen und konzeptionellen Überlegungen sind von Luise Reddemann und Michaela Huber in die deutsche Traumatherapie eingeführt worden. Besonders wertvoll sind z. B. der Innere Sichere Ort oder Geborgenheitsort, der Tresor oder Safe, der Innere Garten, die Inneren Helfer, der Innere Beobachter, das Innere Team etc.

Zwischen den einzelnen Arbeitsschritten der Stabilisierungsphase, der Ressourcenorientierung, Symptomreduktion, Systemeinbeziehung und Reduzierung des traumatischen Stresses etc. entsteht eine hilfreiche, sich ergänzende Wechselbeziehung. Stabilisierung führt zur Stressreduktion und Symptomreduzierung.

Methoden der imaginativen Stabilisierungsarbeit:[16]

- Der Innere Sichere Ort oder Wohlfühlort, Geborgenheitsort etc. beruht auf der Idee, einen Ort zu haben, an dem man ganz sicher und geborgen ist, an dem es an nichts fehlt, der heilsam und beruhigend ist. Sich dort auch nur kurz zu erleben schafft Beruhigung und Zentrierung. Durch die Erweiterung des Sicheren Ortes als Ort, an dem innere Anteile, das innere Kind, andere Kindanteile oder verletzte Seiten verweilen können, wird er zusätzlich zu einem Raum, der vor Intrusionen und Flash-backs schützt. So kann das erwachsene Ich von heute seinen Alltag bewältigen ohne Angst, von Traumasymptomen überflutet zu werden.
- Die Idee des Tresors geht davon aus, dass ständig wiederkehrende Bilder, Affekte, Traumasequenzen etc. weggesperrt werden können, damit sie den Alltag nicht mehr belasten. Der Tresor ist allerdings kein »Endlager« für Traumaerinnerungen, sondern eher ein »Zwischenlager«, denn die dort abgelegten Erinnerungen sollen nicht verdrängt, sondern lediglich für eine Zeit beruhigt werden.
- In hypnoimaginativen Übungen zur Affektregulation nutzt man z. B.: das Bild eines Dimmers, Reglers, Thermostats oder Gaspedals, um darüber die Gefühle, inneren Bilder, Geräusche (Stimmen) regulieren zu können, anstatt ihnen ausgeliefert zu sein.
- Den Gefühlen und der Angst, körperlich verletzt oder körperlich bedroht zu werden, können die Bilder eines Schutzmantels, einer Rüstung, einer Plexiglaswand, die einen umgibt, etc. schützend entgegengesetzt werden.
- Bilder von Kopfhörern, Ohrstöpseln, Lautstärkereglern oder Helmen können helfen, ungewollte Geräusche zu verhindern oder zu reduzieren.
- Unerwünschte innere Bilder können imaginativ übermalt oder zerschnitten werden, man kann sie zerspringen lassen oder in attraktive und gute Gegenbilder umwandeln.

16 Ausführliche Texte und Beschreibungen finden sich in Reddemann (2004a); Huber (2005); Fischer (2003); und in vielen anderen.

- Die immer wieder quälenden Traumasequenzen, Traumaerinnerungen und Traumafilme können über die Screentechnik (Bildschirmtechnik) gestoppt werden. Dabei werden die auftauchenden Bilder auf ein Video oder eine DVD gebannt und in den imaginativen Tresor gebracht. Manchmal ist es sinnvoll, sich in der Therapie einen kleinen Ausschnitt der Sequenz (weit vor dem Trauma) anzusehen, mit Hilfe einer Fernbedienung den Film zu stoppen, den Bildausschnitt auf dem Fernseher immer kleiner werden zu lassen, den Fernseher auszuschalten, das Video herauszuholen und es dann in den Tresor zu bringen. Eine Alternative dazu ist, die Imagination, die inneren Bilder, wie ein Fernsehprogramm zu verstehen, bei dem man entscheiden kann, welchen Sender man sehen möchte. Dabei wird der Klient eingeladen, das Programm zu wechseln und, anstatt die Traumaerinnerung oder andere belastende Sendungen anzusehen, einen Sender zu suchen, auf dem schöne, gute Erinnerungen gezeigt werden. Die Sender mit den traumatischen Erinnerungen können aus dem Senderverzeichnis gelöscht werden.
- Der Notfallkoffer beinhaltet Techniken der Affektregulation und Hinweise, die die Klientin in Krisen nutzen kann. Er dient der Selbstregulation, z. B. bei der Gefahr vor selbstverletzendem oder suizidalem Verhalten, und stellt alternative Bewältigungsmöglichkeiten dar. Therapeutische Techniken gehören genauso hinein wie persönliche Erfahrungen zur Selbstberuhigung.

Die Arbeit mit Imagination und inneren Bildern ist keine Erfindung von Psychotherapeuten. Sie ist seit Jahrtausenden von Schamanen und Medizinmännern praktiziert worden. Der Innere Sichere Ort und die inneren Helfer finden sich mit Abweichungen als Metapher in vielen Kulturen und Religionen wieder. Auch die christliche Tradition kennt die Bedeutung und die Kraft guter innerer Bilder. Die Vorstellungen vom »Paradies«, vom »Schutzengel«, vom »Gesang der Cherubim und Seraphim«, die Vorstellung vom »Reich Gottes«, die Bilder vom »Gelobten Land« oder vom »Heiligen Geist« etc. haben alle diese Wirkungsweisen genutzt, um Menschen Zuversicht, Hoffnung und Sicherheit zu schenken. Wir müssen diese Fähigkeit in der Therapie nur wieder anregen und aktivieren.

Allerdings funktionieren diese Techniken nicht von allein, sondern müssen geübt werden, damit die Klienten nach und nach die Erfahrung machen: »Es klappt nicht immer, aber immer öfter.« Die Idee muss sich letztlich verselbständigen und automatisieren.

Mit diesen Methoden zu arbeiten bedeutet für Therapeuten, sie selbst anzuwenden. Durch die eigene Übung mit diesen Techniken kann ich erfahren, welche Hindernisse es gibt, aber auch welche Wirkung sie haben, und sie dann mit großer eigener Überzeugung den Klienten anbieten.

2.3.5 Der Ego-State-Ansatz[17]

Die Konzeptualisierung von Ich-Anteilen ist in vielen Psychotherapierichtungen zu finden. Sie geht in den Anfängen auf die Arbeiten von Paul Federn (1978) zurück, der sich wiederum als Analytiker auf Freud bezieht. Entwickelt wurde der Ansatz später durch das Ehepaar H. und J. G. Watkins (Watkins u. Watkins 2003). Sie verknüpften psychoanalytische Überlegungen und hypnotherapeutische Ideen mit Konzepten zur Dissoziation.

Auch lassen sich Techniken aus der Familientherapie finden, die geeignet sind, Konflikte zwischen den einzelnen Ego-States zu lösen und eine »Familie des Selbst« innerhalb des Individuums zu bilden (J. G. Watkins 1992, S. 91).

Für unsere Überlegungen zu einer systemischen Traumatherapie stellt der Ego-State-Ansatz eine wichtige Brücke zwischen dem äußeren System und dem inneren System dar. Er bietet gerade für komplex traumatisierte Menschen eine Grundlage, innere Zustände zu beschreiben, und ist durch seinen Rückbezug auf P. Janet gut kombinierbar (bei allen auch vorhandenen Unterschieden) mit den Überlegungen zur strukturellen Dissoziation von Ellert Nijenhuis, auf den wir uns ebenfalls beziehen.

Nach Watkins und Watkins (2003, S. 45) kann ein Ich-Zustand definiert werden

> »als organisiertes Verhaltens- und Erfahrungssystem, dessen Elemente durch ein gemeinsames Prinzip zusammengehalten werden und das von anderen Ich-Zuständen durch eine mehr oder weniger durchlässige Grenze getrennt ist.«

17 Viele Anregungen zur Ego-State-Arbeit verdanken wir den Seminaren mit Woltemade Hartman.

> »Alle Teile im Sinne des Modells der Ich-Zustände verfügen über eine eigene zusammenhängende Geschichte sowie über Kognitionen und Affekte, und gewöhnlich verschwinden sie auch nach einer Therapiesitzung nicht« (Phillips u. Frederick 2003, S. 93).

Bei der Arbeit mit Ego-States ist es wichtig, daran zu denken, dass es sich um metaphorische Beschreibungen für psychische Vorgänge handelt, die sich als hilfreich für die Hypothesenbildung, für therapeutische Interventionen und für die innere Arbeit mit Klienten gezeigt haben.

Unterschiedliche Ich-Zustände kennt jeder Mensch. Niemand ist in allen Lebenssituationen konsistent oder sich immer ähnlich. Unterschiedliche Seiten, Teile, Ich-Zustände machen unser Leben spannend und auch ein wenig unvorhersehbar.

> Herr B. ist ein ruhiger Finanzbeamter, der jeden Tag im grauen Anzug und mit gedeckter Krawatte ins Büro geht, dem kaum eine emotionale Regung anzusehen ist. Der am Samstag, wenn »sein Verein« [Borussia Dortmund] spielt, mit Borussen-Trikot, schwarz-gelbem Schal und angemaltem Gesicht auf der Westtribüne im Stadion steht und seinen Emotionen freien lauf lässt, seinen Verein anfeuert, mit ihm trauert und weint, wenn er verliert, und schreit und jubelt, wenn er gewinnt. Der seine Aggressionen spürt, wenn die Fans des anderen Vereins jubeln oder eine für ihn ungerechte Schiedsrichterentscheidung seinen Ärger und seine Wut wachrufen. Gleichzeitig kennt der »Finanzbeamte und Fan« Situationen, z. B. wenn er von seiner Chefin gerügt wird, in denen er sich auf einmal fühlt wie ein kleiner, pubertierender Junge, der innerlich aufbegehrt. Seine Stimme wird brüchig wie im Stimmbruch, und er muss sich kontrollieren, um nicht zu weinen oder loszuschlagen, er kontrolliert sich und wird starr und hofft, dass die Besprechung hoffentlich bald vorbei ist. Am Abend kommt er nach Hause, und seine kleine Tochter erzählt ihm unter Tränen, dass ihr Hase »Möhrchen« gestorben ist, und er merkt, wie er traurig wird und wie seine Tränen aufsteigen. Er fühlt sich auf einmal innerlich geschrumpft und erlebt sich wie damals, als er acht Jahre alt war und sein Hase verstarb und auch er weinen musste, aber dafür von seinem Vater geprügelt wurde, weil ein Junge nicht weinen darf.

Watkins und Watkins (2003, S. 51) unterscheiden für die Entwicklung von Ich-Zuständen drei Prozesse: »normale Differenzierung, Introjektion bedeutsamer Anderer und Reaktionen auf ein Trauma.«

1. *Normale Differenzierung:* Kinder lernen, zu differenzieren und Unterschiede zu machen, z. B. wie das Essen schmeckt. Sie lernen ganze Muster von Verhaltensweisen, wie sie sich in der Schule, unter Freunden oder gegenüber den Eltern verhalten.

> »Diese Unterschiede betrachten wir als ganz normal, aber es handelt sich dabei tatsächlich um Verhaltens- und Erfahrungssyndrome, die sich um ein zentrales Motiv herum ausgeformt haben. Als solche können wir sie als ›Ich-Zustände‹ betrachten. Die Grenze zwischen diesen Entitäten und anderen Persönlichkeitsmustern sind sehr flexibel und durchlässig« (ebd.).

Diese nicht so stark ausgeprägten States sind Anpassungsvorgänge, die den Kindern und später den Erwachsenen helfen, den Erfordernissen des Alltags ökonomisch und angemessen zu begegnen.

2. *Introjektion:* Dazu schreiben Watkins und Watkins (ebd., S. 52):

> »Auf Grund der Introjektion bedeutsamer anderer errichtet das Kind Verhaltensmuster, die, sobald sie eine Ich-Besetzung erfahren, zu Rollen werden, die es selbst erfährt, und sobald sie eine Objektbesetzung erfahren, innere Objekte repräsentieren, mit denen es in Beziehung treten und interagieren muss.«

Das bedeutet z. B.: Der strafende Elternteil wird zu einem Introjekt, um das ein Ego-State organisiert wird. Ego-States können Introjekte von Eltern oder anderen Bezugspersonen sein.

> Frau A. hatte einen harten und körperlich züchtigenden Vater mit nicht zu erfüllenden Ansprüchen, der sie als junges Mädchen oft gequält hat. Die Botschaft des Ego-States war: »Ich werde von Papa nur geliebt und akzeptiert und nicht bestraft, wenn ich alle seine Ansprüche zur 100%igen Zufriedenheit erfülle«, diese Erfahrung wurde später für Frau A. durch andere wichtige Autoritätspersonen und Partner bestätigt, so dass die Ego-State-Aussage weiter generalisiert wurde und so zu einer allgemeingültigen Selbstaussage, »Selbstkognition«, wurde: »Ich muss immer alle Ansprüche, die an mich gestellt werden, zu 100 % erfüllen, um akzeptiert und gemocht zu werden.«

Ego-States sorgen dafür, dass das Kind und später der Erwachsene mit sich umgeht, wie es die Eltern oder andere Bezugspersonen taten.

> »Das Individuum introjiziert nicht nur den schlechten Elternteil, es introjiziert zugleich das Drama des ursprünglichen Eltern-Kind-Konflikts. Die Frage, ob es an der ursprünglichen Internalisierung leidet oder sich mit ihr identifiziert und seinerseits andere leidend macht, hängt davon ab, ob dieses Drama in erster Linie eine Objektbeziehung oder eine Ich-Besetzung erfahren hat« (ebd.).

Ich-Besetzung meint in diesem Fall, dass sich das Kind mit der Botschaft identifiziert. Es leidet dann in der Regel nicht mehr, beginnt aber z. B. damit, die eigenen Kinder ähnlich zu behandeln, wie es ihm selbst widerfahren ist.

3. Reaktionen auf ein Trauma: Ego-States werden gebildet zur Bewältigung traumatischer Ereignisse. Wenn Kinder schweren traumatischen Ereignissen früh ausgesetzt sind, kommt es zur Dissoziation. Sie verarbeiten die traumatische Situation dann dadurch, dass sie ihr Ich aufspalten und einen Teil z. B. auf einen imaginären Spielgefährten lenken, mit dem sie in Interaktion treten. Solche Anteile lösen sich bei Kindern oft wieder auf oder werden verdrängt. Sie können später unter neuen Belastungssituationen oder bei großen Konflikten wieder an die Oberfläche kommen. Häufig werden sie dann zu einem bösartigen oder sich selbst bestrafenden State (ebd.). Nach einer Traumatisierung kann die Ausbildung eines Ego-States eine kreative Lösung sein, die das Trauma oder Teile der traumatischen Erfahrung in sich aufnimmt und damit umgeht. So können Bilder der Traumasequenzen oder Gefühle nur diesem State zugänglich sein, während andere Teile der Persönlichkeit eher unbelastet erscheinen. Diese kreative »Kinderlösung« wird aber später zum Problem. Im Erwachsenenalter können solche States zur dissoziativen Identitätsstörung werden, wenn die States voneinander abgeschottet sind und phobisch aufeinander reagieren.

> »Dadurch, dass diejenigen Verhaltens- und Erlebnisweisen, die gemeinsam auftreten oder irgendwie zusammengehören, innerhalb einer gemeinsamen Grenze zusammengefasst werden, bildet sich ein Ego-State (Ich-Zustand). Wir definieren einen Ego-State als eine Einheit von Verhaltensweisen und Erfahrungen, die durch einen gemeinsamen Faktor verbunden und von anderen solchen Entitäten durch mehr oder minder durchlässige Grenzen getrennt sind« (J. G. Watkins 1992, S. 89).

Diese Beschreibung der Ich-Zustände, wie sie von Watkins und Watkins aus einer eher tiefpsychologisch orientierten Theorie vorgenommen wird, ist eine Möglichkeit, sich die Entstehung von Teilen oder unterschiedlichen Ich-Zuständen zu erklären. An anderer Stelle werden wir auch noch das Modell der strukturellen Dissoziation vorstellen und seine Ähnlichkeiten und Unterschiede diskutieren.

Bedeutsam für die therapeutische Praxis ist, dass der Ansatz der Ego-States viele Spielmöglichkeiten eröffnet und Klienten gut darin unterstützen kann, ihre Unterschiedlichkeit, Zerrissenheit, Ambivalenz, die Depression, den Angstzustand etc. zu verstehen und für sich zu kreativen Lösungen dieser Probleme zu finden. Alleine die Idee, dass nicht die ganze Person so oder so ist, sondern *ein* Anteil das Verhalten zeigt, ist für viele eine große Entlastung. Diese Konzeptualisierung findet sich auch in einigen systemischen Ansätzen wieder.

Die Ausbildung der Ich-Zustände lässt sich als ein Kontinuum vorstellen, wie in Abbildung 2 dargestellt.

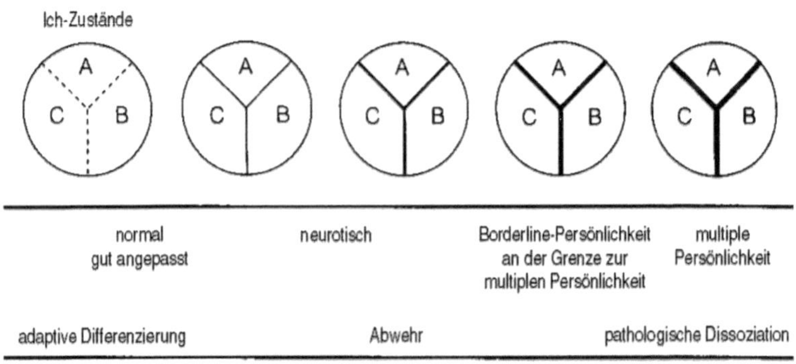

Abb. 2: Ausbildung von Ich-Zuständen (Watkins u. Watkins 2003, S. 53)

Auf der einen Seite finden sich die Ich-Zustände, die am schwächsten ausgebildet (mit durchlässigen Grenzen) und in die Gesamtperson integriert sind. Die wechselnden Erlebniszustände werden bewusst wahrgenommen und können in die Gesamtpersönlichkeit eingeordnet werden. Der jeweilige Ich-Zustand wird als Selbstgefühl erlebt, und gleichzeitig ist der betreffenden Person deutlich, dass es auch andere Ich-Zustände gibt, die trotz ihrer Unterschiedlichkeit und vielleicht

Widersprüchlichkeit zur Person gehören. Auf diesem Kontinuum können wir uns dann Menschen vorstellen, die zu einzelnen Ich-Zuständen durch Verleugnung oder Desintegration weniger oder kaum Zugang haben. Sie befinden sich in der Mitte des Kontinuums. Nach Phillips und Frederick (2003, S. 96) sind hier viele klinische Syndrome wie beispielsweise die Depression, die Zwangsstörung, Essstörung oder Panikattacken angesiedelt. Auf der anderen Seite des Kontinuums finden sich die States, die am stärksten differenziert sind, deren Subgrenzen starr sind und keine innere Kommunikation zulassen. Sie wissen häufig nicht voneinander und/oder leugnen die gegenseitige Existenz und übernehmen die Kontrolle über die gesamte Person. »Am undurchlässigsten sind die Grenzen zwischen den Ich-Zuständen bei der dissoziativen Identitätsstörung, die das äußerste Extrem eines angenommenen Kontinuums repräsentiert« (Wöller 2006, S. 373).

Ego-State-Arbeit oder Teile-Arbeit ist angezeigt:

- wenn die Klienten von sich aus von Teilen, Teilpersönlichkeiten, Anteilen, inneren Stimmen etc. sprechen, z. B.: »Wenn ich mir manchmal zuhöre, denke ich, das kann ich nicht sein, der das gerade sagt«, oder: »In mir gibt es einen Teil, den ich den Oberlehrer nenne, der meldet sich immer wieder und macht mir ein schlechtes Gewissen«;
- wenn Klienten ein widersprüchliches Verhalten zeigen, über häufige Ambivalenzen oder, besser, »Multivalenzen« klagen, die sie nicht oder nur schwer auflösen können;
- wenn Patienten über Erfahrungen sprechen, die im weitesten Sinn auf dissoziative Symptome hindeuten;
- wenn Klienten deutlich abgrenzbare Verhaltensmuster zeigen, zwischen diesen switchen und das Ganze für sie nicht steuerbar ist;
- bei Patienten mit einer komplexen Traumafolgestörung – bei ihnen ist die Ego-State-Arbeit das Verfahren der Wahl, weil auf Grund der traumatischen Dissoziation Teilpersönlichkeiten existieren und die Patienten mehr oder weniger bewusst ein solches Erleben haben (Reddemann 2007, S. 111 f.).

Anregungen für die therapeutische Arbeit mit traumainduzierten Ego-States:

- Bei dissoziativen Klienten sollten innere Anteile nicht aktiv vom Therapeuten angesprochen werden. Die meisten Klienten leugnen diese, ziehen sich zurück oder brechen die Therapie ab. Scham und Phobien führen zur Vermeidung der Realisierung. Klienten wollen »nicht erkannt werden«. Erst wenn die Therapeuten einen Wechsel der Persönlichkeit klar beobachtet haben, können sie langsam damit beginnen, den Boden zu bereiten, um den Wechsel anzusprechen.
- Damit Ego-States besser integriert werden, ist es meist notwendig, etwas über ihre Geschichte, die Ziele, die Koalitionen mit anderen States und ihre Motivation zu erfahren.
- Die einzelnen States können »klassische Symptome« entwickeln wie Ängste, Depressionen oder auch spezifische somatische Symptome wie Kopfschmerzen, Gliederschmerzen, Überaktivität.
- Bei der Diagnose der States kann der Therapeut z. B. Folgendes erfragen: Alter und Ursprung des States, gibt es einen Namen für den State, hat er besondere Bedürfnisse und Wünsche, welches ist sein Geschlecht, wie groß ist der Grad der Durchlässigkeit, welche Funktionen hat er für das innere System? (Watkins u. Watkins 2003, S. 145 f.).
- Die Therapeutin sollte sich frühzeitig mit einer systemischen Sprache an den Klienten wenden. Obwohl sie nur mit dem Klienten spricht, sollte sie sich vorstellen, dass alles Gesagte von den States mitgehört wird und diese auch darauf reagieren. Deshalb ist es für Therapeuten entscheidend, respektvoll, ressourcenorientiert und wertschätzend über die States zu sprechen.
- Die einzelnen States stehen häufig miteinander in Konflikt und Konkurrenz, ähnlich wie in Familiensystemen. Die Symptome können Ausdruck dieser Konflikte sein.
- Ego-States übernehmen je nach Entstehungszeit die entsprechenden entwicklungsbedingten Verhaltens- und Denkweisen. States, die in der Kinderzeit entstanden sind, denken, fühlen und sprechen oft wie Kinder, brauchen mehr an Unterstützung und Fürsorge als States, die in der Jugendzeit entstanden sind und die stärker ihre Autonomie unterstreichen wollen.

- Die unterschiedliche Entstehungszeit im Lebenszyklus legt auch nahe, altersspezifisch mit den States in Kontakt zutreten.
- Es ist hilfreich, mit allen States ein gutes Joining zu haben, besonders mit den nicht akzeptierten, bedrohlichen, feindseligen oder bösartigen Systemmitgliedern.

»Watkins und Watkins empfehlen, mit jedem Ich-Zustand ebenso eine Anamnese durchzuführen wie mit der Patientin als Gesamtsystem. Die Therapeutin sollte sich über das Alter jedes Ich-Zustandes informieren, darüber, weswegen er in der Therapie Hilfe sucht, und darüber, was er für seine innere Funktion hält« (Phillips u. Frederick 2003, S. 98).

- Auch eine ressourcenorientierte Grundhaltung gegenüber den States ist angezeigt und unterstützt die Arbeit.
- Bei einer guten Integration lassen sich viele systemische Techniken wie z. B. das »Tratschen in Anwesenheit«, zirkuläre Fragen, Spekulieren über einen Dritten, Skulpturtechniken, Familienbrett, Metaphernarbeit, Externalisierungen etc. (siehe Kapitel 4) anwenden.
- Bei der Ego-State-Arbeit ist es wichtig, das innere System in eine Ja-Haltung zu bringen. Fragen, die von den States mit Ja beantwortet werden können, sind besser als Fragen, die verneint werden müssen. Durch die Ja-Haltung im System, die Würdigung seiner Bedeutung für die Person, das Ansprechen seiner Ressourcen und die Akzeptanz seiner Grenzen werden die Kooperation mit dem jeweiligen State gefördert und gleichzeitig eine Botschaft von Respekt und Achtung an die anderen States geschickt.
- Entsprechend der Differenziertheit der Ego-States ist es von Bedeutung, einen guten Kontrakt mit allen States zu haben. Es ist nicht selbstverständlich, dass alle States die Therapie wollen, einige können die Therapie auch verneinen oder aktiv versuchen, sie zu verhindern. Oft will das Alltags-Selbst die Therapie, aber einzelne States sehen darin eine Bedrohung oder Gefährdung ihrer selbst. Wenn es nicht gelingt, diese States mit ins Boot zu holen, besteht eine weitere Möglichkeit darin, mit ihnen ein Stillhalteabkommen zu schließen. Ähnlich wie in einer Familientherapie, an der nicht alle Familienmitglieder beteiligt sind,

weil sie die Therapie ablehnen, gilt es für den Therapeuten, das nicht anwesende Familienmitglied »mitzubedenken« und behutsam neugierig zu machen, so dass es sich vielleicht doch zu einem späteren Zeitpunkt an dem Prozess beteiligt.

- Ego-States können eine unterschiedliche Motivation haben, mit dem Therapeuten in Kontakt zu kommen. Einzelne zeigen sich gerne und leicht, während andere vielleicht schutzbedürftig und ängstlich im Verborgenen bleiben, um sich vor Enttäuschungen und Verletzungen zu schützen, die sie in ihrer Entstehungszeit erlitten haben.
- Ego-States haben unterschiedliche Grenzen in Bezug darauf, wie und wann sie sich öffnen und in Beziehung treten, kooperieren wollen, mit wem sie Kontakt wünschen und mit wem nicht.
- Einzelne States können bei komplex traumatisierten Menschen phobisch auf die Bindungsangebote des Therapeuten reagieren. Gerade bei Entwicklungstraumata lässt sich beobachten, dass diese States aktiv Bindungen verhindern, aggressiv werden etc. Diese States gilt es besonders behutsam und kreativ für die Kooperation zu gewinnen.
- States, die auf der dissoziativen Seite des Kontinuums angesiedelt sind, bleiben oft im Verborgenen und sind von den anderen abgespalten. Sie führen häufig ein Eigenleben und lassen sich manchmal auch therapeutisch nur schwer dazu bewegen, sich zu zeigen (siehe Abschnitt 2.6).
- Ego-States können auch Übertragungen auf den Therapeuten ausbilden. Genauso wie in einer Familientherapie jedes Systemmitglied andere Übertragungen auslöst, können auch die Übertragungen der States widersprüchlich sein.
- Im Regelfall soll die Alltagspersönlichkeit des Klienten mit den States reden. Das heißt, der Therapeut bittet den Klienten, die Kooperation mit den States anzuregen. Dadurch lernt der Klient, wie er selbst mit seinem inneren System in Kontakt und Kooperation kommt. Anfänglich stellt der Therapeut entsprechende Fragen oder gibt Anregungen, damit der Klient das Vorgehen nach und nach selber lernen kann. Hier ist es wieder ähnlich wie in der Familientherapie, wo der Therapeut die Eltern anleitet, wie sie mit ihren Kindern in Kontakt treten sollen, um Veränderungen zu erzielen.

- Manchmal ist es notwendig, dass der Therapeut direkt mit einem State redet. Dafür bittet er den Klienten um Erlaubnis. Dieser ist dann stiller Zuhörer.
- Auch für die Arbeit mit dem inneren System gilt der Grundsatz der Allparteilichkeit bezüglich aller Anteile.
- Wöller (2006, S. 376) schreibt:

> »Eine bedeutsame Erkenntnis aus der Arbeit mit Persönlichkeitsanteilen ist, dass aggressive Ego-States unter den Bedingungen der Traumatisierung oft die Funktion der starken Beschützer oder Retter und insofern eine Überlebensfunktion innehatten. Vielfach haben sie ihre Stärke vor allem durch die Identifikation mit Tätern bezogen. Bei angemessener Würdigung ihres protektiven Ursprungs können sie im weiteren Verlauf der Therapie wieder zu mächtigen Beschützern werden.«

- Die Alltagspersönlichkeit besteht meist aus States, die realistisch sind, sich an den Erwartungshaltungen der Umgebung orientieren und darauf bedacht sind, die notwendigen Herausforderungen der Arbeit, Beziehungen, der Kinderversorgung zu bewältigen. Sie stehen den States, die z. B. Ängste oder andere heftige Affekte repräsentieren, kindliche Wünsche bevorzugen, rebellisch oder aggressiv etc. sind, eher skeptisch gegenüber und versuchen, sie in den Hintergrund zu drängen, weil sie diese States als maßlos und grenzenlos erleben und deshalb verachten. Manchmal entwickelt die Alltagspersönlichkeit Gefühle von Scham – bis zur Phobie vor diesen States, weil sie sie an belastende Erfahrungen oder traumatische Ereignisse erinnern.

Ziel einer Therapie ist es, das Co-Bewusstsein zu stärken, einen coevolutionären Prozess anzuregen, indem Kommunikation und Cooperation gefördert werden, wodurch die States sich in gegenseitiger Sicherheit vom traumatischen Material distanzieren können.

> »Die Ego-State-Therapie ist eine interessante Kombination von einzel-, gruppen- und familientherapeutischen Techniken. Manchmal folgt die Arbeit mit Ich-Zuständen einem individualpsychologischen Modell, in anderen Fällen einem gruppentherapeutischen Ansatz. Man kann sie sogar als eine Art ›innere Familientherapie‹ verstehen, die in Patienten stattfindet« (Phillips u. Frederick 2003, S. 97).

Die systemische Therapie bietet in ihrer methodischen und theoretischen Entfaltung viele Ansatzpunkte für eine Verknüpfung mit der

Ego-State-Therapie. Ihr Ziel ist die Integration der Teile oder Teilpersönlichkeiten. Der Therapeut braucht eine systemische Arbeits- und Sichtweise, um zu begreifen, dass er sowohl mit jedem einzelnen State wie mit dem gesamten System der States arbeiten und in Kontakt sein muss.

In der Anfangsphase einer Ego-State-Arbeit mit komplex traumatisierten Menschen bemerken wir oft, dass es starke Ambivalenzen gibt im Hinblick darauf, ob die Therapie von der Klientin gewollt wird. Wir definieren das nicht als Widerstand, sondern sehen darin einen Ausdruck dessen, dass noch nicht alle States an einer gemeinsamen Arbeit interessiert sind und der Therapeut bzw. die Alltagspersönlichkeit des Klienten noch Motivationsarbeit leisten muss.

> Frau M. z. B. kommt regelmäßig zu den Sitzungen zu spät: »Ich weiß auch nicht, was mit mir los ist. Ich nehme es mir jedes Mal neu vor, stelle den Wecker extra früher, um eher aus dem Haus zu gehen, aber irgendetwas kommt dann immer dazwischen. Ich verschlafe und höre den Wecker nicht.« Oder, ein anderes Mal: »Heute bin ich nicht ganz bei mir, ich musste wirklich dreimal zurück in meine Wohnung, weil ich immer etwas vergessen habe. Es ist wie verhext. Dabei bin ich sonst immer pünktlich und kann es auch nicht haben, wenn andere es nicht sind.« In der weiteren Arbeit wurde dann deutlich, dass ein State aktiv die Therapie boykottieren wollte, weil er um seine Existenz fürchtete und die Alltagspersönlichkeit sich für diesen State schämte, der ihr Leben auf eine entwürdigende Art und Weise beeinträchtigt.

Es gibt Anzeichen, die es nicht als ratsam erscheinen lassen, mit Ego-States zu arbeiten:

- wenn die Patienten diese Sichtweise bezüglich Ego-States oder die Einladung zu einer solchen Vorstellung ablehnen
- wenn die Arbeitsweise die traumatische Fragmentierung der Persönlichkeit verstärkt oder sich keine Ganzheitlichkeit entwickelt
- wenn die Patienten in sich kein Echo auf die Wirklichkeitskonstruktion von unterschiedlichen Anteilen entwickeln können
- wenn Patienten sich psychotisch zeigen (Reddemann 2007, S. 111).

2.3.6 Der innere Beobachter

In der systemischen Therapie hat die Position des Beobachters grundlegende Bedeutung. Im Kapitel 3 werden wir das eingehender beschreiben. Für die Traumatherapie ist der Beobachter als die Instanz des »inneren Beobachters« vor allem in den Arbeiten von Luise Reddemann beschrieben worden (vgl. 2004c, 2001). Seine Hauptfunktion liegt in der Distanzierung vom inneren Traumageschehen. Deshalb ist er bedeutsam für die Stabilisierungsarbeit und die Traumabegegnung.

Die Ego-State-Therapie kennt den versteckten und objektiven Beobachter ebenfalls, so etwa Watkins und Watkins (2003) sowie Hilgard (1977). Sie verstehen den versteckten Beobachter als ein den Ich-Zuständen ähnliches Phänomen. Der objektive Beobachter ist nach Watkins und Watkins (2003, S. 148 f.) ein nichtemotionaler Teil der Persönlichkeit:

> »Er ist weise; er urteilt nicht; er hat Informationen hinsichtlich der inneren Landschaft; und er kann für den Therapeuten von großer Hilfe sein. Obwohl er nicht emotional ist, ist ihm der Erhalt des gesamten Systems wichtig, er ist daher wohlwollend gesinnt und bewirkt Gutes. Seine innere Funktion ist das Beobachten.«

Der Beobachter kann für den Therapeuten zu einem wichtigen Unterstützer werden und die Rolle eines Co-Therapeuten einnehmen. Der objektive Beobachter ist bei Watkins und Watkins ein »guter innerer Helfer«, der den Klienten mitnimmt an einen Lösungsort und den Therapeuten auf gefährliche Konstellationen im Innensystem hinweist. Er kann auch als Vermittler eingesetzt werden, wenn der Patient starken Widerstand zeigt. Watkins und Watkins weisen darüber hinaus dem objektiven Beobachter die Aufgabe der Distanzierung zu, wenn sich die Patienten auf einem imaginierten Bildschirm bestimmte Sequenzen aus ihrem Leben ansehen wollen.

In Luise Reddemanns Ansatz hat der innere Beobachter eine zentrale Position. Er wird als eine innere Instanz verstanden, der die Möglichkeit zur Distanzierung hat. Er kann, wenn die inneren, verletzten Kinder und States in Sicherheit gebracht sind, bei der Traumabegegnung eine Zwischenposition einnehmen, das belastende Material ansehen und bearbeiten und so das Ich mit seinen verletzten Kindanteilen schützen. Der innere Beobachter wird im Rahmen der Therapie »geübt«, bis er in schlechten wie in guten Phasen für den

Patienten nutzbar ist. Bei der Stabilisierung hat er die Aufgabe eines aufmerksamen inneren Begleiters, der durch Achtsamkeitsübungen gestärkt wird. Die Stärkung des inneren Beobachters beginnt im Üben der Bildschirmtechnik (vgl. Abschnitt 2.4.4), indem seine Fähigkeiten an positiven Beispielen ausgebildet werden. Erst danach kommt er in der Traumabegegnung zum Einsatz.[18] Zusätzlich kann er zur Unterstützung der »Inneren Weisheit«, der »Inneren Helfer«, der »Inneren Fee« etc. genutzt werden.

2.3.7 Arbeit mit dem inneren Kind[19]

»Es ist nie zu spät, eine glückliche Kindheit zu haben«.

(Furman 1999)

Die Ego-State-Therapie hat für diese aus der Traumatherapie nicht mehr wegzudenkende methodische Idee wichtige Grundlagen und Anregungen gegeben. Watkins und Watkins (2003, S. 162 ff.) sprechen von kindlichen Ich-Zuständen (Ego-States) und davon, wie diese in die Therapie eingebunden werden können. Systemische Therapeuten, die für die äußere Interaktion zwischen Erwachsenen und Kindern bereits viel Werkzeug besitzen, können es auch auf die innere Beziehung zu Ego-States bzw. inneren Kindern anwenden.

Das Zitat zu Beginn dieses Abschnitts ist für unsere Arbeit mit den inneren Kindern der Leitspruch. Systemisch angelegte Arbeit mit den inneren Kindern ist außer an Ego-State-Ansätzen und an Ideen aus den unterschiedlichen Traumatherapieansätzen auch konstruktivistisch orientiert. Dabei wird besonders die Möglichkeit des Nachreifens und Nachheilens betont.

Die Begegnung mit den inneren Kindern ist im Eigentlichen keine therapeutische Intervention. Kindliche States werden in unserem Leben immer wieder aktiviert, sei es im Spiel mit den Kindern, auf dem Fußballplatz, beim Kauf eines Gegenstands, der uns mit unserer Kinder- oder Jugendzeit in Verbindung bringt, und in vielen Situationen mehr. Die Werbung zielt bewusst auf diese Seite, weil wir dort verführbar sind und es auch oft guttut, wenn wir etwas für unsere inneren Kinder machen. Allerdings ist es für viele traumatisierte Klienten schwer, sich um das Kindheits-Ich zu kümmern. Sie brau-

18 Vgl. Reddemann (2004c, S. 154 ff.); Sachse (2004, S. 279 f.); Huber (2003b, S. 255 f.).

19 Ausführlich wird die Arbeitsweise für die Traumatherapie dargestellt in Reddemann (2001, 2004c); Sachse (2004); Peichl (2007a, b).

chen viel Energie, um in einem eingeschränkten Erwachsenen-Ich den Alltag zu bestehen, weil sie sich davor fürchten, die Kontrolle zu verlieren, und davor, dass traumanahe Stimuli aktiviert werden, wenn das innere Kind die Kontrolle übernimmt. Denn viele Klienten wissen aus der alltäglichen Erfahrung, dass sie dann von Affekten und inneren Bildern überflutet werden, die sie »runterziehen«, und sie den Kontakt zur Realität verlieren.

Für die Arbeit mit dem inneren Kind ist es wichtig, dass der Therapeut selbst denken und fühlen kann wie ein Kind und dass er Kontakt zu seinen eigenen inneren Kindern haben kann. Das hilft ihm bei der Arbeit und weckt kreative Impulse, die bei der Arbeit mit dem inneren Kind gefragt sind.

Wenn in einem Therapieprozess mit den inneren Kindern gearbeitet wird, sollten vorher einige Stabilisierungstechniken bekannt sein. Wir empfehlen dazu den Sicheren Ort oder Geborgenheitsort und den Tresor.[20] Beide Techniken sollten die Klienten beherrschen, bevor die Arbeit beginnt.

Wir stellen hier den therapeutischen Prozess, strukturiert in *sechs Schritte,* vor. In der Realität kann sich dieser oft über mehrere Sitzungen erstrecken, je nachdem wie stabil und sicher sich die Klienten fühlen. Grundsätzlich kann die therapeutische Linie heißen: je komplexer die Traumatisierung, umso langwieriger und langsamer der Prozess.

Schritte für eine Arbeit mit dem inneren Kind

Der 1. Schritt ist, wie bei jeder therapeutischen Arbeit, so auch bei der Arbeit mit dem inneren Kind, die Klärung der Motivation und die Auftragsklärung.

Im 2. Schritt geht es darum, den Klienten für die Arbeit zu gewinnen. Manche schämen sich für diese Seite (das innere Kind), andere spüren den Wunsch in sich, das innere Kind zu verurteilen, weil es vielleicht so anstrengend ist, so aufdringlich oder aber weil es als Sinnbild für das traumatische Ereignis steht. Bei manchen Klienten geht das so weit, dass sie ihre inneren Kinder hassen und verachten oder sie umbringen möchten. Dann geht es darum, die akzeptierende und nichtverurteilende Seite des Erwachsenen zu gewinnen, um eine

20 Vgl. Abschnitt 8.1.2, dort werden die Methoden »Tresor« und »Sicherer Ort« beschrieben.

kooperative Beziehung mit den inneren Kindern herzustellen. Das kann manchmal gelingen, indem die Therapeutin die Klienten an eine reale Beziehung mit Kindern erinnert und mit ihnen bearbeitet, wie sie diese »realen« Kinder gewinnen könnten. Manche Klienten bemerken dann, wie unrecht sie einem inneren Kind getan haben und dass es sinnvoll wäre, auch hier einen anderen Umgang zu erlernen. Dabei ist eine systemische Sichtweise des Therapeuten gefragt, denn er sollte den jeweiligen Erwachsenen wie das innere Kind bzw. die inneren Kinder im Blick haben und ansprechen.

Im 3. Schritt geht es um die Identifizierung und Profilierung des betreffenden inneren Kindes. Dazu gehört, neben dem Alter zu klären, wie es sich im Alltag bemerkbar macht, ob es noch andere Kinder gibt und wie die Beziehungen sind, ob es sich gesehen fühlt etc.

Hier sollte Raum sein für die Beschäftigung mit der Angst vieler Klienten davor, das innere Kind könnte unersättlich sein und sie ganz in Anspruch nehmen und aussaugen. Sie spüren dann leicht die eigene Bedürftigkeit und Traurigkeit darüber, als Kind nicht genug geliebt worden zu sein, und andere Mangelgefühle aus ihrem Leben treten an die Oberfläche. Dann benötigt zuerst der Erwachsene Trost und Unterstützung bei der Bewältigung der damit einhergehenden Trauer. Erst danach ist er in der Lage, sich wieder um das innere Kind zu kümmern, ihm Aufmerksamkeit und Liebe zu geben. Bei der Arbeit mit dem inneren Kind geht es auch darum, das innere Kind zu begrenzen. Es ist mit inneren Kindern nicht anders als mit realen Kindern. Kinder brauchen Liebe, Zuwendung, Anregung und Freiräume, aber auch Orientierung, Führung, Begrenzung und Auseinadersetzung, damit sie sich spüren und entwickeln. Die Konzepte des Elterncoachings und der »elterlichen Präsenz« in der systemischen Therapie haben interessante Ideen in Bezug darauf vermittelt, was Entwicklung und Reifung bei Kindern fördert.[21] Manchmal identifizieren sich die Erwachsenen mit dem Verhalten des »inneren Kindes oder Jugendlichen« (z. B. mit der provokanten Art, der Gewalttätigkeit, sexuellen Bindungslosigkeit), weil sie denken, dies gehöre zum Kern ihres Erwachsenenseins.

Im 4. Schritt geht es darum, die Klienten einzuladen, mit der ressourcenvollen Seite des inneren Kindes in Kontakt zu kommen. Diese Arbeit kann mühsam sein, vor allem dann, wenn der traumatisierte

21 Siehe dazu: Tsirigotis, von Schlippe u. Schweitzer-Rothers (2006); Omer u. von Schlippe (2002, 2004); Armbruster (2006); von Schlippe u. Grabbe (2007).

Teil sehr stark ist. Dann kommen Sätze wie »Da gab es bei mir nichts«, oder »Das können Sie sich gar nicht vorstellen, wie es bei uns zuging, da war rein gar nichts Positives«. Diese Wirklichkeitsbeschreibungen gilt es langsam zu verflüssigen, damit die Ressourcenseiten spürbarer werden können. Dieser Prozess ist wichtig für die Stabilität und Sicherheit des inneren Kindes. Je mehr Ressourcenanteile der (Ego-) State spürt und sieht, umso leichter kann die traumatisierte Seite den Schmerz und das Leid ertragen und realisieren. Wenn es schwer ist, Ressourcen zu finden, lohnt es sich, mit ganz banalen Fähigkeiten zu beginnen, z. B. laufen zu können, schreiben und lesen zu können oder sich über einen Sonnentag zu freuen.

> Herr F.: »Der größte Tag in meiner Jugend als Borussen-Fan war, als Borussia Dortmund den Pokal gewonnen hat, da war ich vor Freude einige Tage nicht mehr wiederzuerkennen.«

Bei vielen eröffnen sich nach und nach neue Ressourcenerinnerungen, die wie Oasen in der Wüste wirken und langsam immer größer werden. Da tauchen auf einmal eine Oma oder Nachbarin auf, die für das kleine Mädchen Zeit hatte und sie getröstet hat, oder der Sportverein, wo der Junge gelobt und geschätzt wurde, weil er ein guter Fußballspieler war, usw. In dieser Phase geht es nur darum, die Teile hervorzurufen, die positive, gute, nährende, ressourcenvolle Erfahrungen gemacht haben, und die Oasen in der Wüste vor den schlechten Erfahrungen zu schützen, damit sie der Sand nicht wieder zuweht und sie verlorengehen.

Im 5. Schritt geht es um die bewusste Versorgung des inneren Kindes durch den Erwachsenen. Dabei brauchen manche Erwachsene etwas Unterstützung dabei, wie sie sich um das innere Kind kümmern können. Sie sollen lernen, ihr inneres Kind zu trösten, sollen es in den Arm nehmen zum Schmusen, es verwöhnen. Manchmal kann es ratsam sein, etwas Konkretes für das innere Kind zu tun: einen Kinderfilm ansehen, Märchen lesen, Fußball spielen, ein Kuscheltier kaufen, Eis essen, auf den Rummel gehen, ein kleines Abenteuer bestehen. Diese realen Erfahrungen helfen manchmal dem inneren Kind, einen gezielten Raum zur Nach-Entwicklung zu haben. Wichtig ist, dafür zu sorgen, dass positive und geglückte Erlebnisse entstehen, die dem inneren Kind Heilung und Wachstum ermöglichen. Manchmal muss das durch einen »inneren Helfer« geschehen und/oder am Sicheren

Ort, damit der Erwachsene entlastet wird. Zu einem späteren Zeitpunkt ist es aber notwendig, dass der Erwachsene auch Verantwortung für sein inneres Kind übernehmen kann.

Im 6. Schritt sollte der Klient lernen, das innere Kind auch zu begrenzen. Wie bei jeder guten Erziehung geht es nicht nur darum, dass Kinder alles machen dürfen, sondern auch um die Erfahrung, dass es besser sein kann, etwas nicht zu tun oder zu bekommen. Dieser Schritt ist wichtig, damit der Erwachsene gestärkt und ohne phobische Vermeidung mit seinem inneren Kind in Kontakt kommen kann und Wachstum weiter möglich ist.

Weitere therapeutische Ideen für die Arbeit mit dem inneren Kind:

- Besonders bei stark beanspruchten Klienten oder bei Klienten, denen es in der Erwachsenenposition nicht gutgeht, ist es sinnvoll, für die inneren Kinder »imaginierte Helfer« oder »ideale Eltern« zu nutzen, die ihre Versorgung am Sicheren Ort übernehmen. Das kann auch in der Therapiephase der Traumabegegnung bedeutsam werden, damit die inneren Kinder nicht »verwahrlosen«.
- Innere Kinder brauchen wie reale Kinder Worte, Gesten, Einladungen, um in Beziehung zu sein, sich geschätzt und gewürdigt zu fühlen.
- »Kinderarbeit ist in Deutschland verboten«, könnte der Slogan sein, wenn innere Kinder bei der Arbeit behindern, weil sie dort immer wieder aktiviert werden. Hierbei ist es eine Möglichkeit, die inneren Kinder an den Sicheren Ort zu bringen, um sie dort gut versorgt zu belassen.
- Der Sichere Ort sollte mit unterschiedlichen Zimmern für die States eingerichtet sein, die zum Teil auch deutlich voneinander getrennt sein sollen, damit keine »Übergriffe« erfolgen können. Für innere Kinder muss der Ort so hergerichtet werden, dass Kinder sich dort auch sicher und wohlfühlen können. Dazu können gehören: Spielzeug, Essen und Trinken, Gesellschaft durch eine gute Fee, einen Inneren Helfer, Fantasiefreunde, eine Weise Frau (Oma), ein Held aus Märchen oder Film, ein Lieblingstier etc. Außerdem sollte es die Möglichkeit zur Kommunikation geben. Manchmal wollen die inneren Kinder aus der Distanz etwas vom Alltag mitbekommen, andere wollen hin und wieder einen kleinen Kontakt mit dem Erwachsenen-Ich

herstellen, wieder andere wollen am Sicheren Ort untereinander die Möglichkeit zum Austausch haben. Alles ist denkbar und machbar in der Imagination – allerdings ist es wie in der Familie: Die Erwachsenen sollten überlegen, ob das Ganze sinnvoll ist und wie es gestaltet sein soll, damit der Sichere Ort sicher bleibt und das innere Kind nicht doch auf einmal das Erwachsenen-Ich im Alltag bedrängt.

- Innere Kinder können am Sicheren Ort auch schlafen gelegt werden, wenn sie für längere Zeit nicht in den Alltag des Erwachsenen-Ich eingreifen sollen. Dafür sollte ein Einschlafritual erdacht und umgesetzt werden. Außerdem ist es sinnvoll, eine Struktur zu finden, die vom inneren Kind genutzt werden kann, wenn es zwischendurch wach wird; das könnte z. B. ein Telefon oder ein Helfer sein, der am Sicheren Ort ist.
- Einerseits ist es wichtig, zu Beginn den inneren Kindern Raum zur Entwicklung zu geben, andererseits ist therapeutisch darauf zu achten, dass sie ihr Potenzial als frei flottierende Kräfte verlieren, die jederzeit und in allen Situationen den Erwachsenen bei der Alltagsbewältigung behindern. Deshalb müssen sie eingeschränkt werden. Das Sich-um-sich-selbst-Kümmern und das Sichausleben der inneren Kinder sollten begrenzt werden auf bestimmte Zeiten. Die systemische Therapie kennt dafür z. B. die Interventionen der zeitlichen Verschreibung.

2.4 Von der Traumabegegnung zur Traumasynthese

Die Bedeutung der Traumabegegnung wird in den letzten Jahren zusehends kontrovers diskutiert. War die Psychotherapie vor ca. zehn Jahren froh, Behandlungstechniken für traumatisierte Patienten zu besitzen, so wird heute durch neurowissenschaftliche Untersuchungen und Wirksamkeitsstudien die Frage diskutiert, wie eine Traumabegegnung mit möglichst geringer Belastung für die Patienten durchgeführt werden kann. Ähnlich wie in der Organmedizin nicht mehr für jeden operativen Eingriff eine Vollnarkose gewählt wird, sondern je nach spezifischer Situation passende Formen begrenzter örtlicher Narkosen angewendet werden können, ist auch die Psychotherapie in der Lage, schonende Verfahren der Traumabegegnung zu nutzen. Hinzu kommt die Erfahrung, dass viele Klienten, die durch die Therapie Stabilität und Sicherheit erfahren und mit ihrem inneren System gut zu kooperieren lernen, keine Traumabegegnung mehr wünschen.

Unabhängig von der spezifischen Technik werden bei der Traumasynthese Gedanken, Verhalten, Affekte und Körperempfinden, die mit der traumatischen Situation in Verbindung stehen, assoziiert.

Das BASK-Modell von Braun (1988a, b) gehört zu den bekanntesten und wird in vielen Therapieverfahren genutzt:[22]

B Behavior (Verhalten)
A Affect (Affekt/Gefühl)
S Sensation (Körpererleben)
K Knowledge (Gedanken/Wissen).

Braun versteht diese Bereiche als Elemente menschlicher Repräsentanz. Er geht davon aus, dass in der traumatischen Situation durch Stress, Dissoziation etc. Teile dieser vier Bereiche abgespalten und zersplittert im Traumagedächtnis gespeichert werden. In der Traumasynthese geht es, diesem Bild folgend, wieder um die Integration. Nicht selten findet sich dabei die Erfahrung, dass die vier Bereiche unterschiedlichsten Persönlichkeitsanteilen zugeordnet sind und entsprechend die Zusammenfügung nur gelingen kann, wenn auch die Teilpersönlichkeiten bei der Therapie beteiligt bzw. integriert sind.

2.4.1 Verfahren zur Traumabegegnung

Traumakonfrontation, Traumaexposition, Traumabearbeitung oder Traumabegegnung sind unterschiedliche Begriffe für einen Prozess, der die direkte Auseinandersetzung mit der traumatischen Situation und ihre Durcharbeitung beschreibt. Dadurch soll eine bessere Integration der Traumarealität erreicht werden – und zwar durch Auflösung der Dissoziation.

Ob es zu einer Traumabegegnung kommt, hängt im Wesentlichen von der Stabilität und dem Willen bzw. dem Interesse der Klientin ab. Bei komplex traumatisierten Klienten findet die Traumabegegnung eher im Mikrobereich statt. Viele Klienten, die stabilisiert sind, deren Alltag wieder gut läuft und die bemerken, dass sie an der Zukunft und am Leben wieder Spaß haben, wünschen keine umfassende Traumabegegnung.

> Frau M.: »Mir geht es jetzt wieder richtig gut, und das schon über eine so lange Zeit. Und ich habe bemerkt, wenn es mal nicht so gut geht, komme

22 Wir stellen das Modell, das mit vielen systemischen Methoden kombinierbar ist, in Abschnitt 4.8 vor.

> ich alleine wieder aus dem Tal raus. Ich mache dann eine Konferenz mit meiner inneren Familie und überlege, was jetzt gut wäre. Meine Freundin hat gesagt, ich würde mich jetzt endlich auch wieder für sie interessieren, und ich würde auch mal wieder von meiner eigenen Kindheit sprechen, ohne dass ich anfange zu weinen und mich aufrege. Mich interessiert z. B. wieder, wie es meinen Nichten und Neffen geht, und ich plane, was ich in den nächsten Jahren noch erleben will. All das hat mich viele Jahre in meinem Leben nicht mehr interessiert. Warum soll ich mich jetzt noch mal mit all dem beschäftigen, was mich in meiner Kindheit und Jugend so belastet hat? Ich sehe darin keinen Sinn.«

Je dissoziativer und fragmentierter ein Klient ist, umso geringer ist seine Belastbarkeit, und umso schneller wird er im Hyperarousal oder im Hypoarausal des Window of Tolerance (siehe Abschnitt 2.3) sein. Der Erregungslevel wird schneller ansteigen, und Copingstrategien stehen in der Regel nur unzureichend zur Verfügung. Damit wächst die Gefahr der Dissoziation und der sogenannten Retraumatisierung.

In der Fachdiskussion ist umstritten, ob eine Traumabegegnung zu einer Traumatherapie bei komplex traumatisierten Klienten dazugehört oder nicht. Bei vielen Patienten ist sie auf Grund der persönlichen Situation, der geringen Stabilität oder anderen Gründen oft nicht ratsam. Wir vertreten die Ansicht, dass es wichtiger ist, die Phobien und die Folgestörungen, die mit dem Trauma zusammenhängen, zu bearbeiten.

Im Folgenden sollen einige Verfahren der Traumakonfrontation beschrieben werden. Wir haben uns dabei auf drei Möglichkeiten begrenzt und möchten darauf hinweisen, dass man Traumabegegnungen nur mit einer entsprechenden Weiterbildung in den speziellen Verfahren anbieten sollte.[23]

2.4.2 EMDR

EMDR (Eye Movement Desensitization and Reprocessing) ist eine von F. Shapiro entdeckte und entwickelte bifokale Traumaverarbeitungsmethode, die dazu dient, Traumafolgestörungen zu bearbeiten.[24] Sie begann 1989 am *Mental Research Institute* in Palo Alto (Kalifornien), die Methode in der Arbeit mit Vietnam-Veteranen einzusetzen. EMDR

23 Wir haben uns auf die drei Möglichkeiten zur Traumabegegnung beschränkt, die wir in unserer therapeutischen Praxis nutzen, ohne damit andere Verfahren abwerten zu wollen.

24 Weiterführende Literatur: Shapiro (1998a, b); Shapiro u. Forrest (1998); Hofmann (1999); Schubbe (2004).

ist eine der bestuntersuchten und wirksamsten Methoden zur Verarbeitung von Traumafolgestörungen, im Besonderen bei Monotraumata.

EMDR ist ein manualgestütztes, sehr strukturiertes Verfahren. Die Behandlung läuft dabei im sogenannten Standardprotokoll in acht Schritten ab.

1. Schritt: Anamnese und Behandlungsplan. Zusätzlich zu den üblichen therapeutischen Arbeitsschritten werden die Traumavorgeschichte erhoben, EMDR in den eventuell bestehenden Behandlungsplan integriert, die Stabilität des Patienten überprüft, eine Ressourcenanamnese durchgeführt und Kontraindikationen geklärt.

2. Schritt: Vorbereitung und Stabilisierung. Dem Patienten werden die Methode erklärt und der Behandlungsplan vorgestellt, und er wird mit Stabilisierungs- und Selbstberuhigungstechniken vertraut gemacht (Sicherer Ort, Tresor etc. sollten beherrscht werden). Dann beginnen die Stabilisierung und Ressourcenaktivierung, die mit EMDR verstärkt und verankert werden.

3. Schritt: Evaluation der belastenden Erinnerungen. Jetzt wird zu den belastenden Erinnerungen das schlimmste Bild gesucht, und die Belastung wird erfragt (mit Hilfe der Subjective Units of Discomfort – SUD – mit einer Skalierung zwischen 0 und 10). Dann werden eine negative Kognition (Selbstbeschreibung) und eine positive Kognition (Selbstbeschreibung als Zielbild) erarbeitet. Von der positiven Kognition wird die Stimmigkeit mit Hilfe einer weiteren Skala überprüft (mit der Validity of Cognition – VoC – wird die Stimmigkeit der positiven Kognition erfragt, wobei 7 bedeutet: jetzt schon völlig stimmig, und 1 bedeutet: jetzt noch völlig unstimmig). Danach werden die Emotion der belastenden Erinnerung und das dazugehörige Körpergefühl erfragt.

4. Schritt: Desensibilisierung und Bearbeitung oder Neuverarbeitung. In diesem Abschnitt wird der Klient aufgefordert, mit den in Schritt 3 erarbeiteten Komponenten (Bild, negativer Kognition, Emotion, Körpergefühl) in Kontakt zu gehen. Gleichzeitig beginnt die beidseitige (bilaterale) Stimulierung, in der Regel über Augenbewegungen, möglich sind auch auditive Signale wie taktile Bewegungen (Klopfen auf die Handinnenfläche, den Oberarm oder Oberschenkel; bei Selbststimulierung klopft sich der Klient mit gekreuzten Armen auf die Oberarme [Butterfly-Hug]). Nach jeweils einem Set (mehrfachen Augenbewegungen etc.) wird der Klient befragt, was er gerade erlebt (z. B. an Gefühlen, Bildern, Gedanken oder Körperempfindungen), damit dann mit diesem Material die nächste Stimulierung begonnen werden kann. In der Regel stellen sich nach einiger Zeit verstärkte Emotionen und eine Abreaktion ein, die meist eine deutliche Entlastung für den Klienten bedeutet. Bei erfolgreichem Prozessieren kommt es außer zur Entlastung (Verringerung des Belastungsgefühls – SUD aus Schritt 3) auch zu einer deutlicheren Übereinstimmung mit der positiven Kognition (VoC aus Schritt 3). Dabei sollte sich der SUD 0 nähern. Unter Umständen müssen mehrere Kanäle prozessiert werden, bis eine deutliche Entlastung eintritt.

5. Schritt: Verankerung. Wenn die Belastung deutlich abgenommen hat, wird die positive Kognition aus Schritt 3 in Erinnerung gebracht, ihre Stimmigkeit mit Hilfe der VoC-Skala überprüft und dann mit langsamer bilateraler Stimulierung (bis auf 7) verankert.

6. Schritt: Körpertest. Waren Schritt 4 und 5 erfolgreich, wird danach durch den sogenannten Körpertest geprüft, ob wirklich alle Belastungsreste verschwunden sind. Dazu wandert der Klient unter Anleitung langsam durch seinen Körper, vom Kopf bis zu den Füßen, und schildert auftretende Körperempfindungen. Dabei wird geprüft, ob noch »Erinnerungsfragmente« bezüglich des Traumas im Körper zu finden sind. Werden solche noch ausfindig gemacht, werden sie durch weitere Stimulation oder andere Techniken bearbeitet.

7. Schritt: Abschluss. Zur Sicherung des emotionalen Zustands des Klienten bieten sich am Ende Entspannungs- und Distanzierungsübungen an. Manchmal müssen Reste auch in den Tresor gepackt und der Klient stabilisiert werden. Der Therapeut gibt Informationen über die Möglichkeit der »Nachverarbeitung«, und es werden Maßnahmen für den »Notfall« besprochen.

8. Schritt: Überprüfung und Neubewertung. Diese Phase ist dem Beginn der kommenden Sitzung vorbehalten. Es wird überprüft, wie die weitere Verarbeitung stattgefunden hat und ob noch weiteres Material vorhanden ist, das neu bearbeitet werden muss.

Auch wenn die Technik sehr strukturiert und überschaubar aussieht, sollte sie auf keinen Fall ohne vorherige Ausbildung durchgeführt werden. Die Abreaktionen können heftig sein, und nur selten laufen die Prozesse so eindeutig, wie es diese kurze Beschreibung nahelegen könnte.[25]

Mit EMDR werden bei sogenannten Monotraumata gute Ergebnisse erzielt. Für den Einsatz bei komplexen Traumafolgestörungen wurde die Technik modifiziert. Sehr zu empfehlen ist EMDR zur Verankerung und Verstärkung von Ressourcen und positiven Bildern. Für einige andere Symptome, wie bei abnormen oder traumatischen Trauerreaktionen, Ängsten und Phobien, liegen ebenfalls Studien vor, die gute Erfolge dokumentieren.

Vor allem aus den USA kommen interessante Hinweise darauf, dass EMDR auch als Methode in der Paartherapie und Familientherapie genutzt werden kann. Speziell die Veröffentlichung von F. Shapiro, F. Kaslow und L. Maxfield (2007) liefert dazu aufmunternde Beispiele. Wir haben gute Erfahrungen im Rahmen von Paartherapien gemacht, wenn Paare durch Unfälle oder Überfälle eine ähnliche traumatische Situation erlebt haben; auch bei gemeinsamer Trauer, z. B. auf Grund des Verlusts eines Kindes, kann eine paartherapeutische Nutzung der Technik sehr unterstützend sein.

2.4.3 Die Beobachtertechnik

Die Beobachtertechnik ist von Luise Reddemann in die Traumatherapie eingeführt worden.[26] Sie gilt als die schonendste Traumabegegnungstechnik. Sie enthält Elemente aus der Bildschirmtechnik, dem EMDR und der Ego-State-Therapie.

Der Klient sollte allerdings über genügend Stabilität verfügen, das Gefühl von Sicherheit besitzen und die Fähigkeit zur Selbstfürsorge entwickelt haben. Das Erwachsenen-Ich von heute muss die Fähigkeit besitzen, fürsorglich, tröstend und beruhigend für das innere Kind zu sorgen.

Die Beobachtertechnik wird im Vorfeld geübt, und die Fähigkeit, sich selbst zu beobachten, soll gut beherrscht werden.

Ähnlich wie bei der Bildschirmtechnik wird das traumatische Geschehen in einem »Film« angesehen, die Szenen werden vorher festgelegt. Beim Ansehen des Films sind das traumatisierte Ich, alle belasteten Anteile und die erlebenden Seiten der erwachsenen Person

25 Informationen über Weiterbildungen in EMDR verfügbar unter: www.emdr-institut.de [29.2.2008].
26 Siehe dazu Reddemann (2001, 2004c); Reddemann u. Sachse (1997, 1998).

von heute an den Sicheren Ort gebracht. Das traumatisierte Ich kann aus sicherer Entfernung die Traumabearbeitung beobachten oder aber diese Arbeit ganz dem Erwachsenen-Ich von heute überlassen.

Wenn in der Traumabegegnung positive Bilder auftauchen, verweilt die Klientin dabei, belastende Gefühle werden assoziiert und nur mit Hilfe des Beobachters wahrgenommen.

2.4.4 Die Bildschirmtechnik

Die Bildschirmtechnik ist einerseits eine Stabilisierungstechnik; belastendes Material, Erinnerungen, Flash-backs etc. werden auf ein Video gebannt oder auf eine DVD gebrannt und weggepackt. Oft schließt sich daran die Tresorübung an, bei der das Bild, Video oder die DVD in einen Tresor abgelegt wird. Sie ist anderseits auch eine Distanzierungstechnik zur Traumabegegnung. Dabei wird der Film, auf den die traumatischen Ereignisse gebrannt sind, aus einer sicheren Position vom Erwachsenen-Ich oder von Anteilen der traumatisierten Person angesehen und bearbeitet. Die Technik ist auch im NLP und in der Hypnotherapie bekannt und wird in unterschiedlichen Formen in der Literatur beschrieben. Für die Traumatherapie ist die Technik in vielen Veröffentlichungen ausführlich dargestellt.[27]

Wir nutzen eine Mischung aus Beobachtertechnik und Bildschirmtechnik. Bevor die Technik zur Traumabegegnung genutzt wird, muss der Klient mit ihr vertraut sein, und die Stabilisierungstechniken wie z. B. Sicherer Ort, Tresor, Achtsamkeitsübungen, Notfallkoffer, Innerer Beobachter sowie Übungen zur Ressourcenaktivierung und zur Selbstfürsorge sollten einen festen Platz im Alltag der Klienten haben und sich dort bewährt haben.

Vor allem aber sollte der Klient stabil sein (eine hohe Ich-Stabilität, eine gute Integrationskapazität und Kooperation mit seinen Anteilen bzw. States aufweisen). Er sollte keinen Täterkontakt (direkt wie indirekt) haben und den eigenen Wunsch zur Traumabegegnung besitzen. Auch bei der Bildschirmtechnik ist, wie bei anderen Techniken, daran zu denken, dass States, verletzte Kinder oder andere Persönlichkeitsanteile, die (noch) nicht mit dem Trauma konfrontiert werden sollen, an den Sicheren Ort gebracht werden.

Dazu stellt sich der Klient einen Fernseher mit einem Videorekorder vor. Er hält in seiner Hand eine Fernbedienung, um damit die imaginierten Bilder verändern zu können. Wenn die Technik später

27 Beispielhaft sei hier verwiesen auf Sachse (2004); Huber (2003b); Wöller (2006).

zur Traumakonfrontation genutzt wird, kann es sinnvoll sein, in der Arbeit zu betonen, dass es sich um »alte Filme« handelt, die man sich ansehen möchte, um auf der Zeitachse sagen zu können: Es ist vorbei. Wenn das Video abläuft, können mit der Fernbedienung der Ton reguliert, der Kontrast verändert, die Farbintensität beeinflusst, die Farbe ganz rausgenommen, das Bild unscharf oder kleiner gemacht werden. Der Film kann in einem höheren Tempo gezeigt werden oder als Zeitlupe. Es kann jederzeit in den Stand-by-Modus geschaltet oder gestoppt werden. Auch kann die Fernbedienung dazu genutzt werden, die Projektionsfläche in unterschiedliche Distanzen zu schieben oder eine Schutzwand zwischen Fernseher und Zuschauer auffahren zu lassen. Manchmal ist es auch sinnvoll, die Fernbedienung als interaktives Medium zu nutzen, d. h., mit der Fernbedienung lassen sich dann auch der Inhalt, die Dramaturgie, die Darsteller etc. verändern.

Der Kreativität sind bei dieser Technik kaum Grenzen gesetzt – die Prämisse sollte aber immer der Nutzen für den Klienten sein. Wir möchten darauf hinweisen, dass sich auch die Bildschirmtechnik eignet, den Körper zu nutzen. Niemand ist gezwungen, sich einen Film im Sitzen anzuschauen. Für viele Klienten ist es unterstützend, dabei stehenzubleiben, um körperlich die Distanz zum Bildschirm verändern oder spontan sich entwickelnde Körperbewegungen verstärken zu können.

Die Veränderungen und Kontrollmöglichkeiten mit Hilfe der Fernbedienung haben das Ziel, Distanz zum traumatischen Material zu schaffen und damit eine Überflutung mit traumanahen Affekten und Triggern zu verhindern.

Zum Einsatz der Technik und zum Ablauf:

1. Der Klient wird mit der Technik vertraut gemacht. Die Funktionsweise der Fernbedienung wird erklärt, und an positiven Erfahrungen und Situationen wird geübt, wie man z. B. Ressourcen verstärkt. Es ist sinnvoll, alle Funktionen zu probieren, bis der Klient das Gefühl von Kontrolle über das »Medium« hat und die Vielfalt der Gestaltungsmöglichkeiten sieht und nutzen kann.
2. Dann wird der Klient gebeten, eine problematische (aber nicht traumatische) Situation zu einem Test zu nutzen. Wir skalieren den Problemgrad bzw. Belastungsgrad gerne ähnlich wie

beim EMDR (0 heißt, die Situation ist ganz unproblematisch, und 10 heißt, es ist die vorstellbar schwierigste Situation). Die Übungssituation sollte höchstens bei 4–5 skaliert sein. Dann soll sich der Klient vorstellen, welches die richtige Entfernung vom Bildschirm für ihn wäre, damit der Film ihn nicht zu sehr emotional berührt. Der Klient soll den Film als »Beobachter« ansehen. Das schafft eine weitere Distanzierung. Beim dosierten Ansehen des Traumafilms sollte der Therapeut darauf achten, dass die Beobachterposition beibehalten wird. Ähnlich wie beim Inneren Reflecting Team spricht der Klient über eine zweite Person, die die Hauptrolle im »Lebensfilm« spielt. Denn er kann sich ja auf der Leinwand beobachten. Dadurch soll das Erleben im Hier und Jetzt von dem, was der Hauptdarsteller auf der Leinwand erlebt, getrennt werden. Es ist auch möglich, eine positive und negative Kognition (siehe Abschnitt 2.4.2) für die Belastungssituation zu suchen, ähnlich wie beim EMDR, und damit zu arbeiten. Dann wird der Film in kleinen Szenen angesehen. Mit ausgewählten Sequenzen sollte das öfter geschehen. Nach jedem Durchlauf nutzt man die Einschätzungsskala, um zu prüfen, ob der Belastungsgrad sich reduziert.
3. Als Zwischenschritt hat es sich bewährt, Szenen zu bearbeiten, die zeitlich kurz vor dem Trauma liegen. Je belastender das traumatische Ereignis ist, umso weiter weg vom Trauma sollte die Szene liegen. Auch bei dieser Arbeit steht im Mittelpunkt, dass der Klient die Erfahrung macht, heute Kontrolle über die Situation zu haben. Außerdem kann bei dieser Arbeit gut überprüft werden, wie sicher das Wegpacken von belastenden Erinnerungen gelingt, und es kann weiter daran geübt werden.
4. Erst wenn der Klient mit dem Wegpacken gute Erfahrungen gemacht hat, sollte das traumatische Material bearbeitet werden. Nachdem der Belastungsgrad geklärt ist, wird der Film gezeigt. Je nach Schwere der Traumatisierung kann die letzte oder erste traumatische Situation gewählt oder eine Wahl getroffen werden zwischen der schlimmsten oder einer weniger dramatischen Situation aus dem Traumageschehen. Diese Situation wird mehrmals hintereinander immer für kurze Zeit angesehen. Oft sind zwei bis zehn (maximal 20) Sekunden für den Anfang genug (es bietet sich an, die Sekunden mitzuzählen und ein auditives Schlusssignal zu geben). Wenn der Klient

den Film stoppen will, kann er das jederzeit tun. Bei den ersten Durchläufen ist es ratsam, das Bild verschwommen zu lassen und den Ton sehr leise einzustellen.

5. Nach jeder Sequenz, die angesehen wurde, wird der Klient gefragt, wie es ihm geht, und der Belastungsgrad wird eingeschätzt. Manchmal ist es hilfreich, wenn der Klient die Szenen laut aus der Beobachtersicht beschreibt. »Der Junge im Film tut jetzt das und das. Der Junge fühlt sich traurig und denkt, es war seine Schuld, und spürt, wie seine Beine schwer werden« (BASK-Modell). Eine andere Möglichkeit ist es, die einzelnen BASK-Elemente als Sehfilter zu nutzen: Beim ersten Durchgang werden für den gesamten Film nur kognitive Beschreibungen gegeben, beim zweiten wird nur das Verhalten beschrieben usw.
6. Die Sequenz wird so oft angesehen, bis sich der Belastungsgrad deutlich gesenkt hat. Anzustreben ist, dass die Belastung möglichst weit zurückgeht.
7. Häufig bietet es sich an, den Prozess zu unterbrechen und mit Ressourcenübungen oder Körperübungen die mentale Spannung des Klienten wieder zu stärken und den Gegenwartsbezug zu betonen. Das Pendeln zwischen der sicheren Gegenwart von heute und dem traumatischen Dort und Damals ist zentral für eine innere Distanzierung bei gleichzeitiger Konfrontation mit dem belastenden Material.
8. Falls die Belastung noch nicht abgesunken ist, ist unter Umständen daran zu denken, dass die Klientin beim Anschauen dissoziiert ist. Dann ist ein Dissoziationsstopp (siehe Abschnitt 2.2.4) notwendig. Wenn der Prozess unterbrochen werden musste, sollte das belastende Material in den Tresor gepackt werden. Es wird eine positive Beschreibung des bisherigen Prozesses angeregt und die Orientierung im Hier und Jetzt unterstützt.
9. Die Sitzung wird nach dem Stoppen des Films und der Tresorübung mit einer Reorientierung im Hier und Jetzt zu Ende gebracht. Innerer Trost für den Erwachsenen und das innere System durch die Inneren Helfer am Sicheren Ort sollte sich anschließen. Es kann sein, dass auf Grund der Arbeit Trauer und Schmerzen auftauchen, die lange verborgen waren. Körperübungen zur Entspannung und weiteren Reorientierung können dann die Sitzung abschließen.

2.5 Von der Trauma- zur Trauerintegration

Der Prozess der Trauma- und der Trauerintegration beginnt mit der ersten Sitzung. Häufig ist der Klientin bereits vor der Therapie bewusst, was sie auf Grund der Traumatisierung versäumt und was ihr im Leben versagt blieb. Ein anfänglich oft diffuses Gefühl der Trauer ist auch eine Therapiemotivation. Der Trauerprozess und die Integration des Traumas in den Alltag bleiben ein durchgehender Bestandteil der Therapie. Mit Fortschreiten des Prozesses sinken die dissoziativen Barrieren, der Schutz verringert sich, und das Bewusstsein der Klientin bekommt ein immer stärker werdendes Gefühl dafür und Wissen darüber, was sie in der Traumatisierung erlitten und durch die Traumafolgestörungen versäumt hat.

Die Trauer, die die Klientin empfindet, kann zum Gegenstand haben z. B., dass

- sie keine liebenden, sondern erniedrigende oder quälende Eltern gehabt hat
- sie nur mit geringem Lebensmut und geringer Lebensenergie gelebt hat
- sie den eigenen Kindern nicht genügend Aufmerksamkeit und Liebe gibt
- sie aus Angst vor Enttäuschung keine intimen Beziehungen eingegangen ist
- sie mit starken Symptomschmerzen und Einschränkungen etc. gelebt hat
- die eigene Kindheit unwiederbringlich gestohlen wurde.

Im Laufe des Therapieprozesses werden die vielen Verluste immer wieder deutlich und müssen verarbeitet werden. Diesen Prozess nennen wir Realisierung des Traumas.

Trauerarbeit in der Traumatherapie bedeutet Realisierung der Erfahrungen und Folgen der erlebten Schrecken durch Personifikation und Präsentifikation (siehe Abschnitt 2.6). Dieser Prozess ist oft langwierig und verläuft in rekursiven Schritten von erneuerter Verleugnung einzelner Persönlichkeitsanteile zu immer wieder neuer Realisierung, Teilrealisierung, Harmonisierung usw. Das Ritual des Trauerjahres, das früher nach dem Verlust eines nahestehenden Menschen eingehalten wurde, bevor man sich wieder dem Leben ganz zuwandte, zeigt, in welchen Dimensionen wir auch in der Therapie rechnen sollten.

Der Prozess ist abgeschlossen, wenn die Klienten mit den Worten V. Frankls (2002) ... *trotzdem Ja zum Leben sagen* können.

Der Prozess der Realisierung oder auch Teilrealisierung kann Menschen in ihrer psychophysischen Wahrnehmung zutiefst erschüttern (im Sinne von: »Das ist mir damals widerfahren!«) und sie in große Aufregung versetzen (manchmal kann man das am Zittern und an anderen körperlichen Reaktionen sehen, bevor sie weinen und schluchzen). Deshalb sollte man das Tempo der Therapie gegebenenfalls verlangsamen, um für diesen Prozess immer wieder Zeit zu geben. Der Therapeut kann die Trauer auch aktiv ansprechen, um den dazugehörigen Gefühlen ausreichend Raum und Zeit zu lassen. Solche Prozesse sind als sequentielle Realisierungen zu verstehen. Dazu gehört auch eine entsprechende mentale Kapazität. In Anlehnung an den Ausspruch von H. von Foerster (von Foerster u. Pörksen 1998), *»Wahrheit ist die Erfindung eines Lügners«*, können wir sagen, »Wahrheit ist das, was ein Mensch ertragen kann«, und das ist im Rahmen einer Therapie sehr unterschiedlich. Die peritraumatische Dissoziation ist ein aktiver Schutz, der nur das zulässt, was im Moment ertragen werden kann. Für alles darüber hinaus besteht (noch) keine mentale Kapazität.

Trauer über ein widerfahrenes Unrecht ist ein sozialer Akt und vollzieht sich in Interaktionen mit anderen Menschen. In vielen Kulturen ist die Trauer viel stärker als bei uns ritualisiert (z. B. in Gestalt von Klageweibern, in Form von Klageliedern, die eine Gemeinde singt). Auch bei uns gibt es die allgemeinen Trauertage wie Volkstrauertag, Allerheiligen oder Allerseelen. Menschen reagieren, wenn sie andere Menschen sehen, die trauern.

> Frau K. berichtet in einer Sitzung: »Im Moment ist es schwierig zu Hause. Wenn ich nach den Sitzungen nach Hause komme und die Gedanken wiederkehren über das, was mein Stiefvater mir angetan hat und wie ich bis heute [sie ist 40 Jahre alt] darunter leide, dann muss ich ständig weinen. Was es noch schwerer macht, ist, wenn meine Tochter mit anfängt zu weinen, wenn sie mich so traurig sieht, obwohl sie nicht weiß, was mit mir los ist. Ich versuche, mich immer zu disziplinieren und meine Trauer nur noch zuzulassen, wenn sie bereits im Bett ist, aber das ist sehr anstrengend und erfordert viel Kraft.«

Der Bericht von Frau K. zeigt, wie wichtig es ist, in dieser Phase die Familie zur Unterstützung einzubeziehen und als Raum für gemeinsame Trauer und Mittrauer zu begreifen, damit der Prozess von Realisierung und Integration weiter fortschreiten kann (vgl. Abschnitt 7.3.4). Durch die Tradition des Trauerjahres, während dessen die Trauernden schwarze Kleidung trugen, wurde die soziale Dimension der Trauer so transportiert, dass die soziale Gemeinschaft die Trauer sehen und darauf reagieren konnte.

Hilfreiche Rituale und Strukturen funktionieren in unserer Gesellschaft leider oft nicht mehr, vielmehr werden Trauer, Tod und Verlust verdängt und geleugnet.

Aus familientherapeutischer Perspektive sprechen wir nicht nur von mehrgenerationaler Traumatisierung (z. B. durch den Zweiten Weltkrieg, Holocaust, Vertreibung, mehrgenerationalen Missbrauch) oder von transgenerationalen Traumabeziehungsmustern (siehe Kapitel 7), sondern auch von mehrgenerationaler Trauer. Nach mehrgenerationalen Traumatisierungen tragen Klienten manchmal die unausgelebte Trauer und nicht verabschiedeten Verluste der Vorgängergenerationen in sich, leben mit und leiden an ihr.

Auch Therapeuten sollen realisieren, dass trotz aller therapeutischen Kunst die Narben des Traumas bleiben. Das kommt sehr treffend in dem Spruch B. Brechts zum Ausdruck, den A. Korittko (2002, S. 179) zitiert:

> »Der Regen kehrt nicht zurück nach oben.
> Wenn die Wunde verheilt ist, schmerzt die Narbe.«

In Anlehnung an Judith Herman (2003, S. 304 f.) lassen sich sieben Kriterien der Genesung beschreiben:

- Die psychischen und physischen Symptome halten sich in Grenzen.
- Der Prozess der Synthese und Realisierung des Traumas ist in seiner Gesamtheit abgeschlossen.
- Der gesamten Person ist klar, dass ihr das Trauma in der Vergangenheit widerfahren ist. Die Person kann die traumatischen Erinnerungen kontrollieren, und es liegt in ihrem Einflussbereich, wann und wie sie etwas darüber erzählen will.
- Die Integration der Traumageschichte ist abgeschlossen, und das Traumanarrativ kann mit angemessenen Gefühlen zusammenhängend erzählt werden.

- Das beschädigte Selbstbild ist wiederhergestellt, die Person versteht sich wieder als heil, sicher und ganz bei sich in der Gegenwart mit dem Wissen über ihre Vergangenheit und eine bevorstehende Zukunft.
- Wichtige Beziehungen sind wiederaufgenommen worden, und neue können angstfrei eingegangen werden.
- Das Trauma ist in ein neu aufgebautes, eigenes Wertesystem integriert worden.

2.6 Die strukturelle Dissoziation als Metatheorie der Traumatherapie[28]

»Vor allem dürfen wir nicht vergessen, dass die Aktionen, die für die Auflösungen der traumatischen Erinnerungen notwendig sind, oft aus sehr schwierigen und aufwendigen Veränderungen bestehen«.

(P. Janet 1919, S. 307)[29]

2.6.1 Der Ansatz der strukturellen Dissoziation

Der Ansatz der strukturellen Dissoziation greift auf die Ideen alter Traumaforscher zurück.[30] Die psychobiologische Traumaforschung hat sich weitgehend von den eher »psychodynamischen« Erklärungsmustern gelöst und versucht, das Traumageschehen anhand von psycho- und neurobiologischen Prozessen zu beschreiben, die bei Tieren und Menschen ähnlich ablaufen. Die traumabezogene strukturelle Dissoziation hat sich im Laufe der Evolution als psychobiologisches Überlebenssystem entwickelt (Panksepp 1998).

Der traumatherapeutische Ansatz von Ellert Nijenhuis, Onno van der Hart u. a. zur strukturellen Dissoziation geht von der Hypothese aus, dass es zwischen den beobachtbaren Ego-States bzw. Anteilen, sie nennen sie ANPs und EPs, und der Aktivierung basaler emotionaler Systeme, wie sie Panksepp postuliert, und den sogenannten

28 Wir verdanken viele der folgenden Ideen und Anregungen Ellert Nijenhuis und Helga Mattheß. In ihren Seminaren im *PIE – Psychotraumatology Institute Europe* – 2004, 2005, 2006, 2007 und in vielen Gesprächen haben uns ihre Ideen wesentlich geprägt und bereichert. Wir möchten besonders auf van der Hart, Nijenhuis und Steele (2008) verweisen.

29 Zitiert nach van der Hart et al. (2006, S. 156). Zum Werk und zur Bedeutung von P. Janet siehe Fiedler (2006).

30 Er bezieht sich auf die Pionierarbeiten von Pierre Janet (1898, 1919/1925) und nutzt die Arbeiten von Charles Samuel Myers (1940). Hinzu kommen die modernen Forschungen der Neurowissenschaften und Psychobiologie: Le Doux (1998); Damasio (2002); Schore (2003); Fanselow a. Lester (1988); Panksepp (1998); Porges (2001, 2003).

psychobiologischen Überlebenssystemen, wie sie von Fanselow und Lester (1988) beschrieben werden, einen deutlichen Zusammenhang gibt. Diese Handlungs- oder Aktionssysteme kontrollieren eine Reihe von Funktionen und sind unterschiedlich komplex. Das Erleben von Trauma aktiviert das genetisch im Verlauf der Evolution ausgebildete Handlungssystem der Verteidigung, das bei Bedrohung aktiviert wird und aus unterschiedlichen Subsystemen besteht.

2.6.2 Psychobiologische Erklärungsmuster

Die moderne Hirnforschung hat in den letzten Jahren viele Erkenntnisse gewonnen, die uns therapeutisch helfen, Handlungen und Verhalten des Menschen besser zu verstehen. Wir wollen hier nur auf wenige Ergebnisse kurz eingehen, weil sie unser Verständnis von Dissoziation wesentlich mitgeprägt haben. Wir beziehen uns im Folgenden vor allem auf die Arbeiten von J. Panksepp (1998) und S. Porges (1995, 2001, 2003), ohne dabei die anderen Forschungen abwerten zu wollen.

Die beiden Autoren gehen davon aus, dass das menschliche Gehirn grob in zwei unterschiedliche Bereiche aufgeteilt werden kann.[31] Der entwicklungsgeschichtlich ältere Teil ist das sogenannte ventrale Gehirn. Es umfasst Bereiche des verlängerten Rückenmarks, das Mittelhirn und das limbische System. Es ist bei allen Säugetieren in ähnlicher Form zu finden. Das sogenannte dorsale Gehirn ist entwicklungsgeschichtlich jünger und hat sich sehr unterschiedlich entwickelt. Der Neocortex des Menschen ist ein Ergebnis dieser Entwicklung. Das limbische System, als Teil des ventralen Gehirns, umfasst das Stammhirn (Sitz primitiver Verhaltensprogramme, die unser Routineverhalten prägen, z. B. Schutzsuche, Ausruhen, Unterordnung, Jagen – Programme, wie sie selbst bei Reptilien zu finden sind) und den Balken, der beide Hirnhemisphären verbindet. Das EOS (Emotional Operating System), ein komplexes System für affektive Muster, ist einer ihrer zentralen Bereiche. Das EOS enthält Handlungssysteme, die das Überleben der Art – die Aufzucht von Nachkommen, die Suche nach Nahrung etc. – sichern. Es funktioniert bei allen Säugetieren ähnlich und ist als Struktur deshalb auf das menschliche Gehirn übertragbar. Bisher sind sieben EOS-Zentren erforscht. Die

31 Dabei wird jetzt vernachlässigt, dass es zwischen ihnen intensive Interaktionen gibt.

Forscher gehen von noch mehr Systemen aus, konnten sie aber bisher nicht eindeutig nachweisen. Panksepp wählt zu ihrer Bezeichnung Großbuchstaben, die wir im Folgenden übernehmen werden und in alphabetischer Reihenfolge nur kurz erwähnen wollen:

> CARE = Pflegesystem, FEAR = Angstsystem, LUST = Lustssystem, PANIC = Paniksystem, PLAY = Spielsystem, RAGE = Ärgersystem, SEEKING = Neugiersystem.

Sie sind komplexe neuronale Programme, die motorische, vegetative und affektive Qualitäten besitzen. Sie werden spontan durch adäquate Impulse der Umwelt aktiviert. Sie prägen menschliches Verhalten physiologisch wie psychologisch in vielen Bereichen, erklären Verhaltenformen, wie sie in traumatischen Situationen entstehen, und helfen so, therapeutische Ideen zu entwickeln.

Die Arbeitsgruppe von S. Porges hat besonders auf die zentrale Bedeutung des Nervus vagus hingewiesen. Danach ist der Parasympathikus zweigeteilt in einen dorsalen und einen ventralen Vagus (übliche Kurzbezeichnung für Nervus vagus). Porges nennt seine Konzeption »Polyvagaltheorie«, sie unterstreicht die zentrale Bedeutung des Vagus für die Evolution des Gehirns. Seine Theorie unterscheidet drei neurale Regelkreise, die über Rückkoppelungsprozesse verbunden sind. Menschen müssen Freund und Feind, Sicherheit und Bedrohung voneinander unterscheiden können. Im Laufe der Evolution haben sich dafür komplexe Systeme gebildet.

> »Produkt dieses phylogenetischen Prozesses ist ein Nervensystem, das Menschen mit der Fähigkeit ausstattet, Emotionen auszudrücken, zu kommunizieren und körperliche wie verhaltensbezogene Zustände zu regulieren« (Porges 2007a, S. 4).

Bei Säugetieren, also auch beim Menschen, lassen sich drei Regelkreise des ventral-vagalen Systems unterscheiden, die hierarchisch strukturiert sind (diesen drei Regelkreisen entsprechen drei Verhaltensstrategien, siehe unten). Die Funktionsweise dieses komplexen autonomen Systems wird durch neuronale Prozesse gesteuert. Die in den Regelkreisen ausgelösten Verhaltensstrategien haben für das Verstehen und die Behandlung von Menschen mit Traumafolgestörungen weitreichende Auswirkungen.

Die drei Verhaltensstrategien sind 1. der soziale Kontakt, 2. die Mobilisierung und 3. die Immobilität. Wir referieren im Weiteren Porges.

1. *Der soziale Kontakt:* Verhaltensstrategien, die auf den sozialen Kontakt orientiert sind, werden durch neuronale Muster unterstützt, die zwei Komponenten bedienen. Der myelinisierte Vagus, der Pfade umfasst, deren Ursprung im Frontalcortex liegen, begünstigt ruhige Verhaltensweisen; er kontrolliert z. B. die Gesichtsmuskeln (emotionaler Gesichtsausdruck), die Mittelohrmuskeln (Filter zur Unterscheidung menschlicher Stimmen von anderen Geräuschen), die Kaumuskeln (Verdauung), den Kehlkopf und den Rachen (Stimmbildung und Sprache), die Kopfdrehmuskeln (Gesten der sozialen Orientierung) und die Öffnung der Augenlider (Sehen). Die entsprechenden Muskeln funktionieren einerseits als Dämpfer (die Wahrnehmung der Stimuli von außen wird eingeschränkt) und gleichzeitig als Anreger für die Beschäftigung mit der sozialen Wirklichkeit. Dieses Zusammenspiel bestimmt die sozialen Erfahrungen, während im Hirnstamm befindliche Nerven autonom den Herzschlag verlangsamen, den Blutdruck reduzieren und damit aktiv die stressphysiologische Erregung unterdrücken (Porges 2007a, S. 1–3). Die Schaffung von Sicherheit bekommt damit eine neue Bedeutung. Sie gibt auf dieser Ebene erst die Möglichkeit zu Kommunikation, Zuhören, sozialer Kontaktaufnahme, Schaffung von Bindung, Kümmern um den Nachwuchs etc. So werden Augenkontakt möglich, das Sprechen in einem angenehmen Tonfall, das Zeigen freundlicher Gesichtsausdrücke, das Herausfiltern angenehmer Stimmmuster und auch das Zulassen von körperlicher Berührung. Bestimmte Areale des Gehirns bewerten Merkmale des Gesichtsausdrucks, der Körperbewegung, der Atmung, der Stimme, die den Eindruck von Sicherheit und Vertrauen vermitteln. So wird im Cortex ein bestimmter Bereich aktiviert, wenn wir Gesichter und Stimmen von Familienangehörigen wahrnehmen. Anscheinend sind die Temporallappen des Cortex für die Unterscheidung von »sicher« und »vertrauenswürdig« oder »unsicher« verantwortlich. Wenn Personen als sicher identifiziert sind, hemmen neuronale Schaltkreise aktiv Handlungsmuster der Verteidigung, des Kampfes oder der Flucht. Allerdings können bereits kleinste Veränderungen der biologischen Bewegungen zu einer Veränderung der Botschaft von sicher hin zu unsicher bewirken (ebd., S. 2 f.).

2. *Die Mobilisierung:* Wenn die Fokussierung auf Bedrohungsreize bestehenbleibt und die Verteidigungssysteme aktiviert werden, wird die sogenannte vagale Bremse (Dämpfung der Herz- und Atemfrequenz)

gelöst, und sympathische Reaktionen werden ausgelöst. Dadurch werden Handlungssysteme, die auf Flucht oder Kampf orientiert sind, aktiviert. Der Körper schaltet in einen »Kampf-Flucht-Modus«, die Herzfrequenz steigt deutlich an, ebenso der Blutdruck, die Hände werden feucht und kalt, der Mund wird trocken, und die Sehfähigkeit für den Nahbereich senkt sich ab, die »sozialen« Handlungen wie Kommunikation und Zuhören sind nur noch sehr eingeschränkt nutzbar. Die gesamte Energie wird auf die Muskulatur der Gliedmaßen ausgerichtet. Eine Beruhigung ist hier noch schnell möglich, indem über das ventral-vagale System wieder »gebremst« wird.

3. *Die Immobilität:* Sie ist die phylogenetisch älteste Verhaltensstrategie, die durch das dorsal-vagale System im Bedrohungsfall aktiviert wird. Es entstammt einem Areal des Stammhirns, das dorsaler motorischer Nukleus des Vagus genannt wird und bei fast allen Wirbeltieren vorkommt. Lebewesen reagieren im Falle der Aktivierung mit Immobilität, Sich-tot-Stellen, In-Ohnmacht-Fallen und mit der Entleerung von Magen und Darm. Die Herzleistung senkt sich weiter ab. Totale Unterwerfung ist mit niedrigem Blutdruck und Herzfrequenz, langsamer Atmung und körperlicher wie emotionaler Anästhesie verbunden. Das Stadium des Einfrierens hingegen scheint keine dorsal-vagale Reaktion zu sein. Das Einfrieren braucht viel Energie, schnelle Atmung, hohen Muskeltonus, Erhöhung der Herzfrequenz und CRF (Corticotropin Releasing Factor), Analgesie, Immobilität etc. und unterliegt wahrscheinlich vagal-sympathischer Kontrolle (Nijenhuis 2007, S. 186–188). Immobilität ist der älteste Schutzmechanismus. Die Verlangsamung der Bewegung und das Heben der Schmerzschwelle haben neben dem defensiven Erstarren jedoch auch eine Bedeutung für basale soziale Aktivitäten. Sie sind auch bei Konzeption (Empfängnis), Geburt, Umsorgung von Neugeborenen, Aufbau sozialer Beziehungen zu finden. Anscheinend wurden durch den Prozess der Evolution neuronale Regelkreise des Gehirns so modifiziert, dass Prozesse, die ursprünglich dem Erstarrungsverhalten zugeordnet waren, dem Menschen auch dazu dienen, intime Sozialbedürfnisse zu befriedigen. Das bekannte Oxytocin, ein Neuropeptid (umgangssprachlich auch Bindungshormon genannt), wird bei der Geburt, beim Stillen und bei Bindungsaktivitäten freigesetzt. So können wir z. B. tröstende Umarmungen genießen. Identifizieren wir aber jemanden als gefährlich, wird kein Oxytocin freigesetzt, und wir wehren die Umarmung ab (Porges 2007b, S. 3–6).

Die Aktivierung des Handlungssystems der Verteidigung, welche z. B. bei Bedrohung geschieht, ist nicht an sich schon dissoziativ. Erst das Andauern eines hohen Erregungsniveaus (Arousal) bringt psychische wie physiologische Schwierigkeiten mit sich. Die meisten Forscher sind sich einig, dass die Erregung durch den sympathischen Zweig des autonomen Nervensystems reguliert wird. Die Arbeiten zur traumabezogenen Dissoziation haben gezeigt, dass neben dem sympathischen Nervensystem auch dem parasympathischen Nervensystem für das Überleben eine große Bedeutung zukommt.

Der sympathische wie der parasympathische Teil des Nervensystems sind für Traumafolgestörungen von großer Wichtigkeit. Arbeitet der sympathische Anteil zu stark, sind die Menschen ständig im Alarmzustand. Kampf- und Fluchtsysteme sind aktiviert, und Entspannung ist fast unmöglich. Die lang anhaltende Anspannung, wie sie bei traumatisierten Klienten anzutreffen ist, führt zu einer Desensibilisierung und zu einer erhöhten Verletzungsgefahr, die Bewegungsabläufe erfordern mehr Energie, und bei vielen nimmt die Aggressivität zu. Ist der parasympathische Anteil zu stark aktiviert, ist es für die Klienten schwer, die notwendige Energie für die Alltagsbewältigung aufzubringen. Die niedrige Energie bewirkt Depression, Hilflosigkeit und Hoffnungslosigkeit. Das harmonische Zusammenspiel von Sympathikus und Parasympathikus ist auf der physiologischen Ebene ein Ziel der Traumatherapie (siehe Window of Tolerance). Erst wenn dieses Ziel erreicht ist, ist der Wechsel von Anspannung und Entspannung, Aktivität und Erholung etc. wieder möglich.

2.6.3 Die Handlungssysteme

Handlungssysteme kontrollieren eine Reihe von Funktionen und Handlungen des Menschen. Das Verteidigungssystem z. B. wird angesprochen, wenn sich der Mensch bedroht fühlt. Wird die Bedrohung ernster, z. B. durch physiologische Attacken gegen die körperliche Integrität, werden ganze Kaskaden von Handlungen und Untersystemen ausgelöst und aktiviert, wie z. B. Flucht, Kampf, Sich-tot-Stellen, Hypervigilanz etc.

> Die Distanzierung vom Trauma wiederum ist »nach unserer Ansicht mit verschiedenen Handlungssystemen (Panksepp 1998), z. B. mit denen, die das Funktionieren im Alltag kontrollieren (z. B. Erkundung der Umgebung, Kontrolle des Energiehaushaltes), und denen, die das Überleben der Art absichern (Reproduktion, Bindung und Sorge für den Nachwuchs), eng verbunden« (Nijenhuis et al. 2004b, S. 2).

Den Aktionssystemen bzw. Handlungssystemen kommt in diesem Ansatz besondere Bedeutung zu.

> Sie sind »psychobiologische Überlebenssysteme (Fanselow a. Lester 1988) oder emotional arbeitende Systeme (Panksepp 1998), die sich in weitere Subsysteme einteilen lassen. Zweck dieser Systeme ist die Regelung adaptiver Handlungen und Handlungsanweisungen« (Mattheß u. Nijenhuis 2006b, S. 465). – Sie sind »selbstorganisiert, im Laufe der Evolution entstanden, funktional, innerhalb gewisser Grenzen flexibel und angeboren, aber epigenetisch, d. h. ein Produkt, das durch Interaktionen zwischen genetischen Faktoren und Umweltfaktoren entsteht (Panksepp 1998). [...] Aktionssysteme sind epigenetisch, d. h., sie sind das Resultat von Veranlagung in Verbindung mit Einflüssen aus der Natur und der Pflege. Insbesondere frühe Erlebnisse können spezifische Details im Gehirn dauerhaft verändern. Aktionssysteme unterliegen der klassischen Konditionierung, so dass zuvor neutrale Ereignisse unkonditionierte (z. B. traumatische) Ereignisse voraussagen können« (Nijenhuis, den Boer u. Mattheß 2007, S. 179 f.).

Handlungssysteme beziehen sich auf das Überleben. Bei Bedrohung werden die Handlungssysteme der Verteidigung mit ihren Subsystemen aktiviert, während andere für das Alltagsleben zuständig sind und das Überleben der Art sichern sollen (siehe dazu Panksepp 1998). Die angeborenen Subsysteme des Handlungssystems Verteidigung sind z. B. Flucht, Einfrieren, Hypervigilanz, Kampf, totale Unterwerfung, Analgesie (vgl. van der Hart et al. 2006, S. 157), die dem EP zugeschrieben werden, der das Verteidigungssystem mit festgelegten Reaktionen angesichts realer oder vermuteter Bedrohung aktiviert. Die Handlungssysteme, die den Alltag gewährleisten und das Überleben der Spezies sichern sollen, finden sich eher beim ANP; sie beinhalten z. B. Bindung, Exploration (Neugier), Spielen, Versorgung, Reproduktion bzw. Sexualität, Energieregulation, Sozialverhalten. Die Handlungssysteme »strukturieren die Persönlichkeit in großem Maße. Sie organisieren Hauptfunktionen wie Aufmerksamkeit, Emotionalität, (Neuro-)Physiologie und vor allem das Verhalten« (Mattheß u. Nijenhuis 2006b, S. 465).[32]

32 Weiterführende Literatur zum Thema Handlungssysteme: Panksepp (1998); Fanselow und Lester (1988); Nijenhuis et al. (2007); van der Hart (2006); van der Hart et al. (2006, 2008).

Handlungssysteme aktivieren unterschiedlichste Gruppen von affektiven Zuständen, welche helfen, Erlebnisse zu identifizieren und entsprechende Antworten in Form von Handlungsmustern zu geben bzw. zu entwickeln. Sie sind mit ihren Subsystemen Ergebnisse von Anpassungsprozessen, die sich im Laufe der Evolution herausgebildet haben. Beispielhaft nennen wir in Tabelle 3 Handlungssysteme des Alltags, der Verteidigung und Erholungszustände.

Handlungssysteme des Alltags	**Handlungssysteme der Verteidigung**	**Handlungssysteme der Erholungszustände**
Bindung Exploration (Neugier) Spielen Energieregulation (Ausruhen, Nahrungsaufnahme etc.) Sozialverhalten Versorgung Reproduktion/Sexualität	Bindungsschrei Hypervigilanz Einfrieren Fliehen Kämpfen Zusammenbruch totale Unterwerfung mit Anästhesie, Analgesie und dem Totstellreflex	Wundversorgung Pause Isolation von der Gruppe

Tab. 3: Handlungssysteme (nach Wöller 2006, S. 466; die Bezeichnung »Aktionssysteme« wurde durch »Handlungssysteme« ersetzt)

2.6.4 Die Unterteilung der strukturellen Dissoziation

Im Rahmen dieses Ansatzes treffen wir folgende Unterteilung, um dissoziative Erkrankungen zu unterscheiden.

a) Primäre strukturelle Dissoziation:

- einfache akute Belastungsstörung
- einfache posttraumatische Belastungsstörung
- einfache dissoziative Störung der Bewegung und der Sinnesempfindung.

Sie besteht aus einem ANP und einem EP, wie in Abbildung 3 dargestellt.

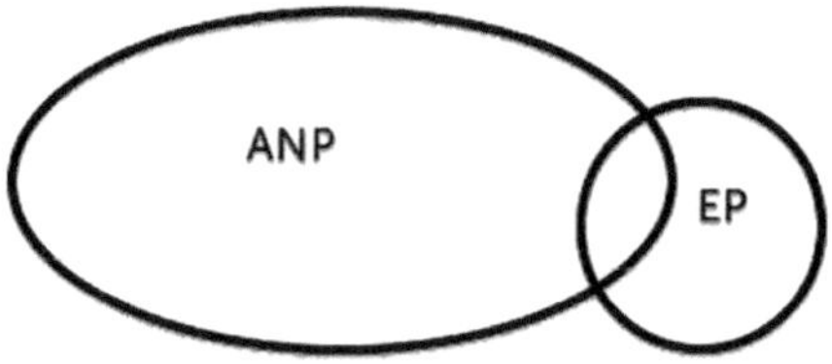

Abb. 3[33]

b) Sekundäre strukturelle Dissoziation:

- komplexe posttraumatische Belastungsstörung
- Disorder of Extreme Stress, Not Otherwise Specified (DESNOS)
- traumabezogene Borderline-Persönlichkeitsstörung
- komplexe dissoziative Störung der Bewegung und der Sinnesempfindung
- andere dissoziative Erkrankungen.

Sie besteht aus einem ANP und mehreren EPs, wie in Abbildung 4 dargestellt.

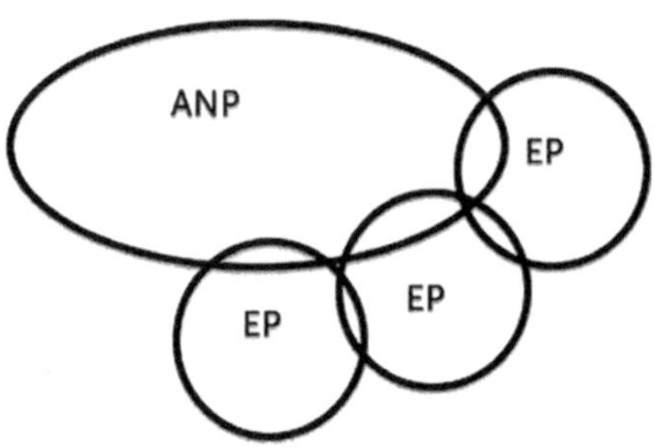

Abb. 4

33 Die Abbildungen 3, 4 und 5 haben wir entnommen dem *Manual Seminare 1: Diagnostik und Behandlung chronischer Traumatisierungen* (ausführlich beschrieben in van der Hart, Nijenhuis u. Steele 2008). Wir möchten uns für die Erlaubnis herzlich bedanken.

c) Tertiäre strukturelle Dissoziation:

- dissoziative Identitätsstörung (DIS).

Sie besteht aus mehreren ANPs und mehreren EPs, wie in Abbildung 5 dargestellt.

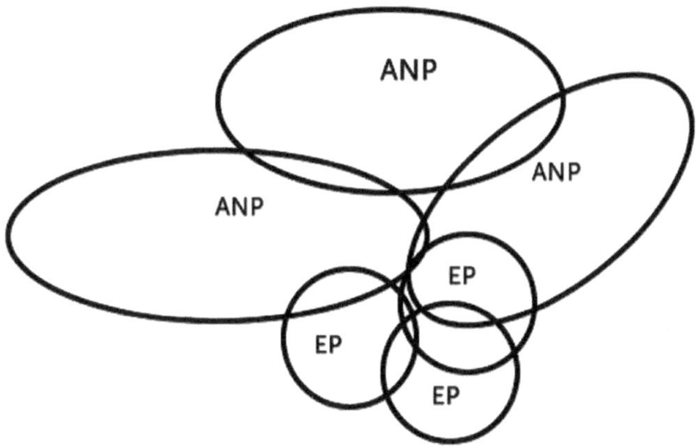

Abb. 5

Die strukturelle Dissoziation wird primär durch unterschiedlichste Phobien und durch Faktoren aus dem Bindungssystem aufrechterhalten. Für P. Janet reichen die Phobien von dem Versuch, Erinnerungen an das Trauma zu vermeiden, bis zur totalen Leugnung des Traumas und seiner Auswirkung auf die Alltagsgestaltung. Damit betroffene Menschen mit den unerträglichen Erinnerungen, den eigenen Wirklichkeitskonstruktionen und Narrativen leben können, ist eine Vermeidung auf der Verhaltens- wie auf der mentalen Ebene notwendig; sie wird durch die strukturelle Dissoziation möglich. In der weiteren Entwicklung werden aus den einzelnen Phobien komplexe Ängste, die durch kognitiv-reflexive Überzeugungen gefestigt und in der Regel verallgemeinert werden. Sie erfassen die gesamte Person sowohl in der Beschreibung und den Narrativen bezüglich der Vergangenheit als auch in der Konstruktion der Gegenwart und der Zukunftserwartung. Das äußert sich dann in Aussagen wie: »Das ist mir nicht passiert«, »Wenn ich wirklich spüre, was in mir ist, werde ich verrückt«, »Immer wenn ich mich auf einen Menschen einlasse, werde ich verletzt«.

> »Die strukturelle Dissoziation wird in der Tat durch eine Anzahl miteinander in Beziehung stehender Faktoren aufrechterhalten: Phobien, reflexive Überzeugungen, andere Bereiche mit niedrigem psychischem Funktionsniveau und niedrigem Antrieb. Für eine erfolgreiche Behandlung ist es äußerst bedeutsam, diesen Komplex von Phobien zu bewältigen und das psychische und energetische Niveau des Patienten zu steigern« (van der Hart et al. 2006, S. 159).

Neben den Handlungssystemen sind die EPs (emotionale Persönlichkeit[santeile], im Original: Emotional Personalities) und ANPs (anscheinend normale Persönlichkeit[santeile], im Original: Apparently Normal Personalities) sowie die dissoziative Amnesie zwischen den EPs und zwischen EPs und ANP ein Merkmal der strukturellen Dissoziation der Persönlichkeit (vgl. Abschnitt 5.2).

2.6.5 EPs – Emotionale Persönlichkeitsanteile

EPs werden folgendermaßen charakterisiert.

> »EPs sind primär, aber nicht ausschließlich Manifestationen des Handlungssystems, das die Verteidigung im Falle akuter Bedrohungen vermittelt – insbesondere bei Bedrohungen der körperlichen Unversehrtheit durch einen anderen Menschen –, und potentiell auch Manifestationen des Handlungssystems, das die Angst vor Trennung von Pflegepersonen steuert. Beide Systeme dienen dem Überleben und beeinflussen deutlich die psychischen und physischen Erfahrungen und Handlungen der EPs« (Nijenhuis et al. 2007, S. 181). Subsysteme des Verteidigungssystems sind »Hypervigilanz, Flucht, Einfrieren, Anästhesie/Analgesie, Kampf und totale Unterwerfung. Verschiedene Genesungssubsysteme, wie beispielsweise die Wundversorgung, Erholung und Rückzug aus der Gruppe, stehen der Abwehr nahe« (van der Hart et al. 2006, S. 157).

EPs sind eingeschränkt in ihrer Bewusstheit, weil sie fixiert sind auf die traumatische Situation und sich ihr Fokus auf reale, erwartete oder vermutete Bedrohungen richtet. Beim Menschen führen die Verteidigungssysteme zu einer komplexen Form von

> »verhaltensbestimmten geistigen Handlungstendenzen und biologischen Reaktionen. Einfrieren zum Beispiel steht in Zusammenhang

> mit Unbeweglichkeit, Schweigen, Erregung, Analgesie und mit der Einschränkung des Bewusstseinsfeldes auf bedrohliche Signale und Fluchtwege« (van der Hart et al. 2006, S. 158 f.).

Selbstbeschuldigung, Verleugnung, Verweigerung, Projektion schmerzender oder verletzender Gefühle sind weitere mentale Subsysteme und Aktionstendenzen der Verteidigung.

> »Eine verwandte verhaltensorientierte Verteidigungsreaktion ist die Selbstverstümmelung, basierend auf reflexiven Überzeugungen wie beispielsweise: ›Ich bin ein schlechter Mensch und verdiene es, bestraft zu werden.‹ Selbstverletzung kann abwehrenden Funktionen dienen, indem sie die Freisetzung von endogenen Opioiden auslöst, die zeitweise den traumabezogenen körperlichen und physischen Schmerz dämpfen« (ebd., S. 158).

EPs einer Person stehen für ein mehr oder weniger komplexes mentales System traumatischer Erlebnisinhalte. Diese können Einzelaspekte des Traumas beinhalten, komplette Traumafilme umfassen oder fragmentierte Ausschnitte aus den traumatischen Situationen. Die Wahrnehmung der eigenen Person, des Körpers und der äußeren Realität ist meist eingeschränkt und verknüpft mit einem reduzierten Selbsterleben. EPs rekonstruieren die traumatische Situation so, als würde sich das schreckliche Ereignis in diesem Augenblick, im Hier und Jetzt, ereignen. EPs haben kaum ein Gefühl für die Zeit und rekonstruieren die Erfahrungen der Vergangenheit als gegenwärtig. Diese Wirklichkeitskonstruktionen der EPs bestehen aus Bildern, Gefühlen, körperlichen Schmerzen und Handlungen – mit allen Erlebnisqualitäten von Erfahrungen –, welche die gesamte Aufmerksamkeit der Person, zu der ein jeweiliger EP gehört, in Anspruch nehmen. Wenn einer der gebildeten EPs aktiv ist, dann sind andere Erinnerungen, auf die der ANP üblicherweise zugreifen kann, unzugänglich, z. B. kann dann auf das Wissen, dass das Trauma Vergangenheit ist, nicht mehr zugegriffen werden.

Es ist auch möglich, dass EPs eine Phobie vor den traumatischen Erinnerungen entwickeln. Dann wird auch ein EP versuchen, sie zu vermeiden, aber oft dabei scheitern. Auf Grund der unterschiedlichen Ausprägung der EPs kann es auch zu einer Phobie und Vermeidung der EPs untereinander kommen. Dies kann z. B. zwischen einem EP, der eher mit dem Totstellreflex reagiert, und einem EP, der eher im Modus des Kampfes agiert, leicht geschehen (vgl. Nijenhuis, den Boer u. Mattheß 2007). Hat sich in der traumatischen Situation ein EP gebildet, sprechen wir von primärer struktureller Dissoziation. Wenn die traumatische Situation als überwältigend erlebt wird und/ oder sich über einen längeren Zeitraum erstreckt, kann das eine weitere Aufspaltung des EP zur Folge haben. Dann sprechen wir von sekundärer struktureller Dissoziation. Bei einer tertiären strukturellen Dissoziation (DIS) besteht zwischen den EPs und den ANPs eine dissoziative Amnesie. Das heißt, ANPs haben kein Bewusstsein von den und keinen Einfluss auf die Handlungen der EPs.

EPs als objektiv von außen erlebbare Persönlichkeiten finden sich fast ausschließlich bei Klienten mit einer dissoziativen Identitätsstörung. Klienten mit anderen komplexen Traumafolgestörungen (DESNOS und DDNOS) erleben subjektiv EPs, die aber nach außen nur bedingt sichtbar werden. Klienten mit einer einfachen dissoziativen Störung, z. B. einer PTBS, erleben sich immer wieder auch mit wechselnden psychischen und physischen inneren Anteilen (vgl. Mattheß u. Nijenhuis 2006b, S. 466).

2.6.6 ANPs – anscheinend normale Persönlichkeitsanteile

Der ANP ist für die Erfüllung von Alltagsaufgaben, die das Leben und Überleben der Art sichern, zuständig. Dazu gehören »Bindung, Regulation des Energiehaushaltes, Fortpflanzung, das Aufziehen von Kindern, gesellschaftlicher Umgang, Spielen und Neugier« (van der Hart et al. 2006, S. 158). Hinzu kommt die mentale Aufgabe, die traumatischen Erinnerungen des EP abzuwehren. Der ANP zeigt eine starke phobische Vermeidung aller Erinnerungen an das Trauma, die bis zur kompletten Amnesie reichen kann. Nicht selten sind das Gefühl von Betäubtsein (physisch wie psychisch; *numbing*) und die Vermeidung von Bindungen zu finden.

> »Um funktionieren zu können, vermeiden sie traumatische Erinnerungen und damit generell seelische und verhaltensorientierte Handlungen, die mit traumatischem Erleben verbunden sind oder verbunden werden könnten. Dies ist jedoch nicht absolut zu verstehen: Die ANPs repräsentieren das Alltagsbewusstsein; zum Teil zeigen sie also durchaus auch Gefühle wie Freude, Zugewandtheit etc. Neben den ANPs gibt es eine oder mehrere Persönlichkeitsanteile, deren Aufmerksamkeit auf Gefahr und Bedrohung gerichtet ist und die auf traumatisierte Erfahrungen fixiert sind – die emotionalen Persönlichkeitsanteile (EPs)« (Mattheß u. Nijenhuis 2006b, S. 465 f.).

Wir können den ANP als eine Art »Notstandsregierung« verstehen zur Bewältigung der alltäglichen Aufgaben. Dies gelingt nur mit Hilfe sogenannter negativer dissoziativer Symptome (siehe Abschnitt 2.2.6) von Amnesie, Depersonalisation und Betäubung. Der ANP ist von der Persönlichkeit vor der Traumatisierung verschieden. Die Persönlichkeit hat eine Anpassungsleistung unter dem Stress des Traumas vollzogen, aus der heraus der ANP gebildet wurde. Sie verzichtet darauf, das Trauma in die Lebensrealität zu integrieren, und benötigt alle Energie, um die Dinge des alltäglichen Überlebens zu regeln.

Auch der ANP kann sich unter bestimmten Bedingungen spalten. Am ehesten geschieht das, wenn unvermeidbare Teilaspekte des Alltags mit dem traumatischen Ereignis in der Vergangenheit verbunden werden.

> »Das heißt, dass diese Aspekte durch Verallgemeinerungen zu konditionierten Stimuli werden, die traumatische Erinnerungen reaktivieren können. Zusätzlich können sich neue ANPs entwickeln, wenn der ANP ein so schlechtes Funktionsniveau aufzeigt, dass der normale Alltag selbst nicht bewältigt werden kann. Weitere Dissoziationen des ANP als Reaktion auf Stressfaktoren des Alltagslebens können sich sogar zur ›normalen‹ Lebensweise entwickeln. Die tertiäre strukturelle Dissoziation schließt neben der Aufspaltung der EPs noch die der ANPs mit ein und bezieht sich nur auf Patienten mit DIS« (van der Hart et al. 2006, S. 158).

Bei komplex traumatisierten Müttern oder Vätern mit einer dissoziativen Identitätsstörung findet sich immer wieder die Situation, dass der ANP bei der Pflege, Bindung und Versorgung der Kinder mehr oder weniger stark depersonalisiert und distanziert ist und die notwendigen physiologischen Synchronisierungsprozesse behindert.

> »Solche Synchronisierungsprozesse helfen dem Kind, seine Zustände zu regulieren (Field 1985). Somit kann es dazu kommen, dass bei Kindern dissoziativer Eltern eine strukturelle Dissoziation entsteht (Schore 2003)« (Nijenhuis et al. 2007, S. 182).

Solchen Müttern und Vätern kann bei fortgeschrittener Therapie eine Begleitung durch Marte Meo dabei helfen, wieder eindeutige entwicklungsunterstützende Beziehungen zu ihren Kindern aufzubauen (Aarts 2002).

2.6.7 Die integrative Kapazität

Eines der Zeichen von Heilung bei struktureller Dissoziation ist die Fähigkeit der Klienten, eine große Bandbreite psychischer Phänomene in die Persönlichkeit integrieren zu können. Die Integrationskapazität ist bei traumatisierten Menschen meist reduziert. Im Therapieprozess sollen die Klienten unterstützt werden, unterschiedlichste Erfahrungen ihres Lebens in ihre Persönlichkeit zu integrieren.

> »Integrative psychische Prozesse umfassen insbesondere folgende zwei seelische Phänomene:
>
> - die Synthese (d. h. die synthetische seelische Handlung) als bedeutungsvolle Assoziation basaler psychischer Phänomene in eine komplexe und kohärente seelische Struktur und
> - die Realisierung als sich entwickelnde bewusste Wahrnehmung und Bedeutungszuschreibung persönlicher Erfahrungen und Fakten, indem man sich vollständig deren Implikationen für die eigene Existenz bewusst wird, also über
>   - die Personifikation – das Erlebte wird der eigenen Person zugeordnet – und über
>   - die Präsentifikation wird der Bezug zur Gegenwart hergestellt« (Mattheß u. Nijenhuis 2006b, S. 468).

Präsentifikation meint, sich mit allen Anteilen bewusst in der Gegenwart zu erleben und die eigene Vergangenheit, die Gegenwart und Zukunft als untereinander verbunden wahrzunehmen. »Der jetzige Augenblick ist eine Synthese aus allen meinen Erfahrungen in der Zeitspanne: Vergangenheit, Gegenwart und bevorstehende Zukunft« (van der Hart 2006, S. 13).

Personifikation meint die Anerkennung von gemachten Erfahrungen als zu sich gehörig und die Fähigkeit, daraus in der Gegenwart angemessene Handlungsweisen zu entwickeln. Sie äußert sich in der Selbstüberzeugung, dass das traumatische Erlebnis »mir« widerfahren ist, »ich mir« dessen bewusst bin und dass es »meine« Grundüberzeugungen und »meine« Selbstrepräsentation beeinflusst (ebd.).

»Integration heißt also für den Patienten, in der Gegenwart verankert über das Trauma mit den angemessenen Gefühlen berichten zu können« (Mattheß u. Nijenhuis 2006b, S. 468). Die integrative Kapazität ist ferner abhängig von der mentalen Energie und der mentalen Spannung. Beides ist bei vielen Klienten mit Traumafolgestörungen oft nicht stark genug ausgeprägt. Eine hohe mentale Energie und Spannung sind aber dafür notwendig, neue Erfahrungen und Handlungen auszuführen, zu beenden und in die Person zu integrieren. Nur wenn beide hoch sind, sind Menschen für die Integration neuer Erfahrungen bereit. Ist die mentale Energie gering, können kaum neue Handlungen und Verhaltensweisen eingeübt werden. Die Menschen wirken dann eher erschöpft und ausgelaugt. Ist die mentale Spannung gering oder schwach, können neue Erkenntnisse oder neue Erfahrungen nur schwer verarbeitet und in bestehende Muster integriert werden. Betroffene Menschen wirken unkonzentriert, desorientiert, es scheint, als würde das Gesagte sie nicht erreichen. Aus diesen Gründen ist es für die Therapie sehr bedeutsam, die mentale Energie und Spannung zu stärken (van der Hart et al. 2008, S. 44 f., 225 f.). Dies geschieht durch Ressourcenorientierung sowie begonnene, durchgeführte und vollendete Handlungen und die Ermöglichung der Selbstwirksamkeitserfahrung der Klienten.

Mit P. Janet (1889) wird in der Theorie der strukturellen Dissoziation die traumatische Erinnerung als nicht abgeschlossene oder unvollendete Handlung verstanden. Dabei wird davon ausgegangen, dass nicht abgeschlossene Handlungen innere Konflikte hinterlassen, die psychische Kraft und Energie kosten. Das Vollenden von Handlungen erhöht die Integrationsfähigkeit und die mentale Kraft und Spannung, während unvollendete Handlungen sie eher schwächen (van der Hardt et al. 2006, S. 163).

2.6.8 Implikationen für die Therapie

- Bei primärer und meist auch sekundärer Dissoziation beinhalten EPs nur eine oder mehrere traumatische Erfahrungen mit entsprechenden Affekten, Körperempfindungen und Handlungsimpulsen.
- Komplexere EPs finden sich häufiger bei der tertiären Dissoziation. Sie können eigene Wünsche, Bedürfnisse, Kognitionen bis hin zu eigenen Persönlichkeitszügen haben.
- Der ANP entwickelt in der Regel eine Phobie vor den traumatischen Erinnerungen und vor EPs, die entsprechende Traumaerinnerungen gespeichert haben.
- Auf Grund unterschiedlicher Bewältigungsmuster entwickeln auch EPs untereinander Phobien und Vermeidungsverhalten.

- Ziel der Therapie soll es sein, dass sowohl die traumabezogenen Phobien »als auch die zusätzlichen Faktoren, die eine strukturelle Dissoziation aufrechterhalten und somit die natürlichen integrativen Tendenzen behindern, überwunden werden« (Mattheß u. Nijenhuis 2006b, S. 469).
- EPs und ANPs können unterschiedliche Phobien entwickeln, z. B. vor Gefühlen, Wünschen, Körperempfindungen, Bedürfnissen, Berührungen.

In der Theorie der strukturellen Dissoziation unterscheiden wir Phobien vor:

- »traumabezogenen Stimuli und Verhalten
- traumatischen Erinnerungen
- traumabezogenen seelischen Handlungen
- dissoziativen Persönlichkeitsanteilen
- Bindung und Bindungsverlust
- Intimität
- dem normalen Leben und
- Veränderung und gesundem Risikoverhalten« (Mattheß u. Nijenhuis 2006b, S. 471).

Der Ablauf der Therapie erfolgt auch beim Ansatz der strukturellen Dissoziation nach einem Phasenmodell, wie es schon Janet vorgeschlagen hat. Dabei werden die Therapiephasen nicht als ein statisches Modell verstanden, in dem die Phasen zwanghaft nacheinander abgearbeitet werden, sondern als ein zirkulärer Prozess, bei dem die Therapie sich immer wieder in den unterschiedlichen Phasen ereignet. So wechseln sich Stabilisierung und Traumabegegnung in kleinen, sicheren Dosierungen bei der Arbeit an den einzelnen Phobien immer wieder ab. Ziele dabei sind:

»Phase 1: Symptomreduzierung und Stabilisierung

- Überwinden der Phobie vor dem Kontakt zum Therapeuten
- Überwinden der Phobie vor mentalen Inhalten (z. B. Gefühlen, Gedanken, Körperempfindungen, Wünschen, Fantasien)
- Überwindung von Phobien vor den dissoziativen Persönlichkeitsanteilen (ANP und EP).

Phase 2: Behandlung der traumatischen Erinnerungen

- Überwindung der Phobien im Zusammenhang mit der unsicheren Bindung zum Täter/zu den Tätern
- Überwinden der Phobien der EPs im Zusammenhang mit der unsicheren Bindung zum Therapeuten
- Überwinden der Phobien vor den traumatischen Erinnerungen.

Phase 3: Integration der Persönlichkeit und Rehabilitation

- Überwinden der Phobien vor dem normalen Leben
- Überwinden der Phobien vor einer gesunden Risikobereitschaft und vor Veränderungen
- Überwinden der Phobie vor Intimität einschließlich Sexualität« (van der Hart et al. 2006, S. 159).

2.6.8.1 Aufgaben und Prinzipien in der Therapie der strukturellen Dissoziation

Nach den für eine Therapie notwendigen Schritten (Auftrags- und Zielklärung, Therapiemotivation) ist die wichtigste Aufgabe der ersten Phase die Stabilisierung und die Stärkung der Integrationskapazität des ANPs und der bedeutsamen EPs. Dabei soll der Fokus auf einer Entwicklung der Fähigkeit liegen, Alltagsaufgaben anzugehen und zu vollenden (wie z. B. den Alltag zu strukturieren, einfache Haushaltstätigkeiten zu erledigen, eventuell einer Arbeit nachzugehen, sich um die Kinder zu kümmern etc.). Das schafft nicht nur eine Verstärkung der eigenen Ressourcen, sondern erhöht die mentale Kraft und Effizienz und das Gefühl der Selbstwirksamkeit. Darüber hinaus ist das Abschließen einer Aufgabe, einer Gestalt etc. wichtig, damit sie in der inneren Repräsentation auch als gelernt und verstanden abgespeichert werden kann. Diese Prozesse werden durch unterschiedlichste Aktionen und Aktivitäten gestört, u. a. weil die traumatische Vergangenheit des EP in der Regel eine nicht vollzogene, unabgeschlossene Handlung ist und deshalb die Phobien des EP das Abschließen von Handlungen des ANP in der Gegenwart behindern.

Der therapeutische Prozess sollte nach Möglichkeit in einem optimalen Erregungsbereich stattfinden. Das ist oft leichter gesagt als getan. Durch vielfältige Intrusionen und psychobiologische Veränderungen verbringen Klienten mit komplexen Traumafolgestörungen häufig ihren Alltag im Bereich des Hypoarousal oder Hyperarousal, was dazu führt, dass die mentale Energie und die mentale Spannkraft oft gering sind, hilfreiche und notwendige Handlungen nicht durchgeführt oder nicht zu Ende gebracht werden. Das Window of Tolerance (siehe Abschnitt 2.3) beschreibt diese Erregungsbereiche und die dazugehörigen Symptome. *Hypoarousal* ist eine parasympathische Reaktion mit fallendem Puls. Auftretende Symptome sind dem Dissoziationskontinuum zuzurechnen, es zeigen sich folgende Symptome: Derealisation, Depersonalisation, Betäubung, Ohnmacht, Fugue. Beim sogenannten *Hyperarousal* finden sich nach Perry (Perry et al. 1998) Flucht- und Kampfreaktionen. Der beschleunigte Puls ist die offensichtlichste physiologische Reaktion. Die Steigerung der Aufmerksamkeit, Verhaltensverunsicherungen, Hypervigilanz, Angst, Panik, hoher Bewegungsdrang sind die Symptome.

Das Window of Tolerance ist ein wichtiger Helfer für den therapeutischen Prozess. Therapeuten und Therapeutinnen sollten immer darauf achten, dass sich die Klienten und Klientinnen im optimalen Erregungszustand bewegen; dann können sie lernen, achtsamer gegenüber sich selbst und ihren EPs zu werden und aufmerksam gegenüber der sozialen und physischen Umwelt zu sein. Damit einher gehen die Wahrnehmung und Anerkennung von Triggern, Intrusionen, Affekten, die die Handlungssysteme der Verteidigung bei den EPs aktivieren.

In Stichworten lässt sich der therapeutische Prozess in zwölf Schritten zusammenfassen.[34]

1. Vermittlung dessen, dass der Klient erleben, verstehen und aushalten lernen muss, dass ANP, EPs und Therapeut in einem Raum sind und miteinander in Kontakt kommen.
2. Erarbeitung eines Sicheren und Ruhigen Ortes, zuerst als Imagination (siehe dazu Abschnitt 2.6.2).
3. Einführen von Stoppsignalen und der Idee von Kontrolle. Dabei sind Stoppsignale für den ANP bzw. die ANPs und EP bzw. die EPs notwendig. Auch die Idee von Kontrolle über das, was geschieht, muss für alle deutlich und erlebbar sein.

34 Diese Zusammenfassung ist angeregt durch E. Nijenhuis während eines Seminars im Oktober 2007 beim *ifs (Institut für Familientherapie und Systemische Supervision)* in Essen zum Thema *Strukturelle Dissoziation*.

4. Einrichten eines ruhigen, sicheren, vertrauensvollen Platzes in der Realität zu Hause und in der Therapie. Hier können EPs sein und sich ausdrücken z. B. durch Malen, Spielen und Schreiben.
5. Begegnung von ANP und EPs unter klaren Regeln. Begegnung muss strukturiert und sicher erfolgen. Manchmal geht das nur langsam und durch kleinste Schritte.
6. Erlernen von inneren Konferenzen mit ANP bzw. ANPs und EP bzw. EPs durch einen Konferenzleiter in einem Inneren Versammlungsraum. Die Regeln sollen eindeutig und sicher sein. Die Konferenzteilnehmer können durch eine Skulptur mit Figuren repräsentiert und externalisiert werden.
7. Tägliches Einüben einer Inneren Konferenz am Tagesbeginn, in der geklärt wird, was anliegt und wer was erledigt. Davon soll ein Protokoll erstellt werden, am Abend wird dann geprüft, was gelungen ist und was nicht. Dadurch sollen eine bessere Vorhersagbarkeit der Tagesgestaltung und eine Beruhigung erzielt werden.
8. Die traumatischen Erinnerungen in einen Safe packen, wo sie für eine Zeit zwischengelagert werden, damit sich die EPs unbelastet treffen können.
9. Bearbeitung der belastenden traumatischen Geschichte ohne den ANP. Worte sollen symbolisiert oder sensomotorisch ausgedrückt werden. Auf der Ebene der Handlungssysteme dazu einladen, von der Verteidigung zur Untersuchung und zum Spiel zu wechseln, und entsprechende Angebote machen, um Integration anzustoßen.
10. Schritt für Schritt EP1, EP2, EP3 in Kontakt und Begegnung mit dem traumatischen Material bringen.
11. ANP und EP1 und EP2 und EP3 sich begegnen lassen und gemeinsam in Kontakt bringen mit dem traumatischen Material. Dabei auf einen guten Energielevel achten, damit eine Integration, eine Realisation und der Prozess der Synthese stattfinden können.
12. Integrationsbestrebungen weiter fördern. Handlungen sollen in der Gegenwart vollzogen und realisiert werden und nicht mehr in der Vergangenheit oder Zukunft.

2.6.8.2 Was heißen diese Überlegungen systemisch?

- Klienten haben weitaus mehr Schwierigkeiten, den Wechsel zwischen ANP und EP zu kontrollieren, wenn sie alleine sind.
- Einsamkeitsgefühle triggern häufig EPs, deshalb versucht der ANP, reales und imaginiertes Verlassensein zu vermeiden.
- Beziehungspartner können dabei unterstützen, die integrativen Fähigkeiten des ANP zu stärken.
- Gute, sichere soziale Beziehungen reduzieren die Alarmbereitschaft des EPs der Verteidigung und sorgen so für weniger Retraumatisierung.
- Therapeuten und Familienmitglieder können einen wichtigen Beitrag zur Affektmodulation erbringen.
- Therapeuten und Familienmitglieder können helfen, Klienten, die im Handlungssystem Verteidigung mit Flucht, Kampf oder Einfrieren feststecken, durch sichere soziale Beziehungen zu beruhigen und zu stabilisieren.
- Die Idee des inneren Systems der strukturellen Dissoziation lässt sich gut mit systemischen Ideen verbinden (Neutralität den Systempartnern gegenüber, Kontextorientierung u. a. m.).

Der therapeutische Prozess kann als abgeschlossen gelten, wenn aus der traumatischen eine autobiografische Erinnerung geworden ist – ein Narrativ, mit dessen Hilfe die Klientin in der Gegenwart mit angemessenen Gefühlen über das Trauma berichten kann. Dazu muss sie lernen, sich mit allen Persönlichkeitsanteilen bewusst in der Gegenwart zu erleben und zu spüren (Präsentifikation) und das mit dem Bewusstsein der eigenen Vergangenheit und Zukunft zu verbinden. Darüber hinaus ist es bedeutsam, die in der Lebensgeschichte und Gegenwart gemachten Lebenserfahrungen als zur eigenen Person gehörig zu akzeptieren und dazu adäquate Verhaltensweisen zu entwickeln (van der Hart et al. 1995).

3. Konzeptionelle Überlegungen für eine systemische Traumatherapie

3.1 Systembezogenheit

Wie in vielen anderen Wissenschaften (Physik, Medizin, Biologie etc.) wird auch in der Neurobiologie der Begriff des Systems gerne genutzt. Hier dient er meist zur Beschreibung komplexer aufeinander bezogener Prozesse wie z. B. des limbischen Systems oder des Dopaminsystems etc.

In der Psychotherapie wird der Systembegriff oft verkürzt genutzt; es soll damit – eher im Sinne einer Systemerweiterung – beschrieben werden, dass auch die Sichtweise z. B. der Eltern mit einbezogen wird. Der systemischen Therapie geht es aber nicht nur um ein Setting, in das Familienmitglieder eingebunden sind, sondern um eine umfassende Haltung.

Menschen leben immer in Systemen, sie können nicht anders. Die Beziehung zu anderen Menschen, die gegenseitige Bezogenheit auf ein »Du«, machen uns aus. Menschen geben uns Zuspruch, Liebe, Geborgenheit, Dissonanz, Konflikte, Entwicklungsmöglichkeiten etc.

Eine Überlegung der Mütter und Väter der Familientherapie war, dass Menschen, die Symptome zeigen, sie in den Beziehungen innerhalb der Familie entwickelt haben, dass also die Interaktionsmuster Symptome hervorbringen und stabilisieren.

Beispiele für Traumatisierungen im System:

- Die gesamte Familie ist durch ein Ereignis traumatisiert (Naturkatastrophe, Autounfall, Entführung etc.).
- In der Familie sind alle, aber durch unterschiedliche Ereignisse traumatisiert (Kriegerlebnisse, Flüchtlinge, Autounfall etc.).
- Subsysteme der Familie sind traumatisiert (z. B. Mutter und Tochter durch Vergewaltigungen).
- Einzelne Familienmitglieder sind durch eine Person innerhalb der Familie traumatisiert (Missbrauch, innerfamiliäre Gewalt, Entwicklungstraumatisierungen etc.).
- Einzelne Familienmitglieder sind durch Ereignisse außerhalb der Familie traumatisiert (Unfall, Vergewaltigung, Kriegserlebnisse etc.).

- Sekundäre Traumatisierungen – die durch die Traumata anderer ausgelöst wurden (z. B. durch das häufige Erzählen von der Traumatisierung, durch Mitleiden der Mutter bei Traumatisierung des Kindes etc.).
- Kumulative Traumata (mehrere Erlebnisse, die einzeln gesehen nicht zu einer Traumafolgestörung führen würden) einzelner Familienmitglieder oder von Subsystemen.

Das Ehepaar S. ist seit 29 Jahren verheiratet und hat drei erwachsene Kinder. Frau S. hatte vor mehreren Jahren eine Depression und war vorübergehend in der Klinik, danach weitgehend symptomfrei. Sie beschreibt sich als sehr empfindsam. Vor fünf Jahren verstarb der Vater, vor zwei Jahren ihre Mutter. Herr S. leitet einen kleinen Handwerksbetrieb im Installationsgewerbe. Er ist eher distanziert, und es fällt ihm schwer, Gefühle zu zeigen. »Das Leben muss laufen«, ist seine Devise. Vor zehn Monaten kommt das Paar in eine große Krise, als durch einen »Zufall« herauskommt, dass Herr S. seit mehr als 15 Monaten ein Verhältnis zu einer entfernten Bekannten des Paares unterhält. Herr S. beendet dieses Verhältnis einige Wochen später und beteuert, er wolle unbedingt die Beziehung zu seiner Frau aufrechterhalten. Gut acht Monate nach Bekanntwerden des Verhältnisses kommt das Paar zur Paartherapie, um die Beziehung »zu retten«, wie beide sagen. Die Frau zeigt zu diesem Zeitpunkt viele Symptome einer PTSD (Einschlaf- und Durchschlafstörungen, Intrusionen – sie sieht innerlich ständig ihren Mann, wie er mit seiner ehemaligen Geliebten im Bett liegt). Sie fühlt sich durch unterschiedliche Dinge (den Geruch seines Rasierwassers, Fotos aus der entsprechenden Zeit, Kleidung, den Namen der Exfreundin, deren Wohnort etc.) getriggert und sagt, es gehe ihr dann wie in der Situation, als ihr Mann ihr von dem Verhältnis erzählte und sie einen »Nervenzusammenbruch« hatte und ihre Welt zerbrach. Sie zeigt wieder verstärkt Symptome der Depression.

Solche Erfahrungen und Entwicklungen und die oben geschilderten Traumatisierungen im System führen zu neuen Interaktionsmustern. Hierbei ist das gesamte System zu sehen, denn die Partner, Kinder, alle Systemmitglieder reagieren aufeinander und schaffen Situationen von Stabilität oder instabile Interaktionen mit neuen Triggern. Einmal schonen die Partner den Traumatisierten und unterstützen eher konstriktive Muster (Vermeidung traumanaher Stimuli bzw. Situationen), ein andermal bieten sie eher intrusive Muster (traumanahe Stimuli, Aufsuchen traumanaher Situationen und Gefühle) an. Ebenso suchen die Traumatisierten selbst solche Muster auf, wie aus einem inneren Drang.

> So Frau S., die immer wieder mit ihrem Mann über die Geliebte sprechen will und alles im Detail erzählt haben möchte, obwohl sie weiß, dass es ihr anschließend schlechtgeht. Die Gespräche gehen dann oft über Stunden, anschließend ist sie emotional aufgewühlt, kann nicht schlafen etc. Herr S. wiederum blockt anfänglich jedes Gespräch ab, um sich dann doch einzulassen und in den gleichen Sog zu geraten und anschließend seiner Frau vorzuwerfen, sie würde ihn so bedrängen und sie sei selbst schuld, wenn es ihr danach schlechtgehe.

> Ein weiteres Beispiel ist Herr K., der zu den ersten Einsatzkräften der Bundeswehr im ehemaligen Jugoslawien gehörte und der von seinem Einsatz eine starke Verwundung mit nach Deutschland brachte und eine Traumafolgestörung entwickelte. Er bekam seine intrusiven Bilder nicht in den Griff. Gleichzeitig lud er seine Familie und Freunde immer wieder ein, über den Krieg zu sprechen, ließ sich Bücher über die Kriegshandlungen schenken, begab sich zu Kameradentreffen und wollte keine Nachrichtensendung verpassen. Schließlich ging seine älteste Tochter eine Liebesbeziehung zu einem in Deutschland lebenden Serben ein, mit dem sie jetzt zusammenziehen und eine Familien gründen möchte. Hier ist das gesamte System ein organisierter Trigger, zu dem Herr K. anfänglich selbst eingeladen hatte und der sich dann später verselbständigte.

Ein Trauma, auch wenn es sich nicht in der Familie ereignet hat, impliziert einen der stärksten Eingriffe, die ein System erleben kann. Das System orientiert sich an dem Traumatisierten mit all seinen Symptomen, Intrusionen, Verhaltensweisen etc. Die Interaktionsmuster werden durch eine Traumafolgestörung massiv beeinflusst. Das System kann die konstriktiven Muster der Traumaverarbeitung verstärken und sie u. U. aufrechterhalten, auch dann, wenn das traumatisierte Familienmitglied dies gar nicht mehr will. Genauso kann die Familie intrusive Muster verstärken, indem ein Familienmitglied Situationen herstellt, die für den traumatisierten ein Trigger sind.

Die Familie kann auch ein Hort für Stabilisierung sein. Eine sichere Beziehung, ein stabiler Kontakt, dynamisches Mitschwingen in der Traumaverarbeitung des Traumatisierten können bei der Traumaverarbeitung helfen. Wenn die ganze Familie traumatisiert ist, kann sie sich gegenseitig stützen im Vertrauen darauf, Täler und Tiefs überwinden zu können. Aber ein System, in dem alle traumatisiert sind, kann sich auch gegenseitig triggern und retraumatisieren.

Die durch das Trauma verstärkte familiäre Loyalität kann in der Therapie genutzt werden für einen unterstützenden gegenseitigen Umgang. Das System kann helfen, Ablenkung zu erfahren, ist aber auch als Ort der erzählenden Verarbeitung nicht zu unterschätzen. Schließlich ist daran zu denken, dass die Familie auch das Verbindungsstück zum sozialen Kontext ist. Das heißt, von hier aus werden viele Freundeskontakte entwickelt, hier findet der Traumatisierte Unterstützung, wenn es bei der Arbeit schwierig wird oder in der Schule nicht gut läuft. Denn auch für die Systeme des sozialen Kontextes wie Schule, Jugendgruppen, Kindergarten etc. ist es wichtig zu wissen, was geschehen ist, um sich einstellen zu können und sich unterstützend zu verhalten.

Die Bedeutung des Systems, vor allem bei außerfamilialen Traumata, ist für die Selbstheilung nicht hoch genug zu bewerten. Traumafolgestörungen bewirken, dass sich im System neue Regeln und Strukturen bilden, die Wirklichkeitskonstrukte sich verändern und die Familiengeschichten anders weitergeschrieben werden. Systeme können Heilung verhindern oder beflügeln – auf jeden Fall sollten ihre Potenziale traumatherapeutisch genutzt werden.

3.2 Das innere System

Zum inneren System wurden in vielen Therapieverfahren unterschiedlichste Konzepte entwickelt. Allen gleich ist dabei die Idee, dass es kein kontinuierliches Ich im Sinne einer stabilen Ich-Identität gibt, sondern es wird von unterschiedlichen »Ich-Konstellationen« gesprochen. Diese Idee ist in der Psychologie nicht neu. Die wesentlichen Unterschiede der Konzepte liegen in ihrem Verständnis des Ich oder des Selbst, darin, ob es ein zentrales Ich oder Selbst gibt und wer oder was die »Ich-Anteile« steuert. Außerdem gibt es unterschiedliche Ideen dazu, wie Ich-Anteile entstehen, und Vorstellungen davon, wie sie mit Energie versorgt werden, damit ihr Bestand gesichert ist.

Wir verstehen das Ich, das Selbst und Ego-States oder EPs und ANPs als »Konstruktionen selbstreferenzieller neurobiologischer Systeme, zustandsgenerierte Bezugspunkte der neuronalen Organisation« (Peichl 2007a, S. 88) und nicht als ein starres Selbst.

Dieses Verständnis nutzt sowohl neurowissenschaftliche Erklärungsansätze als auch die Systemtheorie und den Konstruktivismus, um die therapeutische Arbeit mit einem vielfältigen Selbst zu beschreiben.

Der amerikanische Psychologe W. James hat bereits 1890 darauf hingewiesen, dass der Mensch so viele »soziale Selbste« besitzt, wie er soziale Beziehungen eingehe. T. Metzinger (2006) geht in seinen Vorstellungen davon aus, dass das Selbst ein Selbstmodell ist, das sich durch die Bewusstseinsinhalte konstruiert, die wiederum ein Produkt des Gehirns sind (S. 427 f.):

> »Meine aktuellen Körperempfindungen, mein gegenwärtiger emotionaler Zustand und alle Empfindungen meiner phänomenal erlebten Kognition [...]. All jene Eigenschaften des phänomenalen Selbst, auf die ich in diesem Moment prinzipiell meine Aufmerksamkeit richten kann [...], [sind] ein integrierter Vorgang, der kontinuierlich in meinem Gehirn abläuft [...]. Zumindest für alle uns bekannten bewussten Wesen gilt, dass sie weder ein Selbst haben noch ein Selbst sind. Was sie haben, ist ein Selbstmodell – und dies ist letztlich ein komplexer Gehirnzustand.«

Unser Selbst ist in jedem beliebigen Augenblick mit Millionen mentaler Repräsentationen angefüllt, von denen nur einige zum bewussten Erleben einer Situation ausgewählt werden. Die Erfahrung eines »Ich-Gefühls« ist ein Konstrukt,

> »denn sie [diese Erfahrung] ist eine interne, dynamische Repräsentation des Organismus als Ganzem, die in ein Gegenwartsfenster eingebettet wurde [...], sie ist tatsächlich eine phänomenale Eigenschaft in dem Sinne, dass sie nur eine Erscheinung ist« (ebd., S. 428).

Das phänomenale Erleben von Individualität, Identität, Entität sind besondere Formen von repräsentationalen Inhalten, die im Laufe der Evolution entstanden sind, weil sie sich für das Überleben als vorteilhaft erwiesen.

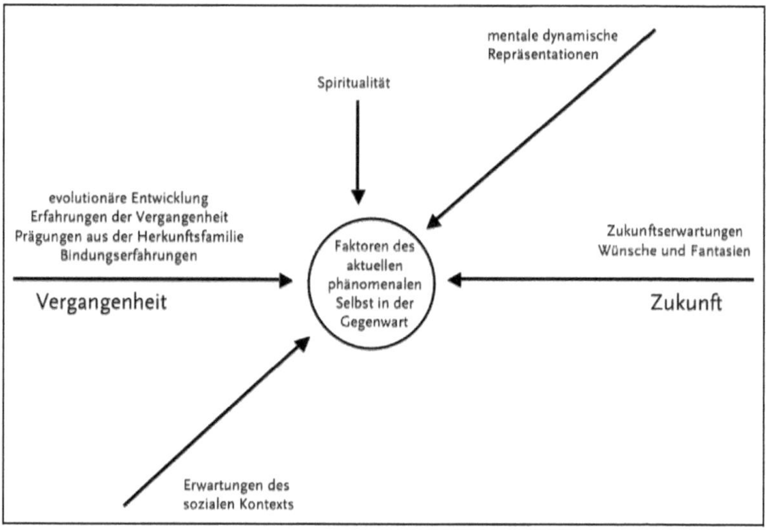

Abb. 6: Faktoren des phänomenalen Selbst

Die therapeutische Konzeptualisierung eines »multiplen Ich« geht auf S. Freud und C. G. Jung zurück und ist heute in den unterschiedlichsten Formen zu finden. In der Traumatherapie hat der Ego-States-Ansatz (Watkins u. Watkins 2003) die größte Akzeptanz gefunden (siehe Abschnitt 2.3.5). Daneben ist das Modell der Arbeit mit dem inneren Kind (siehe Abschnitt 2.3.7) in der Traumatherapie vor allem durch die Arbeiten von L. Reddemann (2001, 2004c) bekanntgeworden. Dabei wird auf unterschiedliche Konzepte der Arbeit mit dem inneren Kind zurückgegriffen.[35]

In der klassischen Familientherapie ist die Bezogenheit auf das innere System durch V. Satir bekanntgeworden (Satir 1988; Satir et al. 1995; Satir u. Baldwin 1990).

> »Wir alle haben viele Gesichter, mit denen wir uns und anderen begegnen […], häufig halten wir unsere verschiedenen Gesichter entweder für gut oder schlecht, richtig oder falsch, bejahen sie oder lehnen sie ab. Dabei entgeht uns, dass wir reicher und ausgeglichener sein könnten, wenn wir alle Eigenschaften, die zu uns gehören, annehmen« (Satir 1998, Umschlagtext).

35 Siehe zur Arbeit mit dem inneren Kind in der Traumatherapie: Reddemann (2001, S. 72 ff., 2004c, S. 115 ff.); und grundsätzlich zur Arbeit mit dem inneren Kind: Bradshaw (1992); Chopich u. Paul (1994, 1996); Misseldine (1993).

Für Satir sind die inneren Anteile Träger von lebendiger Energie, die wir in unterschiedlichen Situationen zur Verfügung haben.

> »Meine vielen Gesichter, von denen ich nur einen Teil kenne, stehen mir zur Verfügung, um auf die verschiedenen Situationen in meinem Leben zu reagieren« (ebd., S. 86).

Das »Theater des Inneren« und die »Parts' Party« gehören zu den bekanntesten methodischen Varianten. In beiden geht es darum, innere Anteile auf die Bühne zu bringen, um durch die Externalisierung eine Würdigung und Integration der einzelnen Anteile zu ermöglichen.

C. R. Schwartz (1997) hat mit seinem Modell der inneren Familie eine umfangreiche Konzeptualisierung aus systemischer Sicht vorgestellt. Seine Idee ist (S. 61 f.), dass ein

> »Teil nicht nur ein vorübergehender emotionaler Zustand oder ein gewohnheitsmäßiges Gedankenmuster ist. Vielmehr ist es ein einzelnes und autonomes Denksystem, das seinen eigenen Emotionsbereich, Ausdrucksstil, seine eigenen Fähigkeiten, Wünsche und seine eigene Weltsicht hat. In anderen Worten, es ist, als enthielte jeder von uns eine Gesellschaft von Leuten, von denen jeder ein anderes Alter und andere Interessen, Talente und Temperamente hat. In diesem Sinne sind wir alle multiple Persönlichkeiten, obwohl nur die wenigsten von uns an einer multiplen Persönlichkeitsstörung leiden.«[36]

Für Schwartz sieht die innere Welt derjenigen, die an einer multiplen Persönlichkeitsstörung leiden, so aus, dass die einzelnen Anteile in völliger Isolierung voneinander polarisiert wurden, während die inneren Anteile der Nicht-DIS-Patienten, je nach Fragmentierung, unterschiedlich intensiv Kontakt haben (ebd., S. 62 f.). Ziel der Arbeit von Schwartz ist die Entwicklung und Freisetzung von Ressourcen, die zuvor im internen System gebunden waren.

Aus der *Heidelberger Schule* haben sich H. Stierlin und G. Schmidt mit Überlegungen zu einem multiplen Ich beschäftigt. Helm Stierlin (1994, S. 52) betont,

> »[die] alte Annahme, das Selbst sei eine Einheit, eine ›unteilbare psychische Monade‹, erweist sich in der psychotherapeutischen Praxis als unhaltbar. So wie wir in der Physik erkannt haben, dass das Atom kei-

36 Multiple Persönlichkeitsstörungen werden heute weitgehend als DIS oder DID bezeichnet und diagnostiziert.

> neswegs die letzte unteilbare Einheit ist, sondern ein komplexes und dynamisches Gebilde mit Hunderten von Teilchen, so ist das Individuum aus vielen – hier sagen wir besser – Anteilen zusammengesetzt; analog zur Teilchenphysik brauchen wir eine ›Anteilspsychologie‹«.

Die Arbeiten von Gunther Schmidt (1986/1989, 2004, 2005) zur inneren Familie, zum innerem Team und dem inneren Parlament fußen auf einem hypnosystemischen Ansatz. In diesen Überlegungen werden Symptome personalisiert und damit Teil eines inneren Systems. Im inneren System verhalten sich die Anteile wie in einem äußeren System, entsprechend kommt es auch zu ähnlichen Prozessen von Koalitionen, Ausschluss, symmetrischer Eskalation etc. Deshalb schlägt Schmidt vor, diese Prozesse durch einen inneren Konferenzleiter zu beruhigen und die Kooperation hilfreich zu gestalten.

Im Rahmen des Inneren Teams ist auch die Technik der Zeugenarbeit gut einzubinden (Schwing u. Fryszer 2006, S. 254 ff.).

Die Innere Zeugenarbeit ist für die Traumatherapie auf drei Arten von Interesse:

1. Es ist hilfreich, einen »objektiven« Zeugen ins Innere Team einzuladen, um den anderen Teilen zu sagen, dass das Trauma wirklich geschehen ist und was sich dabei ereignet hat. Das ist für die Anteile des Inneren Teams, die das Trauma leugnen, und für die, die darunter leiden, von großer Bedeutung.
2. Die Innere Zeugenarbeit kann man gut einsetzen, um den Mitgliedern des Inneren Teams zu sagen, dass z. B. ein Flashback oder eine Intrusion nicht das Trauma ist, sondern eine Erinnerung an die Traumatisierung darstellt.
3. Der Innere Zeuge kann den phobischen Anteilen helfen, die Phobie vor anderen abzubauen und so die Begegnung der Anteile fördern.

Der Ansatz von Ellert Nijenhuis, Onno van der Hart u. a. (siehe dazu Abschnitt 2.6) und das Konzept von ANP und EP nutzen ebenfalls die innere Multiplizität. Sie greifen dabei Gedanken von P. Janet (1919) und C. S. Myers (1940), zwei frühen Dissoziationsforschern, auf. Bereits Janet erkannte, dass die Persönlichkeit im Allgemeinen, genauso wie die seiner dissoziativen Patienten, eine Form besonderer Aufteilung zeigt (P. Janet 1927). Er benutzte den Begriff »Dissoziation«, um innere Systeme zu beschreiben, die nicht in Verbindung mit anderen Zuständen innerhalb der Persönlichkeit sind. Er ging davon aus, dass diese inneren Anteile auch dann existieren, wenn sie nicht der bewussten Beobachtung und Erfahrung zugänglich sind.

Je komplexer die Traumatisierung ist, umso bedeutsamer werden eine innere und äußere Systembezogenheit. Vor allem bei DIS-Patienten wird die Einbeziehung des äußeren Systems notwendig. Auch hierbei muss die Familie lernen, die Teilpersönlichkeiten der Klientin zu erkennen, um zu wissen, wer gerade im Vordergrund ist. Die Familie muss lernen, sie zu verstehen, statt sie zu verdammen; und die Patientin muss lernen, sich in ihrer Vielheit zu verständigen.

3.3 Kybernetik 2. Ordnung, Beobachterposition und Wirklichkeitskonstruktion

»Die Umwelt, so wie wir sie wahrnehmen, ist unsere Erfindung.« – »Alles Gesagte wird durch einen Beobachter gesagt.«

(Heinz von Foerster)

In der systemischen Therapie wird dem Beobachter viel Bedeutung gegeben (Maturana u. Varela 1987; Maturana 1998; Ludewig 2005; Andersen 1990). Jedes Erkennen setzt Beobachten und damit Beobachter voraus.

> »Beobachten lässt zwischen Beobachter und Beobachtetem unterscheiden; dadurch entsteht erst der Beobachter als zugleich Quelle und Ergebnis des Beobachtens, als eine Einheit der Beobachtung. Dabei geht der Beobachter dem Beobachteten nicht voraus, denn weder Beobachten noch Beobachter kann es ohne das jeweils andere geben« (Ludewig 2005, S. 20).

Beobachten ist Unterscheiden, und Unterscheiden bedeutet Erkenntnisse gewinnen. Präzisierter gesagt:

- Auf der biologischen Ebene verarbeiten Nervensysteme Unterschiede. Das geschieht zum größten Teil im neuronalen Bereich – kognitiv, sensorisch und motorisch.
- Psychisch synthetisiert der Beobachter Unterschiede zu Erfahrungen. Dabei verbindet er organisch-biologische Prozesse zu sinnhaften Erlebnissen. Diese Unterschiede formen in der psy-

chischen Welt des Beobachters sein subjektives Erleben. Dieses Erleben wiederum aktiviert unterschiedliche Handlungssysteme (Panksepp 1998; Nijenhuis 2004a, b), in deren Folge dann Handlungstendenzen als innere Zustände wie z. B. Affekte, Gefühle, Fantasien und Interaktionen ausgelöst werden. (Zum näheren Verständnis siehe auch Abschnitt 2.6.2.)
- Die Versprachlichung der Erfahrungen bilden als Beschreibungen die subjektiven Welten des Beobachters. Diese ermöglichen den kommunikativen Austausch zwischen den Welten von Beobachtern. Beschreibungen werden von Beobachtern nach inneren Regeln verbunden und lassen Erklärungen für Verhalten und Interaktionen entstehen (Ludewig 2005, S. 26 f.).

Die Kybernetik 2. Ordnung legt nahe, dass sich der Beobachter bei seinen Beobachtungen mit einbezieht. Die Beobachterperspektive ist nutzbar als:

- Mittel in der Einzeltherapie (der Klient geht zu sich selbst in die Position eines Beobachters)
- Technik in der Familientherapie (Teile der Familie gehen in die Position eines Beobachters bzw. in das »Reflecting Team)
- klassisches professionelles Reflecting Team.

Die Einführung eines Beobachters schafft eine andere Betrachtung der Geschehnisse, die Beobachterposition und der Dialog der Beobachter bieten neue Wirklichkeitsbeschreibungen des therapeutischen Systems. Die Leitideen des Reflecting Teams von Tom Andersen (1990) betonen (nach Hargens und von Schlippe 1998, S. 17):

> »[…] dass unterschiedliche Positionen im Raum unterschiedliche Perspektiven begünstigen, dass unterschiedliche Perspektiven unterschiedliche Betrachtungsweisen begünstigen, dass unterschiedliche Betrachtungsweisen unterschiedliche Beschreibungen begünstigen und dass unterschiedliche Beschreibungen unterschiedliche Bedeutungen ermöglichen.«

Die Einsetzung des Beobachters schafft eine Position, in der vielfältigste Unterscheidungen getroffen werden, und ermöglicht so den »Unterschied, der einen Unterschied macht« (Bateson 1979). Die Einführung unterschiedlichster Perspektiven weicht die festgelegten, angeblich wahren Zuschreibungen auf und bietet Platz für neue Verhaltensreaktionen und neue Muster. Daneben ermöglicht die Beobachterperspektive eine Distanzierung von den alltäglichen Geschehnissen. Eskalationen und Beschimpfungen durch getriggerte Familienmitglieder können distanzierter wahrgenommen und anders bewertet werden, Affekte werden schwächer, und die Distanzierung ermöglicht es, neue Verhaltenweisen in Betracht zu ziehen und auszuprobieren. In der Traumatherapie ist für unterschiedliche Techniken (Beobachtertechnik in der psychoimaginativen Traumatherapie; Screentechnik; Bildschirmtechnik) der Innere Beobachter eingeführt worden. Ähnlich wie in der systemischen Therapie hat der Beobachter dank der Distanz neue Möglichkeiten der Beschreibung und Benennung von Prozessen.

Auf Grund der langjährigen Erfahrungen mit der Frage der Beobachterperspektive sind systemische Therapeuten die »eigentlichen Experten« für die Beobachterposition. Die Kybernetik 2. Ordnung betrachtet das System, das aus dem zu beobachtenden System und dem Beobachter bzw. den Beobachtern besteht. Das besondere Interesse der Kybernetik 2. Ordnung ist es, »die Rolle und den Einfluss des Beobachters auf das beobachtete System« (Simon et al. 1999, S. 193) zu erforschen. Sie gibt die Objektivitätsvorstellung der Kybernetik 1. Ordnung auf und thematisiert die Beschreibungen, Zuschreibungen, Beobachtungen der Beobachter. Solche Überlegungen werden durch die neurobiologische Forschung zur Wahrnehmung heute vielfältig unterstützt (Grawe 2004, S. 58 ff.). Therapeutisch wirkt sich die Kybernetik 2. Ordnung aus in der kritischen Auseinandersetzung mit objektivistischen Diagnosekriterien, bei denen davon ausgegangen wird, dass der Therapeut ein Symptom oder Problem objektiv identifizieren könne ohne Berücksichtigung der Interaktion und der inneren Prozesse im Therapeuten. Daraus abgeleitet, wird in der Literatur bzw. im therapeutischen Diskurs auch die Vorstellung hinterfragt, ob es Interventionen geben kann, die ein Problem zielgenau und berechenbar verändern können.

Darüber hinaus mahnt die Kybernetik 2. Ordnung, gekoppelt mit den Hinweisen aus der Neurobiologieforschung, an, die beobachtete Wirklichkeit des Therapeuten nicht absolut zu setzen, sondern seine subjektive Wahrnehmung als eine Wirklichkeitskonstruktion anzusehen. Wir möchten neben dem eher wissenschaftstheoretischen

Rahmen der Kybernetik 2. Ordnung die neurowissenschaftlichen Forschungen erwähnen, die die Einschränkung der Wahrnehmung durch neuronale Hemmungen bei besonderer Fokussierung gezeigt haben.

> Erinnert sei hier z. B. an das Experiment von D. Simons (Universität Illinois; vgl. Simons a. Chabris 1999), dem ein Film zu Grunde liegt, in dem eine weiß und eine schwarz gekleidete Mannschaft Basketball spielen. Der Betrachter erhält dabei die Aufgabe, mitzuzählen, wie oft die weiß gekleidete Mannschaft sich gegenseitig den Ball zuspielt und wie oft der Ball zwischendurch den Boden berührt. Nach Ende des Films werden die Versuchspersonen zur Anzahl der Bodenberührungen befragt, diese schwankt in den Versuchsgruppen oft erheblich. Der Versuchsleiter stellt sich skeptisch und fragt, ob noch weitere Beobachtungen gemacht wurden. Dann regt er an, den Film noch einmal zu sehen, aber diesmal solle man nicht zählen, sondern den Film nur ansehen.
>
> Beim zweiten Anschauen des Films trauen die meisten Zuschauer ihren Augen nicht, denn mitten durch die Spieler bewegt sich für einige Sekunden ein als Gorilla verkleideter Mensch. Das wird beim ersten Mal von den meisten Versuchspersonen (ca. 85 %) nicht wahrgenommen. Die Aufgabe, den Ball genau zu verfolgen, bindet die Wahrnehmung und Aufmerksamkeit so stark, dass die Wahrnehmung des Gorillas vom Gehirn aktiv unterdrückt wird. Die Signale werden zwar aufgenommen und an den visuellen Cortex weitergegeben, werden dann aber auf dem Weg zu den Hirnarealen, die mit der bewussten Aufmerksamkeit verbunden sind, blockiert.
>
> »Die Bewertung eingehender Signale nach ihrer Bedeutung und die aktive Hemmung der im Moment als nicht wichtig bewerteten ist eine der Hauptfunktion des Thalamus. Er hat mit fast allen Hirnarealen Verbindungen und ist so etwas wie die Schaltzentrale« (Grawe 2004, S. 60).

Bereits in weniger komplexen Situationen erhält der Mensch circa elf Millionen Sinnesinformationen, von denen das Bewusstsein nur circa 40 Wahrnehmungen verarbeitet. Das ist also nur ein Bruchteil der aufgenommenen Informationen, die unserem Bewusstsein zur Verfügung stehen.

Solche Forschungsergebnisse relativieren die Wahrnehmung der Therapeuten und machen den Klienten zum Experten für seine Symptome und für seine Prozesse.

Hinzu kommen die Wirklichkeitskonstruktionen der anderen Beteiligten. Hierbei sind für die Traumatherapie drei unterschiedliche Ebenen von Bedeutung:

1. *Die individuelle Ebene* der Wirklichkeitskonstruktionen und hier im Besonderen die der inneren Teilpersönlichkeiten: So hat ein »täterloyaler« Anteil eine andere Wirklichkeitskonstruktion als ein »Verletztes-Opfer«-Anteil. EPs und ANP nehmen unterschiedlich wahr und erleben unterschiedlich die Welt und die traumatischen Erinnerungen.
2. *Die familiäre Ebene* mit unterschiedlichen Wirklichkeitskonstruktionen der Familienmitglieder: Diese Konstruktionen treten in Auseinandersetzung und Kontakt mit den jeweiligen Wirklichkeitskonstruktionen der Teilpersönlichkeiten des Traumatisierten, so dass sich hier bereits ein hochkomplexes Geflecht unterschiedlichster Konstruktionen begegnet, die alle ihren Platz beanspruchen.
3. *Die sekundäre Ebene* der Wirklichkeitskonstruktionen bildet sich über die Beziehungen zu Schule, Freundesgruppe oder Arbeitsplatz. Aber es können auch die Helfersysteme der Familie sein. Sie erleben in der Regel Ausschnitte aus den Wirklichkeitskonstruktionen des Individuums und des Familiensystems. Auf diese Ausschnitte reagiert das entsprechende Helfersystem oder die Freundesgruppe.

Fallbeispiel: M., ein Junge mit 14 Jahren, der in seiner frühen Kindheit mit seiner Mutter aus dem Kosovo floh, war auf der Flucht mehrfach traumatisiert worden (er erlebte Gewalt; war tagelang im Keller eingesperrt, während die Mutter vergewaltigt wurde; lag auf der Flucht neben erschossenen Soldaten und musste sich tot stellen; etc.). Er zeigte viele der klassischen PTBS-Symptome. Er hatte immer wieder starke Affektausbrüche, meist ohne Vorzeichen, wurde gewalttätig, hatte aber auch depressive Phasen, in denen er sich zurückzog und den Kontakt zu allen abbrach. Er war der Star seiner Fußballmannschaft. Der Trainer, der große Stücke auf ihn hielt, unternahm alles, um ihn immer wieder zu integrieren. Auch seine Mannschaftskollegen strengten sich an, ihn zu halten. Mal schrie er alle an und schlug auch zu (was immer wieder zu Platzverweisen und Spielsperren führte), dann zog er sich wieder zurück und war nicht mehr ansprechbar. Aber die Mannschaft wollte nicht auf ihn verzichten. Wäre er jetzt nicht der Star des Teams, sondern einer unter vielen, hätten sich die Mitspieler schon längst von ihm getrennt. Aber so hatte er ein soziales Netz, in dem er immer wieder auch gute Erfahrungen machen kann, seine Ressourcen spürt, Freude hat und bestätigt wird.

3.4 Kontextbezogenheit

Menschliches Verhalten lässt sich nicht allein isoliert, individuumszentriert verstehen, sondern nur unter Berücksichtigung des sozialen Bezugrahmens, wie z. B. einer Familie, Gruppe etc.

> »So wie sich der Satz eines Textes nur im Zusammenhang des Gesamttextes verstehen lässt, ist zum Verständnis individuellen Verhaltens die Kenntnis des Umfeldes, in das es eingebettet ist, notwendig. Für unterschiedliche zwischenmenschliche Kontexte gelten unterschiedliche Verhaltensregeln [...]. Da sich Verhaltensweisen und Interaktionen jeweils unterschiedlichen Interpunktionen unterwerfen lassen, ist davon auszugehen, dass jedes Individuum seinen eigenen Bezugsrahmen hat, dem entsprechend es seine Wahrnehmungen strukturiert. Mit anderen Worten: Es stellt seine Wahrnehmungen stets in seinen speziellen, sein Weltbild bestimmenden Kontext« (Simon et al. 1999, S. 183 f.).

Wir gehen in unserem Konzept davon aus, dass es vier Kontextebenen gibt, die traumatherapeutisch relevant sind:

- die innere Systemebene mit ihren unterschiedlichen Teilpersönlichkeiten oder States, die je nach Stärke der Dissoziation und innerem Zustand auch unterschiedliche Kontextualisierungen vornehmen; und drei äußere Systemebenen:
- den primären Beziehungskontext des Individuums wie die Paarbeziehung, Bezugspersonen, die Familie und mehrgenerationale Aspekte
- den sekundären Beziehungskontext wie die Freundesgruppe, die Arbeitskollegen und den Arbeitsplatz, die Schulklasse etc., die Menschen, die eine erhöhte Bedeutung bekommen
- den tertiären Beziehungskontext, er umfasst Kindergärten, Schule, Nachbarn etc., das soziale Gemeinwesen mit seinen Normen, Werten, Regeln und Kulturen.

In der Traumatherapie sind vor allem die Phasen vor dem Trauma (Ressourcen, Beziehungen etc.) und die Phase direkt nach dem Trauma (Verarbeitung, Sicherheit, Beziehungen etc.) sowie der Kontext der äußeren Systemebenen primär (familiale Eingebundenheit, Familienregeln, sichere Beziehungen, mehrgenerationale Aspekte etc.), sekundär (Regeln, Kultur, Beziehungen, Umgang mit Trauer etc.) und

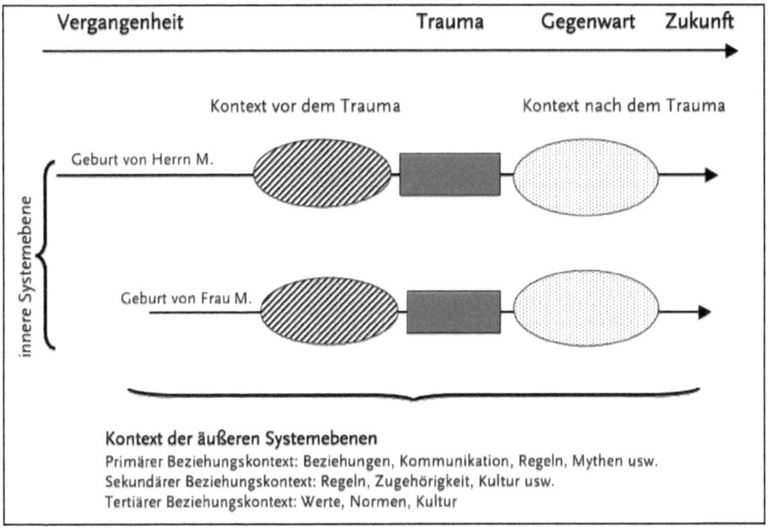

Abb. 7: Bedeutungsvolle Kontexte

tertiär (Normen und Werte, Kultur) von Wichtigkeit für die Unterstützung der traumatisierten Patienten.

Kontextualisierung meint, Situationen, Probleme, Symptome im Zusammenhang mit den sozialen Systemen des Individuums zu sehen. Hinzu kommt die zeitliche Dimension. So gibt es immer eine Kontextualisierung über die aktuelle traumatische Situation und manchmal Jahre später eine Kontextualisierung der Traumafolgestörung und ihrer Entstehungsgeschichte. Nicht selten unterscheiden sich diese erheblich. Verhalten und Probleme müssen immer auch in den Rahmen der geschichtlichen Entwicklung gestellt werden. Kriegstraumatisierungen hatten im Zweiten Weltkrieg in Deutschland eine andere Bedeutung als heute. Am Kriegsende waren die Kriegstraumatisierten in einem anderen Kontext als z. B. Soldaten, die heute aus einem Auslandseinsatz der Bundeswehr mit einer Traumafolgestörung in die BRD zurückkehren.

> »Mit dem Merkmal der Kontextorientierung wird die Erfahrung gekennzeichnet, dass das Verhalten eines Menschen dann am leichtesten zu verstehen ist, wenn man die Person in ihrem Interaktionsfeld betrachtet. Denn dort beschreiben die Interaktionspartner mit ihrem Verhalten ebenso wie mit den gemeinsamen Regeln, Verhaltenskodizes und Prämissen den Verhaltensspielraum oder – wie die Soziologen formulieren – den Möglichkeitsraum des oder der Anderen. Dabei verursacht die

> Person A keineswegs das Verhalten von Person B [...], aber sie bedingt es« (Rotthaus 2002, S. 527).

Betrachten wir nur ein Individuum gesondert mit seiner Symptomatik und nicht im Kontext, dann bleibt uns verborgen, welche Bedeutung und welchen Sinn ein Verhalten für eine Personen beziehungsweise für ein System hat.

Die Konzeptualisierung eines Traumas findet nicht nur im internalen Selbst statt (»Ich bin machtlos und ausgeliefert« etc.), sondern auch über die Bedeutungsgebung und die Geschichten, die in den Bezugssystemen erzählt werden. So kann die gleiche Familiengeschichte als »Heldenepos« oder als »Opfermythos« erzählt werden (»Mutter hat sich im Krieg und auf der Flucht nicht unterkriegen lassen, sondern wusste immer einen Ausweg und eine Lösung« – oder aber: »Wir mussten alles aufgeben und haben alles verloren, nur das nackte Leben hat man uns gelassen, und selbst das ist nicht unbeschädigt geblieben«). Geschichten haben einen wesentlichen Einfluss darauf, wie ein Trauma gestaltet und wie es verarbeitet wird. Die Kontextualisierung des traumatischen Geschehens und das daraus gebildete Narrativ, welches später erzählt wird, ist Teil des Prozesses und entscheidet mit darüber, ob und, wenn ja, eine Traumafolgestörung gebildet wird. Nicht das traumatische Ereignis an sich ist das Trauma, sondern die individuelle Vulnerabilität und Resilienz beeinflussen ebenso wie die soziale Eingebundenheit und Kontextualisierung, ob es zu einer seelischen Wunde kommt.

> *Beispiel:* Die Eheleute L. kamen in die Therapie, weil sie sich trennen wollten und dabei Unterstützung suchten. Das Paar hatte vor drei Jahren einen Autounfall gehabt, bei dem ihr damals einjähriger Sohn verstorben war. Die beiden Eltern hatten den Unfall mit teilweise schweren, aber nicht lebensbedrohenden Verletzungen überlebt. Zeugenaussagen und der Polizeibericht hatten Herrn L. von aller Schuld freigesprochen. Nach menschlichem Ermessen hätte er den Unfall nicht verhindern können. Er machte sich nach dem Unfall Vorwürfe, weil er nicht anders reagiert hatte, denn dann hätte vielleicht der Sohn überlebt. Er zeigte inzwischen nur noch leichte PTSD-Symptome (seltene Intrusionen und leichte Übererregung). Die Selbstvorwürfe waren nach einiger Zeit verschwunden. Frau L., die als Beifahrerin den Unfall erlebt und gesehen hatte, wie ihr Sohn durch den Aufprall des Unfallgegners verstarb, entwickelte eine starke PTSD. Intrusionen (Flash-backs), Niedergeschlagenheit, Gefühllosigkeit, Weinkrämpfe etc. prägten ihren Alltag. Direkt nach dem Unfall veränderte sich ihre Geschichte des Traumageschehens dahin

gehend, dass sie ihrem Mann starke Schuldvorwürfe machte. Er habe den gemeinsamen Sohn auf dem Gewissen, er sei schuld an seinem Tod. Sie habe ihm bereits vor dem Unfall gesagt, er solle langsamer fahren, und wenn er das getan hätte, dann wäre es auch nicht zu dem Unfall gekommen, weil sie dann später an der Kreuzung gewesen wären (der Unfallgegner war bei Rot mit voller Geschwindigkeit über die Kreuzung gerast und auf das Fahrzeug der Familie L. geprallt).

Die Kontextualisierung führte u. a. zu einer unterschiedlichen Verarbeitung des Geschehens. Während Herr L. sich anfangs aktiv mit dem Geschehen beschäftigte, zog er sich auf Grund der Schuldvorwürfe und der massiven Konfrontation seiner Frau immer mehr zurück und verdrängte die traumatische Situation ganz, besuchte den Friedhof nicht mehr, verweigerte Gespräche über den Sohn, stellte seine Symptome in einen anderen Zusammenhang etc. Frau L. hingegen sah sich als Wächterin der Erinnerungen. Je mehr sich ihr Mann zurückzog, umso stärker wurden ihre Affekte, Intrusionen und Vorwürfe.

Die emotionale Sicherheit und Unterstützung im sozialen Kontext trägt wesentlich dazu bei, ob traumatische Erfahrungen und Symptome einer Traumafolgestörung ausbleiben oder sich entwickeln.

3.5 Die therapeutische Beziehung

Der therapeutischen Beziehung wird in allen therapeutischen Schulen viel Aufmerksamkeit geschenkt. Studien zeigen, wie bedeutsam eine gute therapeutische Beziehung für den Erfolg einer Therapie ist.

Dass Beziehungen für Menschen und ihre Entwicklung wichtig sind, erfahren wir jeden Tag. Im wahrsten Sinn des Wortes erleben Menschen am eigenen Körper, wie es sich anfühlt, wenn Beziehungen zerbrechen.

Nach Grawe haben 80–90 % der schwerer gestörten Psychotherapiepatienten, wie z. B. Menschen mit einer komplexen Traumafolgestörung, ein unsicheres Bindungsmuster.

> »Ein Therapeut muss also damit rechnen, dass ihm ein Mensch gegenübersitzt, der in seiner frühen Kindheit negative Bindungserfahrungen gemacht hat. Die Struktur der motivationalen Schemata, die sich daraus entwickelt hat, ist bei jedem Menschen sehr unterschiedlich, weil er bis zum Erwachsenenalter Erfahrungen mit verschiedenen wichtigen Beziehungen gemacht hat, die sich alle auch in seinen motivationalen Schemata niedergeschlagen haben. Diese Schemata bestimmen, wie er heute die Therapiesituation und den Therapeuten wahrnimmt« (Grawe 2004, S. 403).

Die Beziehungsgestaltung stellt in der Traumatherapie mit Menschen, die unter einer komplexen Traumafolgestörung leiden, eine hohe Anforderung dar. Ein Teil besteht darin, dass Kontakt, Harmonie und Bindung in sozialen Beziehungen wichtige Faktoren der physiologischen Regulation sind, die im Laufe der Therapie von den Klienten wiedererlernt werden sollen, Traumata jedoch für manche Anteile der Persönlichkeit Furcht vor Nähe verursachen können. Sie entwickeln eine Phobie vor Bindung und Nähe und erleben eine therapeutische Situation als Trigger, der die Erinnerungen an ihre Verletzungen wiedererweckt.

> »Deshalb führt bei Menschen, die in intimen Beziehungen traumatisiert worden sind, die Aussicht, gesehen und verstanden zu werden – die Menschen normalerweise hilft, sich zu beruhigen und das Gefühl zu entwickeln, dass sie ihre Lebenssituation nach ihren Vorstellungen gestalten können – zu einem Wiedererleben des Traumas« (van der Kolk 2007, S. 232), was meist mit Beunruhigung, Rückzug und Passivität verbunden ist.

Klienten mit komplexen Traumafolgestörungen haben nach E. Nijenhuis immer auch EPs mit einer Bindungsphobie.[37] Diese werden aktiviert, wenn die therapeutische Beziehung zu schnell zu dicht wird. Klienten werden dann vorsichtig und misstrauisch. Im schlimmsten Fall beenden sie die Therapie, um sich vor möglichen Verletzungen zu schützen. Dabei kann sich ein Klient äußerlich »sozial kompatibel« zeigen und die Erwartung der therapeutischen Beziehungsgestaltung erfüllen, während er in seinem inneren System bereits in einem Flashback gefangen oder erstarrt ist.

> »Es kann davon ausgegangen werden, dass eine tragfähige therapeutische Beziehung direkt regulative Funktionen auf die Neurobiologie der Stressregulation unserer Patienten hat. Manchmal beschreiben Patienten, dass sie sich bereits viel besser fühlen, sobald sie das Therapiezimmer betreten. Vieles weist darauf hin, dass durch die therapeutische Beziehung das Bindungssystem aktiviert wird mit der Folge einer Beruhigung und Entängstigung, die oft notwendige Vorbedingung ist, damit sich Patienten überhaupt fruchtbar mit den für sie sehr belastenden Problemen und Emotionen auseinandersetzen können« (Sack 2007, S. 167).

---

37 Persönliche Mitteilung von E. Nijenhuis während eines Seminars im Sommer 2005.

In den meisten therapeutischen Situationen wird die Erwartung im Vordergrund stehen, einen einfühlsamen, kompetenten, engagierten Therapeuten zu haben, der die therapeutische Beziehung immer im Blick hat. Erfolgreiche Therapie geht in der Regel einher mit positiven Erfahrungen des Patienten im Hinblick auf seine Bindungsbedürfnisse.

> »Dies gilt unabhängig von den in den Therapien jeweils angewendeten therapeutischen Techniken. Die Erfahrungen des Patienten im Hinblick auf sein Bindungsbedürfnis haben einen direkten kausalen Einfluss auf den Verlauf und das Ergebnis von Therapien. [...] Therapiesitzungen werden nur dann produktiv, wenn der Patient in der Sitzung den Therapeuten als positive Bindungsperson erlebt, wenn er also bei der Arbeit an seinen Problemen gleichzeitig positive Wahrnehmungen im Hinblick auf sein aktiviertes Bindungsbedürfnis machen kann« (Grawe 2004, S. 404 f.).

Das wiederum hat für den Therapieverlauf und die langfristige Beziehung große Bedeutung. Aus der Wahrnehmungspsychologie wissen wir, dass emotionale Inhalte gerne direkt übertragen werden – das heißt, wenn der Therapeut in den Sitzungen ständig nur an negativem, problematischem Material arbeitet, wird sich das damit verbundene Gefühl irgendwann auf die therapeutische Beziehung legen und die Beziehungswahrnehmung verändern. Deshalb ist es von großer Bedeutung, sich immer wieder darum zu bemühen, ressourcen- und lösungsorientiert das therapeutische »Klima« positiv zu gestalten.

Wenn Menschen in guten und stabilen Beziehungen leben, produzieren sie in genügendem Maß den bindungsstiftenden Neurotransmitter Oxytocin. Dieser körpereigene Stoff sorgt u. a. im Gehirn dafür, dass Menschen ruhig werden, sich akzeptiert fühlen und dass Gefühle von Glück und Sicherheit erlebt werden. Hat der Mensch die sicheren Beziehungen nicht, und ist der Körper nicht ausreichend mit Oxytocin versorgt, erlebt er Stress und Belastung (Porges 2001, 2003). Komplex traumatisierte Menschen leiden fast alle an einer Unterversorgung mit Oxytocin.

Deshalb ist es in der Stabilisierungsphase das Wichtigste, Menschen in sichere Beziehungen zu führen. Viele Traumaforscher gehen davon aus, dass eine gute, sichere und beständige Beziehung zu Eltern oder dem Liebespartner eine der besten Voraussetzungen ist, Traumatisierte zu stabilisieren.

Die therapeutische Beziehung sollte das Ziel haben, beständige, verlässliche Beziehungen herzustellen. Klienten müssen oft erst wieder mühsam erlernen, Beziehungen eingehen zu können und Vertrauen zu entwickeln. Das kann z. B. gelingen durch:

- die Etablierung von physischen und psychischen Grenzen
- die Einübung kleinster Veränderungen in der Therapeutenbeziehung
- die direkte Überprüfung der inneren Wahrnehmungen an der äußeren Wirklichkeit (z. B. dann, wenn die innere Welt signalisiert: »Vorsicht, die therapeutische Beziehung ist gefährlich«, testen und überprüfen, wie gefährlich sie wirklich ist)
- das Erlernen der Regulation physiologischer Erregung und bedrohlicher innerer Bilder und Gefühle
- die Stärkung integrativer Fähigkeiten sowie der Personifikation und Präsentifikation.

In der Beziehung bedient sich der systemische Therapeut zweier zentraler methodischer Vorgaben:

> »Zum einen bemüht er sich, dem Klienten bei der Formulierung seiner Anliegen zu helfen und mit ihm einen daraufhin eingestellten Arbeitsauftrag zu vereinbaren. Zum anderen sucht er mit seinen Fragen nach Merkmalen im Leben seiner Klienten, die ihm ermöglichen, deren bisherige Lebensweise zu würdigen und deren Ressourcen anzuerkennen« (Ludewig 2002, S. 68, zit. nach Wirsching u. Scheib 2002),

Ressourcen, Lösungs- und Zukunftsorientierung bringen fast zwangsläufig die Haltung gegenseitigen Respekts, der Arbeit auf »Augenhöhe« mit sich. Die Klienten werden als Experten für ihre Problematik bzw. das Trauma verstanden. Nur sie können die Kompetenz entwickeln, mit ihren physiologischen Reaktionen anders umzugehen, sie zu kontrollieren und zu spüren, wann sie sich sicher fühlen und ihre Grenzen als sicher genug erleben.

Der Therapeut wird als Beobachter, Begleiter und Forscher im therapeutischen Prozess gesehen. Er versteht sich als jemanden, der sowohl mit der Außenwelt in Kontakt ist als auch mit seiner Innenwelt und seinen Reaktionen, der sich mit seiner eigenen Wahrnehmung, den affektiven und kognitiven Prozessen auseinandersetzt und ihre Relevanz für den therapeutischen Prozess prüft (Reddemann 2004c, S. 27).

Die Veränderungsverantwortung wird zu einem guten Teil bei den Patienten belassen. Der Therapeut ist in der Rolle, sich beim Klienten kundig zu machen. Gemäß der Zukunftsorientierung und auf Grund des Interesses an Lösungen versuchen beide, eine regressionsfördernde Übertragungsbeziehung zu vermeiden und stattdessen Autonomie zu begünstigen. In der therapeutischen Beziehung mit komplex traumatisierten Klienten sollten Signale der »Fürsorglichkeit« zuverlässig und im großzügigen Maß angeboten werden. Worte und nonverbale Signale der Therapeutin werden von der Klientin auf kritische Botschaften hin überprüft. Diese Skepsis sollten Therapeutinnen in der ersten Phase unterstützen, die darin ausgedrückte Autonomie ist ein Zeichen des Selbstschutzes. Wenn sich Klienten zu schnell einlassen, ist ihre Vulnerabilität groß, und die Gefahr der Retraumatisierung wächst.

> »Ich erwarte nicht, dass Sie mir sofort vertrauen, das wäre auch gar nicht gut. Ich hoffe, dass ich mir im Laufe der Zeit Ihr Vertrauen erarbeiten (verdienen) kann« (Saxe, Ellis a. Kaplow 2007, p. 87; Übers. R. H. u. A. K.).

Die Emotionen, die die Therapeutin in der Therapie erlebt, wie z. B. Wut, Ärger, Rückzugsneigung, Hoffnungslosigkeit, Aggression, sexuelle Erregung oder Fantasien, müssen registriert und wahrgenommen werden, damit sie sie nicht unbewusst in der therapeutischen Beziehung reinszeniert. Manchmal können sie dem Klienten zur Verfügung gestellt werden, so dass er sich selbst besser kennen- und die Reaktionen der Umwelt besser verstehen lernt.

Den eigenen Reaktionen auf den traumatisierten Klienten muss nachgespürt werden, denn die eigenen Gefühle lehren uns manchmal mehr über die inneren Erfahrungswelten des Klienten als viele Worte und Theorien. Gefühle und Reaktionen löst der Klient auch im Kontext mit anderen Menschen aus. Ob es in der Paarbeziehung, in der Familie, unter Freunden oder am Arbeitsplatz ist, immer wieder erlebt der Klient die Situation, dass Menschen in seinen relevanten Systemen auch solche Gefühle entwickeln. Sie bestimmen die Interaktion. So können Menschen in ihren Alltagssituationen immer wieder in die Spirale von »Retraumatisierung in der Beziehung« kommen durch Ablehnung, Entwertung, Aggression, Abbruch, Sexualisierung etc. Die therapeutische Beziehung will stattdessen Alternativen ermöglichen, damit der Klient Stabilität und Sicherheit erfährt. Gleichzeitig kann er lernen, z. B. Beziehungen zu halten und Beziehungskonflikte anders als gewohnt aufzulösen.

Die Therapeutin ist in der Beziehung zum Klienten ganz gefordert in ihrer inneren Achtsamkeit auf sich und in der Wahrnehmung der eigenen Gefühle. In der Außenorientierung auf den Klienten nimmt sie ihre analytischen Fähigkeiten wahr und ihre Systemsicht auf das innere und äußere System.

Die Empfindungen, Gefühle, Gedanken der Therapeutin sind ihr Kapital in der Beziehung zum Klienten. Sie sollte sie ihm deshalb gefiltert zur Verfügung stellen, damit er sie für seine Entwicklung nutzen kann.

Auch die Beziehung an sich ist Gegenstand der Therapie. Nicht im Sinne psychodynamischer Deutungen und Interpretationen, auch nicht als Rahmen für Reinszenierungen oder freie Assoziationen, sondern als Chance, alltägliche Themen in einer sicheren therapeutischen Beziehung zu bearbeiten.

3.6 Ressourcenorientierung, Salutogenese, Resilienz und *Posttraumatic Growth*

3.6.1 Ressourcenorientierung

Das Ansetzen an den Ressourcen, Entwicklungs- und Wachstumspotenzialen, am »Gesunden« (und nicht an der »Pathologie« bzw. dem Problem) ist eines der zentralen Erkennungsmerkmale der Familien- und Systemtherapie. Sie betont in ihrer jeweiligen Sprache die Bedeutung der Ressourcen und des persönlichen Wachstums für den therapeutischen Prozess.[38] Auch die unterschiedlichen traumatherapeutischen Ansätze heben im Rahmen der Stabilisierungsarbeit die Ressourcen der Klienten hervor.

> In vielen Therapieformen wird heute darauf hingewiesen, »dass man Patienten besonders gut helfen kann, indem man an ihre positiven Möglichkeiten, Eigenarten, Fähigkeiten und Motivationen anknüpft, indem man die Art der Hilfe so gestaltet, dass der Patient sich in der Therapie auch in seinen Stärken und positiven Seiten erfahren kann« (Grawe 1995, S. 135).

---

38 Viele Autoren der Familientherapie und Systemtherapie verweisen auf die Bedeutung der Ressourcenorientierung: Satir 1990; Satir et al. (1995); Satir u. Baldwin (1990); Minuchin u. Nichols (1993); Erickson u. Rosssi (1981); Mücke (1998); Welter-Enderlin u. Hildenbrand (1996); von Schlippe u. Schweitzer (1996); u. v. a.

Die systemische Therapie gilt für viele als der Prototyp der Ressourcenorientierung:

> »Das Prinzip der Ressourcenorientierung manifestiert sich nicht nur in den Behandlungstechniken der systemischen Therapie, sondern auch in ihrer therapeutischen Grundhaltung« (Schiepek 1999, S. 253).

Wer viel mit traumatisierten Patienten arbeitet, wird immer wieder überrascht und voller Respekt sein, dass und wie Menschen trotz des erfahrenen Leids und der oft lebensfeindlichen Umstände es geschafft haben, ihr Leben zu meistern und den Umständen entsprechend gut zu bewältigen. Das deutet auf die großen Ressourcen hin, die Menschen entwickeln können, selbst in lebenswidrigen Umgebungen unter den Bedingungen von Gewalt, Hunger, Vertreibung und Folter etc. Diese Kräfte aus der Vergangenheit der Patienten sind wie Schätze zu bergen, damit dann auf dieser Grundlage nach weiteren Ressourcen in der Gegenwart und Zukunft gesucht werden kann. Allerdings ist nicht jede positive Erfahrung oder gelungene Aktion gleich eine Ressource.

Kennzeichen hilfreicher Ressourcen für den Therapieprozess sind etwa:

- Ressourcen sollten nicht abstrakte, sondern konkrete Beschreibungen beinhalten.
- Sie sollten für die Klienten bedeutungsvoll sein und ihr Wohlbefinden stärken.
- Klienten reagieren physiologisch, wenn sie eine Ressource entdeckt haben. Sie entspannen sich, der Puls senkt sich ab, sie richten sich auf und bekommen eine »Ja«-Haltung.
- Die Ressourcen sollten spezifisch für das zu lösende Problem sein.
- Ressourcen sollten zum jetzigen Zeitpunkt keine ungewünschten Nebenwirkungen haben, wie z. B. den Stress vergrößern, die wichtigen Beziehungen auf den Kopf stellen, sicherheitgebende Rahmenbedingungen zerstören.

In der Traumatherapie hat die Ressourcenorientierung einen unverzichtbaren Stellenwert:

- Sie führt zu einem gestärkten Ich und zum Phänomen der Absorption der traumatischen Belastung.

»Die Bewältigung eines traumatischen Ereignisses hängt stark davon ab, inwieweit eigene Ressourcen mobilisiert werden können, um die unmittelbaren Folgeerscheinungen des Traumas zu kompensieren und wieder einen Zugang zur Umwelt und zu den Menschen zu finden« (Sack 2007, S. 165).

- In der systemischen Therapie wird davon ausgegangen, dass die Klienten über alle Möglichkeiten verfügen, die sie benötigen, um ihre Situation zu verbessern; lediglich zu diesem Zeitpunkt und in diesem Kontext haben sie keinen ausreichenden Zugang zu ihnen. Wie auf Grund einer Art »Problemhypnose« (Gunther Schmidt) kann auf die unterstützenden Ressourcen nicht zugegriffen werden.

»Diese Ressourcen sind aber blockiert, sie werden nicht genügend gefördert, sie sind unter den Konflikten ›verschüttet‹. Diese ›Schätze‹ sollen in der Familientherapie geborgen werden und zur Verbesserung der Entwicklung des Einzelnen in der Familie nutzbar gemacht werden« (Scheib u. Wirsching 2002, S. 161).

- Die Ressourcenorientierung ermöglicht den Klienten, in ihrem Leben wieder Orientierung und Kontrolle zu erleben. Sie erfahren Befriedigung und erspüren ihre Bedürfnisse, wie z. B. die nach Selbstwert und Selbstwertschutz (vgl. Grawe 1998).
- Der Ressourcenbegriff kann gefüllt werden mit: Stärken, Fähigkeiten, Krisenbeständigkeit, Sozialkontakten, Hobbys, Talenten, transgenerationalen Kompetenzen, beruflichen Fähigkeiten, Familien- und Systemkompetenzen (Liebesfähigkeit, Konfliktfähigkeit etc.) und vielem mehr. Ressourcen sind Möglichkeiten, die das Entwicklungspotenzial eines Individuums und/oder eines Systems fördern.
- Ressourcenorientierung eröffnet den Blick auf die Selbstwirksamkeitsprozesse der Klienten (Grossmann 2005). Sich selbst nicht mehr als Opfer, als Spielball des Traumas, als eingefroren oder erstarrt zu erleben, sondern als Mensch, der etwas aus sich heraus für sich bewirken kann, ist eines der wesentlichen Erfahrungsmomente im Rahmen der Traumatherapie und ein Merkmal guter Stabilisierungsarbeit. Erst wenn diese Erfahrung vorliegt, ist an weitere Schritte in der Behandlung zu denken. Ressourcenorientierung leistet hierzu einen wesentlichen Bei-

trag durch die Erfahrungen von Selbstwirksamkeit und Kohärenz.
- Ressourcenaktivierung in der Therapie sollte zielgerichtet sein.

»Welche Ressource für welche Zwecke zielführend ist, dürfte somit deutlich von diesem Zweck abhängig sein [...]. Wer Nägel in die Wand schlagen will, sucht sich einen Hammer; wer einen Hammer hat, sucht sich ein Betätigungsfeld (z. B. Nägel, die in die Wand geschlagen werden müssen) [...]. Ressourcen müssen zudem als solche erkannt und bewertet werden« (Schiepek u. Cremers 2003, S. 152).

- Ressourcen können aktiviert werden durch das Individuum und im System. Ressourcen sind auch Fähigkeiten, die von jemanden außen zugesprochen werden im Zutrauen, dass er sie entwickeln könne. Ressourcen sind oft nicht die großen Fähigkeiten, sondern eher alltägliche kleine Dinge wie Musik hören können, Stille genießen, gerne für andere kochen, lesen etc., Dinge, die unser Leben bereichern und guttun.
- Ressourcenorientierung will das Selbstheilungspotenzial fördern. Sie gibt den Klienten das Gefühl und die Kompetenz, selbst alles zu haben, um ihre Lage zu verbessern. Die Rolle des Therapeuten ist es, durch seine Haltung, Fokussierung und durch gezielte Aktivierung als Unterstützer die Kompetenzen der Klienten zu fördern und so ihr Vertrauen in sich selbst zu stärken. Ressourcen entwickeln sich durch Begegnung und Interaktion mit anderen Menschen und aus der Fähigkeit, über sich selbst hinauszudenken.

Ressourcenaktivierung kann auf vier Ebenen geschehen:

1. *Biologische Ressourcen* sind die Fähigkeiten unseres Körpers, mit Stress sinnvoll umzugehen, vor körperlichen Beschädigungen rechtzeitig zu warnen, eine gutfunktionierende Immunabwehr zu entwickeln, die regulative Funktion des autonom-vegetativen Nervensystems und die neuronale Plastizität unseres Gehirns zu nutzen, positive körperliche Erinnerungsbilder anzuregen, die physischen Reaktionsmuster zu erspüren etc. Aus der imaginativen Arbeit wissen wir, dass sich auch physiologische Prozesse positiv beeinflussen lassen.

2. *Individualressourcen:* Was wissen wir, kennen wir von uns, welche Fähigkeiten, Stärken und Ressourcen besitzen wir? Welche Ressourcen haben wir besessen oder denken wir, dass wir sie haben, die es uns ermöglichen, mit uns gut umzugehen und unsere Entwicklung zu fördern? Individuelle Ressourcen umfassen kognitive Fähigkeiten, Emotionalität, Affekte, soziale Kompetenzen, Körperlichkeit, Leistungsfähigkeit, Autonomie, positives Selbstwertgefühl, optimistische Lebenseinstellung, Zugewandtheit u. v. m. Grundsätzlich gilt: Ressourcen sind immer da – sie müssen nur entdeckt, gefördert und akzeptiert werden.
3. *Systemressourcen:* Systeme, Familie und Beziehungen erschließen Ressourcen, über die Menschen nur in bestimmten Kontexten und in sozialen Zusammenhängen verfügen. Die Anzahl der Ressourcen eines Systems ist immer höher als die addierten Ressourcen aller Systemmitglieder. Systemressourcen haben darüber hinaus eine besondere Qualität. Sie geben das Gefühl der Zugehörigkeit, sie geben Sicherheit, Geborgenheit, Identität in einer Gruppe, positive Gemeinschaftsgefühle, stabile Beziehungen, Unterstützung etc. Systemressourcen stellen z. B. die Helfersysteme, die Familie, der Partner und die Freunde dar, die Unterstützung und Hilfe anbieten. Eine in diesem Zusammenhang oft vernachlässigte Ressource ist die Fähigkeit, die Hilfsangebote zu sehen und zu nutzen. Häufig muss diese Fähigkeit erst wieder entwickelt werden, weil sie durch Erziehung, Stolz, schlechte Erfahrungen oder als Ergebnis einer Traumafolgestörung verschüttet wurde.
4. *Spirituelle Ressourcen* sind z. B. stabile Wert- und Glaubensüberzeugungen, Spiritualität, die Fähigkeit zu Transzendenz, Sinnhaftigkeit, Hoffnung auf Entwicklung, die innere Überzeugung, dass es mehr gibt als das, was wir direkt in unserem Leben sehen und erleben. Die Zuversicht, dass es etwas gibt, was über uns hinausgeht und Sinn stiftet, eröffnet Ressourcen, die nicht abhängig sind von zwischenmenschlichen Beziehungen, welche letztlich nie sicher und immer endlich sind. Spirituelle Ressourcen eröffnen den Weg zu einer eigenen Identität und einem stabilen Selbstwert. Gleichzeitig fördern spirituelle Ressourcen auch die soziale Eingebundenheit in die Gemeinschaft derer, die sich ähnlich spirituell orientieren.

Die Traumatherapie verfolgt auch in der Ressourcenarbeit bisher einen eher individuumzentrierten Ansatz. Er kann durch die systemische Orientierung bereichert und verstärkt werden. Systemische Ressourcen sind auf Interaktionen und Bindungen orientiert. Sie unterstützen und stärken das Individuum und das System durch Fürsorge, Ermutigung, Wertschätzung, Vertrauen, Aufmerksamkeit, Resonanz, Anerkennung, Bindungsfähigkeit, Liebe etc.

Ressourcen können helfen:

- die Situation vor dem Trauma neu zu verstehen
- das Leben vor dem Trauma wertzuschätzen und als Fundus für Entwicklungen zu verstehen
- dem Leben nach dem Trauma neue Perspektiven zu geben
- in den Bindungen mehr Sicherheit zu erfahren
- neues Vertrauen und Zutrauen zu erleben und zu geben
- gemeinsame Perspektiven zu entwickeln und sich gegenseitig Hoffnung zu geben
- das Selbstwirksamkeitsgefühl zu fördern
- das Kohärenzgefühl zu stärken
- die Integrationskapazität der Familie und der Individuen zu erhöhen
- die mentale Spannung zu steigern
- sich als sozial bedeutsam zu erleben
- den Zukunftsvorstellungen neue Hoffnungen zu geben.

Ressourcenorientierung hat bei vielen Patienten direkte Auswirkungen auf ihre physische und psychische Situation. Die Erfahrungen in der Therapie zeigen, wie Patienten in ihrer körperlichen Konstitution aufrechter werden, wie der Körper sich strafft, die Sprache klarer wird, das Selbstwertgefühl steigt, das Gesicht sich entspannt, die Stimmung positiver wird, die Gereiztheit sich reduziert etc.
»Ressourcenaktivierende Psychotherapie wirkt direkt neurobiologisch regulierend durch

- Aktivierung des Bindungssystems
- Aktivierung regulativer biologischer Ressourcen wie z. B. Parasympathikotonus
- Verbesserung der präfrontalen Hirnfunktion

- Verbesserung der inhibitiven Kontrolle von Angst und emotionaler Erregung
- Begünstigung von Lernprozessen« (Sack 2007, S. 174; Hervorh. im Orig.).

Ressourcenorientierung bedeutet, Klienten wieder die Überzeugung zu geben, dass sie geeignete Fähigkeiten besitzen, um Probleme und Herausforderungen zu bewältigen.

> Im therapeutischen Prozess »kann der Therapeut durch komplementäre Beziehungsgestaltung und Ressourcenaktivierung dem Patienten positive, bedürfnisbefriedigende Erfahrungen vermitteln und damit eine Aktivierung des Annäherungssystems primen« (Grawe 2004, S. 240).

Diese wichtige Aufgabe bleibt über den ganzen Therapieprozess von Bedeutung, auch wenn später die Beschäftigung mit den Problemen der Klienten hinzukommt.

Durch die systemische Sichtweise wird die Ressourcenorientierung ausgeweitet vom traumatisierten Individuum hin zum traumatisierten Ressourcensystem. Hierbei werden die Ressourcen der einzelnen Familienmitglieder (wie Wertschätzung geben, Gefühl der Zugehörigkeit vermitteln sowie Vertrauen, Offenheit, Humor, Liebe etc.) zu Systemressourcen, die die Familie stabilisieren und sich entwickeln lassen kann. Durch diesen Prozess erfahren das Individuum und das System eine zentrale Unterstützung im Heilungsprozess.

Neuronale Ressourcennetzwerke: Ressourcenorientierung ist mit den neurowissenschaftlichen Ideen über Netzwerke zu verknüpfen. Grawe hat auf das Phänomen von Ressourcennetzwerken mehrfach hingewiesen. Bei Menschen mit Traumafolgestörungen entwickeln sich in der traumatischen Situation sogenannte Traumanetzwerke, die durch Fragmentierung und begleitende hirnphysiologische Prozesse entstehen und später durch Trigger, Intrusionen etc. immer wieder aktiviert und verstärkt werden. Das Gesetz der Plastizität des Gehirns besagt, dass Netzwerke durch Aktivierung verstärkt und durch Deaktivierung geschwächt werden können, wobei im letzten Fall neue Netzwerke gebildet werden können. Deshalb ist es von zentraler Bedeutung, dem »Traumanetzwerk« hilfreiche »Ressourcennetzwerke« gegenüberzustellen und sie miteinander zu entwickeln.

Manchmal zeigen Klienten Verhaltensweisen, die im Kleid von Ressourcen daherkommen, aber nicht die Entwicklung fördern, sondern die phobische Vermeidung bestimmter Handlungen unterstützen. Beispielsweise können Klienten großes soziales Engagement entwickeln, aber dabei die persönlichen Grenzen und Kräfte vernachlässigen (Vermeidung innerer Stabilität und Ruhe), oder sie entwickeln mit großem Eifer ein Hobby und vermeiden die Chance, Bindungen einzugehen (phobische Vermeidung von Bindung und Nähe). Bei allen Verhaltensweisen, die therapeutisch im Sinne einer Ressourcenorientierung unterstützt werden, ist es wichtig zu klären, welchem Zweck sie zum gegenwärtigen Zeitpunkt dienen, welche Prozesse sie fördern und welche sie behindern oder verhindern. Deshalb sollte eine Ressourcenorientierung unter dem Aspekt von Affektregulation, innerer und äußerer Sicherheit sowie Stabilität angeregt werden.

Wichtig für die ressourcenorientierte Arbeit in der Therapie ist es:

- die Kraft zu nutzen, die in dem Wissen liegt, dass jeder Mensch in jeder Situation Ressourcen besitzt;
- Ressourcen mit möglichst vielen Sinnen erfassen zu lassen;
- den Körper als »Ressourcenanker« anzubieten;
- Situationen zu suchen, in denen die Ressourcen schon einmal nutzbar oder spürbar waren;
- die alltäglichen und selbstverständlichen Ressourcen nicht zu vergessen (gehen, rennen, schreiben können etc.);
- die Kleinigkeiten, die uns die Natur schenkt, sehen und schätzen zu lernen – achtsam für den Alltag zu werden (die Wärme der Sonnenstrahlen, der kleine Maikäfer in der Hand, der gute Geruch der feuchten Erde, die Schönheit eines Sonnenuntergangs etc.);
- das Wissen anzuregen, dass unsere Eltern, Großeltern, Urgroßeltern uns Ressourcen geschenkt und hinterlassen haben;
- die Systemressourcen in den wichtigen Beziehungen anzuregen;
- die Möglichkeit »Spiritualität« als Ressourcenquelle zu nutzen;
- Ressourcen von Verhaltensweisen und Eigenschaften zu unterscheiden, die die phobische Vermeidung fördern. –
- Die therapeutische Linie für die Arbeit mit Ressourcen heißt: Auffinden – Aktivieren – Ankern.

3.6.2 Salutogenese

Eine besondere Erweiterung erfährt die Ressourcenorientierung durch die Resilienzforschung, die positive Psychologie und die Bedeutung der Salutogenese. Für viele Autoren, Forscher und Praktiker geht allerdings die Konzeption der Resilienz und Salutogenese über die Ressourcenorientierung hinaus.[39]

Die Ansätze der Salutogenese sind orientiert an der Stärkung der individuellen Entwicklungsmöglichkeiten und lenken die Aufmerksamkeit auf die Selbstheilungspotenziale. Die Pathologie steht nicht im Mittelpunkt, deshalb lassen sich alle drei Ansätze gut mit einem lösungs- und zukunftsorientierten systemischen Handlungsmodell in Verbindung bringen, was der Ressourcenorientierung ein breiteres Fundament gibt.

Das Konzept der Salutogenese geht auf den Medizinsoziologen Aaron Antonovsky (1923–1994) zurück. Er wollte herausfinden, warum bestimmte Menschen trotz extremer Belastung gesund bleiben. Antonovsky versuchte, mit seinen Arbeiten zu erklären, welche inneren und welche äußeren Ressourcen zu einer Stressresistenz gegenüber starken Belastungen beitragen können.

Bedeutsam für das Salutogenese-Konzept ist der Begriff der Kohärenz. Das Kohärenzgefühl (»sense of coherence«) ist dabei kein klassisches Gefühl, sondern ein Einstellungsmuster, das sich auf drei Ebenen entfaltet, und zwar als:

1. *Gefühl von Verstehbarkeit* (»sense of comprehensibility«) – das meint ein kognitives Verarbeitungsmuster, Verstehbarkeit, Kontrollierbarkeit.
2. *Gefühl von Handhabbarkeit* (»sense of manageability«) – das meint, dass die geeigneten Ressourcen zur Verfügung stehen, mit denen die Herausforderungen zu bewältigen sind. Dabei geht es nicht nur um die eigenen Ressourcen, sondern auch um die Unterstützung durch andere oder eine höhere Macht, die helfen kann, Probleme zu überwinden (Bengel, Strittmatter u. Willmann 2001, S. 29 f.).

---

39 Antonovsky (1997); Seligmann (2005); Jork u. Peseschkian (2006); Lambrecht u. Johnen (1997); Bengel u. Strittmatter (2001); Werner a. Smith (1982); Welter-Enderlin u. Hildenbrand (2006); Short u. Weinspach (2007); Walsh (1998).

3. *Gefühl von Sinnhaftigkeit bzw. Bedeutsamkeit* (»sense of meaningfulness«) – das meint die Überzeugung, dass das Leben Sinn hat und dass es Herausforderungen und Anforderungen gibt, die Anstrengung und Engagement lohnen (Antonovsky 1997, S. 33 ff.).

Diese drei Ebenen sind, »umgekehrt« ausgedrückt, die wesentlichen Faktoren für die Entwicklung einer Traumafolgestörung:

- Die traumatische Handlung, das traumatische Geschehen ist nicht zu verstehen und nicht kontrollierbar.
- In der traumatischen Situation entsteht das Gefühl von Hilflosigkeit und Ausgeliefertsein.
- Das Trauma ergibt und stiftet keinen Sinn. Deshalb ist die Entwicklung des *sense of coherence* für Menschen mit Traumafolgestörungen ein wichtiger Schritt in ihrem Heilungsprozess.

Die Bedeutsamkeit der Kohärenz wird unterstrichen durch ähnliche Konzepte wie z. B. das der Selbstwirksamkeit (Bandura 1977), der Widerstandsfähigkeit (Kobasa 1979) oder der Selbstorientierung (Kohn u. Schooler 1983). Sie nutzen dabei ähnliche Vorstellungen zur Stressbewältigung:

- Sie zeigen, wie Menschen mit Stress umgehen, ohne dabei krank zu werden, und welche Komponenten sich finden lassen, die eher Gesundheit bzw. eher Krankheit fördern.
- Sie beschreiben Bedingungen und Faktoren, die einen angemessenen Umgang mit Stressoren ermöglichen.
- Sie nutzen Ansätze, die in der Tradition des transaktionalen Stressmodells stehen. Lazarus (Lazarus a. Folkamn 1984) betont, dass das Zusammenspiel von Personen, sozialer Umgebung, kulturellen Bestimmtheiten und der Stresssituation die Auswirkungen von Stress prägen. Es wird die individuelle Anpassungsleistung des Individuums hervorgehoben, die durch situationsbezogene Variablen beeinflusst wird (Franke 1997, S. 169–202).

Ressourcenorientierung ist für die Entwicklung eines guten Kohärenzgefühls und die Stärkung der Selbstwirksamkeit, die im Zentrum der

Salutogenese stehen, von großer Bedeutung. Die Entdeckung der Ressourcen und die Gewissheit, sich auf sie verlassen zu können, geben die Fähigkeit, die Welt zu strukturieren und sie als vorhersehbar und erklärbar zu erleben. Diese Fähigkeit führt zu mehr Stabilität, Sicherheit und Zukunftsorientierung. Menschen mit einem guten Kohärenzgefühl verfügen nachweislich über eine höhere Resilienz im Zusammenhang mit traumatischen Erfahrungen (Flatten 2006, S. 59).

3.6.3 Resilienz

»Lebende Systeme können innere und äußere Gegebenheiten niemals vollständig beherrschen. Sie müssen daher in der Lage sein, Abweichungen (Fehler) auszugleichen. Sie müssen fehlertolerant, fehlerfreundlich, d. h. resilient sein« (Wikipedia [26.5.2008]).

Der Begriff Resilienz (lat. *resilire* = »zurückspringen«) stammt ursprünglich aus der Physik und bezeichnet die Eigenschaft von Materialien, nach einer Belastung flexibel in ihren Ausgangszustand zurückzukehren.

Walsh (1998) versteht unter Resilienz die Fähigkeit, schwierige Lebenssituationen oder Lebensphasen gestärkt zu bewältigen und Ressourcen zu entwickeln, die ohne diese Lebenssituationen sich nicht entwickelt hätten. Und aus systemischer Perspektive:

> »Unter Resilienz wird die Fähigkeit von Menschen verstanden, Krisen im Lebenszyklus unter Rückgriff auf persönliche und sozial vermittelte Ressourcen zu meistern und als Anlass für Entwicklung zu nutzen. Mit dem Konzept der Resilienz verwandt sind Konzepte wie Salutogenese, Coping und Autopoiese. Alle diese Konzepte fügen der Orientierung an Defiziten eine alternative Sichtweise bei« (Welter-Enderlin 2006, S. 13).

In der Resilienzforschung wird betont, dass es die alltäglichen menschlichen Dinge sind wie denken, lachen, um Hilfe bitten, Beziehungen eingehen, sich bewegen, seinem Leben Sinn geben etc., die resiliente Menschen kennzeichnen (Masten 2001).

Die Frage, was Menschen befähigt, gegenüber Belastungen einen Schutz zu entwickeln, der verhindert, dass sie erkranken, ist von allgemeiner Bedeutung. Die Frage, warum Menschen Traumatisierungen erleiden, auch in der frühen Kindheit und über einen langen Zeitraum, und aus dieser Situation *keine* Symptome entwickeln, sondern vielleicht sogar gestärkt daraus hervorgehen, ist für die Traumatherapie von großem Interesse. Die Forschungsergebnisse zeigen, dass Resilienz ein aktiver, lebenslanger Prozess ist, der sich interaktiv zwischen dem Individuum und seiner psychosozialen Umwelt entwickelt.

Für eine systemisch orientierte Traumatherapie ist das Modell familialer Resilienz von F. Walsh, das sich in drei Kategorien gliedert, von besonderem Interesse:

1. *Überzeugungen der Familie:* in widrigen Lebensumständen einen Sinn finden (Beziehung pflegen und fördern; Leiden akzeptieren; Krisen als sinnhaft und bewältigbar verstehen), optimistische Einstellungen (Hoffnung; Zuversicht; Vertrauen; Mut; Initiative; Beharrlichkeit; akzeptieren, was nicht zu ändern ist), Transzendenz und Spiritualität (Werte; religiöser Glaube; Rituale; Inspiration; Transformation).
2. *Strukturelle und organisatorische Muster der Familie:* Flexibilität (Offenheit für Herausforderungen und Veränderungen; kooperative Erziehung; Kontinuität; Beharrlichkeit; gute und gleichwertige Paarbeziehung), Verbundenheit (gegenseitige Unterstützung; Verbindlichkeit; Respekt vor Unterschieden, Grenzen und Bedürfnissen; Versöhnung; Suche nach neuen Verbindungen), soziale und ökonomische Ressourcen (unterschiedliche soziale Netzwerke und Bezugspersonen; finanzielle Sicherheit; Ausgewogenheit von Arbeit und Familie).
3. *Kommunikation und Lösung von Problemen:* Klarheit schaffen (eindeutige und klare Botschaften; Suche nach Wahrheit; Mehrdeutigkeiten klarstellen), Gefühle zum Ausdruck bringen (Empathie; Unterschiede akzeptieren; Gefühle austauschen; Ruhepausen; Humor), gemeinsam Probleme lösen (kreative Ideen entwickeln; Erfindungsreichtum; Zielorientierung; gemeinsame Entscheidungsfindung; Probleme verhindern; Krisen abwenden etc.) (vgl. Walsh 2006, S. 60 ff.).

M.-L. Conen beschreibt in ihrem Buch eindrucksvoll die Bedeutung und Stärkung der familialen Resilienz in der Therapie von hochbelasteten Familien (2002).

Das Konzept der familialen Resilienz geht über die Absicht hinaus, belastende Erfahrungen und Lebensabschnitte unter Erhalt der persönlichen Kompetenzen zu bewältigen:

> »Es bezieht sich auf das Potenzial, aus den Erfahrungen widriger Umstände heraus sowohl im persönlichen Bereich als auch in zwischenmenschlichen Beziehungen Wandel und Wachstum anzustoßen und zu entwickeln. Wenn eine Familie, die gegen ungünstige Lebensumstände ankämpft, sich Schlüsselprozesse der Resilienz zu Nutze macht, kann sie daraus gestärkt hervorgehen und ihre Ressourcen in zukünftigen Herausforderungen erfolgreich einsetzen« (ebd., S. 47).

Resilienz ist auch eine der Schlüsselfähigkeiten für ein posttraumatisches Wachstum.

3.6.4 Posttraumatic Growth

Die Entwicklung des Konzepts zum Posttraumatic Growth (Tedeschi et al. 1998) ist ein weiteres Element der Ressourcenorientierung in der Traumatherapie. Die Autoren gehen davon aus, dass traumatische Erfahrungen nicht nur Leid, Symptome und Störungen mit sich bringen, sondern auch persönliche Reifungs- und Weiterentwicklungsprozesse bewirken können. Diese zeigen sich nach ihren Forschungen in der Erfahrung von Lebenssinn, einer neuen Bewertung und Erfahrung der Beziehungen und in einer tieferen Sicht des Lebens.

Im Einzelnen zeigen sich die Prozesse in drei Bereichen:

> »Veränderung der Selbstwahrnehmung (z. B. Selbstwahrnehmung als Überlebender versus Opfer), Veränderung interpersoneller Beziehungen (Öffnung gegenüber anderen, vermehrtes Zulassen von Emotionen und Einfühlungsvermögen), Veränderung von Lebenseinstellungen (veränderte Prioritäten und Lebensziele, Beschäftigung mit existentiellen und spirituellen Fragen)« (Hepp 2006, S. 151).

Diese Entwicklungsprozesse sind Zeichen der Verarbeitung und Ressourcenaktivierung. Allerdings erlebt nicht jede und jeder nach einer Traumatisierung ein posttraumatisches Wachstum.

> Frau K. berichtet, dass sie nach dem schweren Unfall, bei dem sie nur knapp, aber mit schweren Verletzungen überlebte und ihren Mann verlor, jetzt viel bewusster lebe. Sie sei für jeden Tag dankbar, habe zu ihren Kindern eine herzlichere Beziehung entwickelt und sich gegenüber ihren Freundinnen mehr geöffnet, und sie erlebe das als eine große Bereicherung. Sie erzählt, dass sie ihren Glauben, den sie in ihrer Jugendzeit abgelegt hatte, wiedergefunden habe und dass er sie tröste und ihr Kraft gebe, das Leben zu leben, und das sei jetzt für sie um ein

Vielfaches lebenswerter. Allerdings sei der Preis, den sie dafür gezahlt habe, sehr hoch gewesen.

»Ganz klar lässt sich aus der Forschung zum Traumatic Growth der Schluss ziehen, dass man nicht lebenslänglich unter Traumata leiden muss. Menschen verfügen über erstaunliche Kräfte der Heilung und der Regeneration« (Reddemann u. Reddemann 2006, S. 155). Allerdings dürfen diese Überlegungen nicht missverstanden werden als zwanghafte Sinnsuche im Leid oder gar als Befürwortung von Leid, so als sei ein sinnhaftes Leben nur durch die Erfahrung von Leid möglich.

3.7 Körper und Bewegung im therapeutischen Prozess

Viele Forschungen im Bereich der Neurowissenschaften haben in den vergangenen Jahren gezeigt, wie wichtig der körperliche Ausdruck und die Bewegung für das Verstehen und Lernen neuer Verhaltensweisen sind.

Panksepp, Damasio, Fanselow und Lester u. a. haben darauf hingewiesen, dass jeder emotionale Zustand bestimmte Handlungstendenzen auslöst, die helfen, äußere und innere Herausforderungen zu bewältigen. Der Neurobiologe und Nobelpreisträger für Medizin (1981) Roger Sperry hat gesagt:

> »Das Gehirn ist ein Organ der Bewegung und für die Bewegung: Es ist das Organ, das die Muskeln bewegt. Außerdem tut es noch viele andere Dinge, aber sie alle sind der Aufgabe, unseren Körper in Bewegung zu versetzen, nachgeordnet« (Sperry 1952, zit. nach van der Kolk 2007 S. 216 f.).

Die Bedeutung von Bewegung und körperlicher Aktion wird im Alltagsleben beim Erlernen neuer Handlungen deutlich. Man kann lange theoretisch darüber sprechen, wie Fahrradfahren funktioniert; wenn die Bewegungen nicht immer wieder vollzogen werden, wird man es nicht lernen. Bewegungsabläufe scheinen sich sehr stabil in unserem Körper zu speichern. So lässt sich manchmal beobachten, wie Menschen, die als Kind bestimmte motorische Fertigkeiten (wie z. B. Rollschuhlaufen, Eislaufen etc.) erlernt haben, diese Bewegungsabläufe Jahrzehnte später wieder aktivieren können, so als wäre die Zeit stehengeblieben. Ebenso machen wir immer wieder die Erfahrung, wie schwer es ist, einmal erlernte Bewegungsabläufe wie z. B. beim Sport wieder zu verändern.

Die neurowissenschaftliche Forschung hat zeigen können, dass Lebewesen auf sensorische Impulse mit hormonell und neuronal stabilen Aktivierungen reagieren. Diese Reaktionsweisen entwickeln sich zu stabilen Handlungsmustern, die immer wieder abgerufen und die je nach Anforderungen im Präfrontalcortex modifiziert werden können (Damasio 2002).

> »Menschen (und Tiere) verhalten sich im Sinne der ›Handlungstendenz‹, die mit einer bestimmten Emotion verbunden ist: im Falle von Ärger/Wut mit Konfrontation oder Hemmung, im Falle von Angst mit der generellen Lähmung jeder physischen Aktivität, beim Gefühl der Hilflosigkeit mit körperlichem Zusammenbruch [das sind die klassischen Handlungstendenzen in der traumatischen Situation; R. H. u. A. K.], bei Freude mit dem Impuls, sich auf die Ursache der Freude zuzubewegen, beispielsweise auf einen geliebten Menschen zuzulaufen, gefolgt von dem Impuls, ihn zu umarmen usw.« (van der Kolk, 2007 S. 216).

Unser Gehirn ist sehr geschult darin, Gefühle und Impulse in der beschriebenen Form zu organisieren. Allerdings haben Studien mit Menschen, die intensive emotionale Zustände erleben, gezeigt,

> »dass starke Emotionen wie Furcht, Trauer, Ärger/Wut und Glück eine verstärkte Aktivierung der subkortikalen Gehirnregionen und eine deutliche Verringerung der Durchblutung verschiedener Bereiche des Frontallappens verursachen (Damasio et al. 2000). Dies ist die neurobiologische Erklärung für die klinische Beobachtung, dass es Menschen, die starke Emotionen erleben, gewöhnlich schwerfällt, eine modulierte Verhaltensreaktion zu organisieren« (ebd.),

was dazu führt, dass sie sich in ihrem Verhalten in immer ähnlichen Mustern bewegen und nach einem Trauma immer wieder triggern. LeDoux (1998, S. 242 f.) beschreibt, wie der Körper Erinnerungen an belastende Situationen der Furcht registriert und behält, was dem lateralen Kern der Amygdala zugeschrieben wird. Im therapeutischen Prozess wiederum gilt es nun, Möglichkeiten zu suchen, die Fähigkeiten der Modulierung von Verhaltensreaktionen wieder zu stärken.

Die Neurobiologie zeigt, wie bedeutsam es ist, den Körper in die Veränderungsarbeit mit einzubeziehen.

»Wenn im Gehirn etwas passiert, hat das Auswirkungen auf den gesamten Körper« (Hüther 2006b, S. 75). Der Hirnforscher Damasio meint, »dass wir den Körper immer als Bühne der Gefühle benutzen« (Damasio 2006, S. 213), und spricht vom körperbewussten Gehirn (S. 298 ff.).

> »Interozeptive, körperorientierte Therapien ermöglichen die unmittelbare Auseinandersetzung mit einem zentralen klinischen Problem der PTBS-Behandlung: dass Traumatisierte dazu neigen, die Gegenwart in Verbindung mit körperlichen Empfindungen und mit der Vergangenheit zuzurechnenden Emotionen zu erleben. Dies wiederum beeinflusst ihre Reaktionen auf Ereignisse in der Gegenwart: Um die Effektivität einer Therapie zu fördern, könnte es nützlich sein, sich auf das physische Selbsterleben der Patienten zu konzentrieren und ihr Selbstgewahrsein zu stärken, statt sich ausschließlich auf die Bedeutung zu konzentrieren, die sie ihren Erlebnissen zuschreiben – auf ihre Narration der Vergangenheit« (van der Kolk 2007, S. 231).

In der Traumatherapie zeigt sich immer wieder die enge Verknüpfung von psychischen und physischen Reaktionen. Unwillkürlich auftretende Repräsentationen von traumatischen Ereignissen wie Flash-backs, Albträumen, somatischen Sensationen etc. sind meist an starke Affekte gekoppelt.

> »Dementsprechend sind traumatische Erinnerungen mit Hyperarousal, starken körperlichen Reaktionen und heftigen Emotionen verbunden. Doch können sie auch mit Hypoarousal, verschiedenen Graden körperlicher Anästhesie und einem schwachen Affekt einhergehen« (Nijenhuis, den Boer u. Mattheß 2007, S. 176).

Unterschiedliche neurobiologische Studien zeigen, dass Menschen, die an ein Trauma erinnert werden, in den Gehirnregionen, die für die Kommunikation von Emotionen zuständig sind und Erlebtes in Sprache umsetzen (Broca-Region), eine verringerte Aktivität zeigen, während die Bereiche, die starke Emotionen unterstützen (rechter medialer Orbitofrontalcortex, Insel, Amygdala und anteriorer temporaler Pol) hoch aktiv sind (Rauch et al. 1996; van der Kolk 2007, S. 213).

Starke Emotionen wiederum lösen beim Menschen automatisch bestimmte Muster von Handlungstendenzen aus, die den Organismus darin unterstützen, mit Herausforderungen fertigzuwerden. Wie Handlungen durch starke Emotionen ausgelöst werden, hat eindrucksvoll Abraham Kardiner (1941) in seinem Buch *Traumatic neuroses of war* beschrieben:

> »... dass amerikanische Veteranen des Ersten Weltkrieges, wenn sie in der New Yorker U-Bahn fuhren, sich beim Einfahren des Zuges in einen Tunnel panisch duckten und sich wieder so verhielten wie im Schützengraben« (van der Kolk 207, S. 217).

Ähnliche Erfahrungen haben auch Bergleute gemacht, die nach dem Krieg wieder an ihren Arbeitsplatz zurückkehrten und in die Zechen einfuhren und dann bei den lauten, knallenden Geräuschen im Förderkorb oder bei Sprengungen im Stollen zusammenbrachen und weinend in einer Ecke kauerten, sich nicht mehr bewegen konnten oder verzweifelt wegrannten. Ihr Körper reagierte auf die akustischen Trigger mit den Handlungstendenzen der Verteidigung (Flucht, Einfrieren und Zusammenbruch) und ließ sie unaufmerksam werden, was zu so manchen auch tödlichen Unfällen führte.[40]

Häufig lässt sich bei traumatisierten Menschen beobachten, dass eine Bewegung oder körperliches Erleben in der traumatischen Situation einfriert. Sie wirken dann erstarrt, unbeweglich, fest etc. oder sind nicht mehr fähig, bestimmte, teilweise alltägliche Bewegungsabläufe zu vollziehen.

> Herr K. z. B. hatte in seiner beruflichen Tätigkeit als Lokführer zwei tödliche Unfälle, die er nach eigenen Angaben ohne große Probleme verarbeitete. Nach seinem dritten Unfall war er auf einmal nicht mehr in der Lage, mit seiner Hand den roten Signalknopf zu betätigen, der eine Verbindung mit der Leitstelle herstellt. »Ich habe in der Lok gesessen und konnte mich nicht mehr bewegen, ich habe diese Bewegung tausendmal gemacht, aber auf einmal konnte ich meinen Arm nicht mehr bewegen. Das Schlimme ist, dass ich jetzt [ungefähr ein Jahr später] die gleichen Beschwerden wieder habe und mein rechter Arm unbeweglich ist.«

Manchmal erkennen wir unmittelbar, dass der Körper die Geschichte des Traumas erzählt und je nach Integration der traumatischen Erlebnisse somatische Phänomene erzeugt, die die nicht abgeschlossene Handlung in der Belastungssituation repräsentieren.

3.8 Lösungs-, Zukunfts- und Alltagsorientierung

Die Lösungs- und Zukunftsorientierung ist ein Paradigma der Kurzzeit- und Systemtherapie[41] und gehört auch für eine systemische

40 Persönliche Berichte traumatisierter Bergleute aus den Bergwerken der *RAG* (ehemals *Ruhrkohle AG*).

41 Die Entwicklung der lösungsorientierten Kurzzeittherapie hat die systemische Therapie maßgeblich beeinflusst. Sie geht vor allem auf die Arbeiten von Steve de Shazer und seiner Arbeitsgruppe zurück.

Traumatherapie zu den Grundlagen therapeutischen Handelns. Einige traumatherapeutische Schulen haben manche dieser Überlegungen in ihren Ansätzen aufgegriffen. So stellt die Zukunftsorientierung einen wichtigen Teil der Stabilisierungsarbeit dar. Ebenso sind die Lösungs- und Alltagsorientierung eine Möglichkeit, direkte Veränderungen anzustoßen und Alltagsstabilität zu erreichen.

Die moderne Hirnforschung weist darauf hin, wie bedeutsam eine Lösungs- und Zukunftsorientierung für das Entwickeln neuer Verhaltenweisen ist. Sie konnte eindrucksvoll zeigen, dass imaginierte zukünftige Handlungen ähnliche hirnorganische Prozesse auslösen wie die entsprechende konkrete Tätigkeit in der Gegenwart. Wie beim Mentaltraining im Sport, bei dem etwa Tennisspieler in Gedanken dem Bewegungsablauf beim Aufschlag nachgehen oder Skirennfahrer die Strecke im Geiste abfahren, ist auch in der Therapie das Mentaltraining ein wichtiges Instrument dafür, zukünftig gewolltes Verhalten zu trainieren und einzuüben (Hüther 2006a).

In der systemischen Therapie steht im Mittelpunkt der Therapie nicht die Bearbeitung vergangener Probleme, sondern eine Zukunfts- und Lösungsorientierung. Dazu müssen neue neuronale Erregungsmuster ausgebildet und aktiviert werden.

> »Der Schwerpunkt muss also ganz überwiegend auf der Veränderung des Problems liegen, auf der Herausbildung neuer Gedanken, Verhaltensweisen und Emotionen. Diese Aktivierung der neuen neuronalen Erregungsmuster muss möglichst oft wiederholt werden, sonst werden die neuen neuronalen Verbindungen nicht fest genug gebahnt. Wenn sich die Therapie zu lange mit der Feststellung und Analyse von Problemen aufhält, werden keine neuen, positiveren neuronalen Erregungsmuster ausgebildet« (Grawe 2004, S. 55 f.).

Die Fokussierung auf einen Zeitpunkt im Leben, in dem es die jetzigen Probleme, Symptome der Traumafolgestörung, nicht mehr gibt, ist sowohl in der Stabilisierungsphase, aber auch in der Phase der Traumaintegration oder Traumabegegnung von großer Bedeutung.

Forschungsergebnisse der letzten Jahre zeigen, wie prägend die gedankliche Auseinandersetzung mit anderen physiologischen Zuständen ist. Spitzer (2007, S. 35 ff.) weist auf unterschiedliche Untersuchungen hin, die alle zeigen, wie sehr die mentale Beschäftigung mit bestimmten Inhalten sich auf die Leistungen und das Verhalten von Menschen auswirkt. Er berichtet z. B. von einer Untersuchung mit Studenten, die dazu gebracht wurden, an ältere Menschen zu denken, und die anschließend langsamer gingen als die Vergleichsgruppe, die an junge Menschen gedacht hatte. Eine andere Versuchsanordnung zeigte, dass Studenten, die an »Fußballhooligans« dachten, bei einem Spiel, bei dem es um Allgemeinwissen ging, wesentlich schlechter abschnitten als die Gruppe, die an »Professor« denken sollte. Andere Forschungen zeigten, dass ähnliche neuronale Prozesse zu beobachten sind bei Menschen, die sich mit einer bestimmten Frage in der Gegenwart beschäftigen oder mit der gleichen Frage in der Zukunft. Durch diese Hinweise wird die Bedeutung der bekannten Wunderfrage (siehe Abschnitt 4.9) von Steve de Shazer gestärkt. Das genaue Beschreiben von künftigen Tätigkeiten, Gefühlen, Empfindungen, Kognitionen schafft neue neuronale Verknüpfungen, die bereits in der Gegenwart Veränderungen bewirken können.

So ist die Beschäftigung mit der Frage, wie ein Leben in Sicherheit ohne Retraumatisierung, Trigger etc. aussehen würde, also die vorweggenommene Realisierung eines sicheren Zustandes mit anderen Interaktionen, inneren Gedanken, Gefühlen, Fantasien etc., von hoher Relevanz. Die Anregung und Verfestigung dieses Prozesses bedarf nicht zwangsläufig der Aufarbeitung der »Traumaauslöser« durch eine Traumakonfrontation.

Die zirkuläre Nutzung von Lösungsideen und »Wunderideen«, die in das System eingebracht werden, schaffen die Möglichkeit eines gemeinsamen Veränderungsprozesses im System. Sie sorgen in der Therapiesituation für ein positives, unterstützendes Klima. Durch die Wunderdialoge, die Konstruktion des Verhaltens und die Auswirkungen auf andere Systemmitglieder wird die Motivation gestärkt, sich im Alltag anders zu verhalten. Der Zukunftsdialog schafft für traumatisierte Systeme eine neue Perspektive nach dem Trauma und zeigt Möglichkeiten der Veränderungen, damit es bereits jetzt besser wird. So ist die Zukunftsorientierung eine Intervention im Hier und Jetzt, die in die Zukunft hineinwirkt. Sie gibt Hoffnung auf eine gute Entwicklung und stärkt so die Resilienz.

Diese Möglichkeiten zu entdecken und die darin liegenden Kräfte zu spüren sind wichtige Erfahrungen für traumatisierte Menschen, die ihnen helfen, den »Opferstatus« zu verlassen. Durch die Lösungsorientierung und die Entwicklung der Lösungsideen werden die Selbstwirksamkeit der Klienten gestärkt und das Kohärenzgefühl (Salutogenese) gefördert.

Die Idee von de Shazer, »Solution talk creates solutions – problem talk creates problems«, wird heute auch neurowissenschaftlich bekräftigt. In einer Metapher können wir uns das Leben, die Alltagswelt, wie die *ZDF*-Torwand vorstellen. Dabei ist eine der Toröffnungen die »Problemwelt« und die andere Öffnung die »Lösungswelt« (siehe Abb. 8). Die Überlegung von de Shazer war nun: Wenn jemand immer und immer wieder über das Problem spricht, dann nimmt irgendwann die Problemwelt das ganze Leben ein. Deshalb ist es therapeutisch so wichtig, über Lösungen zu sprechen. Wenn wir viel über Lösungen sprechen, wird die »Lösungswirklichkeit« immer größer und nimmt irgendwann die gesamte »Torwand« ein. Wir haben an anderer Stelle bereits auf die Wichtigkeit hingewiesen, dem Trauma- oder Problemnetzwerk ein Lösungsnetzwerk gegenüberzustellen. Durch die Verstärkung des neuronalen Lösungsnetzwerkes wird es für den Klienten öfter und leichter möglich, sich im positiven Feld zu bewegen.

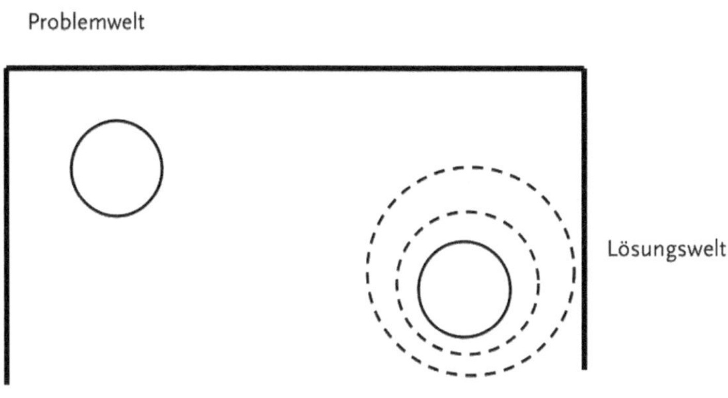

Abb. 8: Torwand

Gleichzeitig verstärkt das Lösungsnetzwerk die Absorptionsphänomene.

Die Alltagsorientierung schafft die Möglichkeit, kleine, überschaubare Schritte zu gehen. Durch die Erfahrung »Ja, es ist möglich, dass sich etwas ändert!« entwickeln sich der Mut auch für stärkere Veränderungen und die Hoffnung, dass es nicht so bleiben muss, wie es ist. Für eine Familie, die durch ein Trauma betroffen war, ist es wichtig, den Alltag wieder geregelt zu bekommen (regelmäßig zu essen, die Wohnung zu säubern, wieder spielen zu können, lachen zu können, das Kind wieder allein zur Schule gehen zu lassen, die Autonomie der einzelnen Familienmitglieder wieder zuzulassen etc.), damit sie ein Leben nach dem Trauma führen kann. Hier ist Traumatherapie Alltagsbewältigung. Die dissoziativen Anteile müssen zur Kooperation eingeladen werden, damit sie aufstehen können, Essen kochen, zur Arbeit gehen etc., den Alltag wieder erlernen.

3.9 Auftragsklärung und Zielorientierung

Auftragsklärung und Zielorientierung sollen therapeutische Prozesse fokussieren. Sie helfen Klienten, sich zu orientieren, und unterstützen Therapeutinnen dabei, sich um die für die Klienten wichtigen Fragen zu kümmern.

Die Orientierung an Therapiezielen ist heute in den meisten Verfahren unbestritten. Nur dann, wenn wichtige Ziele aktiviert sind, werden nach Grawe (2004, S. 49 ff.) auf neuronaler Ebene Dopaminrezeptoren aktiviert. Dadurch kommt eine »Second-Messenger«-Kaskade (LeDoux 1998, S. 234 f.) in Gang, die mit dafür sorgt, dass wichtige neuronale Prozesse aktiviert werden. Deshalb sollten die angestrebten Ziele eine hohe Bedeutung für die Klienten haben. Wenn hingegen der Therapeut seine eigenen Ziele verfolgt, Dritte (Jugendamt, Arbeitgeber etc.) die Ziele festlegen oder die Klienten sich eher abwehrend und widerstrebend an der Problembearbeitung beteiligen,

> »können keine Langzeitbahnungen im Sinne des angestrebten Ziels erwartet werden. Diese aus den Vorgängen bei der Erregungsübertragung an den Synapsen abgeleitete Schlussfolgerung stimmt gut überein mit dem Ergebnisstand der Psychotherapieforschung [...]. Wenn es in einer Therapie nicht gelingt, wichtige Annäherungsziele des Patienten zu aktivieren und sie zum Motor des Veränderungsprozesses zu machen, sollte man die Behandlung des betreffenden Problems lieber sein lassen« (Grawe 2004, S. 55).

Die Erarbeitung von Aufträgen beinhaltet die Aufstellung von plastischen und anschaulichen Zielen. Dabei sollen Zielvorstellungen auf möglichst vielen Wahrnehmungskanälen aktiviert werden. Methodisch kann das geschehen durch: Skulpturen, Skalierungen, Bilder, Wunderfrage, Metaphern, mit Hilfe von BASK, Gedichten, Einführung der Außenperspektive oder eines Beobachters (»Woran würde X erkennen, dass Sie das Ziel erreicht haben?«), ein Lied, das das Ziel beschreibt, etc.

Anhaltspunkte für Zielformulierungen von Menschen mit Traumafolgestörungen:

- Ziele sollten klein und realistisch sein und das Handeln auf einen Bezugspunkt hin unterstützen.
- In den meisten Fällen zeigen die Klienten bereits Verhaltensweisen in bestimmten Situationen (wie z. B. nicht mehr an das Trauma denken etc.), die sie als Ziel beschreiben. Diese Situationen gilt es zu würdigen und zu nutzen.
- Ziele helfen, den Blick vom Problem zur Lösung zu wenden.
- Sie sollten die Anwesenheit von etwas beschreiben und nicht die Abwesenheit oder Negation (z. B.: »Besser wäre es, wenn ich häufiger an schöne Dinge denken würde, die mir Mut und Zuversicht geben« etc.).
- Ziele orientieren Klienten auf ein zukünftiges Handeln hin, was die eigenen Ressourcen aktiviert und die Selbstwirksamkeit fördert.
- Die Klienten sollten die Auswirkungen der Zielerreichung in ihrem Alltag bemerken, um sie für sich zu prüfen. (»Was wird in Ihrem Alltag anders sein? Welche Auswirkungen wird das ... haben? Woran wird Ihre Frau/Ihr Mann erkennen, dass Sie das Ziel erreicht haben?« Etc.).
- Ein Ziel soll sinnspezifisch konkret sein und für die Klienten wie für andere im Verhalten und in Handlungen wahrnehmbar sein. (Also nicht: »Ich will mich besser fühlen« etc., sondern: »Ich will das und das tun, um mich dadurch besser zu fühlen. Dabei werde ich mich so und so verhalten.«)
- Das Ziel sollte die Wahlmöglichkeiten der Klienten erhöhen und das Verhaltensspektrum erweitern.
- Für die Erreichung des Ziels sind die Klienten verantwortlich. Der Therapeut ist Begleiter oder Mentor.
- Durch das therapeutische Handeln sollten Schritte zur Erreichung des Ziels getan werden. Das können die Klienten am besten beurteilen. (»Was war bisher hilfreich für Sie?«)

- Teilergebnisse und Schritte zum Ziel sollten durch Wiederholung abgesichert werden. (»Was haben Sie bisher gelernt, erfahren? Was tun Sie bereits, was ihrem Zielverhalten nahekommt, und wann verhalten Sie sich so?«)
- Ziele sollten für alle Mitglieder des inneren Systems tragbar und mit ihnen ausgehandelt sein. Wenn das nicht geht, sollte verhandelt werden, welche Ziele zumindest für eine »Probezeit« akzeptiert werden können. Auch ein innerer »Mediationsprozess« kann zu einer Einigung führen.
- Auftragsklärung und Zielorientierung helfen Klienten bei der inneren und äußeren Fokussierung. Besonders bei komplexen Traumatisierungen ist darauf zu achten, inwieweit alle Anteile des Selbstsystems die Therapie unterstützen bzw. wie die innere Kooperation aussieht, denn häufig genug gibt es Teile, die nicht therapiewillig sind.
- Ziele können auch widersprüchlich sein, weil Persönlichkeitsanteile unterschiedliche Wünsche haben. Dann gilt es zu verhandeln, welche Ziele für welche Situationen hilfreich sind.
- Ziele sind kein »Wunschkonzert«, es kann nicht darum gehen, Geschehenes ungeschehen zu machen oder so zu tun, als könnten die Klienten nach dem Trauma so weiterleben, als sei nichts geschehen.
- Mit Steve de Shazer[42] sollen Ziele keine »Tausend-Dollar-Worte« (wie z. B. glücklich werden oder geliebt werden) beinhalten, sondern sie sollten wie »Centstücke« sein: kleine Schritte, beschreibbar im Alltag, konkret, direkt und überprüfbar.
- Ziele unterstützen nicht nur Klienten, sondern auch die Therapeuten. Sie helfen, Erfolge zu erkennen, und geben Rechenschaft über die Arbeit.

Zentrales Ziel der Traumatherapie ist es, dass die Klienten »Meisterschaft« im Umgang mit sich selbst erwerben (gutes Selbstmanagement). Überprüfbare und verhaltensbezogene Ziele sollen ermöglichen, dass Klienten ihre Entwicklungsschritte überprüfen können (Stabilität, Triggerbegrenzung, innere Sicherheit etc.). Auftrag und Ziele geben den Klienten das Gefühl von Sicherheit im und Kontrolle über den Therapieprozess.

---

42 Persönliche Mitteilung von Steve de Shazer während des »Trainers' Training« am *Brief Family Therapy Center* (*BFTC*, Milwaukee, USA) im April 1997.

> »Die Bearbeitung traumatischer Erfahrungen ist kein Therapieziel! Vielmehr dient die Bearbeitung traumatischer Erfahrungen bestimmten Therapiezielen« (Reddemann 2004c, S. 20).

Komplex traumatisierte Klienten können bei der Zielarbeit stark unter Druck geraten, deshalb empfiehlt L. Reddemann eher von der »Metapher des Weges« zu sprechen.[43] Wege, Aufträge und Ziele können im Prozess neu formuliert werden.

Die prozessorientierte Arbeit mit der Auftragsklärung und Zielorientierung – also z. B. die Klärung der Frage, ob sich die Therapie noch in einem zielrelevanten Bereich bewegt, wie die Ziel- und Prozessverantwortung verteilt ist, welche inneren Anteile die Zielarbeit und den Prozess unterstützen und welche eher andere bevorzugen – ist für Klienten mit einer Traumafolgestörung hilfreich dafür, dass sie prüfen können, ob sie auf dem Weg der Stabilisierung sind. Die Prozessorientierung kann zeigen, wie wichtig die tägliche Beschäftigung mit innerer Sicherheit, Stabilität, Affektregulierung ist, und die Bedeutung der Übung stabilisierender Methoden unterstreichen.

Therapeutische Ziele können nicht wie Tabletten eingenommen werden, sondern sind Anregungen zur ständigen Beschäftigung mit der eigenen Entwicklung und Veränderung.

3.10 Musterorientierung

> »Der Musterbegriff ist eines der fundamentalsten Konzepte von Familiensystemen. Er bezieht sich auf eine funktionale, zusammengesetzte Einheit, deren Elemente aber voneinander unterschieden werden können« (Simon, Clement u. Stierlin 1999, S. 224).

Der Begriff lässt sich von anderen beschreibenden Begriffen wie Struktur, Gestalt nicht eindeutig trennen. Er findet sich auch in der Wahrnehmungspsychologie, Gestalttheorie, Feldtheorie und in den Neurowissenschaften:

> »Die angeborenen neuronalen Muster, die zur Erhaltung der inneren Homöostase notwendig und daher fundamental für das Überleben sind, befinden sich in Bereichen des Gehirnstamms und des Hypothalamus« (van der Kolk 2000, S. 197).

43 Persönliche Mitteilung von L. Reddemann während eines Seminars im Sommer 2004.

In der Traumatherapie lassen sich drei Ebenen von Mustern unterscheiden:

1. Sie zeigen sich auf der Verhaltensebene in Form von Inszenierung, Triggern oder Intrusionen. (»Immer wenn ich quietschende Reifen oder die Sirene eines Krankenwagens höre, bin ich wie gelähmt und vergesse alles. Mein Kopf ist dann leer, und der Körper fühlt sich bleischwer an.«)
2. Sie zeigen sich in Form von neuronalen Mustern, die sich sowohl physiologisch wie psychologisch auswirken. Bei Menschen mit einer Traumafolgestörung lässt sich z. B. beobachten, wie sie mit einem erhöhten Arousal leben oder in bestimmten Situationen, die eine Nähe zum Trauma aufweisen, dissoziieren. Sie erleben sich wie festgefroren, unfähig, das Muster zu verlassen. Wenn jemand keine Handlungs- oder Gefühlsalternativen erlebt, ist das ein charakteristischer Hinweis auf das Vorhandensein von Mustern. (»Es ist, als wäre ich wie ein Zug auf einer Schiene, der sich nur auf der Schiene bewegen kann, selbst wenn ich sehe, was ich anders machen könnte, ich komme nicht von der Schiene runter. Es ist wie ein Zwang, jetzt das zu tun. Man läuft praktisch offenen Auges in das Messer« [Herr M. in einer Sitzung].)
3. Sie zeigen sich in traumatisierten Systemen. Das System bildet auf Grund von Regeln und Strukturen Muster aus, die festlegen, wie die Familienmitglieder mit dem Trauma und seinen Auswirkungen umgehen. Die Kinder gewöhnen sich beispielsweise daran, dass der Vater schnell und unberechenbar aggressiv wird und distanzieren sich lieber, was die Vereinsamungsgefühle verstärkt und die Kontaktwünsche unbefriedigt lässt. Das wiederum ist vielleicht wieder ein Trigger, der weiteren Rückzug bewirkt, der Rückzug kippt nach einiger Zeit um in aggressive Impulse, die wenigstens kurzfristig das Kontaktbedürfnis befriedigen usw. Oder es gibt den Ehemann, der bestimmte Themen nicht mehr anspricht, spezielle Fernsehsendungen abschaltet, besondere Freunde nicht mehr besucht oder Aktivitäten vermeidet, um seine Frau zu schützen.

Möglichkeiten der Musteränderung[44]

Die Veränderung von Problemmustern wird angeregt durch Unterschiedsbildungen. In die bisherigen Verknüpfungen von Verhalten, Gefühlen, Selbstbeschreibungen etc. werden Unterschiede eingeführt. Diese »Neuinformationen« können dann zu einer Neugestaltung von Mustern führen (Schmidt 2005, S. 119 f.). Manchmal können Muster einzelnen Persönlichkeitsanteilen zugeordnet werden, d. h., Musteränderungen sind mit verschiedenen Persönlichkeitsanteilen zu bearbeiten. Sie können sowohl im Hier und Jetzt der therapeutischen Beziehung genutzt werden als auch durch Interventionen, die den Klienten einladen, in seinem Alltag kleine neue Erfahrungen zu machen. Musteränderungen sprechen das Handlungssystem Untersuchung und Spiel an, sie sollten so gewählt werden, dass der Klient sie erfolgreich bewältigen kann, damit er so sein Gefühl der Selbstwirksamkeit stärken kann. Eine wichtige Grundlage für Musteränderungen sind der Kontakt zu den eigenen Ressourcen und ihre Aktivierung. Gleichzeitig aktivieren Musteränderungen ihrerseits auch Ressourcen, weil sie Hoffnung auf Veränderung geben.

Folgende Interventionen ermöglichen Musteränderungen.

Musterunterbrechung: Das meint die Unterbrechung von Verhaltensweisen und Interaktionen, die in ein Problemverhalten führen.

> Die Mutter von Familie K. wird immer wieder getriggert durch das abweisende Verhalten ihres Mannes, das dieser zeigt, wenn das Kind krank ist und sie sich ausschließlich um das Kind kümmert. Hier kann es eine sinnvolle Musterunterbrechung sein, den Mann darin zu unterstützen, besonders in diesen Situationen sich aktiv um seine Frau zu bemühen und ihr in ihrer Verantwortung für das Kind beizustehen.

Musterirritation: Das meint z. B., einen inneren Anteil, der phobisch auf Beziehungen reagiert, einzuladen, sich vorsichtig und zeitlich begrenzt auf Kontakt in einer Beziehung einzulassen. Zu einer solchen Irritation sollte der Klient zuerst in der geschützten therapeutischen Situation eingeladen werden, damit er in kleinsten Handlungssequenzen Erfahrungen machen kann. Bei Erfolg kann das Muster »Vertrauensvolle Beziehungen werden immer ausgenutzt und führen in

---

44 Wir folgen hier G. Schmidt in der Beschreibung von Mustern und spezifischen Techniken (2005, S. 112 ff.).

altes Leid« irritiert werden, und die Möglichkeit für neue Erfahrungen kann eröffnet werden.

Musterbereicherung: Muster sind unwillkürlich auftretende Verhaltensweisen, Emotionen und Handlungen, die sich durch nicht identische Wiederholungen auszeichnen (man erinnere sich an die Erfahrungen des Hauptdarstellers Phil im Film *Und täglich grüßt das Murmeltier*, der den gleichen Tag immer wieder erlebt und die Wiederholung nicht unterbrechen kann). Durch die Wiederholung wird das Verhalten als stabil und so kraftvoll erlebt, dass kaum Hoffnung auf eine Veränderung besteht (Schmidt 2004, S. 112–123). Muster, die in der traumatischen Situation im dissoziativen Zustand gebildet wurden oder bei denen die traumatische Fragmentierung sehr stark ist, entziehen sich der bewussten Veränderung. Selbst wenn die Klienten sich sehr um eine Veränderung bemühen, bleiben sie im dissoziativen Stadium davon unberührt. Eine Möglichkeit, solche Muster zu verändern, ist die Musterbereicherung durch Einflechtung zusätzlicher Handlungen (z. B. Körperbewegungen, Veränderung der Atmung, Ressourcenverankerungen, Einbeziehung des inneren Kindes, Selbstberührungen oder wenn Interaktionspartner eingebunden werden durch »erlaubte« Berührung oder Tröstung etc.). Durch diese Erweiterung kann es langfristig zu einer Neuformung von Mustern kommen.

Musterwechsel: Schmidt (ebd., S. 117) schreibt:

> »Aus hypnotherapeutischer Sicht ist das Problemerleben ein Ergebnis einer intensiven Dissoziation, die hilfreichen Muster werden unbewusst aus der willkürlichen, zugänglichen Wahrnehmung abgespalten. Gleichzeitig wirken die sehr oft praktizierten Problemmuster wie automatisiert.«

Neben diesen automatisierten Problemmustern lassen sich bewusst Lösungsmuster kreieren und einüben. Die Klienten werden zu einem »Tanz« zwischen Problem und Lösungsmuster angeregt. Dies soll dazu führen, dass die Klienten nach und nach seltener das Problemmuster und öfter das Ressourcenmuster aktivieren. So ist die Wirkung der Ressourcen- und Lösungsmuster nicht nur in der Gestaltung eines alternativen Musters zu sehen, sondern auch in der Absorption der Problemmuster.

Komplexitätserhöhung bzw. Komplexitätsreduktion: Beide Richtungen führen zu einer Instabilität oder Verflüssigung des Musters. Die Komplexitätserhöhung ist vor allem gefragt, wenn ein Problemmuster sehr starr, festgelegt, eindeutig und linear ist. Durch zirkuläre Fragen, kognitive Erklärungen, Beobachtungsaufgaben, Umdeutungen, Arbeit mit inneren Persönlichkeitsanteilen, Kontextualisierung etc. kann eine Aufweichung entstehen. Z. B. kann bei konstriktiven Mustern der Traumaverarbeitung die Komplexitätserhöhung dazu führen, dass sich einschränkende Verhaltenweisen und Vermeidungen wieder aufzulösen. Komplexitätsreduktion ist angezeigt, wenn das Traumanarrativ, die erzählte Geschichte der Klienten zu einem »Erzähldickicht« (ebd., S. 116) wird und ihn in eine Handlungsstarre und Überforderung bringt. Rituale, Skalierungen, Skulpturen, Beziehungslandkarten etc. sind Techniken, die zu einer Komplexitätsreduktion führen können. Diese Interventionen können traumaorganisierte Beziehungsmuster verändern. Beispiele dazu finden sich in Abschnitt 7.2.5.

3.11 Respektlosigkeit und Humor

Respektlosigkeit

In Anlehnung an Cecchin et al. (2002) ist die Respektlosigkeit gegenüber Ansätzen und Theorien eine wichtige Grundhaltung, die es ermöglicht, flexibel und beweglich zu bleiben.

> »Es ist uns wichtig zu betonen, dass hier Respektlosigkeit nicht im Sinne der Geringschätzung und mangelnder Achtung von Menschen gemeint ist, sondern ein Sicherlauben und Dazustehen, kreativ von Ideen abzuweichen, wenn es nützlich ist« (ebd., S. 12).

Das ist besonders wichtig in einer Zeit, in der man anhand der Studien versucht, quasinaturwissenschaftliche Objektivität zu erzielen, um die Bedeutsamkeit der jeweils eigenen Therapieschule zu unterstreichen. Sowohl in der systemischen Therapie wie in der Traumatherapie entsteht manchmal der Eindruck, als sei es unbedingt erforderlich, dass sich Therapeuten nur im Gebiet des eigenen Verfahrens bewegen und nicht die Schönheiten anderer Landschaften sehen sollten.

> »Trauen Sie sich, sich mit Ihren Ideen über die sicheren Grenzen der Familientherapie-Enklave hinauszuwagen, werden Sie vielleicht über-

> rascht sein, wie unwichtig das Dogma der Familientherapie im größeren gesellschaftspolitischen Gefüge ist« (ebd., S. 16).

Das Gleiche gilt natürlich auch für die Traumatherapie. Das schafft im kollegialen Austausch und in der konkreten therapeutischen Situation Kreativität und die Freiheit, nahe bei unseren Klienten zu sein und nicht zwanghaft an unseren Theorien haften zu wollen.

Der Ansatz der Respektlosigkeit hat auch Bedeutung für uns als Therapeuten, wenn wir zwei unterschiedliche Therapieansätze miteinander verknüpfen, die auf den ersten Blick wenig zueinanderpassen. Dann können wir uns von den Überlegungen Cecchins inspirieren lassen, der meint, die Respektlosigkeit sei nicht etwas zu Besonderes.

> »Es [die Respektlosigkeit] ist eine die Haltung des Therapeuten reflektierende Position, die ihn befreit und ihm zu handeln gestattet, ohne der Illusion der Kontrolle zum Opfer zu fallen. Die Position der systemischen Respektlosigkeit erlaubt dem Therapeuten, auf den ersten Blick widersprüchliche Ideen nebeneinanderzustellen« (ebd., S. 25).

Humor

> »Das Leben ist viel zu wichtig, als dass man es ernst nehmen sollte«.
> (Oscar Wilde)

Humor ist eine weitere Haltung, die besonders in der Traumatherapie wichtig ist, in der es so oft um tragische Ereignisse, schwere Schicksale, Gewalt, Tod, Folter, Unglücke, Naturkatastrophen geht. Der Therapeut sollte seinen Humor bewahren und ihn auch in der therapeutischen Beziehung pflegen. Humor gehört zu den besten beziehungsgestaltenden Interventionen, über die Menschen verfügen. Abgesehen von den vielen guten Auswirkungen auf die Gesundheit fördert Lachen die Möglichkeiten, Neues besser zu behalten. Es verführt Menschen dazu, tief zu atmen und sich mit Sauerstoff zu versorgen (Grinder 2007, S. 106 ff.), es hilft, Spannungen abzubauen, Scham aufzulösen, und fördert die Intensivierung der Beziehungen.

> »Humor hilft, Kontakt mit der Familie herzustellen, und schafft eine freundliche Atmosphäre […]. Lachen ist ein sehr wirksames therapeutisches Werkzeug, mit dessen Hilfe sich die Wahrnehmung einer Familie verändert« (Satir u. Baldwin 1990, S. 194).

> Frau F. bezeichnet ihr inneres System, in dem es manchmal ziemlich dramatisch zugeht und nicht selten schmerzhafte Erfahrungen geteilt werden, als »meine innere Rasselbande«. Es macht einen Unterschied, ob sie mit ihrer inneren Rasselbande kooperiert oder mit Täterintrojekten und täteridentifizierten Anteilen.

Ein humorvoller Umgang mit Problemen, Themen und sich selbst trägt dazu bei,

> »dass sich Klienten sowohl in der therapeutischen Beziehung wohlfühlen als auch zur eigenen Lebens- und Beziehungsgestaltung etwas mehr Distanz gewinnen. Damit sind Veränderungen leichter möglich« (Schiepek 1999, S. 91).

Für die Traumatherapie sind besonders die Forschungsergebnisse wichtig, die zeigen konnten, dass Humor eine der besten Copingstrategien für den Umgang mit Stress ist (Strunk u. Schipek 2006, S. 146 f.). Lachen und Humor sind an das Dopamin-Motivationssystem gekoppelt, welches die soziale Verbundenheit verstärkt und emotionale Sicherheit vermittelt (Bauer 2006, S. 42 f.; Strunk u. Schiepek 2006; Spitzer u. Bertram 2007). Dieses System führt zu einer aktiven Hemmung der Gehirnregion, die die Schutzstrategien kontrolliert, und gibt Gelegenheit zu spontanem Auftreten sozialen Verhaltens (Porges 2003).

Die Entwicklung und Unterstützung einer positiven und leichten Atmosphäre in der Therapie schafft gute Bedingungen für Entwicklungsprozesse. Die Neurowissenschaften gehen davon aus, dass das, was im Gehirn gleichzeitig aktiviert wird, auch als Muster gekoppelt wird. Das eine löst das andere dann automatisch mit aus. Werden Therapiesitzungen als Bedrohung, Belastung und mit negativen Emotionen erlebt, geht das mit der Aktivierung des Verteidigungssystems einher, welches eher Reaktionen von Flucht, Einfrieren, Starre etc. auslöst. Wird die Sitzung mit positiven Emotionen und Erlebnisinhalten verknüpft, dann wird auch die nächste Sitzung in positiver, offener Spannung erwartet. Deshalb ist es wichtig, dass Klienten überwiegend positive Emotionen erleben. Das kann durch Ressourcenaktivierung und Humor erreicht werden (Grawe 2004, S. 65 f.).

Für Menschen, die viele schwierige Lebenserfahrungen gemacht haben, ist die Erfahrung, wieder lachen zu können, so etwas wie eine Wiedergeburt, sie spüren darin ihre Lebendigkeit und Vitalität.

> Ein Klient, der lange Zeit als Kriegsverfolgter in Gefangenschaft war, gefoltert wurde und »viele Tode gestorben« ist, sagte am Ende der Therapie: »Viele der Übungen haben mir sehr geholfen, mein Leben wieder zu meistern, über viele Gespräche habe ich lange nachgedacht, und ich habe mich dadurch bereichert gefühlt. Aber am wichtigsten ist es für mich, dass ich mein Lachen wiedergefunden habe. Über mein Leben lachen zu können, auch über die schlimmen Sachen, die ich erlebt habe, das war das Wichtigste der ganzen Therapie. Die Sitzungen, wo wir gemeinsam gelacht haben über einen Witz, ein Missgeschick, eine witzige Bemerkung etc., sind bei mir in bester Erinnerung.«

R. Kluft meint: »Die Fähigkeit, Humor zu entwickeln, ist ein signifikantes Zeichen für einen erfolgreichen Therapieverlauf.«[45]

Lachen und Humor sind nicht nur für die Klienten wichtig, sondern auch für uns Therapeuten. Lachen über sich selbst ist das beste Mittel dafür, nicht im »Mitgefühlserschöpfungssyndrom« zu versinken. Lachen ist Lebens- und Arbeitselixier.

45 Mündliche Mitteilung während des Seminars *Advanced issues in the treatment of dissociative identity disorder and allied dissociative disorder and states*, Workshop at the *Psychotraumatology Institute Europe* (*PIE*, 24.–25.9.2005).

4. Methodische Ideen für eine systemische Traumatherapie

4.1 Skulpturarbeit

Die ursprüngliche Idee und Technik der Skulpturarbeit ist von V. Satir in die Familientherapie eingebracht und schnell von anderen systemischen Schulen aufgegriffen worden. Heute finden wir sie in den unterschiedlichsten Formen und Ausprägungen als klassische Skulptur, als Aufstellungsarbeit, als Skulptur mit Stühlen oder anderen Symbolen, als Familienbrett etc. als Darstellungsform für äußere Systeme wie für innere Systeme, als Lösungsskulptur, als Problemskulptur, als Ambivalenzskulptur usw. Sie schafft eine hohe Beziehungsdichte und ermöglicht ein breites Lösungsspektrum. Dank der Verknüpfung visueller, motorischer, kognitiver, sprachlicher und reflexiver Impulse besitzt die Skulpturarbeit eine hohe Wirkungsdichte.

Die Skulptur- und Aufstellungsarbeit vereinigt unterschiedliche theoretische Zugänge: Körperarbeit, Tiefenpsychologie, Psychodrama, Systemtherapie und phänomenologische Überlegungen.

In der systemischen Literatur finden sich vielfältige Beschreibungen und Anleitungen für die Skulpturarbeit.[46] Deshalb soll hier nur auf traumaspezifische Gesichtspunkte geachtet werden.

Die Arbeit mit Skulpturen und Aufstellungen ist für die Traumatherapie auf Grund der Metaphorisierung eine Erweiterung der imaginativen Techniken. Die räumlichen und visuellen Darstellungsformen in der Skulpturtechnik ermöglichen vielen Menschen einen leichteren Zugang zu ihren Emotionen, Ressourcen, Erinnerungen etc.

Der Skulpturtechniken bieten eine eigene Form der Beobachterposition an. Durch die Externalisierung innerer Bilder entstehen Distanz und eine Metaposition in sonst affektgeladenen Situationen. Je nach Anwendung und Einsatz unterschiedlicher Materialien, wie z. B. von Stofftieren und Fingerpuppen, die eher einen assoziativen Raum eröffnen, besteht auch die Möglichkeit, mit Holzfiguren, Steinen und Knöpfen eher assoziationsarme Skulpturen zu stellen.

46 Für die vertiefende Arbeit mit Skulpturen möchten wir verweisen auf Schwing u. Freyszer (2006); Satir u. Baldwin (1990); Satir et al. (1995); von Schlippe u. Schweitzer (1996).

Der wichtigste Unterschied zum üblichen Einsatz von Skulpturen ist: Im Traumakontext dienen sie nicht zur Affektanregung oder -intensivierung, sondern zur Distanzierung, zum Aufbau einer Beobachterposition und zur Affektregulation.

Die Skulpturtechnik kann genutzt werden als:

- Skulptur der Ressourcen (des Traumatisierten oder des Systems)
- Teileskulptur (Skulptur der inneren Anteile)
- Triggerskulptur (nach Nähe und Grad der Bedrohung)
- Bewältigungsskulptur (bezogen auf inneres und äußeres System)
- Familienskulptur (im Hinblick darauf, wer wem unter Traumagesichtspunkten besonders nahe steht oder wer besonders für Sicherheit und Stabilität sorgt)
- Skulptur am Sicheren Ort (die aufzeigt, wie die inneren Anteile dort organisiert sind)
- Helferskulptur (Aufstellung der Inneren Helfer in einer traumanahen Situation)
- Systemskulptur in der Zeit (mit dem Ziel, herauszufinden, wie das System vor dem Trauma und kurz nach dem Trauma ausgesehen hat, in der Gegenwart aussieht und in der Zukunft aussehen kann)
- Symbolskulptur (für gute, hilfreiche Situationen)
- die mehrgenerationale Unterstützerskulptur (in die alle Ahnen aufgenommen werden, die den Traumatisierten Kraft und Energie geben können)
- Doppelskulptur des inneren und äußeren Systems (siehe Abb. 9).

Beispielhaft soll die Arbeit hier anhand einer *Ressourcenskulptur* erklärt werden: Zu jeder Ressource, die z. B. für die Bewältigung einer schwierigen Situation notwendig ist, kann ein Stofftier gesucht werden. Mit den Ressourcentieren wird dann eine Nähe-und-Distanz-Skulptur gestellt, die aufzeigt, welche Ressourcen bereits wie stark vorhanden sind. Je stärker eine Ressource für den Klienten spürbar ist, umso näher wird das Ressourcentier an ihn herangestellt. Wenn alle Ressourcentiere ihren Platz haben, kann z. B. jedes Ressourcentier erzählen, wann es bei dem Klienten in welcher Situation schon einmal als besonders stark erlebt wurde. Dabei ist es sinnvoll, daran zu denken, dass es vielleicht auch Ressourcentiere gibt, die noch gar nicht aufgestellt sind, die aber für die zu bewältigende Situation dringend notwendig sind. Für diese Ressourcentiere wird dann überlegt, wie der Klient die entsprechenden Ressourcen stärker erleben kann. Anschließend können die Ressourcen mit ihrem methaphorischen Tier geankert und die zu bewältigende Situation mit den Ressourcentieren zuerst in einem Rollenspiel durchlebt werden, bevor dann die betreffende Erfahrung in der Realität gemacht wird.

Eine andere Form ist die *Teileskulptur* des inneren Systems. Mit Tieren, Stühlen, Steinen etc. lässt sich das innere System darstellen. Auch hier gilt der Grundsatz der Distanzierung. Deshalb ist es sinnvoll, nicht nur für die Teile, sondern ebenfalls für den Klienten einen Gegenstand auszuwählen, der ihn in die Position eines äußeren Beobachters bringt, der das innere System aufstellt. Hier lassen sich, je nach Ziel und Auftrag, die Beziehungen der inneren Systemmitglieder oder Aufstellungen des inneren Systems in bestimmten Situationen erarbeiten, z. B. bei einem Flash-back oder Trigger. Bei dissoziativen Patienten kann auch eine Skulptur mit den unterschiedlichen, bereits bekannten Anteilen und ihren Interaktionen sinnvoll dafür sein, den ANP zu stärken.

Durch die Visualisierung des inneren Systems in der Skulpturarbeit bekommt der Klient ein klares Gefühl dafür, was in ihm in einzelnen Lebenssituationen geschieht, welche inneren Prozesse ablaufen. Er lernt so, zu verstehen und nachzufühlen, warum und weshalb er in manchen Situationen so reagiert, wie er reagiert. Durch die Figuren lässt sich metaphorisch darstellen, wie es ist, wenn er sich auf einmal wie ein kleines Kind fühlt, das machtlos ist, oder wie ein Ritter in einer Eisenrüstung, der nichts mehr spürt und gefühllos wird, oder wie ein Oberlehrer, der alles zensiert und benotet, was gerade geschieht.

Die *Systemskulptur in der Zeit* bietet die Möglichkeit, das innere System vor dem Trauma, kurz nach dem Trauma und in der Zukunft darzustellen und so den Prozess der Veränderung zu dokumentieren. Bei dieser Form können Klienten ihre eigenen Entwicklungen erkennen, aber auch angestrebte Veränderungen im inneren Erleben aufstellen, um zu sehen, welche Auswirkungen diese auf innere Anteile und andere Menschen haben.

Das Foto (Abb. 9) zeigt das innere System von Frau K. im Laufe der Therapie. Die Plexiglasscheibe, die am Anfang der Therapie dazu half, das Erlebte fernzuhalten und auch den Beobachter in eine sichere Position zu bringen, verschwand im Laufe der Therapie, als die Bedrohung durch innere Bilder abnahm.

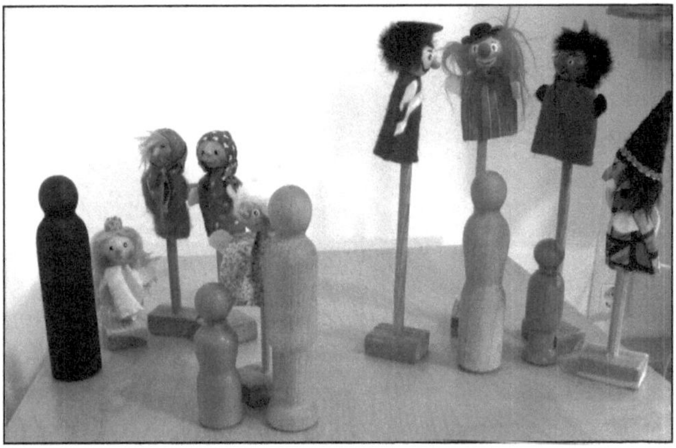

Abb. 9: Doppelskulptur zum inneren (Fingerpuppen) und äußeren System (Holzfiguren)

Die Skulpturtechnik als übendes Verfahren

In den Ego-State-Ansätzen der Traumatherapie wird davon ausgegangen, dass Anteile der Persönlichkeit, die durch die traumatische Situation oder durch andere belastende Situationen in der Vergangenheit gebildet wurden, in der Gegenwart aktiviert werden und so dazu beitragen, dass die Gegenwart schwierig ist. Deshalb kann es sinnvoll sein, Teile wie z. B das kleine, verletzte Mädchen oder den wütenden Zehnjährigen an den Sicheren Ort zu bringen, damit sie Situationen in der Gegenwart leichter meistern. Denn es ist nicht sinnvoll, dass der wütende Zehnjährige das Gespräch mit dem Chef führt, bei dem es z. B. um eine Beschwerde geht oder um eine Gehaltserhöhung.

Teilpersönlichkeiten an den Sicheren Ort zu bringen, so dass die Klienten sicherer und abgeklärter die Alltagsgeschäfte in der Gegenwart erledigen können, ist eine sinnvolle Maßnahme, die aber geübt werden muss, damit sie auch in schwierigen Situationen gelingen kann.

Die Skulpturtechnik als übendes Verfahren kann dabei helfen, im inneren System schnell zu klären, wann und wie die »inneren Kinder in Sicherheit gebracht werden« sollten. Für Klienten lässt sich so zu Hause schnell eine »kleine Aufstellung« machen, in der geklärt wird, welche inneren Anteile in den nächsten Stunden nicht aktiv werden sollen, z. B. wenn ein Termin beim Arbeitsamt wartet oder ein Arztbesuch notwendig wird. So können z. B. Gegenstände, die für diejenigen Anteile in der Skulptur stehen, die den Termin wahrnehmen sollen, mitgenommen werden, während die anderen Symbole für diejenigen Anteile, die am inneren Sicheren Ort sind, an einen sicheren Platz gestellt werden.

> Frau K. z. B. nutzt als Symbol für ihren Sicheren Ort einen alten, stabilen Schrank, in den sie die Symbole hineinstellt, solange die Anteile am sicheren Ort verweilen sollen.

Durch die Auseinandersetzung und das Üben mit den inneren Anteilen können Klienten erlernen, direkter mit sich in Kontakt zu kommen, um sich zu schützen und in einen Zustand zu bringen, in dem sie sich sicherer fühlen. Sie erlernen die innere Koordination und ein gutes Selbstmanagement, welches ihnen im Laufe der Zeit hilft, sich selbst weniger zu triggern, mehr erfolgreiche Alltagssituationen zu erleben und ihre integrative Kapazität zu steigern.

4.2 Familienbrett und Systembrett

Das *Familienbrett* ist eine spezifische Form der Skulpturarbeit und wird vor allem mit dem Namen von Kurt Ludewig verbunden (vgl. Ludewig 2000). Es ist mit seinen unterschiedlichen Ausprägungen kaum aus einer systemisch arbeitenden Praxis oder Beratungsstelle wegzudenken und hat inzwischen die vielfältigsten Variationen erlebt.[47] Das Familienbrett erfüllt viele Kriterien für die Arbeit mit traumatisierten Klienten: Es schafft Distanz und arbeitet mit einer gesicherten Beobachterposition und unterstützt so die Affektregulation. Das Familienbrett lässt sich als »Spielfläche« für das innere System nutzen; man kann visuell nachvollziehen, wie die inneren Kämpfe verlaufen bzw. verändert werden, damit die Patienten stabiler und sicherer werden können. Vor allem bei Klienten mit komplexen Traumafolgestörungen, die über eine gewisse innere Stabilität verfügen, kann dieser Zugang hilfreich dafür sein, durch Externalisierung Distanz zu schaffen und Gestaltungsmöglichkeiten zu erarbeiten.

---

47 Weiterführende Literatur: Ludewig u. Wilken (2000); Schwing u. Fryszer (2006); Polt u. Rimser (2006); Cierpka (1996).

Das *Systembrett* lässt sich auch zur Traumabegegnung nutzen. Hier besteht die Möglichkeit – ähnlich wie bei der Bildschirmtechnik oder der Beobachtertechnik von L. Reddemann –, dass die Patienten aus der Distanz auf das Geschehen blicken können. Die Distanzierung geschieht hierbei nicht nur mental, sondern wird auch körperlich-visuell erlebt, indem die Distanz zum Familienbrett erweitert oder durch eine Plexiglaswand verstärkt wird. Durch diese und andere Varianten kann aus einer sicheren Position heraus die traumatische Situation nacherlebt werden.

Bei der Traumabegegnung mit dem Systembrett lassen sich Möglichkeiten der Beobachtertechnik und der Bildschirmtechnik einweben und nutzen. Das Systembrett hat gegenüber diesen den Vorteil, dass es nicht nur kognitiv und affektiv den Prozess begleitet, sondern durch die Holzfiguren auch visuell und taktil den Erfahrungsspielraum erweitert. Durch Veränderung der Entfernung, das reale Einziehen einer Zwischenwand etc. sowie die prozesshafte Neugestaltung der Aufstellung werden Veränderungsideen unterstützt. So erlangen die Patienten einerseits Möglichkeiten der Distanzierung von der traumatischen Situation und der Kontrolle über sie, andererseits Handlungs- und Veränderungsimpulse, die dem Freezing der traumatischen Situation entgegenarbeiten. Es sollten der Sichere Ort, Tresor und andere Techniken der Affektregulation beherrscht werden, damit aufbrechende Erinnerungen, Bilder, Affekte etc. reguliert werden. Auch hier gilt: Traumabegegnung nur bei stabilen und sicheren Klienten.

4.3 Äußeres und inneres Reflektierendes Team (RT)

Das RT geht in seiner Grundidee auf die Arbeiten von Tom Andersen (1990) zurück, gilt als eines der Konzepte der »Kybernetik 2. Ordnung« und wird inzwischen in vielfältigster Art und Weise genutzt. Andersens Idee war es, dass im RT eine Atmosphäre der Kooperation, assoziativen Denkens und Verknüpfens von Wahrnehmungen der Beziehungen zwischen Personen, Ereignissen und Dingen entsteht.

Das RT beschreibt die Trennung zwischen therapeutischem System (Therapeut und Klientensystem) und beobachtendem System (dem Reflektierenden Team).

Für das beobachtende System ist die wertschätzende und achtungsvolle Grundhaltung in der Begegnung mit den Klienten zentral.

Der Fokus liegt auf den Ressourcen und den Lösungen im Klientensystem, Unterschiede in der Betrachtung werden als Reichtum des Systems verstanden und Abwertungen und Pathologisierungen vermieden. Die Kultur im Beratersystem sollte durch Wertschätzung und gegenseitige Würdigung gekennzeichnet sein, damit eine möglichst kreative Atmosphäre ermöglicht wird, in der alle Ideen ihren Platz bekommen. Der hohe personelle Aufwand (Therapeutin und drei bis fünf Kolleginnen und Kollegen hinter dem Einwegspiegel im RT) hat dazu geführt, dass die Technik trotz guter Ergebnisse in der Praxis oft nicht umgesetzt werden kann.

Zu diesem *äußeren* RT ist das *innere* RT in der Einzeltherapie eine »kostengünstige« Alternative. Dabei werden der Klient und die Therapeutin zum RT. Der Klient wird gebeten, mit der Therapeutin »hinter den Spiegel« zu treten (real oder imaginativ). Damit ist eine (auch räumlich) distanzierte Position gemeint, die einen anderen Blick auf die therapeutische Situation ermöglicht.

Von dort betrachtet die Therapeutin mit dem Klienten die Sitzung und erklärt ihm, er (der Klient) sei ein »Kollege«[48] und habe sich die Sitzung hinter dem »Spiegel« mit angesehen. Die Therapeutin wolle jetzt mit ihm als »Kollegen« über die letzte Therapiesequenz sprechen. Dann wird der »Kollege« eingeladen, Gedanken und Ideen zum Therapieverlauf zu äußern. Dabei sollte die Therapeutin darauf achten, dass der »Kollege« immer von »dem Klienten und der Therapeutin im Therapieraum« spricht (Distanzierung und Beobachterperspektive). Jetzt sollen die Ressourcen und Kompetenzen des Klienten erarbeitet und angesprochen werden. Die Lösungsversuche sollen gewürdigt und weitere Lösungsideen angedeutet werden. Es geht dabei immer um einen positiven, unterstützenden Dialog. Kritische Anmerkungen sind nur dosiert zuzulassen. Selbstabwertungen sollten sofort unterbrochen werden. Der Klient soll erfahren, wie bedeutungsvoll es ist, wenn über »ihn« in einer wertschätzenden und unterstützenden Art und Weise gesprochen wird – wenn er in dieser Art und Weise über sich selbst spricht.

Die Therapeutin kann durch weitere Fragen und eigene Stellungnahmen das Gespräch nutzen, z. B.:

48 In diesem Abschnitt ist mit Kollege jetzt immer der Klient im Reflektierenden Team gemeint, zur Verdeutlichung haben wir Kollege immer in Anführungszeichen gesetzt.

- Sie kann den »Kollegen« fragen, was er dem Klienten raten würde, wenn dieser mal wieder durch ein Flash-back getriggert werde.
- Sie kann den »Kollegen« hinter dem Spiegel fragen, was für den Klienten wohl als Nächstes wichtig und gut wäre.
- Sie kann den »Kollegen« fragen, was er denkt, wie es dem Klienten wohl als Kind ergangen ist.
- Sie kann den »Kollegen« bitten, einmal darüber zu spekulieren, wie es dem Klienten wohl in zwei oder drei Jahren ergehen werde und wie dies aus »fachlicher Sicht« einzuschätzen sei.
- Sie kann den »Kollegen« fragen, was er über den Klienten sagen würde, wenn er ein innerer Helfer des Klienten wäre.
- Sie kann den »Kollegen« fragen, welche Frage oder Intervention jetzt für den Klienten besonders hilfreich sei.

Diese und andere Fragen können im RT dem traumatisierten Klienten helfen, neue Positionen für sich zu entwickeln und in einen Beobachterstatus in Bezug auf sich selbst zu kommen.

Der Klient erfährt durch diese Arbeit eine deutliche Aufwertung, er erlebt sich auf »Augenhöhe« mit der Therapeutin und wird so in seinem Selbstwertgefühl gestützt. Ferner kann er in dieser Arbeitsform seine Selbstheilungsmöglichkeiten unmittelbar erfahren, erleben und einsetzen und hat so einen direkten Transfer für seinen Alltag. Denn ein Ziel von Traumatherapie ist es immer auch, die Selbstheilungskräfte zu aktivieren, die Klienten in die Lage zu versetzen, sich selbst zu beruhigen, Trigger zu vermeiden etc. Diese Technik können Klienten auch alleine üben und für sich nutzen, um in eine andere, günstigere Position zu kommen und sich »von außen« wie »dissoziiert« zu beobachten und so zu beruhigen und unter Umständen auch zu sichern. Diese Form der Selbstbeobachtung ist vielen Klienten bereits bekannt; sie haben sie für sich selbst entdeckt. Durch die Einführung der Technik und die positive Konnotation wird dieses Verhalten »normalisiert« und als Stütze erkannt.

Das RT als gespielte Möglichkeit lässt sich ebenso in einer Paartherapie oder Familientherapie nutzen. Dabei können Systemmitglieder, wie z. B. die Kinder, durch ihre kreativen Ideen in der Rolle des »Kollegen hinter der Scheibe« entscheidende Ideen für den Prozess der Familie liefern. So lassen sich Trigger lokalisieren, Unterstützung und Ratschläge von außen ansprechen, ungute Verhaltenseskalationen leichter benennen.

4.4 Genogrammarbeit

Das Genogramm gehört zu den klassischen Instrumenten der systemischen Therapie. Es stellt in einer mehrgenerationalen Betrachtungsweise die verwandtschaftlichen Beziehungen einer Familie dar.[49]

Systemisch wird die Arbeit mit dem Genogramm dadurch,

> »dass wir das Genogramm nutzen, um die Störung zu kontextualisieren. Die Kontextualisierung von Störungen, Symptomen oder Problemen ist ein zentrales Moment systemischen Vorgehens und steht im Kontrast zu individuumsbezogenen Arbeitsweisen« (Schwing u. Fryszer 2006, S. 66).

Kontextualisierung bedeutet, ein Symptom im Rahmen eines familiären Zusammenhangs und/oder im Bezugsrahmen relevanter Subsysteme wie z. B. Schule, Freundesgruppe, Arbeitsplatz etc. zu sehen. Das führt in der Regel zur Entlastung des Symptomträgers und zur Entwicklung neuer Sichtweisen und Lösungsideen bezüglich des Verhaltens. Diese Perspektiverweiterung ist auch in der Arbeit mit traumatisierten Individuen und Systemen nützlich.

Traumatherapeutische Bedeutung der Genogrammarbeit

In der Traumatherapie können Genogramme (siehe auch Abschnitt 6.4.1) unterschiedliche Funktionen erfüllen.

In der Stabilisierungsphase kann mit Hilfe des Genogramms gezeigt werden, wie frühere Generationen schwierige Lebenssituationen bewältigt haben, welche Ressourcen sie besaßen beziehungsweise entwickelt haben, um ihr Leben zu meistern. Dabei lassen sich z. B. geschlechtsspezifische Ressourcen erarbeiten im Hinblick darauf, wie die Frauen in der Familie Belastungen bewältigt haben, oder es lassen sich unterschiedliche Muster herausfinden, wie in den (beiden) Herkunftsfamilien mit schweren Situationen umgegangen wurde (z. B. im Krieg oder auf der Flucht), oder man stößt auf Familiengeschichten ganz allgemein darüber, wie frühere Generationen Lebenskrisen bewältigten. Systemressourcen finden sich in fast jeder Familie.

Auch einzelne Menschen aus der Herkunftsfamilie können entdeckt werden, an deren persönlichem Umgang mit Belastungssituati-

---

49 Wir verweisen hier auf McGoldrick u. Gerson (1990); McGoldrick (2003); Hildenbrand (2005); Schützenberger (2001).

onen und Problemen gelernt werden kann. Dazu eignen sich nicht nur real bekannte Personen. Ebenso können Menschen gewählt werden, die nur über Erzählungen bzw. Geschichten bekannt sind oder über die in der Fantasie herauszufinden versucht wird, wie sie mit schwierigen Lebenssituationen umgegangen sein könnten.

Es lassen sich in der Herkunftsfamilie immer Personen finden, die zu Vorbildern und Helfern werden können. Ihre Kompetenzen und Ressourcen, die ihnen in ihrer Zeit geholfen haben, schwere Situationen zu meistern, mit Problemen umzugehen oder Krankheiten zu überleben, können den Menschen heute Kraft geben und Wege aufzeigen, mit den Symptomen einer Traumafolgestörung umzugehen.

> Frau M., die in ihrer direkten Herkunftsfamilie keine Ressourcenträger fand und bei der sich auch in der Urgroßelterngeneration keine Leitbilder fanden, entwickelte in der Urgroßelterngeneration ein Vorbild: »Oma und Opa haben ihr Leben auch nicht im Griff gehabt. Opa hat getrunken, und meine Oma war krank und hat sich ihrem Mann unterworfen. Aber ich habe gehört, meine Uroma soll eine tolle Frau gewesen sein. Sie hat, nachdem ihr Mann verunglückt ist, einen großen Bauernhof geführt und es richtig zu etwas gebracht. Ich stelle mir vor, sie war eine glückliche Frau, und aus ihren Kindern ist auch etwas geworden. Die Geschwister meiner Uroma waren alle erfolgreich, und ich glaube, auch glücklich. Manchmal stelle ich mir vor, wie meine Uroma wohl gelebt hat und was sie an meiner Stelle heute täte. Diese Gedanken sind tröstlich und geben mir immer wieder Kraft.«

Solche Vorfahren können zu imaginativen Inneren Helfern, Weisen Ratgebern, Inneren Weisen werden, die den Patienten helfen, in belastenden Situationen innere Ressourcen zu aktivieren und ein Gefühl von Sicherheit zu spüren. So kann familiale Resilienz genutzt werden.

Traumatisierungen werden in Familien aus Scham, Loyalität, zum Schutz oder anderen Gründen häufig tabuisiert. Wenn aus dem Tabu ein Familiengeheimnis wird, das sich über mehrere Generationen verfestigt, entsteht eine belastende und schwere Atmosphäre, die dazu anregt, dass Grenzen und Loyalitätsbindungen subtil verletzt werden, womit neuen Traumatisierungen Vorschub geleistet wird. Die inter- und transgenerationale Loyalität macht es unter Umständen schwer, Muster der Traumatisierung zu erkennen. Es bedarf einer erhöhten Achtsamkeit und Behutsamkeit, wenn ein Genogramm mit einer traumatisierten Familie er- und bearbeitet werden soll.

Die Regeln der Traumatherapie, Sicherheit und Stabilität sollten auch dabei unbedingt beachtet werden. Genogrammarbeit ist nur dann hilfreich und möglich, wenn die Klienten im Hier und Jetzt sicher und stabil sind. Auch durch Genogrammarbeit können Retraumatisierungen entstehen. Deshalb sind Distanzierungstechniken (z. B. der Therapeut malt das Genogramm; räumliche Distanz zum Genogramm; das Einziehen einer imaginierten Glasscheibe) sinnvoll. Das Wahrnehmen familiärer Muster, die Erkenntnis durch kontextuelle Einordnung, das Erspüren familiärer Resilienz können wichtige Erfahrungen innerhalb einer Traumatherapie sein.

> »In der Arbeit mit Genogrammen können Muster der Selbstähnlichkeit über Generationen hinweg erkundet werden – Tragödien, traumatische Erfahrungen und Krisen, die ähnlich geartet sind. Diese zu explorieren, anzuerkennen und zu bearbeiten hat eine hilfreiche Auswirkung auf den aktuellen Therapieprozess« (Schweitzer u. von Schlippe 2006, S. 134).

4.5 Beziehungslandkarte

Die Beziehungslandkarte, wie sie Minuchin (1992; Minuchin u. Fishman 1988) entwickelt hat, wird in der Familientherapie zur grafischen Darstellung von Familienbeziehungen genutzt. Mit unterschiedlichen Symbolen wird dabei eine »Familienlandkarte« erstellt, in der die Beziehungen der Familienmitglieder dargestellt werden. Das Instrument dient dabei vor allem der Hypothesenbildung für die Therapeuten.

Wir nutzen in unseren Überlegungen dieses methodische Instrument, weil es uns hilfreich dafür erscheint, im Sinne einer Komplexitätsreduktion innere und äußere Systemdynamiken (wobei nicht vergessen werden sollte, dass es sich dabei um eine Landkarte und nicht um das Land handelt) und die Veränderungsdynamiken in unterschiedlichen Situationen abzubilden.

Im Kontext der Traumatherapie ist es sinnvoll, die Zeichen der Landkarte um einige Symbole zu erweitern, die es erlauben, traumaspezifische Erkennungsmerkmale hinzuzufügen. Dann kann diese Technik helfen, Beziehungssysteme zu klären und hilfreiche Wege im »Beziehungsdschungel« zu finden.

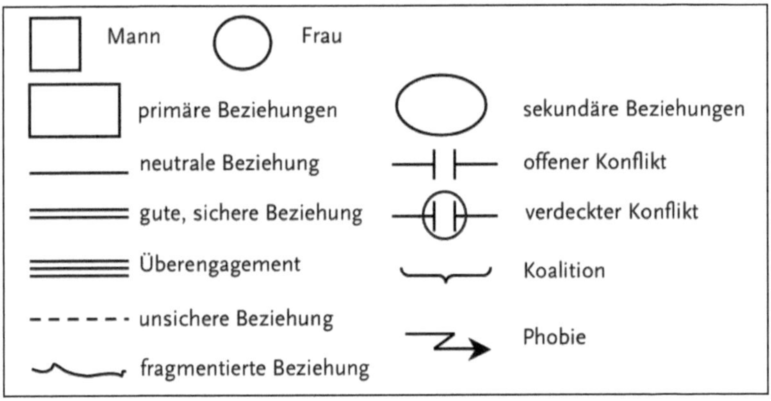

Abb. 10: Zeichen für Beziehungslandkarten

Die Technik kann auf drei aufeinander aufbauenden Ebenen genutzt werden:

1. *Die innere Beziehungsebene:* In der Traumatherapie bietet sich die Landkarte dafür an, das innere System abzubilden und die Beziehungen der inneren Anteile (ANP und EPs oder Ego-States etc.) darzustellen. Abbildung 11 bildet das innere System einer Klientin ab, die mit einer komplexen Traumafolgestörung in die Therapie kam.

Der Vorteil dieser Technik ist, dass die Klienten das innere »Durcheinander« mittels einer externalisierten Darstellungsweise sehen können. Dadurch, dass die Interaktionen der inneren Anteile abgebildet werden, können Klienten ihre innere Welt besser verstehen, ihre Gefühle klarer zuordnen, an einzelnen Beziehungen ihrer Anteile arbeiten und langfristig die Veränderungen in ihrem inneren System deutlicher beschreiben lernen. Im Rahmen der Traumabegegnung und Stabilisierung kann erarbeitet werden, wie sich die inneren Anteile zueinander verhalten, wer wen verdrängt, ängstigt, attackiert, wer im Verborgenen bleibt, welche Allianzen oder Koalitionen vorhanden sind, welche Teile sich gegenseitig retraumatisieren und was der ANP unternehmen kann, um sein inneres System zu stabilisieren.

Das innere System kann in unterschiedlichen Situationen und Zuständen als Krisenlandkarte, Ressourcenlandkarte, Sicherheitslandkarte gemalt werden und so die innere Verfasstheit abbilden und strukturieren. Durch das Malen sogenannter Krisenlandkarten (Landkarten des inneren Systems in einer Krise, bei einem Flash-back etc.) und »Sicherheitslandkarten« (Landkarten des inneren Systems zu einem Zeitpunkt, da sich die Klienten gut und stabil fühlen) können Patienten für sich ein Werkzeug entwickeln, das gut in einen inneren »Notfallkoffer« passt. Die Visualisierung ermöglicht den Klienten, sich in einer Krise schneller zu orientieren und zu stabilisieren.

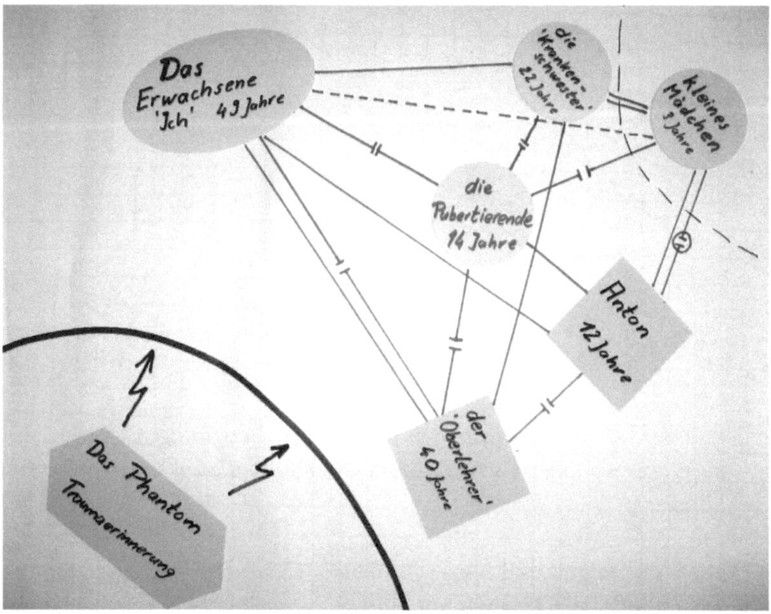

Abb. 11: Das innere System einer Klientin

2. Äußere primäre und innere Beziehungsebene: Die innere Landkarte lässt sich erweitern mit der Family-Map. Dabei wird das familiäre Beziehungssystem betrachtet. Zu den Beziehungen der inneren Landkarte kommen jetzt die Beziehungen des äußeren Systems Familie hinzu. Dabei kann gezeigt werden, wie einzelne Anteile durch die einzelnen Familienmitglieder zu Interaktionen eingeladen werden und welche hilfreich sind oder neue Krisenphänomene auslösen.

Auch bei dieser Erweiterung gilt, dass einerseits Beziehungen dargestellt werden und andererseits daran gearbeitet werden kann, wie sich die einzelnen Beziehungen im (inneren und äußeren) System verändern, wenn neue Einladungen für Interaktionen ausgesprochen werden und sich dadurch Verhalten ändert.

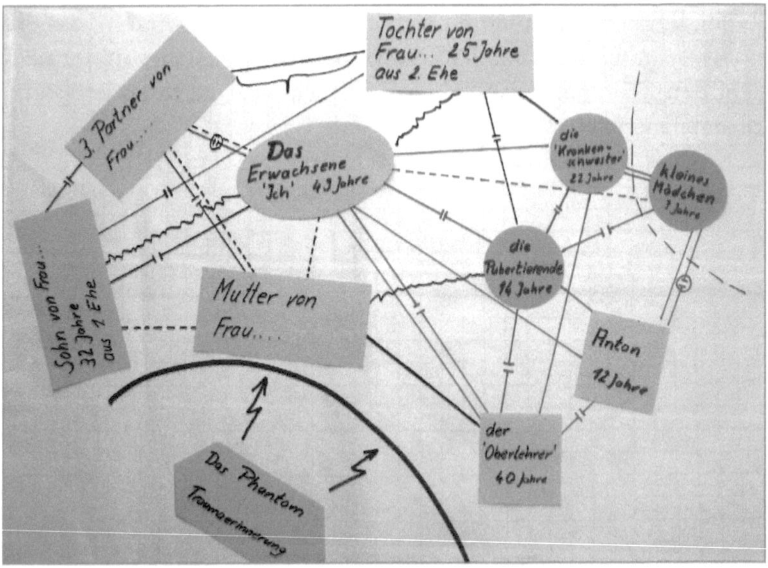

Abb. 12: Die äußeren primären und inneren Beziehungen (äußere Beziehungen kommen in Form rechteckiger Karten zum inneren System hinzu)

3. Äußere sekundäre- und innere Beziehungsebene: Die nächste Systemebene schließt alle Individuen und Subsysteme ein, die mit dem traumatisierten System in Beziehung stehen. Das können Verwandte, die Schule, Freundinnen und Freunde, die Jugendgruppe, der Verein, die Kollegen am Arbeitsplatz, das Jugendamt, die Beratungsstelle sein, die auf das traumatisierte System reagieren. Sie alle können sowohl unterstützende Funktionen wahrnehmen als auch Einladungen für Trigger und Flash-backs sein. Vor allem bei Menschen und Systemen mit einer komplexen Traumafolgestörung kann es bedeutsam sein, das sekundäre Beziehungssystem mit zu berücksichtigen.

Freundinnen, Lehrer sowie Kolleginnen verbringen manchmal mehr Zeit mit Patienten als Familienmitglieder. Deshalb haben diese Beziehungen auch eine besondere Bedeutung für die Stabilisierung traumatisierter Menschen. Für die Gestaltung der Beziehungen gilt

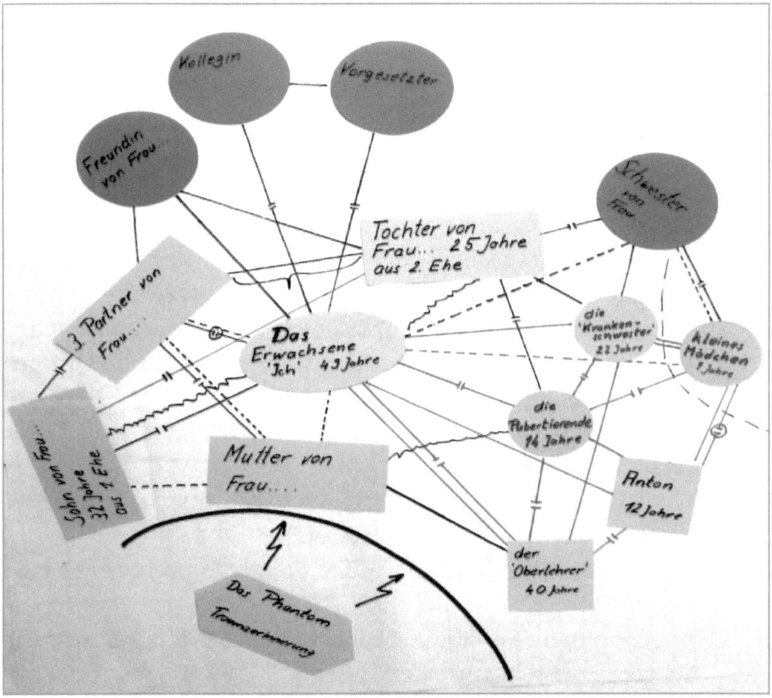

Abb. 13: Äußere sekundäre Beziehungsebene (durch die dunkleren Kreise dargestellt) erweitern das bereits dargestellte System

Ähnliches wie im familiären System. Sekundäre Beziehungen können zu deutlichen Verbesserungen, aber auch zu Verschlechterung und zu Retraumatisierungen führen. Sekundäre Beziehungssysteme können heilend und stabilisierend sein. Deshalb ist es gerade bei traumatisierten Kindern wichtig, auch die äußeren Beziehungssysteme mit in die Behandlung einzubeziehen (vgl. dazu Abschnitt 6.4.9).

4.6 Ressourcenorientierte Techniken

Ressourcenorientierte Fragen sind z. B.:

- Was hat Ihnen irgendwann Freude gemacht?
- Welches Verhalten von anderen Menschen hat Sie erfreut?
- Welches Verhalten von anderen hat Ihnen jemals geholfen?
- Was in Ihrem Leben hat Sie bewegt und inspiriert?

- Wenn Sie sich an die Zeit in Ihrem Leben erinnern, in der Sie sich am besten gefühlt haben, welche Stärken hatten Sie da, und was hat Ihnen Freude bereitet?
- Was hat Ihnen, trotz all dieser schweren Erfahrungen, die Sie gemacht haben, geholfen zu überleben?
- Angenommen, es ginge Ihnen etwas besser, woran würden Sie beziehungsweise andere das bemerken?
- Was würde ein Mensch, der Sie gut kennt, nennen, das Sie besonders gut können oder Sie besonders auszeichnet?
- Welche Dinge nutzen Sie für sich, um sich besser zu fühlen?
- Was, glauben Sie, hat sich Ihr Ururgroßvater für seine Ururenkelin gewünscht?
- So unter uns, was schätzen Sie an sich am meisten, und was gefällt Ihnen am besten?
- Was hätten Sie gerne, das der Mensch, der Ihnen am nächsten ist, an Ihnen besonders schätzen sollte?
- Welche Ihrer Fähigkeiten würden Sie gerne noch weiter ausbauen?
- Angenommen, Sie könnten zaubern, welche Fähigkeit würden Sie gerne bei sich entstehen lassen?

Ressourcenorientierte Interventionen (in der Sitzung und/oder als »Hausaufgabe«):[50]

- Freudebiografie oder Freudetagebuch schreiben (vgl. Reddemann 2004, S. 42). Schaffen Sie sich ein schönes Buch an, und notieren sie jeden oder jeden zweiten Tag, was Ihnen an diesem Tag Freude bereitet hat.
- Beginnen Sie, ein Ressourcentagebuch zu führen. Schreiben Sie jeden Tag auf, welche Stärken und Ressourcen Sie bei sich gesehen haben und in welchen Situationen Sie sie nutzen konnten.
- »Glückssplitter« notieren – schreiben Sie jeden Tag zwei kleine Situationen auf, über die sie sich gefreut haben (z. B. dass die Sonne aufgeht, das Zwitschern eines Vogels, das Lachen eines Kindes, der freundliche Gruß eines Nachbarn). Sammeln Sie bitte nur kleinste Kleinigkeiten.

---

50 Viele dieser Ideen verdanken wir L. Reddemann; sie hat über sie in ihren Seminaren gesprochen und sie teilweise auch in ihren Büchern beschrieben.

- Suchen Sie sich zu Hause einen Gegenstand für die Ressource, die in der Sitzung erarbeitet wurde, und deponieren Sie ihn an einer Stelle, die sie jeden Tag sehen. Jedes Mal, wenn Sie den Gegenstand bewusst wahrnehmen, legen Sie einen kleinen Zettel darunter, zusätzlich schreiben Sie auf, wobei sie die Ressource unterstützt.
- Gute innere Bilder und Vorstellungen entstehen lassen – und diese Fähigkeit trainieren, damit sie auch zur Verfügung steht, wenn es einem schlechtgeht.
- Schöne Erlebnisse sammeln und aufschreiben oder mit dem Partner verabreden, sich jeden Tag ein Erlebnis zu erzählen.
- Ressourcenspaziergänge machen, um sieben positive Erlebnisse zu finden.
- Die Wahrnehmung für unbestreitbar positiverer Tatsachen schulen, wie z. B.: dass der Körper atmet, morgens die Sonne aufgeht, Menschen einen manchmal ohne Grund anlächeln.
- Ressourcenwahrnehmungsübung: In einer Art Körperwahrnehmung geht der Klient durch den Körper und assoziiert die entsprechenden Ressourcen, die er mit den einzelnen Körperstellen verknüpft. Dabei geht es auch darum, »Selbstverständlichkeiten« zu benennen, z. B.: Man hat Füße, um gehen zu können, durch eine feuchte Wiese laufen zu können oder den Sand am Strand zu spüren ...
- Achtsamkeits- und Dankbarkeitsübungen absolvieren.[51]
- Ressourcengeschichten und Ressourcenmärchen erfinden und niederschreiben.
- Ressourcenlandkarten entwerfen: Auf einer Lebenslinie wird eingetragen, wann man welche Ressourcen nutzen konnte oder entwickelt hat und bei welchen Lebensereignissen sie geholfen haben, Krisen zu überwinden.
- Ressourcenkörper malen: die eigene Körperform auf ein großes Blatt malen, reale Körperumrisse, und dann die einzelnen Ressourcen unterschiedlichen Körperstellen und Organen zuordnen, mit denen man sie assoziiert, und symbolisch hineinmalen; dann Ressourcen, die zusammenhängen oder gemeinsam genutzt werden, über Verbindungslinien (wie Blutbahnen) verbinden.

51 Wir möchten hier besonders auf folgende Autoren hinweisen: Heidenreich u. Michalak (2006); Burkhard (2006); Kabat-Zinn (1999); Kabat-Zinn u. Kesper-Grossmann (2004).

- Einen Ressourcenkoffer herstellen, in den metaphorisch Gegenstände eingepackt werden, die für bestimmte vorhandene oder zu entwickelnde Ressourcen benötigt werden. Dazu kann ein Koffer gemalt und in vier Felder aufgeteilt werden: Feld 1: charakterliche bzw. persönliche Ressourcen, Feld 2: durch Familie und Freunde zugeschriebene Ressourcen, Feld 3: soziale Ressourcen, die der Klient besonders in Gruppen wie in der Familie, unter Freunden etc. zeigen kann, Feld 4: gewünschte Ressourcen – hier sollen die eingepackt werden, die er gerne entwickeln würde. Dann wird der Klient gebeten, den Koffer einzuräumen. Anschließend wird erwähnt, dass der Koffer immer wieder nachgepackt werden kann, wenn ihm noch etwas einfällt. Als »Hausaufgabe«: Nehmen Sie sich jede Woche aus jedem Feld eine Ressource, suchen Sie sich dazu ein Symbol, das Sie in die Tasche stecken können, und probieren Sie, diese Ressource an diesen Tagen zu zeigen. Wenn das gelungen ist, stecken Sie das Symbol in die andere Tasche. Am Abend überlegen Sie nochmals kurz, wie die Situation war, als Sie die Ressource gezeigt haben. – Manchmal ist es auch ratsam, einen Schlüssel für den Koffer einzuführen.
- Ressourcenimplantate einpflanzen und wachsen lassen: In einer Imagination stellt sich der Klient Ressourcen vor, die er hat oder gerne entwickeln möchte, weil er sie vielleicht für eine bestimmte Situation benötigt. Diese Ressourcen werden auf einen kleinen Chip übertragen, der dann imaginativ an eine bestimmte Stelle, die sich der Klient selber aussucht, eingepflanzt wird. Durch Berühren der Stelle gibt dann der Chip im gewünschten Maße die Ressourcen frei.
- Ressourcenskulpturen stellen.
- Ressourcenbilder malen.
- Ressourcenbiografie schreiben – dazu wird der Klient gebeten, sein Leben oder einen Lebensabschnitt niederzuschreiben und bei den einzelnen Lebensepochen besonderen Wert darauf zu legen, welche Stärken, Ressourcen, lehrreichen Situationen, Fähigkeiten, guten Beziehungen, unvergessenen Momente etc. er jeweils erlebt hat.
- Ressourcenkreativität: Dazu wird die Klientin gebeten, für die Ressourcen Töne, Melodien, Lieder, Bilder, Theaterstücke, Sportarten zu finden.

- Ressourcensysteme stellen oder als Ressourcengenogramm malen: Welche Ressourcen haben Sie von wem, welche Ressourcen hat wer in der Familie, die Sie gerne hätten?
- Eine ressourcenorientierte Wohnungsrenovierung durchführen: Dazu werden in jedem Raum der Wohnung ein bis drei metaphorische Gegenstände gesucht, wie zum Beispiel Bilder, Haushaltsgegenstände, Möbel etc., die dann mit bestimmten Ressourcen des Klienten verknüpft werden.
- Einen Ressourcenbaum pflanzen und ihn pflegen und hegen, um ihn durch die Jahreszeiten und über die Jahre wachsen zu sehen.

Weitere Ressourcenübungen, die den Körper mit einbeziehen, finden sich im folgenden Abschnitt.

4.7 Körperarbeit

Wir haben bereits in Abschnitt 3.7 die hohe Relevanz von Körper und Bewegung für die Traumatherapie beschrieben. Viele Klienten, die unter Traumafolgestörungen leiden, sind im Trauma auch physisch eingefroren und steckengeblieben. Sie führen danach ein eingeschränktes Leben, sind körperlich oft weniger empfindsam und wirken wie festgefahren. Therapeutisch ist es deshalb wichtig, die Klienten darin zu unterstützen, wieder Spaß an der Bewegung zu finden, den Körper zu spüren, mit Bewegung gute Gefühle zu verknüpfen, sich durch Bewegung in bessere Stimmungen zu bringen, um das Selbstwirksamkeitsgefühl zu fördern usw. Sie spüren so, dass sie nicht mehr oder zumindest nicht mehr immer ihren schlechten Stimmungen und Gefühlen ausgeliefert sind und eingefroren bleiben, sondern selbst etwas verändern können.[52]

Worauf ist zu achten, wenn wir Körper und Bewegung einbeziehen?

- Bewegungsarbeit und Körperarbeit ist kein Sport, es geht nicht um schneller und besser, sondern um Wahrnehmung, Nachspüren, Sichwohlfühlen.
- Bewegungen sollten »guttun« und nicht den Körper strapazieren oder gar Schmerzen erzeugen.

---

52 Wir möchten hier zur Vertiefung von körperorientierten Verfahren in der Traumatherapie verweisen auf Rothschild (2002); Levine (1998, 2007); Levine u. Kline (2004).

- Es geht darum, das Gefühl von körperlicher Kontrolle zu gewinnen und physische Grenzen, die Regulierung physischen Arousals (van der Kolk 2007, S. 232), das körperliche Selbstwirksamkeitsgefühl zu erfahren und die physische Leistungsfähigkeit zu spüren, sich als funktionierende physische Einheit zu erleben.
- Es sollten bei der Körperarbeit immer wieder das Tempo gewechselt werden, die Intensität variieren, die Deutlichkeit der Bewegungen unterscheidbar sein und genügend Zeit gegeben werden, die Bewegung emotional zu spüren, wahrzunehmen und die innere Resonanz zu erhöhen.
- Körperarbeit lebt – wie andere Fertigkeiten, die neu erlernt werden – von der Übung. Deshalb sollte sie von den Klienten zu Hause geübt und angepasst werden. Laden Sie die Klienten ein, die Übungen mehrmals, am besten jeden Tag zu wiederholen.
- Der Therapeut sollte selbst Spaß an der Bewegung haben. Er sollte alle Bewegungen etc. mitmachen und nachvollziehen. Dadurch wird die Arbeit leichter, durch das Spiegeln kann der Therapeut selber spüren, wie sich eine Bewegung anfühlt, und die Beziehung wird gestärkt.

In einzelnen Beschreibungen von Methoden und Techniken haben wir bereits gezeigt, wie der Körper und die Bewegung mit eingebunden werden können (Skulpturen, Skalierungen, Ressourcenübungen, Wunderfrage, Memory Lane, Externalisierungen, RT, Bildschirmtechnik etc.).

Wir wollen hier auch auf die unterschiedlichsten Körper- und Bewegungstherapien und Techniken hinweisen wie Yoga, Qigong, Tai-Chi etc. Sie alle ermöglichen es, »emotionale und physiologische Zustände zu regulieren« (ebd., S. 220). Außerdem sei auf die Anregungen aus der Achtsamkeitsbewegung hingewiesen.[53]

Nicht immer ist Körperarbeit mit traumatisierten Menschen angezeigt. Manchmal ist durch das Trauma die körperliche Integrität so stark beschädigt, dass alle Versuche, Körperempfindungen zu verstärken oder bewusster wahrzunehmen, eine Retraumatisierung bewirken (Rothschild 2002, S. 155 f.). Wenn durch die Übungen das Gefühl von

---

53 Verwiesen sei hier auf Linehan (1996); Heidenreich u. Michalak (2004); Anderssen-Reuster (2007); Burkhard (2006).

Stabilität und Sicherheit verlorengeht oder wenn die Klienten den Eindruck einer Grenzverletzung durch die Körperübungen erhalten, ist Körperarbeit nicht zu empfehlen. Außerdem sei darauf hingewiesen, dass auch innere Zustände, die während der traumatischen Situation bestanden, Flash-backs auslösen können. Bestand z. B. eine beschleunigte Herzfrequenz, so kann diese mit der einhergehenden beschleunigten Atmung ein Trigger sein. Das ist für manche Traumapatienten ein Grund dafür, warum sie Schwierigkeiten mit sportlicher Aktivität haben. Bei diesen Patienten sind dann Körperübungen angebracht, die nur geringe physische Belastungen mit sich bringen (ebd., S. 75 f.).

> »Ein Flash-back kann durch exterozeptive oder durch interozeptive Systeme bzw. auch durch beide ausgelöst werden. Etwas, das die Betroffenen gesehen, gehört, geschmeckt oder gerochen haben, aktiviert die Erinnerung und löst den Flash-back aus. Ebenso kann dies eine Empfindung aus dem Körperinneren bewirken. Sensorische Botschaften von Muskeln und Bindegewebe, die die Erinnerung an eine bestimmte Haltung, Aktivität oder Absicht beinhalten, können als Trigger fungieren« (ebd., S. 75).

Diese Hinweise sollen aber nicht dazu führen, auf körperlichen Aspekte in der Therapie zu verzichten. Sie sollen vielmehr dabei unterstützen, behutsam mit den Patienten nach Wegen zu suchen, den Körper wieder als einen positiven Teil des Selbst zu erfahren.

Es folgen beispielhaft einige Übungen, wie dem Körper mehr Beachtung in der Therapie gegeben werden kann. Die Übungen haben unterschiedliche Väter und Mütter, deshalb kann zum Teil auch keine Quelle angegeben werden.

Übungen

Ressourcenbriefkästen

Der Klient wird gebeten, fünf bis neun Ressourcen zu sammeln und aufzuschreiben, auf die er stolz ist oder die er gerne hätte. Dann werden die Briefkästen für die Ressourcen am Körper angelegt.

Die Übung erfolgt am besten im Stehen. Die Briefkästen könnten z. B. sein: die Füße, die Waden, die Oberschenkel, das Gesäß, der Bauch, das Herz, die Arme, die Schultern und der Kopf.

Dann werden die Ressourcen den Briefkästen zugeordnet. Dazu werden beide Hände an die Füße gelegt, und die entsprechende Ressource wird dort abgelegt. Dann werden beide Waden umfasst und die

Ressource abgelegt etc. Es empfiehlt sich immer, *beide* Hände an die jeweilige Stelle zu legen.

Wenn alle Briefkästen belegt sind, werden sie mehrmals mit den Ressourcen durchgegangen, benannt und dabei angefasst, und das mit unterschiedlichem Tempo und in unterschiedlicher Reihenfolge. Dadurch werden Inhalt und Berührung miteinander verknüpft.

Im Laufe der Zeit können in den Briefkästen Erinnerungen und Erfahrungen mit der jeweiligen Ressource verknüpft und gespeichert werden. So entsteht eine enge Verknüpfung zwischen Körper, Ressourcen und positiven Erfahrungen.

Die Technik hat sich sowohl in der Einzelarbeit, in der Paartherapie wie auch in der Familientherapie bewährt. Mit der Zeit verselbständigt sich diese Technik. So erzählte eine Mutter: »Immer wenn ich dachte, dass Paul [ihr siebenjähriger Sohn] sich jetzt an eine bestimmte Ressource erinnern sollte, weil es ihm helfen würde, eine bestimmte Situation zu meistern, machte ich nur die Bewegung. Er machte sie nach, und wir beide mussten dann lachen, weil er so schnell verstanden und sich erinnert hatte. Die Berührung der Briefkästen ist in unserer Familie fast so etwas wie ein Geheimcode geworden.«

Ressourcengymnastik

Auch bei dieser Technik sammelt der Klient zuerst einige Ressourcen, die er vielleicht dafür benötigt, eine schwierige Situation bewältigen zu können. Die Ressourcen werden aufgeschrieben. Bewährt hat es sich, zwischen fünf bis acht Ressourcen auszuwählen. Dann wird zu jeder Ressource eine Bewegung gesucht und mehrfach ausgeführt. Dabei bietet es sich an, das Tempo zu wechseln. Bei jeder Bewegung wird der Klient eingeladen zu spüren, welches Körperempfinden mit der Bewegung verbunden ist und welche Gefühle er wahrnehmen kann. So werden alle Ressourcen mit Bewegungen verknüpft. Wenn dann alle Bewegungen und alle Ressourcen eingeübt sind, wird eine »Ressourcenchoreografie« einstudiert. Dazu werden alle Bewegungen nacheinander gemacht, mit unterschiedlichem Tempo und unterschiedlicher Intensität. Wenn schöne Musik im Hintergrund läuft, kann die Ressourcenchoreografie auch im Takt und Rhythmus der Musik abgebildet werden. Die Musik ermöglicht es den Klienten, wenn sie die Bewegung machen, sofort auch an die Ressource zu denken. Ähnlich wie eine Affektbrücke entsteht so eine Bewegungsbrücke zu einem guten Gefühl und einer Ressource. Die Übung bringt viel Freude, wenn sie nicht allein gemacht wird, sondern mit dem Partner oder der Familie durchgeführt wird. Dann werden von allen Familienmitgliedern die Ressourcenchoreografien gespielt. Das bringt gute Stimmung und fördert das Gefühl der Zusammengehörigkeit.

Diese Übung sollten die Klienten wenigstens zweimal am Tag durchführen. Dabei sollen sie die Bewegungen langsam ausführen, um die Gefühle zu spüren und die guten Erinnerungen und Erfahrungen ins Bewusstsein dringen zu lassen.

Ressourcenbewältigungsübung

Der Klient wird gebeten, sich eine Situation vorzustellen, die er in näherer Zukunft bewältigen muss, und zu erkunden, welche Ressourcen bzw. Eigenschaften er dazu benötige, die Situation gut zu bestehen. Dann wird er gebeten, sich die Situationen vorzustellen, in denen er diese Ressourcen schon einmal besaß. Zu dieser Erfahrung soll er eine Körperbewegung suchen, die ihn an die ressourcenvolle Situation erinnert. Dieser Ablauf wird mit jeder Ressource wiederholt. Danach werden die Bewegungen nacheinander ausgeführt, mit unterschiedlichem Tempo und unterschiedlicher Ausdrucksstärke. Jetzt wird der Klient gebeten, sich die Zukunftssituation vorzustellen, die er zu Beginn ausgewählt hat, z. B. wenn er Angst vor einem Gespräch mit seinem Chef hat. Dann wird er gebeten, in Gedanken den Weg ins Büro des Chefs zu gehen und dabei langsam die Bewegungen auszuführen (die real gemacht werden), die zu den Ressourcen gehören, und das Gefühl zu erspüren, das mit den Ressourcen verknüpft ist. Abschließend bekommt der Klient die Aufgabe, die Bewegungen und die Erinnerungen an die Ressourcenerfahrung sich jeden Tag zweimal vorzustellen, bis zum Tag X, an dem das Gespräch mit dem Chef ansteht.

Ressourcenteam

Die Anleitung für die Imagination und Körperarbeit könnte so klingen: »Stellen Sie sich eine Situation vor, die Sie in nächster Zeit bewältigen wollen, und überlegen Sie, welche Ressourcen Sie dazu benötigen.

Stehen Sie bitte auf – jetzt möchte ich Sie auffordern, unterschiedliche Personen, solche, die die für Sie notwendigen Ressourcen haben oder hatten, einzuladen.

Zuerst laden Sie eine jüngere Person aus Ihrer Vergangenheit ein, die eine dieser Ressourcen schon einmal gespürt hat. Schauen Sie sich die Person gut an, bedanken Sie sich für das Kommen, spüren Sie in Ihren Körper hinein, wo sie die Ressource empfinden, und bitten Sie sie dann, mit einer deutlichen Geste, hinter Sie zu treten.

Jetzt laden Sie eine Person aus Ihrer erweiterten Familie ein, die eine Ressource besitzt, die Sie benötigen. Schauen Sie sich die Person an, bedanken Sie sich für das Kommen, spüren Sie in Ihren Körper hinein, wo sie die Ressource empfinden, und bitten Sie sie dann, mit einer deutlichen Geste, hinter sie zu treten.

Jetzt laden Sie eine Person aus Film, Literatur, Wissenschaft etc. ein, die eine Ressource verkörpert, die Sie benötigen. Schauen Sie sich die

Person an, bedanken Sie sich für das Kommen, spüren Sie in Ihren Körper hinein, wo Sie die Ressource empfinden, und bitten Sie sie dann, mit einer deutlichen Geste, hinter sie zu treten.

Jetzt laden Sie eine Person ein, die Sie selbst im hohen, weisen Alter einmal sein werden und die eine Ressource verkörpert, die Sie benötigen. Schauen Sie sich die Person an, bedanken Sie sich für das Kommen, spüren Sie in Ihren Körper hinein, wo sie die Ressource empfinden, und bitten Sie sie dann, mit einer deutlichen Geste, hinter Sie zutreten.

Jetzt laden Sie eine gute Fee oder ein Tier oder eine Märchenfigur ein, die eine Ressource verkörpert, die Sie benötigen. Schauen Sie sich die Fee etc. an, bedanken Sie sich für das Kommen, spüren Sie in Ihren Körper hinein, wo Sie die Ressource empfinden, und bitten Sie sie dann, mit einer deutlichen Geste, hinter Sie zu treten.

Spüren Sie jetzt, wie es sich anfühlt, wenn die gesammelten Ressourcen in Ihrem Rücken stehen? Spüren Sie die Kraft und Sicherheit, die von diesen Lebewesen ausgeht? Schauen Sie sich alle Personen und Tiere in Gedanken noch einmal an, bedanken Sie sich für ihr Kommen, und jetzt stellen Sie sich vor, wie alle Ressourcen in Sie übergehen. Sie können sich das wie einen Lichtstrahl vorstellen, der Sie erreicht. Lassen Sie die Ressourcen langsam einsickern – spüren Sie noch einmal in sich hinein, und kommen Sie dann langsam wieder hierher zurück.«

Stampfen

Bitten Sie Ihren Klienten, sich hinzustellen, die Beine schulterbreit auseinander: »Gehen Sie leicht in die Knie, und halten sie Ihren Rücken gerade. Achten Sie bei der Übung auf Ihre Atmung. Beginnen Sie dann langsam, mit dem ganzen Fuß auf den Boden zu stampfen. Erhöhen Sie mit der Zeit das Tempo. Ein leichtes Kribbeln wird dann langsam die Beine hinaufziehen. Machen Sie die Bewegung so lange, wie es gut für Sie ist. Anschließend spüren Sie in sich hinein. Achten Sie darauf, wie das Blut in Ihrem Körper zirkuliert, und schütteln Sie die Beine aus.«

Die Übung fördert die Freude an der Bewegung, gibt Energie und Kraft. Sie hilft, Gedanken und Intrusionen zu unterbrechen.

Hampelmann

»Stellen Sie sich zu der Übung hin, und beginnen Sie, nur die Finger der rechten Hand zu bewegen. Nach einigen Sekunden bewegen Sie zusätzlich das Handgelenk, danach den Unterarm, dann den Oberarm. Jetzt ist der ganze rechte Arm in Bewegung. Er bleibt in Bewegung, so als ob er nicht mehr zu Ihnen gehörte. Sie brauchen sich darum nicht mehr kümmern.

Dann beginnen sich die Finger der linken Hand zu bewegen. Nach einigen Sekunden bewegt sich zusätzlich das Handgelenk, dann der

Unterarm, dann den Oberarm – jetzt bewegt sich auch der gesamte linke Arm –, und auch er bewegt sich weiter, ohne dass Sie sich darum kümmern müssen.

Jetzt heben Sie Ihr rechtes Bein an und bewegen die Zehen des rechten Beines, nach einigen Sekunden zusätzlich den Fuß. Dann kommt die Wade dazu, dann der Oberschenkel – jetzt bewegt sich das ganze rechte Bein, und das bleibt auch so. (Wenn Sie jetzt denken: Und was geschieht mit dem linken Bein? – dann stellen Sie sich die richtige Frage.) Kurzzeitig stellen wir uns jetzt auf das rechte Bein und beginnen mit den Zehen des linken Fußes. Nach einigen Sekunden kommt der Fuß hinzu. Dann bewegt sich die Wade mit und dann der Oberschenkel. Jetzt ist das ganze linke Bein in Bewegung. Der rechte Arm, der linke Arm, das rechte Bein und das linke Bein (abwechselnd) sind in Bewegung. Jetzt kommen noch das Becken und der Po dazu. Danach bewegt sich auch der Brust- und Rückenbereich und danach die Schulterpartie. Abschließend setzen sich auch noch sämtliche Muskeln des Gesichtes in Bewegung. Jetzt sind alle Körperteile in Aktion – wenn Sie mögen, können Sie jetzt kurz einmal das Tempo der Bewegung erhöhen –, kommen Sie dann zur Ruhe – beobachten Sie, wie Ihr Blut durch die Adern fließt und Ihr Herz schlägt … Entspannen Sie sich langsam.«

Auch diese Übung hilft Menschen, die Freude an der Bewegung wiederzuentdecken und zu aktivieren. Sie führt auch dazu, Gedanken zu stoppen, weil die gesamte Aufmerksamkeit auf der Koordination der Bewegungen liegt.

Standhaftigkeit

Bei dieser Übung geht es um den sicheren Stand und die Erfahrung, auf eigenen Füßen zu stehen, nicht so schnell umgeworfen zu werden.

»Stellen Sie sich bitte hin, und stellen Sie Ihre Füße ungefähr schulterweit auseinander. Gehen Sie leicht in die Knie, und achten Sie darauf, dass Ihr Körpergewicht auf beiden Füßen und jeweils dem gesamten Fuß liegt (oft liegt mehr Gewicht auf einem Bein oder nur auf dem Vorderfuß). Stellen Sie sich vor, Sie wären vielleicht ein Baum – welcher Baum wären Sie gerne? Und wo würden Sie gerne stehen? Spüren Sie in Ihre Wurzel hinein, und stellen Sie sich vor, wie diese sich langsam im Boden verankern. Spüren Sie, wie Sie aus den Wurzeln ihre Kraft und Nahrung beziehen?

Jetzt stellen Sie sich vor, ein Sturm würde aufziehen – stellen Sie sich vor, der Wind käme von vorn – legen Sie sich in den Wind, so weit, wie es geht –, aber achten Sie darauf, dass sie nicht entwurzelt werden – spüren Sie Ihre Kraft, die das verhindert. Jetzt lässt der Wind nach, und er kommt jetzt von hinten – legen Sie sich in den Wind, und spüren Sie Ihre Kraft, die verhindert, dass sie entwurzelt werden … Jetzt lässt der Wind nach, und er kommt jetzt von rechts – legen Sie sich in den Wind, und spüren Sie Ihre Kraft, die verhindert, dass Sie entwurzelt werden … Jetzt lässt der Wind nach, und er kommt jetzt von links – legen Sie sich in den Wind, und spüren Sie Ihre Kraft, die verhindert, dass Sie entwurzelt werden … jetzt lässt der Wind nach. Spüren Sie in sich hinein, und spüren Sie die Kraft und Verwurzelung, die verhindert, dass Sie hin und her geworfen werden. Lösen Sie jetzt Ihre imaginierten Wurzeln, lassen Sie sich dabei Zeit … heben Sie dann Ihre Beine an, und bewegen Sie sie. Gehen Sie etwas im Raum umher, und kehren Sie dann zurück.«

Die Übung ist schön mit der Baumübung von Luise Reddemann zu verknüpfen (Reddemann 2001, S. 48 f.).

Wohlfühltanz

Für diese Übung bitten Sie Ihre Klientin, sich viele Bewegungen zu überlegen, die ihr guttun, bei denen sie sich wohlfühlt. (Dabei geht es vor allem um alltägliche Bewegungen, wie strecken, tief durchatmen, die Arme hinter den Kopf legen, sich über den Bauch streicheln etc.). Ferner sollte sich Ihre Klientin eine Musik aussuchen, die sie gerne hört und die bei ihr ein gutes Gefühl hinterlässt. Wenn dann die Musik läuft, bitten Sie Ihre Klientin, nach und nach alle Bewegungen zu machen, die ihr guttun. Leiten Sie sie an, die Bewegungen in unterschiedlichen Tempi und unterschiedlichen Reihenfolgen zu machen, und fragen Sie dabei, wie sie sich körperlich fühlt und welche Emotionen wachgerufen werden.

Arbeit an und mit Grenzen

Der Klient wird gebeten, sich hinzustellen und sich einen sicheren Stand zu suchen: »Strecken Sie bitte ihre Arme aus, und stellen Sie sich vor, an dieser Stelle, wo Ihre Finger enden, würde in Kreisform ihre physische Grenze entstehen. Wie fühlt sich das an, ist sie weit genug …? Ist sie deutlich genug …? Wenn Sie das Empfinden haben, sie sei nicht klar genug, gönnen Sie sich die Fantasie, und stellen Sie sich vor, wie sie sein sollte, damit Sie sich genügend geschützt fühlen … Probieren Sie unterschiedliche Grenzsetzungen in Ihrer Fantasie aus … Benötigen Sie eine Mauer aus Stein, oder soll es eine Art Plexiglaswand sein, die für andere nicht sichtbar ist …? Oder stellen Sie sich eher etwas vor, was nur bei Bedarf auftaucht, so ähnlich wie früher bei den Burgen des Mittelalters die Zugbrücken …? Fühlen Sie in sich hinein, was Ihnen das optimale Gefühl von Sicherheit gibt. Dann möchte ich Sie noch einladen, sich vorzustellen und zu überlegen, ob es Menschen gibt, denen Sie eine Art ›Passierschein‹ geben möchten, die diese Grenze überschreiten dürfen … und wie Sie mit denen vereinbaren wollen, wo Ihre Grenze ist und wie sie Ihre Grenze wahrnehmen können …!

Jetzt möchte ich Sie einladen, Ihre Grenze, wenn sie verletzt wird, durch eine Körperhaltung und durch einen Ton oder Worte zu verteidigen ... Probieren Sie zuerst, mit Ihrem Körper einen Halt, ein Signal zu finden, das anderen zeigen kann: Stopp, nicht weiter! – Probieren Sie auch das aus, bis es so ist, dass es für Sie passt. Dann suchen Sie sich ein Wort oder einen Ton dazu – probieren Sie auch das aus, indem Sie es laut sagen, damit Sie es selber hören können –, und probieren Sie es so lange, bis es passt. Jetzt machen Sie beides zusammen und stellen sich vor, jemand würde ganz vorsichtig Ihre Grenze verletzen ...

Als Letztes möchte ich Sie einladen, sich vorzustellen, Sie seien in einer Situation, in der Menschen fast zwangsläufig eng beieinanderstehen, wie z. B. im Bus, im Kaufhaus, in einer vollen U-Bahn. Stellen Sie sich diese Situation vor, und stellen Sie sich vor, Ihre imaginierte Grenze sei aktiv. Wie fühlt sich das an, wie erleben Sie sich jetzt ...? Was müssten Sie vielleicht für diese Situationen noch verändern ...? Und nehmen Sie die Veränderung jetzt vor ... und spüren Sie dann wieder, ob es so gut ist, wie es jetzt ist.

Wenn die Grenze und die Durchlässigkeit jetzt so sind, wie Sie es sich vorstellen, dann spüren Sie noch einmal in sich hinein, ob es gut ist, wie es ist ... wenn nein, verändern Sie es ... Und kommen Sie dann hierher zurück.«

Mit Klienten, die in Kontakt zu ihren inneren Anteilen sind, lässt sich die Übung auch mit dem inneren System machen bzw. in Kombination: »Welcher innere Anteil möchte bei der oder der Person eine andere Grenze, und wie sähe sie aus ...? Etc.«

4.8 Fragetechniken

Fragen sind das »Hauptnahrungsmittel« für eine Therapie. Da Menschen trotz aller bildgebenden Verfahren nicht in andere Menschen hineinsehen und wissen können, wie sie sich fühlen oder wie sie etwas einschätzen, müssen Therapeuten Klienten befragen, um sich kundig zu machen, was in deren innerer Welt geschieht. Viele der hier vorgestellten Fragetechniken werden der systemischen Therapie zugeschrieben.[54] Auch beim Stellen von Fragen ist daran zu denken, Klienten nicht zu triggern oder zu destabilisieren oder dies nur gezielt und begrenzt zu einem fortgeschrittenen Stadium der Therapie zu tun. Ferner sollten Therapeutinnen im Blick haben, mit welchem Persönlichkeitsanteil sie gerade in Kontakt sind und wer ihnen antwortet bzw.

54 Wir verweisen für Fragetechniken aus systemischer Sicht auf Simon u. Rech-Simon (1999); Schwing u. Fryszer (2006); von Schlippe u. Schweitzer (1996); Walter u. Peller (1994); de Jong u. Berg (1998); de Shazer (1992, 1989); de Shazer u. Dolan (2008); Tomm (2001).

was die anderen Anteile über die Frage und Antwort denken. Hier ist also ein systemisches Fragen und Denken im besten Sinne gefragt, damit das innere System nicht verlorengeht. Das gilt im Besonderen für Sitzungen mit den realen Außensystemen, z. B. bei der Nutzung von zirkulären Fragen. Auch hier ist das Innensystem des Traumatisierten immer mitbeteiligt und sollte bei der Frageformulierung mitgedacht werden.

Wir haben uns entschieden, beispielhaft für jeden Fragetyp einige Fragen zu formulieren und verstehen diese als Anregung.

Fragen nach Ausnahmen, in denen das Symptom bzw. Problem nicht auftritt:

- Wie erklären Sie es sich, dass das Problem in den Situationen, die Sie gerade beschrieben haben, nicht auftritt?
- Bitte beschreiben Sie, wie es ist, wenn Sie keine Flash-backs haben.
- Was machen Sie anders, wenn Sie nicht unter intrusiven Bildern leiden?
- Was denken Sie, wie ihr Anteil A reagiert, wenn die Symptome, die Sie Anteil B zuordnen, nicht mehr auftreten?
- Was ist anders, wenn Sie nicht dissoziieren und sich ganz im Hier und Jetzt erleben?
- Was können Sie tun, um sich häufiger wach, klar und präsent zu fühlen?

Bei Ausnahmen kann auf diese Situation genauer eingegangen werden:

- Was haben Sie in der Situation, als sie sich wach und klar gefühlt haben, anders gemacht?
- Wie war es Ihnen möglich, das so zu tun? Was haben Sie in dieser Zeit mit Anteil B gemacht, damit auch er ruhig blieb?
- Was könnten Sie machen, um diese Situation öfter zu wiederholen? Wie müsste ihr Management mit ihren Anteilen aussehen, damit das gelingt?
- Was wäre dazu notwendig – was müsste der erste Schritt dazu sein?
- Wenn Sie die Situation jetzt bewusst herbeiführen wollten, wie könnten Sie das anstellen?

Zirkuläre Fragen:

- Was, glauben Sie, denkt (fühlt etc.) Ihre Tochter, wenn Sie beginnen, mit Ihrem Mann über den gemeinsam erlebten Unfall von vor zwei Jahren zu sprechen?
- Angenommen, dein Vater würde bemerken, dass deine Schwester nach dem Überfall wieder mehr Angst hat, in die Schule zu gehen, wie würde dann wohl deine Mutter reagieren?
- Wenn ich Ihren Mann fragen würde, was Sie am besten von den Erinnerungen an die schwere Zeit nach dem Tod Ihres Sohnes ablenkt, was würde er mir erzählen?
- Wenn Ihre Mutter anwesend wäre, was würde die sagen, wie Sie mit den Erinnerungen an den Unfall umgehen sollten?
- Wie ist wohl die Meinung Ihres Mannes über Ihre Tochter, wenn sie die Bilder über den Unfall nicht aus dem Kopf bekommt?

Zirkuläre Fragen im inneren System:

- Was, glauben Sie, fühlt Anteil A, wenn ihr erwachsenes Ich sich so weit zurückzieht und dem inneren Kind die ganze Verantwortung überlässt?
- Was, glauben Sie, denkt Anteil B, welche besonderen Ressourcen ihr Erwachsenen-Ich besitzt, um die Situation als Erwachsener zu meistern?
- Was, glauben Sie, denkt Anteil C, wie viele verborgene Teile in Ihnen noch aktiv sind, die sich aber bisher noch nicht gezeigt haben?
- Was, glauben Sie, fühlt Anteil C, wenn Sie sich jetzt verstärkt um Anteil E kümmern, der Ihr kleines Ich mit drei Jahren repräsentiert?
- Was, glauben Sie, geschieht in Ihrem inneren System, wenn Ihr Mann sich so verhält, wie Sie es gerade beschrieben haben? Welcher Anteil fühlt sich dadurch besonders angesprochen?

Hypothetische Fragen und »Was-wäre-wenn«-Fragen:

- Wenn Ihre Tochter demnächst nicht mehr so unter den Auswirkungen der Vergewaltigung leiden wird, wie wird sich dann das Verhältnis zu Ihrem Mann verändern? Was denkt wohl Ihr Mann darüber?

- Wenn Ihre Fröhlichkeit sich wieder so zeigt wie früher, wer wird das am ehesten bemerken? Wie wird er das feststellen?
- Wenn Sie wieder so wären wie vor dem Überfall, für wen wäre das das größte Problem?
- Was wäre, wenn Sie morgen aufwachen würden, und Sie hätten alle Beschwerden, die mit dem Trauma zusammenhängen, verloren? Wie würde darauf wohl Ihre Frau reagieren?
- Welchen Unterschied würde es in Ihrem Alltag machen, wenn Sie in Zukunft die Wahl hätten, ob sie jetzt dissoziieren wollen oder nicht?

Coping-Fragen bzw. Bewältigungsfragen:

- Wie haben Sie es geschafft, heute pünktlich hier zu sein?
- Wie haben Sie es bewerkstelligt, heute hierher zu kommen, obwohl so viele innere Stimmen dagegen waren?
- Wie schaffen Sie es, dass alles nicht noch schlimmer wird?
- Wie haben Sie es geschafft, so lange zurechtzukommen, obwohl innerlich die »Hölle los war«, so wie Sie es nennen?
- Wie haben Sie es geschafft, trotz dieser schweren Erfahrungen in Ihrer Kindheit ein so zufriedenes Leben zu führen?
- [Coping skalieren:] Auf einer Skala von 0–10 bedeutet 10, dass Sie diese Sache so gut wie jeder andere auch bewältigen, und 0 bedeutet, dass Sie sie überhaupt nicht bewältigen – wie gut, würden Sie sagen, bewältigen Sie ihr Problem im Moment?
- Was hilft Ihnen im Moment am besten, weniger innere Bilder vom Überfall zu haben?

Wünschbare Alternativen lassen sich in Fragen einbetten:

- Wenn Sie das Symptom … schon längst verabschiedet hätten, es aber noch einmal einladen wollten, wie könnten Sie das tun? Was würde dann in ihrem inneren System geschehen?
- Wenn Sie sich entscheiden würden, anstatt zu dissoziieren, lieber einen inneren Dialog mit ihren Anteilen zu führen, welche Auswirkung hätte das auf ihr Erwachsenen-Ich?
- Angenommen, Sie würden in der kommenden Woche, am Dienstag, bewusst mehr darauf achten, Ihre Stärken und Ressourcen zu spüren, wodurch würde sich dann der Dienstag vom

Montag unterscheiden? Was würde mir dann ihr EP X darüber erzählen?
- Angenommen, das Problem ist gelöst, wie sieht wohl ein Film über Ihr Leben aus? Könnten Sie mir einige Szenen, die Sie besonders schätzen, erzählen?

Fragen zum Problem und Problemkontext:

- Wem wird das dissoziative Verhalten eher gezeigt und wem nicht?
- An welchen Verhaltensweisen, Gefühlen oder physischen Zuständen würden Sie erkennen, dass Sie weniger Flash-backs haben?
- Wer würde am ehesten bestreiten, dass es sich bei Ihren Beschwerden, nach dem Tod Ihres Mannes, überhaupt um ein Problem handelt?
- Wer reagiert am meisten auf Sie, wenn Sie dissoziieren? Wer weniger?
- Wen stört es, wen nicht?
- Wer in ihrer Familie mag den EP X besonders und ist mit Ihnen besonders gut in Kontakt?
- Wie müssten Sie sich verändern, damit ihre Frau nicht mehr denkt, dass Sie immer noch unter dem Tod Ihres Sohnes leiden?
- Was hat sich in den Beziehungen verändert, als die Traumafolgestörung entstanden ist? Und gab es Beziehungen, die dadurch fester wurden?

4.9 Wunderfrage mit dem BASK-Modell

Die Wunderfrage, die von Steve de Shazer und Insoo Kim Berg über die lösungsorientierte Kurzzeittherapie bekanntgemacht wurde, ist inzwischen für viele Therapeuten unterschiedlicher Schulen zu einem festen Bestandteil der Arbeit geworden (de Shazer 1989; de Jong u. Berg 1998; de Shazer u. Dolan 2008). Die Neurowissenschaften haben gezeigt, dass es kaum einen Unterschied macht, ob wir uns im Hier und Jetzt mit etwas beschäftigen oder uns vorstellen, wie wir etwas in der Zukunft tun. Um die Kraft der Wunderfrage zur Entfaltung bringen zu können, scheint es sinnvoll zu sein, Klienten möglichst lange in der »Wunderwirklichkeit« zu halten, um neuronale Bahnungen zu ermöglichen. Ähnlich wie bei den mentalen Trainingsformen im Leistungssport kann auch ein Morgen ohne Symptome imaginativ durchgespielt und damit trainiert werden, wie sich ein Leben ohne Probleme anfühlen würde.

Das BASK/BATS-Modell

Das BASK/BATS-Modell soll zusätzlich Ideen dafür liefern, wie das neue Verhalten möglichst umfassend eingebunden werden kann und entsprechende Bahnungen im Gehirn möglich sind. Die Grundlage des Modells ist die Verknüpfung von Verhalten (*B*ehavior), Affekten (*A*ffects), Empfindungen (*S*ensations) und Wissen (*K*nowledge); später wurde von Braun Wissen (Knowledge) durch Denken (*T*hought) ersetzt, weil Denken dynamischer ist (Braun 1988).

Dabei wird davon ausgegangen, dass die vier Bereiche in einer integrierten Erinnerung fast gleichzeitig erlebt werden. In Belastungssituationen und dissoziativen Zuständen können einzelne Elemente oder alle vom Bewusstsein abgetrennt sein.

Therapeutisch nutzt man das Modell, um Erfahrungen wiederherzustellen und Erinnerungen wieder komplett zu machen. Nach Brauns Auffassung entsteht bei Kongruenz aller BASK/BATS-Elemente eine integrierte Persönlichkeit (Phillips u. Frederick 2003, S. 200).

In der praktischen Arbeit mit dem BASK-Modell wird schnell deutlich, dass die Verknüpfung der Ebenen auch in der Zukunftsprojektion Erfahrungen dichter werden lässt und die Erinnerung an sie erleichtert werden kann. Durch Fragen, die alle vier Ebenen berücksichtigen, entsteht so nach und nach ein dichtgewebter »Zukunftsteppich«, der im Verhalten, im körperlichen Erleben, in den Emotionen und im Denken Brücken anbietet und so die Wirklichkeit im Hier und Jetzt und in der Zukunft beeinflussen kann. Üblicherweise wird bei der Wunderfrage eher nach dem Verhalten gefragt; durch BASK sollen die »neuen« Emotionen, Körperempfindungen und das Denken über sich hinzukommen.

Die Gestaltung der Wunderfrage

Für die Einkleidung der Wunderfrage gibt es viele Formen und Möglichkeiten. Wichtig ist dabei, dass die Veränderung, also das Wunder, außerhalb des Kontrollbereichs des Klienten liegt (z. B. sich ereignete, während sie schliefen) und dass die Instanz, die das Wunder bewirkt, eine externe Figur ist, der die Macht zugeschrieben wird, das Wunder zu bewirken. Damit können die Klienten aus der Falle gelöst werden, die oft heißt: Das geht ja gar nicht, da ist sowie nichts zu machen, das war schon immer so, das wird sich nie ändern.

Durch das Wunder bei der »Wunderfrage« wird nicht das Trauma negiert oder weggezaubert – die Wunderfrage bezieht sich in der Traumatherapie nur auf die Symptome der Traumafolgestörung.

Eine mögliche Formulierung kann z. B. sein: »Stellen Sie sich vor, über Nacht würde ein Wunder geschehen, und Ihre Beschwerden, die Sie nach der Traumatisierung entwickelt haben, wären weg. Da Sie aber geschlafen haben, konnten Sie das Wunder nicht miterleben. An welchen Veränderungen (an welchen Gefühlen, Gedanken, an welchem körperlichen Erleben, Verhalten) würden Sie am folgenden Morgen bemerken, dass das Wunder geschehen ist?« (Vgl. de Shazer 1989, S. 24 f.)

Danach werden dann mit entsprechenden Fragen der Tag, die Woche, der Monat nach dem Wunder durchgearbeitet. Anfänglich in vielen kleinen Schritten, damit der Klient möglichst lange in der »Wunderrealität« gehalten und so die Bahnung der Wirklichkeitskonstruktion ermöglicht wird. Das BASK-Modell hilft dabei, entsprechende Festigungen zu erzielen. (Es sei auch hier daran erinnert, dass man überlegen sollte, welche Fragen bei welchen Traumata nicht sinnvoll sind, weil sie ein Trigger sein können.)

Mögliche Fragen:

- Wenn Sie morgens noch so im Halbschlaf sind, kurz bevor sie die Augen öffnen, wie genau würden Sie sich dann, nachdem das Wunder geschehen ist, anders fühlen?
- Würden Sie auch anders träumen, nachdem die Fee da war, wie wären Ihre Träume anders?
- Wenn Sie dann die Augen geöffnet haben, was würden Sie anderes über sich denken? Wie würden Sie sich anders fühlen? Wie wäre Ihr Körperempfinden anders?
- Woran würde Ihre Frau/Ihr Mann bemerken, dass das Wunder geschehen ist?
- Wie würden Sie Ihrer Frau/Ihrem Mann anders Guten Morgen sagen, wenn das Wunder geschehen ist?

- Wie würden Sie anders aus dem Bett aufstehen, wenn das Wunder geschehen ist? Wie würden Sie sich anders fühlen? Wie wäre Ihr Körpererleben? Würden Sie mit Schwung aufstehen oder eher bedächtig? Würden Sie singen oder eher nachdenklich sein? [Dabei kann es auch sinnvoll sein, die Bewegungen nach dem Wunder auszuführen und den Bewegungsablauf mehrmals zu wiederholen.] Also wie würden Sie aufstehen, können Sie mir das zeigen, wie Sie z. B. von Ihrem Stuhl aufstehen, so als sei das Ihr Bett? [Die Bewegungen sollte der Therapeut mitmachen, so dass der Klient seine Bewegungen auch beim Therapeuten sieht.]
- Wie würden Sie nach dem Wunder ins Bad gehen? [Den Klienten einladen, so zu gehen, und während des Gehens mit ihm ins Gespräch kommen, wie er sich fühlen, was er über sich denken würde, wie sein Körpererleben anders wäre?]
- Wie würden Sie sich anders im Spiegel ansehen, und wie würden Sie anders über Ihr Spiegelbild denken?
- Wie würden Sie sich anders ankleiden? Würden Sie nach dem Wunder andere Kleidung anziehen?
- Wie wäre ihr Körpererleben anders?
- Wie würden Sie sich nach dem Wunder anders beim Frühstück erleben? Was würde Ihre Frau/Ihr Mann beobachten, wie Sie beim Frühstück anders sind?
- Was würden Sie, nach einem solchen Tagesbeginn, anders über sich denken, wie würden sie sich anders fühlen, wie wäre ihr Körpererleben anders, was würden Sie anders tun?
- Was, glauben Sie, würde Ihre Frau/Ihr Mann denken, wie Sie sich anders fühlen nach dem Wunder?
- Wie würde sich Ihr Körper anders anfühlen und aussehen? Könnten Sie sich einmal so hinstellen oder hinsetzen, wie Sie nach dem Wunder sitzen würden, stehen würden, gehen würden, sich bewegen würden?
- Wie würden Sie ihren Tag anders planen? [Dann können einzelne Etappen des Tages durchgegangen werden, die von besonderer Bedeutung sind, z. B. der Kontakt mit den Kindern, der Gang zur Arbeit, der Kontakt mit den Kollegen etc.]
- Wenn Sie abends nach dem Wunder wieder ins Bett gehen, wie würden Sie anders über den ersten Tag nach dem Wunder denken? Wie würden Sie sich anders fühlen? Wie würden Sie sich anders körperlich fühlen? Was hätten Sie anders getan?

- Wenn jetzt bereits drei Tage nach dem Wunder vergangen sind, und die zwei letzten Tage waren ähnlich wie der erste, wie würden Sie dann anders über sich denken? Wie würden Sie sich anders fühlen? Wie hätte sich Ihr Körpererleben verändert?
- Wenn jetzt bereits ein Monat nach dem Wunder vergangen wäre, und die Situation hätte sich so stabilisiert wie am ersten Tag nach dem Wunder, wie würden Sie dann über sich denken? Wie hätte sich Ihr Körpererleben verändert?
- Wie würde sich dann wohl Ihr Mann/Ihre Frau anders zu Ihnen verhalten? Usw.

So würden der gesamte Tag und die Zeit danach durchgearbeitet, möglichst kleinschrittig und jeweils auf den unterschiedlichen BASK-Ebenen.

Eine sehr schöne Weiterführung ist es, wenn alle Veränderungen nach dem Wunder mit einer Körperbewegung gekoppelt werden. Z. B.: »Nach dem Wunder würde ich dynamischer aus dem Bett aufstehen« – dann wird der Klient eingeladen, dynamisch vom Stuhl aufzustehen, um dabei zu spüren, wie es ihm geht, wie sich die Bewegung anfühlt. Die Bewegung wird dann mehrfach wiederholt, damit sie sich gut einprägt.

Nach und nach kommen so viele kleine und große Bewegungen zusammen, die dann eine ganze Körper-Wunder-Realität bilden (z. B. Aufstehen, Gehen, Begrüßen, Gesichtsausdruck, Armbewegungen, Körperhaltung).

Danach werden die Bewegungen, die mit dem Wunder verbunden sind, aneinandergereiht, und eine »Wunderchoreografie« wird entworfen. Diese »Wundergymnastik« kann dann täglich gemacht werden. Eine schöne Hausaufgabe, die Freude macht und großen Effekt hat.

Eine Weiterarbeit ist mit einem Ausschnitt aus der Wunderrealität möglich:

- Was könnten Sie machen, um so zu tun, als sei das Wunder bereits jetzt geschehen?
- Wenn Sie das täten, was wäre die erste Veränderung, die Sie bemerken würden?
- Wie würden Sie sich danach anders fühlen? Wie würde sich danach Ihr Körpererleben verändern? [Die Körperhaltung stellen lassen.] Was würden Sie anders über sich denken?

- Welchen Unterschied würde Ihre Frau/Ihr Mann beobachten?
- Was, glauben Sie, würde dann anders zwischen Ihnen?

Die Wunderfrage bietet sich auch für die Arbeit mit dem inneren System bei dissoziativen Patienten an. Diese bemerken manchmal, dass nach dem Wunder die inneren Stimmen leiser werden oder einige ganz verschwunden sind oder die Kooperation besser gelingt. Die Fragen sind ähnlich wie oben, nur dass sie sich mehr auf die innere Bühne hin orientieren:

- Wer wird sich nach dem Wunder wohl als Erster in den Vordergrund bringen? Wie wird er/sie anders sein?
- Wie werden sich dann die anderen Anteile anders verhalten?
- Welche Anteile werden die Wunderwirklichkeit gerne akzeptieren, und für welche wird es schwer sein, das zu tun?
- Welche Anteile sind nach dem Wunder bereit, auf eine neue Art zu kooperieren? Für welche ist das Wunder keine Einladung dazu? Etc.

4.10 Skalierungen

Skalierung helfen, Fragen innerlich zu visualisieren, ihnen einen konkreten Rahmen und, im diffusen Durcheinander von Gefühlen, eine Struktur zu geben. Dadurch entstehen Orientierung, Sicherheit und Stabilität.

Wie soll eine Skala angelegt sein? Manchmal ist es sinnvoll, die Skala von 0 bis 10 festzulegen, in anderen Fällen bietet sich die Skala von 0 bis minus 10 an, in wieder anderen von minus 5 bis plus 5. Manchmal ist es hilfreicher, eine Prozentskala von 0 bis 100 % zu nutzen. Die Fragestellung, das Thema und der Klient sollten den Ausschlag geben für diese Entscheidung. Steve de Shazer ging davon aus, dass manchmal Skalen von 0 nach minus 10 sinnvoller seien, weil sie die Klienten zwingen, ihr Bewertungsschema zu verändern, womit sie eine andere Perspektive gewinnen.[55] Auch der Grad der Unterschiedsbildung kann für Klienten Bedeutung bekommen. Für manche ist es gut, große Unterschiede zu bilden, z. B. von 6 auf 8, für andere ist es passender, mit kleinen Unterschieden zu arbeiten, etwa von 6 auf 6,5.

55 Persönliche Mitteilung von Steve de Shazer während des *Trainers' Training* am *Brief Family Therapy Center* (*BFTC*, Milwaukee) 1997.

Szenische Darstellungen von Skalen erweitern die Arbeit und ermöglichen zusätzlich sinnliche Wahrnehmungen. Die Skalierung im Raum verbindet die Vorteile der sprachlichen Orientierung an Zahlen und der räumlich-körperlichen Wahrnehmung der Skulpturarbeit. Skalierungen im Raum nutzen den Vorteil, dass sich Klienten Veränderungen und Entwicklungen räumlich oft leichter vorstellen können. Durch die körperliche Bewegung auf der Skala können sie auch physisch wahrnehmen, wie sich die Veränderung anfühlt und ob sie passt.

Skalierungen sind in der Traumatherapie in unterschiedlichen Ansätzen bekannt. EMDR (Eye Movement Desensitization and Reprocessing) kennt verschiedenartige Skalen dafür, VOC (Validity of Cognition = Stimmigkeit der positiven Kognition) oder SUD (Subjective Units of Disturbance = Grad der Belastung) abzufragen (zum EMDR siehe Abschnitt 2.4.2). Allerdings werden die Skalen hier zur Einschätzung genutzt und nicht als Intervention, die eine Änderung des Verhaltens bewirken möchte.

In der Praxis

Skalierungen im Raum geben Klienten vielfältige Anregungen durch die körperliche Aktivität, die Auseinandersetzung mit den inneren Vorstellungen und ihren Transformation in die räumliche Abbildung. Skalierungen lassen sich z. B. nutzen zur Darstellung der Stärke der Ressourcen, der Stärke der Affekte, der Stärke eines Triggers, des Maßes der Bewältigung und zur Darstellung des positiven Gefühls angesichts einer gelungenen Situation, der Motivation für die Veränderung, der Verbesserung während der Therapie, der Einschätzung der Intensität einer Erfahrung oder der eigenen Stabilität.

Bei der Skalierung steht nicht der einzelne Wert im Mittelpunkt, sondern die Unterschiedsbildung durch den »Tanz« auf der Skala. Wenn z. B. die Stärke eines Triggers skaliert wird, können durch folgende weitere Interventionen Unterschiede gebildet werden:

- Wie stark ist der Trigger zwischen 0 und 10 in der Regel?
- Als wie stark haben Sie ihn vorher jemals erlebt?
- Als wie schwach haben Sie ihn jemals erlebt, und was hat die Situationen unterschieden?
- Welche Ressourcen haben Sie, um seine Kraft zu verringern, und wo würden Sie dann auf der Skala stehen?

- Welchen Unterschied würde es machen, wenn sie demnächst die Bedeutung des Triggers um 2 Punkte schwächer beurteilen würden?
- Und was würde ihre Frau dann bei Ihnen beobachten?
- Wie schätzen andere die Bedeutung des Triggers ein, wenn jemand in ihrer Nähe ist, den sie besonders mögen?

Mit Skalierungen lassen sich:

- die Einschätzungen einzelner Persönlichkeitsanteile abbilden und vergleichen
- Selbstbeobachtungen durchführen
- die Entfernung zum traumatischen Ereignis abbilden
- Regeln, Probleme und Symptome beurteilen
- die Qualität von Beziehungen erfassen
- die Motivation einzelner Anteile messen
- die Bereitschaft einzelner Anteile, Handlungen auszuführen, abbilden
- die Stärke der Phobie vor traumatischen Erinnerungen oder Beziehungen erfassen
- die innere und äußere Sicherheit und Stabilität vergleichen
- die Stärke von Triggern und Flash-backs beurteilen.

Durch die Kombinationen mit metaphorischen Arbeitsweisen, wie z. B. dem Einsatz von Tierfiguren, lassen sich die Positionen der einzelnen Anteile auf der Skala abbilden und so die Dynamik des inneren Systems erleben.

Beispiel für die Arbeit mit Skalierungsfragen zur Therapiemotivation:

FRAU F. (auf die Frage nach der Motivation): Das ist nicht so einfach. Einige Seiten wollen, einige wollen nicht, dass wir hier arbeiten. Ich merke das immer, wenn ich morgens nicht aus dem Bett komme, wenn wir einen Termin haben, dann redet mir z. B. das Phantom ein, ich solle doch lieber liegenbleiben und nicht aufstehen.

THERAPEUT: Bilden Sie eine Skala. 0 bedeutet keine Motivation und minus 10 eine ganz hohe, da sind Sie zu allem bereit. Machen Sie die Skala für alle Teile, von denen Sie jetzt denken, dass sie Bedeutung haben.

KLIENTIN: Der Oberlehrer ist bei -8,5, das kleine Mädchen bei -4, die Krankenschwester bei -7, die Pubertierende bei -3 und das Phantom bei -0,5. So durcheinander fühle ich mich auch.

THERAPEUT: Und wo ist die erwachsenen 45-jährige Frau von heute auf dieser Skala?

KLIENTIN: Das habe ich mich noch gar nicht gefragt, es war heute wie ferngesteuert. Also, ich glaube, die Erwachsene ist bei -5, aber sie fühlt sich oft stark nach 0 gezogen.

THERAPEUT: Was könnte die Erwachsene tun, um von -5 nach -4 zu kommen?

KLIENTIN: Das ist ganz einfach. Ich muss dem Sog nur nachgeben, dass es besser so ist, wie es ist. Denn ich weiß ja nicht, wie es wirklich ist, wenn es mir bessergeht. Außerdem ist meine innere Bande ruhiger, wenn sich nichts verändert!

THERAPEUT: Und was kann die Erwachsene tun, damit sie von -5 nach -6 kommt?

KLIENTIN: Das ist heute nicht so einfach. Ich müsste mich daran erinnern, dass, wenn es mir bessergeht, ich dann zufriedener bin und mein Haushalt nicht so runtergekommen aussieht und ich Kontakt mit meiner Freundin haben kann, der mir zur Zeit sehr fehlt.

Bei Klienten, die bisher wenige Unterschiede in ihrer Symptomatik erleben, sind Skalierungen gute Möglichkeiten, sich mit den eigenen Phänomenen vertraut zu machen und ein anderes Verständnis für sich zu entwickeln. Wenn mit einer Skalierung Verbesserungen oder Verschlechterungen erfasst oder prognostiziert werden, ist es sinnvoll, zuerst eine Verschlechterung zu skalieren und danach eine Verbesserung. Damit geht der Therapeut mit der Bewegung der Klienten (die meist eher über Verschlechterungen sprechen und/oder solche erleben) und kann, nachdem er sich angekoppelt hat, in den positiven Bereich wechseln.

Das Hilfreiche an Skalierungen ist, auch wenn sie situative und subjektive Einschätzungen sind: Sie sind greifbar und vergleichbar. Die Fragen lassen sich im Verlauf einer Therapie immer wieder stellen und die Antworten immer wieder vergleichen. So können Klienten ihre Prozesse verfolgen und Veränderungen erkennen. Viele nutzen sie später als Instrumente weiter.

Herr W. meinte einmal: »Die Skalierung ist wie Fiebermessen. Ich mache mir oft morgens eine Skala, bevor ich zur Arbeit gehe, und wenn es mir mal nicht so gutgeht, dann frage ich mich selbst, so wie Sie das auch immer machen. Was wäre anders, wenn ich 2 Punkte höher auf der Skala wäre, und woran würde das meine Frau merken? Wenn ich dann darüber etwas nachsinne, geht es mir oft schon etwas besser.«

Skalierungen sind kompatibel mit vielen anderen Techniken und Methoden, z. B. mit zirkulären Fragen, Skulpturen, Metaphern, Imaginationen.

»Skalieren Sie doch bitte mal, wie sicher sich Ihr inneres Kind gerade am sicheren Ort fühlt.« Oder: »Wie verschlossen ist der Tresor im Moment, wenn 0 bedeutet ›Da kommt nichts mehr raus‹ und 10 ›Die Tür ist total durchlässig‹?«

4.11 Aufgaben zwischen den Sitzungen

Die Idee, dass für eine Therapie nicht nur die Sitzungen Bedeutung haben, sondern auch die Zeit dazwischen für den Heilungsprozess wichtig ist und genutzt werden sollte, ist ein Merkmal der systemischen Therapie und kann auch für die Traumatherapie wichtige Impulse geben. Klienten sollen sich zu Hause in ihrer Alltagswelt als sicher, stabil, in der Gegenwart lebend und selbstwirksam erfahren lernen.

Einige klassische systemische Interventionen, wie paradoxe Verschreibungen oder Symptomverschreibungen, haben in der Therapie mit traumatisierten Menschen keinen Platz.

Hausaufgaben sollten Systeme stärken, Ressourcen unterstützen und bewusstmachen, positive Erfahrungen ermöglichen und der bedrohlichen Traumavergangenheit eine gute, sichere Gegenwelt gegenüberstellen.

Die übende Dimension der Hausaufgaben wird oft unterschätzt. Veränderungen sind meist nicht durch einmaliges Erleben neuronal gebahnt und gefestigt. Geübt werden muss z. B. das Erleben von Sicherheit im Hier und Jetzt, das Unterbrechen der immer wiederkehrenden traumatischen Erinnerung, die Verhinderung der Dissoziation, die Vermeidung eines Triggers, die Erinnerung an die eigenen Ressourcen, das tägliche Erleben der eigenen Gestaltungsmacht etc.

Solche Aufgaben unterstützen Klienten dabei, Selbstwirksamkeitsgefühl zu entwickeln. Sie zeigen ihnen, dass sie auch ohne Therapie leben lernen und selbst Verantwortung für ihr Handeln übernehmen können.

Um gute Empfehlungen geben zu können, müssen sich Therapeuten bei ihren Klienten darüber kundig machen, wie sie leben, wie sie ihre Symptome erleben, was sie dann tun, was sie denken, welche Gefühle sie haben, welches Körpererleben die Situation prägt, welche Gedanken und Fantasien sie haben. Hausaufgaben leben nicht von der Genialität der Therapeuten, sondern von der sensiblen Begleitung der Klienten durch den Alltag.

> »Es gilt die Grundregel, dass die hier gemachten Interventionen ›angemessen ungewöhnlich‹ sein sollen. Sie sollen der Familie helfen, aus den eingefahrenen Erlebens- und Verhaltensmustern herauszukommen. Ziel ist die Verflüssigung starrer Verhaltensmuster und pathologieorientierter Sichtweisen. Es sollen Verhaltensalternativen aufgezeigt werden und zur Veränderung angeregt werden« (Scheib u. Wirsching 2002, S. 176).

Aufgaben zwischen den Sitzungen dienen dazu, neue neuronale Vernetzungen zu bilden.

> »Sorge auf jede mögliche Art dafür, dass die neu zu lernenden neuronalen Erregungsmuster auch unter den Bedingungen der konkreten Lebensrealität des Patienten aktiviert und gebahnt werden. Verwende einen genügenden Teil jeder Therapiesitzung darauf, die Herbeiführung von Erfahrungen außerhalb der Therapie, durch die solche Bahnungen stattfinden würden, genau zu planen und detailliert zu besprechen (›Hausaufgaben‹). Beginne jede Sitzung mit der detaillierten Besprechung der vom Patienten seit der letzten Therapiesitzung diesbezüglich gemachten Erfahrungen« (Grawe 2004, S. 437).

Das Kompliment

Das Kompliment gehört zur Intervention wie das Benzin zum Auto. Durch wertschätzende Komplimente sollen die Entwicklungen des Klienten gewürdigt und das problematische Verhalten als Lösungsversuch anerkannt werden. Die Komplimente sollen die Kooperationsbereitschaft des Klienten unterstützen und eine Ja-Haltung zu den Aufgaben ermöglichen. Komplimente sind in der Traumatherapie von besonderer Bedeutung. Sie beinhalten oft zum ersten Mal eine positive Rückmeldung für den Klienten, und er erfährt, dass er wohlwollend und aufmerksam wahrgenommen wird. Durch die Betonung der Ressourcen und Stärken, der gelungenen Interaktionen, der Bewältigung von Triggern, die Hervorhebung der positiven Eigenschaften sprechen wir die Selbstkompetenzen der Klienten an.

Die Aufgabe

Hinweise für Aufgaben:

- Idealerweise sollte ein Inhalt der Sitzung durch sie vertieft werden.
- Die Sprache sollte sich an der Sprache der Klienten orientieren und ähnliche Bilder und Metaphern nutzen wie er selbst.

- Die Aufgabe sollte auf etwas zurückgreifen, das die Klienten kennen, ihnen vertraut ist und Sicherheit gibt. Hinzu kommen soll dann etwas Neues, angemessen Irritierendes oder vielleicht auch Verwirrendes. Die Grundorientierung dabei ist: Je stabiler ein Klient ist, umso größer darf die »Verstörung« sein. Je instabiler oder krisenhafter ein Klient ist, umso kleinschrittiger sollte man vorgehen.
- Aufgaben sollten Ressourcen und Stärken der Klienten berücksichtigen und ihnen nach Möglichkeit Zutrauen und Selbstsicherheit schenken.
- Sie sollten Klienten nicht überfordern oder gar zu einer Mutprobe werden. Sie sollten zeitliche Begrenzungen enthalten, z. B.: Schreiben Sie an zwei Tagen in der nächsten Woche ... Oder: Jeden dritten Tag gehen Sie bitte ...
- Aufgaben sollten von den Klienten mit Erfolg gemeistert werden können. Misserfolge haben viele Klienten in ihrem Leben genug, dazu brauchen sie keine Therapie.
- Handlungsvorschläge oder Anregungen können manchmal einen klaren Rahmen geben. Andere Male ist es sinnvoller, den Fokussierungsprozess und die Konkretisierung der Aufgabe beim Klienten zu lassen.
- Hausaufgaben sollen den Symptomen der Traumafolgestörung angepasst sein. So ist z. B. die erste der folgenden Aufgaben für DIS-Patientinnen wenig hilfreich, weil die inneren Phobien und EPs die Vermeidung zu sehr unterstützen würden.

Einige Beispiele für Aufgaben für traumatisierte Klienten[56]

- Eine Standardintervention von Steve de Shazer war: Beobachten Sie bis zum nächsten Mal einmal, was in ihrem Leben gut ist, wie es jetzt ist, und was sich durch die Therapie auf keinen Fall verändern soll. Schreiben Sie das bitte auf, und bringen Sie es, wenn Sie es mögen, der Wichtigkeit nach in eine Reihenfolge.
- Stecken Sie sich jeden Morgen fünf »Linsen« in die rechte Tasche – bei jeder Gelegenheit, bei der Sie etwas erlebt haben, was Sie erfreut, nehmen Sie eine »Linse« aus der rechten Tasche

56 Aufgaben im Bereich Ressourcen finden sich in Abschnitt 4.6, zur Körperarbeit in Abschnitt 4.7 und weitere Anregungen für Hausaufgaben in den anderen Übungsbeschreibungen.

und stecken sie in die linke. Am Abend denken Sie bitte kurz darüber nach, was das für Gelegenheiten waren (nach einem chinesischen Märchen).

- Beobachten Sie bis zum nächsten Mal Situationen, in denen Ihre Beschwerden (Stimmen im Kopf, Desorientierung etc.) nicht auftreten, und achten Sie darauf, was diese Situationen ausmacht. Machen Sie das aber nur an zwei Nachmittagen in der kommenden Woche.
- Für Aufgaben gilt oft: positive Erfahrungen, Entwicklungen, Begegnung aufschreiben festhalten und verstärken – schlechte Erfahrungen und Erlebnisse nicht zu sehr beachten.
- Beobachten Sie in nächster Zeit, welche Orte Ihnen guttun, an denen Sie sich gut und sicher fühlen – und achten Sie darauf, was es ausmacht, dass es so ist.
- Beobachtungsaufgaben – auf Symptome bezogen – mit dem Zweck, das Muster zu erkennen, z. B.: Beobachten Sie bitte bis zum nächsten Mal: Was tun, denken, fühlen, spüren Sie, bevor das Symptom auftritt und wenn es wieder weggegangen ist? (Zeitlich einschränken, z. B. einmal am Tag.)
- Beobachtungsaufgaben in Bezug auf gewünschtes Verhalten, z. B. auf Ausnahmen achten, auf Verbesserungen, auf hilfreiches Verhalten bei sich und anderen usw.
- Versuchen Sie, bis zur nächsten Sitzung an zwei Vormittagen die Struktur einzuhalten, wie wir sie besprochen haben – und beobachten Sie den Unterschied zu den anderen Vormittagen.
- Schreiben Sie bis zum nächsten Mal alle Dinge auf, die für Sie gut sind, an denen Sie sich erfreuen, die Ihnen Kraft geben.
- Überlegen Sie bis zum nächsten Mal, was Sie wieder gerne einmal machen würden – von dem Sie annehmen, dass es Ihnen guttun würde.
- Gehen Sie an einen Ort, der Ihnen schon immer Kraft gegeben hat.
- Kaufen Sie sich ein Kleidungsstück, das für Sie ein Symbol Ihrer persönlichen Veränderung ist.
- Schreiben Sie bis zum nächsten Mal jeden Tag eine kleine Gegebenheit auf, die Sie mit anderen erlebt haben und die für sie positiv war – und wenn Sie keine erlebt haben, gestalten sie eine.
- Überlegen Sie sich einmal etwas, womit Sie sich selbst positiv überraschen könnten.

- Gehen Sie durch Ihre Wohnung, und überlegen sie sich etwas, das sie verändern können (eine Kleinigkeit) und das Ihnen Freude bereiten würde.
- Erfinden Sie ihren Namen neu, und machen Sie ein Worträtsel aus ihm. Suchen Sie für jeden Buchstaben eine positive Eigenschaft oder Situation, die Sie in Ihrem Leben erlebt haben; hier ein Beispiel für »Heidi«: **H**eirat (Heirat mit Anton), Li**e**be (das Gefühl der Liebe spüren zu können), W**i**en (Urlaub 1998), **D**urchhaltevermögen (Durchhaltevermögen allgemein oder speziell), Zuvers**i**cht (meine Zuversicht, dass es schon wieder gut wird).
- Üben Sie die Stabilisierungs- und Imaginationstechniken – allein, mit dem Partner oder mit der gesamten Familie.

Hausaufgaben sollten Alltagsbewältigung ermöglichen und unterstützen. Sie machen Klienten unabhängiger, was nicht immer einfach für den Selbstwert der Therapeuten, aber gut für die Klienten ist!

Sinnvolle Abschlussinterventionen sind Anregungen, die wie Stabilisierungsübungen oder Körperübungen im Alltag geübt werden mit dem Ziel, eine persönliche Meisterschaft zu erlangen. In diesem Sinne sind die Stabilisierungsübungen und Körperübungen der Traumatherapie, wie z. B. der Sichere Ort oder Geborgenheitsort, Tresor, Innerer Garten, Gepäckablegen oder Körperübungen, sinnvolle Abschlussinterventionen.

4.12 Memory Lane, Zeitlinienarbeit

Zeitlinienarbeit, Zeitstrahl und ähnliche Methoden finden sich in der Hypnotherapie, dem NLP und in der systemischen Therapie. Sie bieten die Möglichkeit zur Kontextualisierung in der Zeit. Bei dieser Arbeit werden Situationen, Probleme, Ressourcen, Symptome, Systemänderungen auf einer zeitlichen Achse angesehen. Ferner bietet die Zeitlinienarbeit die Möglichkeit, einen Prozess oder eine Lebensphase bzw. einen Lebensabschnitt komprimiert nachzuerleben und dabei zu neuen Sichtweisen zu gelangen. In der Traumatherapie ermöglicht die Zeitlinienarbeit Erfahrungen, die für Traumatisierte wichtig sind, wie z. B. die, dass sie die gemachten Erfahrungen in Vergangenheit, Gegenwart und Zukunft zuordnen und der eigenen Person zuschreiben. Sie unterstützt so den Prozess der Personifikation und Präsentifikation.

Dabei kann der Schwerpunkt sowohl auf der Entwicklung von Ressourcen und Sicherheit liegen als auch auf der Entwicklung des inneren Systems, auf der Entwicklung einer Glückszeitlinie, einer Zeitlinie, in der alle sicheren und guten Beziehungen gesammelt werden.

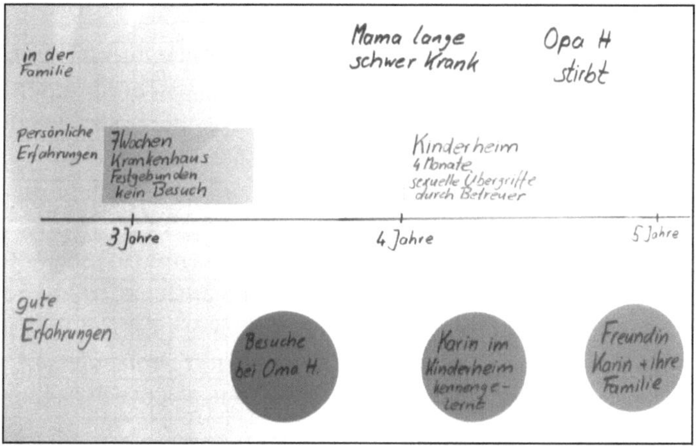

Abb. 14: Memory Lane (belastende Situationen und gute Erfahrungen; Alterszeitraum: drei bis fünf Jahre)

Viele Traumapatienten haben in ihrer Bewältigung des Traumas bereits Großartiges geleistet, haben trotz der widrigen Lebensumstände ihr Leben gemeistert, wie z. B. Frau T.: »Manchmal bin ich stolz auf mich. Wenn ich daran denke, was ich alles in meiner Kindheit erlebt habe, dann reicht das eigentlich für drei Leben. Ich trinke nicht wie meine Mutter, ich verprügle nicht meine Kinder, wie es mein Vater mit mir gemacht hat, ich vergehe mich nicht sexuell an ihnen, wie es mein Stiefvater tat, ich habe auch nicht ständig neue Männer, wie es meine Mutter hatte. Eigentlich führe ich ein ganz normales Leben mit meinen Kindern und meinem Mann. Wenn ich nur besser schlafen könnte und die Unterleibsschmerzen mich nicht so einschränken würden, wäre ich nicht in Therapie.« Für sie war es wichtig, durch die Zeitlinienarbeit ihre Bewältigung komprimiert zu erleben und dabei zu sehen, wie viele kleine und große Beziehungen zu anderen Menschen ihr geholfen haben, trotz der »erlebten Hölle« (so nennt Frau T. ihre Kindheit) heute ein so gelungenes Leben zu führen.

Hinweise zur Durchführung der Zeitlinienarbeit:

- Eine grundsätzliche Überlegung ist, welcher Zeitraum des Lebens abgebildet werden soll. Manchmal ist es sinnvoll, das

Gesamtleben bis in die Zukunft abzubilden. Manchmal ist eine »Mikrobetrachtung« von zwei oder drei Jahren sinnvoller.

- Die Übung ermöglicht eine komprimierte Wahrnehmung dessen, dass es ein Leben vor und ein Leben nach dem Trauma gibt, dass in dieser Zeit vielfache Veränderungen geschehen sind und dass Entwicklung immer möglich ist.
- Die Übung ist in der Einzel, Paar- und Familientherapie nutzbar.
- Sie bietet die Möglichkeit, Bedeutungszuschreibungen von anderen beteiligten Personen zu erfahren und in einen gemeinsamen Diskurs darüber zu treten.
- Der Zeitstrahl lässt sich im Raum aufbauen, indem die einzelnen Zeitabschnitte sowie Erfahrungen oder wichtige Momente durch Symbole oder Karten gekennzeichnet werden. In Kleinformat lässt sich der Zeitstrahl auch auf einen großen Papierbogen aufmalen. Bei einer Arbeit mit der Zeitlinie ist es wichtig, daran zu denken, dass es nie nur Probleme gab, sondern immer auch Ressourcen, Lösungen, positive Beziehungen, Helfer etc.

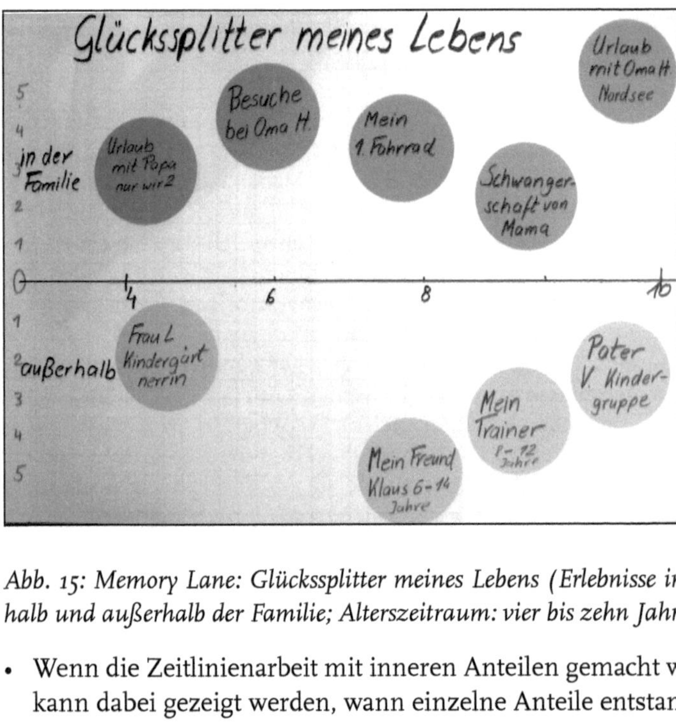

Abb. 15: Memory Lane: Glückssplitter meines Lebens (Erlebnisse innerhalb und außerhalb der Familie; Alterszeitraum: vier bis zehn Jahre)

- Wenn die Zeitlinienarbeit mit inneren Anteilen gemacht wird, kann dabei gezeigt werden, wann einzelne Anteile entstanden

sind, wie sie sich ausgedrückt haben und wie die innere Systemdynamik sich dadurch verändert hat.
- Die Klientin kann bemerken, wie ihre Anteile in unterschiedlichsten Lebenssituationen aktiviert sind und was sie dazu tun kann, um diese Anteile für eine befriedigende Lebensgestaltung zu nutzen.
- Die Zeitlinienarbeit führt auch bei komplex traumatisierten Menschen dazu, dass sie ihre eigenen Entwicklungen und Veränderungen besser wahrnehmen können, ein komprimiertes Gefühl für ihre Persönlichkeit entwickeln und sich mit ihrer Vergangenheit, Gegenwart und Zukunft erleben.
- Tauchen auf der Zeitlinie traumatische Situationen oder Trigger auf, sollten sie so dargestellt werden, dass sich die Klienten nicht ängstigen (z. B. mit einer Decke verhüllen oder »ungefährliche« Symbole nehmen). Wichtig ist, dass sich die Klienten sicher fühlen.
- Die Zeitlinienarbeit ermöglicht Personifikation und Präsentifikation. Alle Erfahrungen wurden durch die Klienten gemacht, und die Wahrnehmung von Vergangenheit/Gegenwart/Zukunft hilft, die gemachten traumatischen Erfahrungen der Vergangenheit zuzuweisen (Präsentifikation).

Der Übungsaufbau am Beispiel einer Ressourcenarbeit

Orientierung der Zeitlinie im Raum, die Klientin legt den Ort für die Vergangenheit und die Zukunft fest. Danach geht sie in die Vergangenheit und beginnt, chronologisch anhand von Meilensteinen Übergänge ihres Lebenswegs zu durchschreiten. Bei einer Ressourcenzeitlinie kann die Vergangenheit vor der Geburt beginnen, da auch gedachte und gewünschte Ressourcen von den Eltern oder den Ahnen mit aufgenommen werden sollen. Die Ressourcen werden neben der Zeitlinie durch Karten, Symbole etc. gekennzeichnet. Die Klientin geht so durch das Leben, sieht wichtige Menschen und Situationen, die sie mit ihren Ressourcen verbindet.

Wird die Übung mit einem Paar oder einer Familie gemacht, ist miteinander zu klären, was der jeweils nächste Schritt ist – dabei gilt, dass alle Ereignisse auftauchen sollen, die von den Beteiligten als bedeutsam angesehen werden. Es soll kein Konsens gesucht werden. Die Familienmitglieder erzählen sich dabei, was für sie wichtig war.

In der Einzelsituation lässt sich der Therapeut berichten, was in der jeweiligen Situation bedeutsam war, welche Erinnerungen und

Ressourcen auftauchten. Diese sollen in der Gegenwart beschrieben werden (»Ich lerne meinen Lehrer XY kennen, der war überzeugt, ich sei ein guter Schwimmer, und hat mir Mut gemacht«).

Die Erfahrungen sollen dabei möglichst alle Erinnerungsebenen (BASK) umfassen (was hat die Klientin getan, gedacht, gefühlt, gespürt?). Im und um den Zeitpunkt der traumatischen Situation bitte darauf achten, dass sie nicht exploriert wird.

Die Zeitlinie wird bis in die Gegenwart durchschritten. Dann kann die Linie in die Zukunft erweitert werden, fünf bis zehn Jahre sind sinnvoll. Abschließend werden dann diese Jahre und die Ressourcen, die bis dahin erworben wurden, abgegangen.

Die Klientin schaut dann, aus der Zukunft, in ihre Vergangenheit und berichtet über ihren Eindruck, dann geht sie langsam zurück bis an den Beginn der Zeitlinie, um nochmals alle Erfahrungen aufzunehmen. Von dort wird dann zügig zurück wieder bis in die Gegenwart gegangen.[57]

4.13 Externalisierung

Im Prozess der Externalisierung wird ein »Problem«, ein Verhalten, eine bestimmte Form zu reagieren etc. wie ein Objekt behandelt und von der Person, der dieses »Problem« zugeschrieben wird, getrennt. Durch diese sprachliche und später auch mentale Unterscheidung werden die Gleichsetzung und Vermischung von Problem und Person aufgelöst und die Beziehung aller Systemmitglieder, des inneren wie des äußeren Systems, neu reflektiert. Dabei kann die Beziehung zu Menschen und die Beziehung zum externalisierten »Problem« in den Mittelpunkt gestellt werden. Durch die Externalisierung wird das System um die Externalisierung vergrößert, was für die Arbeit viele Vorteile bietet.

Durch die Distanzierung des Problems von der Person findet eine Entlastung des »Problemträgers« statt. Traumatherapeutisch kann das bei der Externalisierung einzelner Symptome der Traumafolgestörung eine deutliche Veränderung bewirken, die bis zur physiologischen Veränderung gehen kann.

---

57 Die Bezeichnung Memory Lane stammt von A. Williams, der diese Technik in seinem Buch *The passionate technique* 1989 beschrieben hat. Viele dieser Ideen sind angeregt durch persönliche Mitteilungen während eines Seminars mit ihm im Jahr 2002. Zur Time-Line-Arbeit siehe auch James u. Woodsmall (1991).

Herr M., Straßenbahnfahrer, hatte nach einem zweiten schweren Unfall, bei dem er eine Mutter mit ihrem Kind überfahren hatte, eine PTSD entwickelt. Im Rahmen der Stabilisierung sagte er: »Wenn wir hier jetzt über die Fahrt der Linie 102 sprechen würden, würde sofort mein Puls hochgehen, und die Bilder des Unfalls würden wie ein Monster in meinem Kopf wüten und mich nicht mehr loslassen. Das habe ich jetzt schon oft so erlebt, wenn mich Freunde auf den Unfall ansprechen. Das Schwierige dabei ist aber für mich, dass es ein Leben ohne die Linie 102 nicht geben kann. Jedes Mal, wenn ich in die Stadt will, kreuzt mein Weg die Gleise der 102. Selbst jetzt im Innendienst [Herr M. ist nach dem Unfall auf eigenen Wunsch vom Fahrdienst befreit worden] wird immer wieder über die 102 gesprochen, und inzwischen fühle ich mich fast von ihr verfolgt.« Da Herr M. Hobbysportler ist, verabredeten wir, er solle seine Pulsuhr nutzen, um zu beobachten, wie sich in einzelnen Situationen sein Puls verändert, und so direkt zu überprüfen, wann er sich beruhigen konnte.

Der Therapeut lud ihn ein, das Monster 102 während der nächsten Sitzungsperiode vor die Tür zu stellen, um sich in Ruhe über einige andere Themen unterhalten zu können. Nach einer Einladung und Hinführung zu einer Externalisierung öffnete Herr M. die Tür und befahl in einem strengen Ton, das Monster 102 solle bitte draußen warten. Danach machte er einen entspannteren Eindruck und berichtete, dass sein Puls jetzt deutlich langsamer gehe. Nach einiger Zeit wurde Herr M. angeregt, darüber nachzudenken, wie er das Ungeheuer auch während seiner Arbeit an eine Stelle bringen könne, wo es ihn nicht mehr störe. Ihm fiel sein Gartenhäuschen ein, das eine stabile Tür hat, aber trotzdem nicht der »letzte« Verschlag sei, denn dem Monster solle es nicht zu schlecht gehen. Wir einigten uns darauf, dass er in den nächsten Tagen experimentieren werde. Zu einem späteren Zeitpunkt würden wir uns dann mit dem Monster etwas genauer beschäftigen. Jetzt sei es aber wichtiger, zuerst wieder arbeitsfähig zu werden und Ruhe in den Alltag zu bringen. Mit Hilfe seiner Pulsuhr stellte er in den kommenden Wochen fest, dass sein Puls weniger erregt schlug, was er als Zeichen deutete, das es ihm bessergehe.

Externalisierungen sind Imaginationen, die dazu anleiten, Symptome, Verhaltensweisen etc. metaphorisch in Figuren und Bilder zu verwandeln. Diese werden dann im Körper oder außerhalb des Körpers mittels Fragen und Anregungen des Therapeuten durch einen Veränderungsprozess begleitet. Dadurch erfährt der Klient eine Distanzierung vom eigentlichen Symptom. Er erlebt seinen Einfluss auf das Symptom dahin gehend, dass er dessen Aktionen nicht ausgeliefert ist, sondern

Gestaltungsmöglichkeiten besitzt und dass diese durch Übung wie selbstverständlich wiederholbar sind. Die Erfahrung, dass durch die Gestaltung der Beziehung zur Symptomatik Veränderungen möglich sind, dass die Symptome nicht nur schlecht und böse sind, sondern auch nutzbar gemacht werden können oder dass manchmal auch eine Transformation stattfinden kann, gibt dem Klienten das Gefühl von Selbstwirksamkeit und Kontrolle über seinen Körper.

Völlig falsch verstanden wäre die Externalisierung als eine Methode, unliebsame Symptome einfach wegzuzaubern. Unabhängig von der Diskussion der Frage, ob das überhaupt möglich ist, entspräche das nicht der therapeutischen Idee, die hinter der Externalisierung steht und die für unseren Ansatz einer systemischen Traumatherapie wichtig ist. Wir gehen davon aus, dass alle Symptome im Verhaltensspektrum und in der Wirklichkeitskonstruktion der Klienten eine Bedeutung haben. Deshalb geht es bei der Externalisierung um Integration eines Verhaltens, mit der zusätzlichen Idee, dass der Klient die Macht über die Symptomatik bekommt und das Symptom gestalten kann. Selbst lästige Probleme können sinnvoll sein oder waren es zumindest zu einem früheren Zeitpunkt im Leben des Klienten und gehören deshalb zu ihm.

Beschreibung einer Externalisierung und Internalisierung – ein 7-Schritte-Programm:

Im Groben besteht die Übung aus zwei Teilen. Die Schritte 1–4 dienen der Profilierung und Kooperationsstärkung, die Schritte 5–7 der Kontrolle und Veränderung. Dabei können die Schritte 6 und 7 der Externalisierung (Nach-außen-Bringen der Figur) ausgespart werden. Manchmal ist es sinnvoller, den Prozess nur im Körper zu vollziehen, in anderen Situationen kann es hilfreich sein, die Figur nach außen zu bringen und so eine andere Beziehungsgestaltung zu erreichen. Die einzelnen Schritte sind als Anregungen für eine Prozessgestaltung gedacht. Sie können in dieser Abfolge angeboten werden oder nur einzeln genutzt werden. Die Fragen sind als Anregung für die Klienten verstanden. Es geht dabei nicht um eine zwanghafte Beantwortung, sondern um Impulse, die ein Eintauchen in den Externalisierungsprozess anregen wollen.

Im 1. Schritt wird das Phänomen der Externalisierung entwickelt: Das geschieht meist durch den Klienten selbst. Oft sind es metaphorische Beschreibungen wie: »Monster«, »Rucksack«, »ein Stein im Magen«, »Mein zweites Ich ist, als führe ich in meinem Kopf Karussell«, »Die Erinnerung erdrückt mein Herz, es ist dann, als wäre in meiner Brust ein Vulkan« etc. Die Therapeutin kann den Klienten aber auch anregen, dem symptomatischen Verhalten eine Symbolik zu geben und diese dann im Körper zu verorten.

Im 2. Schritt wird aus der Metaphorik oder dem Symbol eine Figur (im Weiteren sprechen wir nur noch von Figur), ein Systemmitglied geschaffen: Dazu wird nach dem genauen Aussehen, der Form, der Farbe, dem Namen, dem Geruch gefragt und die Prozesshaftigkeit erkundet, indem die Therapeutin nach den Gefühlen, Stimmungen, Wünschen, Sehnsüchten etc. fragt.

Im 3. Schritt wird die Beziehung erkundet und gefragt: »Seit wann besteht die Figur, wann ist sie entstanden, gab es einen besonderen Anlass, wie hat sie sich über die Jahre verändert, wird sie von anderen im Außensystem gesehen, wird sie von anderen bemerkt, oder kennen nur Sie sie, wie würden andere die Figur beschreiben und ihre Fähigkeiten benennen?« Auch die Beziehung zum Innensystem wird erkundet, wenn der Klient über Anteile bereits gesprochen hat: »Wie wird die Figur von anderen Anteilen gesehen? Wer ist gut in Kontakt mit ihr – vom wem wird sie bekämpft? Gibt es Innenanteile, die gegen diese Arbeit sind? Wie können sie dazu gewonnen werden, der Arbeit zuzustimmen?« (Je stärker die Zustimmung der inneren Anteile zur Arbeit ist, umso eher gelingt sie.)

Im 4. Schritt soll Zeit sein für die Würdigung und Wertschätzung: »War die Figur mal für etwas gut und wichtig in Ihrem Leben, hatte sie eine besondere Aufgabe, oder wurde ihr einmal eine besondere Bedeutung zugeschrieben, gab es besondere Situationen, in denen Sie froh waren, dass es sie gab, ist ihr für diese Dienste schon einmal Wertschätzung entgegengebracht worden, wie können Sie sich jetzt für die Dienste bedanken und ihr Ihre Wertschätzung entgegenbringen?« (Wenn möglich, Dialog anregen, in dem der Klient die Wertschätzung auch ausspricht.)

Im 5. Schritt geht es um Kontrolle über und Einfluss auf die Figur. Bevor die entsprechenden Fragen gestellt werden, ist es manchmal ratsam, den Klienten einzuladen, mit der Figur die Verabredung zu treffen, dass sie nach der Übung wieder die gleiche Bedeutung und Größe bekommt wie vorher. Dieser Verabredung sollte die Figur zustimmen. Wenn keine Zustimmung gegeben werden kann, empfiehlt es sich, nach Schritt 4 zurückzukehren. Häufig ist die Wertschätzung nicht ausreichend gewesen oder nicht akzeptiert worden. »Ich möchte Sie einladen, der Figur jetzt zu sagen, sie solle sich um ca. ein Viertel vergrößern. Was verändert sich, und wie fühlt sich das an?« Danach soll die Figur wieder die Ausgangsgröße annehmen, anschließend sich um ca. ein Viertel verkleinern. Auch danach wird der Klient gebeten, die Unterschiede zu beschreiben. Dann soll die Figur wieder auf die Ausgangsgröße gebracht werden. Wichtig ist es dabei zu erfragen, welche Veränderungen sich beim Klienten einstellen. (Bei den meisten Klienten ist es ratsam, zuerst die Vergrößerung anzubieten, weil sie diese Bewegung – z. B. der Schmerz wird stärker – bereits kennen und sie deshalb auch leichter nachvollziehen können. Wenn dieser Schritt gelingt, ist die Suggestion größer, so dass auch eine Verkleinerung – Linderung des Schmerzes – gelingen kann.)

Im 6. Schritt kommt es zur Externalisierung im engeren Sinn. Bei diesem Schritt ist es wichtig, dass, wie schon in Schritt 5, der Klient der Figur zusichert, dass sie nach der Übung den gleichen Platz einnehmen kann wie vor der Übung. Denn die Figur ist ja in vielen Fällen ein »alter Bekannter« des Klienten, und mit ihm sollte so umgegangen werden, wie es unter Freunden üblich ist. Jetzt kann der Klient eingeladen werden, die Figur aus sich heraustreten zu lassen und sie ca. 1 Meter vor sich aufzustellen. Wenn dieser Schritt gelingt, wird der Klient gefragt, wie es ihm geht, was er über sich denkt und fühlt, was er über die Figur denkt – ob sie seinen Vorstellungen entspricht, was er jetzt am liebsten täte etc. Dann bittet man den Klienten, er solle der Figur den Auftrag geben, sich in einer Entfernung von ca. 4 Metern zu positionieren. Auch da wird nach dem Unterschied etc. gefragt, dann soll die Figur sich in einer Entfernung von 10 Metern aufstellen, und auch dann wird nach den Unterschieden etc. gefragt. Danach wird die Figur so weit weg positioniert, dass sie nur noch als kleiner Punkt am Horizont sichtbar ist. Wiederum wird der Klient gefragt, wie sich das anfühlt, welchen Unterschied es macht etc. (Hier kann auch mit BASK gearbeitet werden.) Danach wird die Figur eingeladen, wieder langsam näher zu kommen, bis auf eine Entfernung von ca. 2 Metern. Fragen Sie den Klienten, wie das für ihn ist, welchen Unterschied es macht, welche Gefühle dabei aufkommen etc. Laden Sie dann den Klienten ein, mit der Figur in einen Dialog zu treten. Interessante Fragen könnten z. B. sein: Welche Ideen, welche Ansichten vertritt die Figur zum Klienten, zu einem bestimmten Verhalten oder einer bestimmten Situation, zu einer bestimmten Beziehung? Wann fühlt sie sich besonders animiert, im Klienten aktiv zu werden und sich bemerkbar zu machen? Wie erlebt sich die Figur selber, welche Wünsche und Hoffnungen hat sie, wie erlebt sie sich im inneren System, welche Beziehungen sind dort wichtig, welche können verbessert werden? Etc.

Im 7. Schritt kommt es wieder zur Internalisierung der Figur. Dazu gibt der Klient der Figur den Auftrag, wieder ihren Platz im Körper einzunehmen. Dabei kann auch ein Dialog mit der Figur darüber entstehen, ob es der alte Platz sein soll oder besser ein neuer. Wenn der Platz eingenommen ist, sollte der Klient wieder in einen Dialog mit der Figur gehen, um zu erfahren, was sich verändert hat, ob es Unterschiede gibt zur Situation vor der Externalisierung, ob sich die Figur vielleicht verändert hat etc.

Um den Übungscharakter zu verstärken und um es dem Klienten zu ermöglichen, die Übung in »Kurzform« zu Hause zu wiederholen, kann der Therapeut den Klienten einladen, für die Figur ein Identifikationsobjekt zu suchen, das nach Möglichkeit so klein sein sollte, dass es gut in einer Hosentasche verschwinden kann. So wird das Objekt zum Symbol für die Figur. Die therapeutische Intervention kann dann die Zuschreibung sein, dass sich durch die Berührung des Symbols die Bedeutung der Figur vergrößert bzw. verringert, oder die Berührung kann die Einladung dazu sein, dass sich die Figur distanziert. Auch Kombinationen mit anderen Techniken sind hierbei denkbar, z. B. mit dem Sicheren Ort oder dem Tresor – je nachdem, ob die Figur bereits zu einem wünschenswerten inneren Systempartner geworden ist oder ob die »Störungen« noch überwiegen.[58]

Natürlich kann die Externalisierung auch kürzer gestaltet werden – wie in dem Beispiel am Beginn dieses Abschnittes. Externalisierungen leben von der Übung. Je öfter sie wiederholt werden, umso besser und schneller kann der Prozess vollzogen werden. Das kann Sicherheit und Kontrolle in Bezug auf bestimmte Verhaltensweisen ermöglichen. Gleichzeitig schafft Externalisierung eine leichte Stimmung. Sie nimmt die Schwere und Ernsthaftigkeit, weil sich im Prozess fast zwangsläufig humorvolle Situationen entwickeln, die wie nebenbei

58 Die Idee zu dieser Methode kommt aus der Arbeit von Erickson, Schmidt, White, Schwartz und Schulz von Thun sowie einigen anderen systemischen Vertretern, die durch die Arbeit mit dem inneren System bekanntgeworden sind.

vermitteln, dass der Umgang mit den zum Teil schweren Belastungen auch leicht sein kann.

Die Externalisierung ist auch für die Arbeit mit dem Modell der strukturellen Dissoziation denkbar. EPs zu externalisieren ist eine Form, die innere Systemdynamik zu bearbeiten. Durch diese Arbeit werden der ANP gestärkt und die Beziehungen der EPs bearbeitet. So ist es z. B. hilfreich zu sehen, was zwischen den EPs geschieht, wenn ein EP externalisiert ist, wer sich dann in den Vordergrund drängt, welche neuen Koalitionen sich entwickeln und wie sich der ANP orientiert.

4.14 Unsere Wohnung – unser Haus

Triggerlandkarte

Dazu wird die Wohnung oder das Haus des Klienten in einem möglichst größeren Format gemalt. Anschließend werden bei einem Gang durch das Haus die einzelnen Orte gekennzeichnet, an denen Triggerreize liegen oder vermutet werden (z. B. die Stelle, wo es zu einer

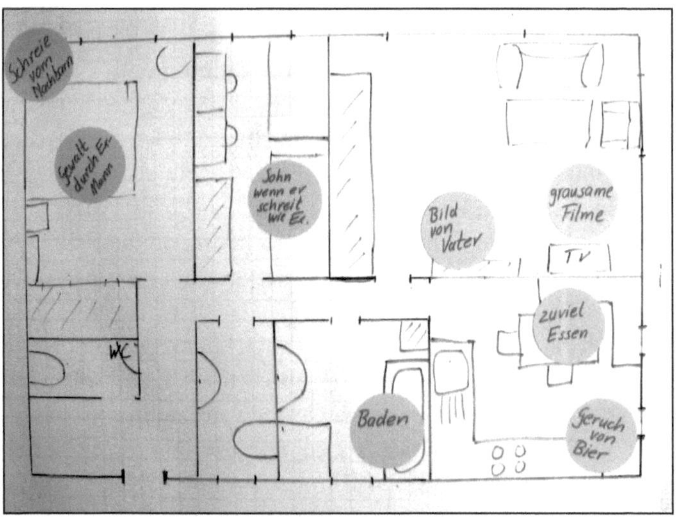

Abb. 16: Triggerlandkarte der Wohnung von Frau H.

Gewalteskalation zwischen den Partnern kam; der Geruch, der aus dem Flur aufsteigt; das Geräusch, das von den Nachbarn her in die Wohnung drängt; das Bild des Vaters an der Wand; etc.). Gleichzeitig werden Orte gesucht, die für Ruhe und Sicherheit stehen, an denen Ressourcen aktiviert werden können – auch sie werden in den Plan eingezeichnet. Dann geht es darum, wie die »Triggerorte« entschärft werden können, z. B. durch Umstellen der Möbel, durch Entfernen von Gegenständen, durch Imaginationen, durch Überlagern mit positiv besetzten Gegenständen, durch Platzierung von Helfern, durch Verbote für bestimmte Handlungen in diesen Räumen (z. B. keine Streitereien im Bett, das gemeinsame Essen als konfliktfreie Zone) etc. In der nächsten Sitzung wird wieder der Plan vorgenommen und überlegt, wie die Veränderungen gewirkt haben und was weiter getan werden muss, damit die Wohnung »triggerfrei« oder wenigstens »triggerreduziert« wird. Diese Methode ist auch nutzbar für Menschen, die in ihrer Wohnung oft dissoziieren.

> Frau B. erzählte, dass sie immer dann dissoziiert, wenn Wassergeräusche an ihr Ohr kommen und das Wasser ihre Hände berührt. Das kann beim Waschen und unter der Dusche sein. Dann fehlt ihr auf einmal Zeit, und es vergeht eine Stunde, bis sie wieder ihren normalen Tag aufnehmen kann. Sie beobachtete, dass, wenn ihr das beim Waschen oder Spülen passierte, oft die Berührung ihrer Katze dazu beitrug, wieder »zurückzukommen«. In der Therapie überlegten wir, was sie weiterhin tun könnte, um weniger Einladungen zur Dissoziation zu bekommen. Ihre Lösung war, demnächst, wenn sie spült oder andere Tätigkeiten am Waschbecken ausführt, das Fenster zu öffnen und das Radio einzuschalten. Sie hatte die Erfahrung gemacht, dass ihr das hilft, nicht dissoziativ abzugleiten.

Ressourcenplan

Bei dieser Übung wird der Wohnungsgrundriss dafür genutzt, Ressourcen aufzuspüren, zu ankern und zu lokalisieren. Viele alltägliche Stärken von Klienten lassen sich in den eigenen vier Wänden finden und anregen. »Wo ist ein Ort in Ihrer Wohnung, an dem Sie sich sicher und geborgen fühlen? Malen Sie dazu ein passendes Zeichen in den Plan. Was können Sie machen, um das Sicherheitsgefühl noch öfter zu erleben und noch stärker zu spüren? An welcher Stelle in Ihrer Wohnung erleben Sie ihre größten Stärken? Was hält Sie in Ihrer Wohnung davon ab, Ihre große Stärke (z. B. Kreativität) auszuleben? Was könnten Sie ändern, damit das möglich wird?« Manchmal werden alltägliche Dinge als Stärke erlebt, aber nicht besonders wahrgenommen und wertgeschätzt.

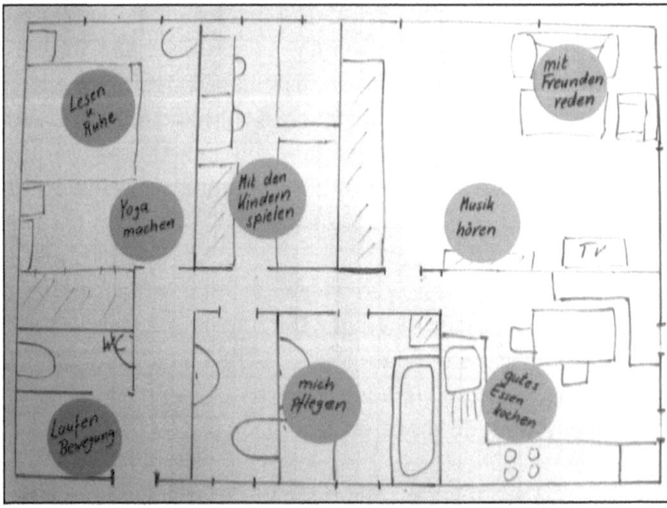

Abb. 17: Ressourcenlandkarte der Wohnung von Frau H.

Frau B erzählt: »Für mich ist Staubputzen das Größte, ich schäme mich fast, wenn ich das sage, aber, wissen Sie, es gibt mir das Gefühl, dass ich noch was geschafft kriege. Leider kann ich das nicht immer. Immer wieder halten mich meine inneren Stimmen davon ab, sie sagen dann: Das schaffst *du* nicht, lass es sein, lege dich lieber hin, sonst geht es dir gleich wieder schlecht. Oder ich bin mit meinen inneren Bildern so beschäftigt, dass ich es nicht hinbekomme. Dann vermüllt meine Wohnung, und je mehr das geschieht, umso weniger kann ich was machen, ich komme dann da nicht mehr raus. Wenn ich nicht meine Freundin hätte, die mir hilft und mich antreibt, würde ich nichts mehr machen. Dabei schäme ich mich so, nicht mal mehr meine Wohnung in Schuss halten zu können, wo doch meine Freundin genug mit sich zu tun hat. Aber wenn ich es mal hinbekomme, denke ich, ja, es geht wieder, du kannst es doch noch, und ich fühle mich richtig gut.«

Oder Herr M.: »Jetzt, wo ich nicht arbeiten kann, koche ich gerne. Ich glaube, das hätte mein Beruf werden sollen. Ich bin da richtig gut. Ich merke, wenn ich koche und mir dabei so überlege, wie ich das Essen würze und was da sonst noch reinkann, vergesse ich alles. Dann kommen auch nicht mehr die Bilder von den Unfällen, und ich denke an nichts, nur noch daran, wie es besonders lecker werden kann.«

Grenzsetzung in der Familie

Dazu wird ebenfalls ein Plan der Wohnung aufgemalt. Dann bekommt jedes Familienmitglied eine »Grundfarbe« oder »Linienart« zugewiesen. Durch Eintragen der Linien in den »Türrahmen« sollen Sperrgebiete gekennzeichnet werden. »Sperrgebiet« bedeutet dabei nicht, dass der Raum nur von einer Person genutzt werden darf, sondern dass man sich darin allein aufhalten will. Grenzlinien in den Gemeinschaftsräumen sollten genau beschrieben werden, z. B. »Ich will keine Einmischung in mein Essverhalten durch dich« oder »Ich möchte auch einmal im Wohnzimmer sein, kann es aber nicht ertragen, wenn dabei die Gruselfilme gesehen werden«, »Ich will nicht, dass jemand ins Bad kommt, während ich mich wasche«. Es lassen sich in einem zweiten Durchgang auch Begegnungszonen oder Rückzugsräume einzeichnen, in denen sich die einzelnen Familienmitglieder sicher und geborgen fühlen können. Die Übung muss altersgerecht sein. Anschließend wird über die »Lagepläne« gesprochen und überlegt, wie die Grenzen akzeptiert bzw. in den Gemeinschaftsräumen Grenzen eingehalten werden können. Da der Umgang mit Grenzen immer eine Interaktion beschreibt, muss in dieser Phase auch verhandelt werden, wie die Grenzen gesetzt und wie sie akzeptiert werden. Selbstverständlich ist dabei die Frage der Sanktionen bei Grenzverletzung ebenfalls ein Thema. Da das Thema Grenzen oft mit Scham besetzt ist (manchmal ist es schwierig zu sagen: »Ich fühle mich durch deinen Blick verletzt«), ist es sinnvoll, als Zeichen für die Grenzverletzung Symbole zu nutzen, die z. B. als Signal auf den Küchentisch gelegt werden. Besprochen werden die Situationen dann in der nächsten Sitzung oder an einem verabredeten Termin der Familie.

Abbildung 18 zeigt den Wohnungsplan einer Familie, die aus einer Mutter mit zwei Töchtern (14 und 17 Jahre), ihrem Partner und dessen Sohn (14 Jahre) besteht. Die Familie lebt seit einem Jahr zusammen. Die Mutter hatte vorher insgesamt drei Partner gehabt, mit denen sie eine Wohnung geteilt hatte. Der zweite Partner hatte beide Mädchen über zwei Jahre hinweg sexuell missbraucht, bis die Mutter vor drei Jahren die Beziehung beendete, nachdem die ältere Tochter den Missbrauch in einer Therapie mitgeteilt hatte. Seit einiger Zeit gibt es wieder verstärkt auftretende Symptome bei beiden Mädchen, die als Traumafolgestörung diagnostiziert wurden.

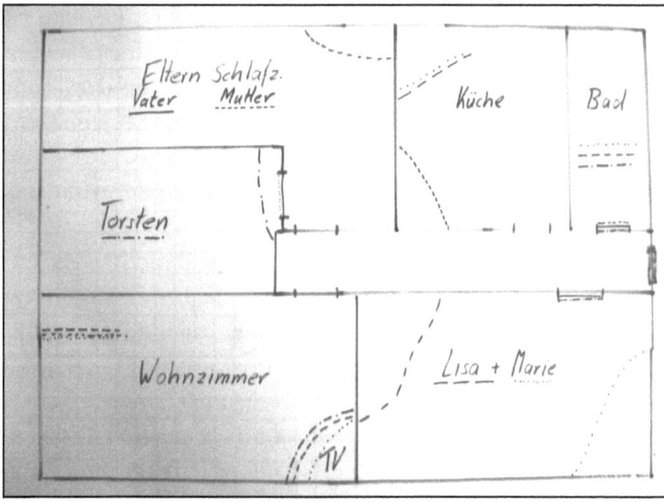

Grenze von Mutter	_ _ _ _ _ _ _ _ _ _ _ _
Grenze von Lisa	— — — — — — — -
Grenze von Marie	....
Grenze von Torsten	— · — · — · — · —
Grenze von Vater	————————

Abb. 18: Grenzsetzung in der Familie L.

Teil II: Systemische Traumatherapie mit Kindern, Jugendlichen und ihren Familien

5. Trauma und Entwicklung im Kindes- und Jugendalter

In diesem Kapitel besprechen wir einige für die kindliche Entwicklung besonders relevante Aspekte der Bindungstheorie, der Neurobiologie und der Psychotraumatologie unter Hinweisen darauf, wie Traumata im Rahmen kindlicher Entwicklung sowohl Symptome als auch Systeme prägen, aber auch welches Potenzial der Co-Evolution sie besitzen.

Eine systemische Sichtweise beschäftigt sich vor allem mit Traumaauswirkungen auf Beziehung, Interaktion und Kommunikation. Sie bezieht einerseits innere Systeme mit ein (z. B. durch die Arbeit mit Ego-States), andererseits äußere Systeme (z. B. Familie, Freunde, Peergruppe, Kindergarten, Schule, Arbeitsplatz). Beziehung, Interaktion und Kommunikation wurden in den letzten Jahrzehnten durch die Säuglings- und Bindungsforschung weiter ergründet und führten zusammen mit der Neurobiologie zu tieferen Erkenntnissen über Beziehungsentwicklung und ihre rekursiven Prozesse zwischen Kind, Eltern und Umwelt.

5.1 Entwicklung aus Sicht der Bindungstheorie

Eine gesunde und sichere Bindungsentwicklung führt zu einer guten Affektregulation. Diese Fähigkeit bringt ein Kind als genetische Matrix bereits mit. Sie entwickelt sich ab der Geburt über feinfühliges Einstimmen *(attunement)* mit seinen primären Bezugspersonen. Eine wesentliche Aufgabe für Eltern ist es zunächst, das Kind und seine Gefühle mit zu regulieren und es dann in seiner wachsenden Selbstregulation zu unterstützen.

Die Mutter bzw. primäre Bindungsperson spiegelt die inneren Zustände des Kindes, fängt sie auf *(containment)* und moduliert sie durch Körperkontakt, Stimme, Mimik, Gestik und Verhalten. Hierüber trägt sie zur Entwicklung seiner sich selbst erkennenden und reflexiven Fähigkeiten (Mentalisierung) bei. Für das Kind sind dabei Vorhersagbarkeit und Kontinuität in der Bindung entscheidende Vorrausetzungen dafür, dass es Kausalitätsdenken entwickeln kann. Dieses ermöglicht es ihm, Lernerfahrungen zu kategorisieren und sie damit in einen größeren Zusammenhang einordnen zu können (van der Kolk 2000).

Vorhersagbare Erfahrungen führen zu Sicherheit und Kontrolle und reduzieren Stress. Die eigene Stress- und Affektregulation ist wiederum eine wichtige Grundlage für unsere Beziehungs- und Bindungsfähigkeit. Bindungserfahrungen, die resonant und »gut genug« waren, machen uns beziehungsfähig. Sie bahnen Selbsterkenntnis und ermöglichen eine stabile Ich-Entwicklung, die nach heute vorherrschender Meinung nicht als ein »zentrales Ich« von übergeordneter Instanz, sondern als Gefüge neuronaler Netzwerke gesehen wird.

An dieser Stelle hilft ein kleiner Exkurs in die Neurobiologie dabei, die Zusammenhänge von Bindungsentwicklung noch genauer zu erläutern. Auf neuronaler Ebene wird die interaktive Regulation durch Spiegelneurone unterstützt. So ist es faszinierend zu beobachten, dass beispielsweise ein gerade Neugeborenes unmittelbar nach der Geburt das Zeigen der Zunge spiegelnd imitieren kann. Diese basale Fähigkeit ist eine genetisch codierte Voraussetzung zur Nahrungsaufnahme (Genexpression).

Auf neuroendokriner Ebene hilft uns in unseren Beziehungserfahrungen das bekannte Bindungshormon Oxytocin, das mit einem der Stresssysteme assoziiert ist und ausgeschüttet wird, wenn z. B. ein Säugling schreit. Der entstehende mütterliche Stress führt zu regulierenden Bestrebungen, wie z. B. dem »Stillen«. Auch über den Stillvorgang selbst, über Hautkontakt, Nähe, Vertrautheit und Sexualität wird Oxytocin ausgeschüttet und ist im wahrsten Sinne des Wortes bindungsstiftend.

Die Qualität der elterlichen Regulationsfähigkeit, angemessen, einfühlsam und zeitnah auf das Kind zu reagieren, nimmt direkten Einfluss auf die Ontogenese der Stressregulation, insbesondere auf die neuroendokrine HPA-Achse (hypothalamisch-hypophysär-adrenocorticale Achse) (Markowitsch 2001; Hüther 2001).

In den ersten zwei Lebensjahren überwiegt das Wachstum der rechten Hirnhemisphäre, was die frühe Ausreifung der Stressregulationsschaltkreise ermöglicht. Hier liegt ein besonders kritisches Zeitfenster für die Entwicklung unserer Selbstregulation (Schore 2001).

Frühe massive Stresserfahrungen führen zu einer erhöhten Stresssensibilisierung und Anfälligkeit (Vulnerabilität) für psychische und somatische Erkrankungen. Traumatische Beziehungserfahrungen in den ersten Lebensjahren reduzieren die Fähigkeit zur Selbstregulation, und man findet im späteren Alter vermehrt psychische und somatische Fehlentwicklungen. Das Risiko, Traumafolgestörungen zu entwickeln, wächst mit frühen Lebensbelastungen, die zu einer Überforderung der Stressregulation führen. Psychischer und körperlicher Stress sind auf hormoneller Ebene nicht zu trennen und können ähnliche neurodegenerative und psychiatrische Krankheiten auslösen. So kann z. B. eine PTBS, eine Aufmerksamkeits- und Hyperaktivitätsstörung (ADHS), eine Depression oder Schizophrenie als Traumafolgestörung entstehen. Auch Morbus Parkinson und Alzheimer werden als mögliche Langzeitfolgen von Traumatisierungen gesehen (Lehmann u. Teuchert-Noodt 2005).

Beziehungstraumatisierung und Bindungsdesorganisation

Beziehungstraumatisierungen führen zu spezifischen neuroanatomischen und neurobiologischen, z. T. irreversiblen Veränderungen, die sich auf die Fähigkeit zur Affektregulation auswirken. Bei frühem Stress durch Beziehungstraumata unterscheidet Allan Schore (2001) zwischen Misshandlung bzw. Missbrauch, die zum Hyperarousal führen, und Vernachlässigung, die zunächst auch zu einer Überstimulation, in Folge aber zum Hypoarousal führt. Sie mündet in die Dissoziation als Abschalt- und Notfallreaktion, wenn keine Beruhigung stattfindet, und stellt einen Rückzug von der Außenwelt dar, der später zum Bindungsrückzug bis hin zum Bindungsabbruch führen kann. Wenn Tiere oder Menschen Stresssituationen hilflos und hoffnungslos ausgeliefert sind, dann dient die Dissoziation der Konservierung von Energiereserven. In einem dissoziativen Zustand unterdrücken Opiate Schmerzen (Analgesie), Bewegungen und Sprache (und damit auch Hilferufe). Es kann zu einem Rückzug auf frühere Entwicklungsstufen und aus der sozialen Gemeinschaft kommen (ebd.).

Häufiger werden Beziehungstraumatisierungen durch weniger gravierende, aber über lange Zeit anhaltende Krisen ausgelöst, die zu *inkohärenten Beziehungsmustern* führen können. Sie entwickeln sich mit Bezugspersonen, die durch psychische Erkrankungen wie z. B. Depression, Borderline- oder dissoziative Störungen auf Grund eigener traumatischer Lebenserfahrungen keine sichere, kohärente Interaktion und Kommunikation mit dem Kind herstellen können. Als Beispiel für diese transgenerationale Weitergabe von Stressmustern zeigt Schore, wie Kinder von traumatisierten, durch kindliches Weinen oder Schreien getriggerten dissoziierenden Müttern selbst mit Dissoziation reagieren. Hierbei findet ein »Downloading« dieser Stressregulationssysteme statt. Betroffene Kinder laden sich sozusagen die dysfunktionalen Muster der Mutter herunter und kopieren deren Regulationsstrategie neuronal, so dass sie sich auf der Verhaltensebene als interaktives Muster zwischen Mutter und Kind ausprägt (ebd.).

Bindungsdesorganisation entsteht, wenn die Bindungsperson gleichzeitig zur Ursache von Bedrohung wird. Das Kind kann keine kohärent organisierte Bewältigungsstrategie entwickeln, da zwei antagonistische neuronale Schaltkreise – das Bindungssystem und das Verteidigungssystem – aktiviert werden.

Desorganisierte Bindungen sind Ausdruck chronischer interpersoneller Traumatisierungen und behindern die kindliche Entwicklung und die Kapazität, sensorische, emotionale und kognitive Informationen in einer kohärenten Form zu integrieren. Bessel van der Kolk (2005) spricht von einer Entwicklungstraumatisierung (»developmental trauma disorder«). Er weist darauf hin, dass die meisten Traumatisierungen zu Hause beginnen, und zeigt damit die Bedeutung sozialer und gesellschaftlicher Auswirkungen interpersoneller Traumatisierungen auf. Kinder machen Erfahrungen von Verlassenheit, physischer oder sexueller Gewalt. Sie werden körperlich bedroht, emotional missbraucht und vernachlässigt, oder sie werden Zeugen von Gewalt und Tod. Hieraus entstehen Muster von Dysregulation, die sich affektiv, somatisch, im Verhalten und in ihren kognitiven Leistungen sowie in ihren Beziehungen niederschlagen. Dies führt zu veränderten Selbstzuschreibungen mit Selbsthass und Selbstbeschuldigung, zu Verlust von Vertrauen in Gerechtigkeit und Schutz durch andere sowie zu negativen Vorerwartungen und Misstrauen gegenüber Betreuungspersonen. Bei betroffenen Kindern ist, vor dem Hintergrund eigener mangelhafter Beziehungserfahrungen, vor allem die Gestaltung der Beziehung zu Gleichaltrigen gestört.

Van der Kolk zeigt auch den Zusammenhang zwischen chronischen bzw. sequentiellen Traumatisierungen mit psychischen Erkrankungen, wie z. B. Trennungsängsten, Störungen des Sozialverhaltens, phobischen Störungen und ADHS. Die klassische PTBS ist hier eher von untergeordneter Rolle. Aber es können auch weitere psychiatrische Störungen entstehen wie z. B. Substanzabhängigkeit, Entwicklungen einer Borderline- oder antisozialen Persönlichkeit, Essstörungen, somatoforme (z. B. kardiovaskuläre und immunologische) sowie sexuelle und dissoziative Störungen (ebd.).

5.2 Entwicklung aus Sicht der Neurobiologie

Das Gehirn ist ein *komplexes dynamisches System der Selbstorganisation* mit funktioneller Architektur. Seine beiden Determinanten sind genetische Anlagen und Einflüsse der Umwelt. Besonders prägend ist dabei die Entwicklung bis zum 20. Lebensjahr. Das Gehirn speichert implizites Wissen pränatal und von Geburt an und erlernt explizites Wissen mit dem Erwerb von Sprache. Dabei sind viele neurobiologische Mikroprozesse durch die Evolution festgelegt und z. B. bei Schnecken und Menschen identisch. Sich entwickelnde Gehirne aktivieren sich selbst auf Grund ihres genetischen Programms. So gibt es bestimmte Zeitfenster in der Entwicklung, in denen Kinder entsprechende Entwicklungsangebote aktiv suchen. Gesunde Gehirne »fragen« sozusagen von selbst zu diesen Zeiten nach den benötigten Informationen. Bleiben diese mangels Förderung oder Beziehungsangeboten versagt, können erhebliche Entwicklungsdefizite entstehen. Neuronale Netzwerke müssen miteinander in Resonanz geraten, um neuroplastische Veränderungen auszulösen (»Neurons that fire together wire together«, Hebb). Die Gehirnlandschaft verändert sich durch die Fähigkeit zur Neuroplastizität.

Hirnlandschaften sind in unserer Vorstellung wie Unterwasserlandschaften. Sie formen sich durch biologische Gezeiten, durch Umweltbedingungen und nicht zuletzt durch ihre Benutzer und durch sich selbst. Sie entstehen durch rekursive Prozesse, sind sozusagen genauso »neuroplastisch« oder vielmehr »systemplastisch« wie alle anderen Systeme, sie bedingen und erschaffen sich selbst im Zusammenspiel mit der Umwelt. Es gibt zerklüftete, wilde Vulkanlandschaften, die sich immer wieder verändern, durch Eruptionen weiter auftürmen, Inseln und Riffs bilden, so dass starke Brandungen entstehen und die Schifffahrt erheblich erschwert wird.

Unsere eigenen Unterwasserlandschaften sind aber nicht isoliert, sie vermischen sich ständig mit der Umwelt, das heißt mit den Gewässern und Bewohnern vor allem angrenzender Territorien. Ebenso wie sich unsere Hirnlandschaft abhängig von den Beziehungen und Erfahrungen formt, die wir im Laufe des Lebens machen, so formen wir die Landschaften unserer Mitmenschen.

Eine wichtige Voraussetzung für diese Hirn- oder Unterwasserlandschaft sind unsere *Handlungssysteme* (vgl. Abschnitt 2.6.3), von denen zwei große Systeme für die Traumatherapie besonders relevant sind:

1. das *Verteidigungssystem* mit den *Handlungssystemen* Flucht, Kampf, Einfrieren, Hypervigilanz, totale Unterwerfung und weiteren *Subsystemen*
2. das *Alltagsüberlebenssystem* mit den *Handlungssystemen* Bindung, Exploration, Spielen, Versorgung, Reproduktion und Sexualität, Energieregulation, Sozialverhalten und weiteren *Subsystemen.*

Diese genetischen und evolutionsbedingten Systeme (Programme) werden u. a. durch unsere interaktionellen Erfahrungen ausgestaltet. Die frühen Bezugspersonen unterstützen das Kind und modulieren die Übergänge zwischen den »States« (später Ego-States) und ihren *Handlungssystemen.* Im Verlaufe der Stadien der Reifung vom Säugling zum Jugendlichen vernetzen sich diese Übergänge fortlaufend und werden zunehmend selbständiger gemeistert.

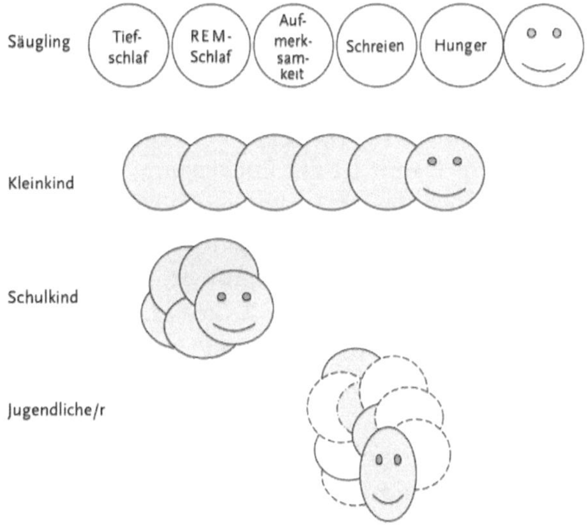

Abb. 19: Handlungssysteme – vom Säugling bis zum Jugendlichen

Wolff (1987) unterschied bereits vor 20 Jahren diese basalen Verhaltenszustände (»behavioral states«) des Säuglings anhand von Atem- und Pulsfrequenz, Muskeltonus, Aktivitätsniveau, Vokalisation, Mimik und Augenbewegungen. Putnam (1997) greift dieses Modell auf und erklärt, wie sich daraus traumaassoziierte und dissoziative States entwickeln können.

Diese können sich im Abspalten von Erinnerungen oder durch ein Sichabkoppeln von der äußeren Realität mit »Flucht nach innen« manifestieren. Dissoziation als Symptom kann einhergehen mit Erfahrungen von Empfindungslosigkeit *(numbing)*, Derealisation, Depersonalisation, Formen stereotyper Selbstregulation (z. B. Jaktationen), »Wegdriften« (Außer-Körper-Erfahrungen) und mit somatoformen Störungen (wie z. B. Körperstarre oder Wahrnehmungsstörungen). Bei Dissoziation schaltet das Kind von einer komplexen, interaktiven Regulation um auf eine Notfallregulation des Handlungssystems der Verteidigung.

Dieser dissoziative Selbstschutz kann im Verlauf der Entwicklung habitualisiert und damit zum Persönlichkeitsmerkmal werden, so dass der betreffende Mensch auch auf kleinere Stressoren mit einem dissoziativen Abschalten aus der äußeren und inneren Welt reagiert.

So können aus »States« (Zuständen) mit der Zeit »Traits« (Merkmale der Persönlichkeit) werden, was Perry et al. (1995) in ihrem Artikel *Childhood trauma [...]: How »states« become »traits«* beschrieben. Hierbei entwickeln sich im Gegensatz zum Symptom der Dissoziation nun die Struktur und der Übergang hin zur *strukturellen Dissozation* (vgl. Abschnitt 2.6). Damit ist die Entwicklung unterschiedlicher Persönlichkeitsanteile gemeint. Insbesondere schwere Traumatisierungen innerhalb der ersten fünf Lebensjahre bewirken die psychische Notwendigkeit der Abspaltung innerer Anteile. Die Dissoziationsforscher O. van der Hart, E. Nijenhuis und K. Steele (2008) unterscheiden in primäre Dissoziation (ein ANP und ein EP), sekundäre Dissoziation (ein ANP und mehrere EPs) und tertiäre Dissoziation (mehrere ANPs und EPs) (vgl. Kapitel 3).

Je früher das Trauma erlebt wurde und je schwerer es im Erleben des Betroffenen war, desto ausgeprägter ist der Grad der strukturellen Dissoziation. Da sich bei Kindern die Persönlichkeit erst noch entwickelt, zeigt sich die strukturelle Dissoziation anfangs nur schemenhaft. Sie gewinnt bis zum Jugendalter und mit zunehmender Persönlichkeitsdifferenzierung an Kontur und wird leichter erkennbar.

Das folgende Modell (siehe Abb. 20) soll die Entwicklung der strukturellen Dissoziation, angepasst an Kinder und Jugendliche, veranschaulichen. Wir nutzen für die kindlichen (Persönlichkeits-)Anteile kleine Buchstaben (anp, ep), um hier die hohe Entwicklungsplastizität zu verdeutlichen.

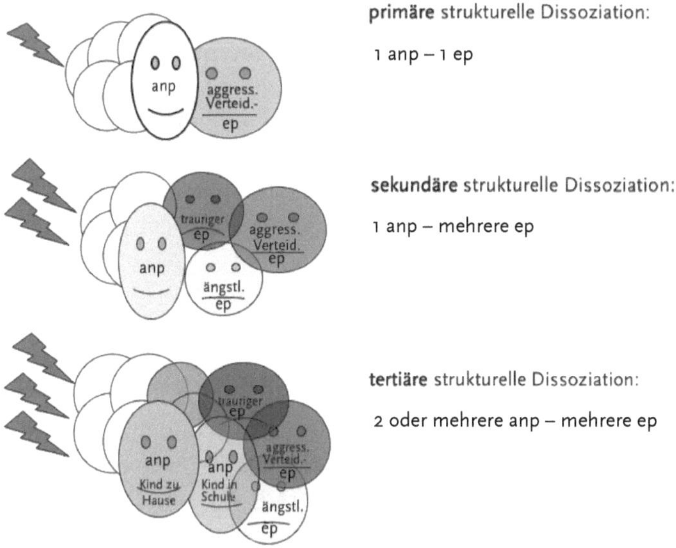

Abb. 20: Strukturelle Dissoziation bei Kindern

Man kann bei Kindern und Jugendlichen auf der Erlebensebene vier Entstehungsphasen solcher »dissoziativen« Anteile im Übergang von einer normalen Entwicklung kindlicher Ego-States (z. B. innerer Spielgefährten) über deren Verselbständigung mit beginnender Bedrohung im inneren System bis hin zur Übernahme von Verhalten nachvollziehen (Silberg et al. 1996):

1. Phase: Kinder erschaffen sich *Spielgefährten* oder *Innere Freunde,* die ihnen helfen, besondere Belastungssituationen auszuhalten. Die Kinder geben ihnen auch Namen, z. B. von bekannten Persönlichkeiten, oder sie kleiden und gestalten sie in besonderer Weise. (Normale Fantasiewelt von Kindern, ausgeprägt im Vorschulalter, später auch bei Belastungen bzw. Entwicklungsübergängen, gelegentlich bis hinein in die frühe Adoleszenz.)

2. Phase: Ein Kind merkt erstaunt, dass die Inneren Freunde mit ihm spontan sprechen, ohne von ihm angesprochen worden zu sein. Am Anfang freut sich das Kind vielleicht darüber, manchmal erlebt es die Inneren Kameraden aber auch als bedrohlich. (Übergang zur strukturellen Dissoziation – innere Konflikte, innere bedrohliche Stimmen.)

3. Phase: Später merkt das Kind, dass die Inneren Kameraden kurzzeitig die Kontrolle über sein Verhalten übernehmen. Es kann sich darüber erschrecken, da die Inneren Kameraden manchmal gefährliche Sachen machen, z. B. plötzlich auf die Straße rennen oder aus dem Fenster flüchten. An manche Dinge, die die Inneren Kameraden machen, können sich die Kinder dann nicht mehr richtig erinnern. (Strukturelle Dissoziation – Erleben von Verlust der Kontrolle über Verhalten, Erinnerungsdiffusion.)

4. Phase: Eventuell entdeckt das Kind, dass die Inneren Kameraden Kontrolle über seinen Körper übernehmen und dass diese über lange Zeiten in seinem Bewusstsein sein können, auch über Jahre. Dann kann sich das Kind öfter nicht mehr erinnern, und die Erinnerungslücken nehmen zu. Das Kind weiß keinen Weg, wie es die Inneren Kameraden wieder loswerden könnte. (Ausgeprägte strukturelle Dissoziation – Verlust der Kontrolle mit Erinnerungs- und Zeitlücken.)

Nur eine sorgfältige Diagnostik hilft, diese graduellen Unterschiede im gesamten Entstehungskontext so einzuordnen, dass Fehldiagnosen vermieden werden (vgl. Abschnitt 5.4 und 6.2.3).

5.3 Entwicklung aus Sicht der Psychotraumatologie

In diesem Abschnitt werden einige relevante Traumafolgen aufgezeigt und die Beziehungen zwischen Psychotraumatologie, Psychotraumatherapie und Traumacoping beleuchtet.

Traumatischer Stress führt zu einer Entgleisung der Amygdala, des emotionalen Stressmelders. Metaphorisch veranschaulicht, setzt das Warnsystem der Amygdala das Navigationssystem (Frontalhirn) außer Kraft und versetzt das Gehirn in einen Alarmzustand. Der Körper schaltet in einen Überlebensmodus um, d. h. in Kampf, Flucht, Einfrieren (Freezing) oder Unterwerfung.

Die Amygdala kann mit Übung und Erfahrung herunterreguliert werden. Einerseits gelingt dies durch kognitive und reflexive Einordnung über die cortikale »high route« (LeDoux 1998) und andererseits durch Beruhigung und Sicherheit von außen. Wenn sich eine Familie mit ihren interaktionellen Fähigkeiten gegenseitig gut beruhigen kann, nimmt Oxytocin als Bindungshormon direkten regulativen Einfluss auf die Amygdala (Porges 2001, 2003). Stabile Eltern und Bezugspersonen wie z. B. die Kindergärtnerin, Lehrerin oder der Therapeut können die gesunde psychophysische Entwicklung eines Kindes wesentlich mitregulieren, z. B. wenn ein Kind das Trauma intrusiv in Form panikartiger Ängste durch Trigger wiedererlebt (LeDoux nennt sie die limbische »low route«). Eine klare Reorientierung des Kindes im Hier und Jetzt sorgt für Sicherheit und eröffnet die Chance, dass das Kind so schnell wie möglich wieder in seinen selbstregulierten Ausgangszustand gelangen kann.

Das »Navigationssystem« – der Neocortex – in verschiedenen Gewässern

Zur Verdeutlichung der unterschiedlichen Gewässer, durch die wir als Therapeuten mit unseren Klientensystemen navigieren, soll folgende Metapher dienen: Wenn wir uns im Bereich von einzelnen traumatischen Erfahrungen bewegen, ist das Wasser meist recht klar, die Untiefen übersichtlich und die Route vorausplanbar. Das Boot der Familie segelt stabil und gut ausgerüstet. Hier kann man als Therapeut »an Bord steigen« und sich auf eine gemeinsame, meist kürzere Reise einstellen.

Handelt es sich aber um frühe und komplex-traumatische Systementwicklungen, so finden wir ein traumagetrübtes Gewässer vor, das die Untiefen zunächst nur ahnen lässt. Die Gefahren sind unübersichtlich, die See ist oftmals stürmisch. Diese Systeme segeln in einem unsicheren Boot gegen ihre Lebensstürme an. Hier muss zunächst das Boot seetüchtig gemacht werden (das bedeutet stabilisierende Vorbereitungen im Gesamtsystem), oder die Route muss verändert werden (Veränderung der Rahmenbedingungen). Das kann z. B. heißen, dass ein gewalttätiger Partner das Haus verlässt oder dass ein Kind in einer Pflegefamilie aufgenommen wird oder die Jugendhilfe und andere Helfersysteme mit an Bord geholt werden müssen.

Die therapeutische Beziehung ist eine besondere Form des gemeinsamen Navigierens und der Navigations(v)ermittlung. Über das Ziel der Reise entscheidet dabei in erster Linie das System, also Eltern und Kind. Therapeutinnen sind lediglich Navigationshelfer und Ratgeber.

Eine Bearbeitung traumatischer Ereignisse sollte aus traumatherapeutischer Sicht nur unter sicheren Bedingungen angestrebt werden und immer dem Ziel der Affektregulation untergeordnet sein. Eine ausreichende Affektregulation ist durch Erlernen von Triggerkontrolle und Stabilisierungstechniken auch ohne Traumabearbeitung möglich. In bestimmten Lebenskrisen (z. B. Trennung der Eltern) und in besonderen Entwicklungsphasen (insbesondere während der Adoleszenz), wenn andere Entwicklungsaufgaben im Vordergrund stehen und sich das neuronale Netzwerk neu strukturiert, tritt eine Traumabearbeitung in den Hintergrund. Dies gilt ganz besonders bei komplexen Traumatisierungen. Hier geht es zunächst um Alltagsstabilität und die Bewältigung der aktuellen Entwicklungsanforderungen als Voraussetzung für eine im Erwachsenenalter vielleicht gewünschte Traumabearbeitung.

Für die Entwicklung eines stabilen Selbst- und Weltkonzepts sowie einer Zukunftsperspektive benötigen wir kohärente Erfahrungsmuster. Traumatische Erfahrungen können sich auf die Entwicklung der *Ich-Strukturen* auswirken. Sie verändern unsere Selbst- und Fremdwahrnehmung, die Selbstregulation, die psychische Abwehrstruktur (intra- oder interpersonell), Kommunikation, Konfliktverarbeitung und den Bindungsstil. Dieses psychodynamische Konzept spiegelt sich im System wider. Auch hier wirken sich traumatische Erfahrungen in Form struktureller Veränderungen im System aus. So können die Innen- bzw. Außenwahrnehmung beeinträchtigt werden, die Systemregulation, die Abwehrmechanismen, Kommunikation, Konfliktverarbeitung sowie Bindungsstile im System. Es entstehen *Systemstrukturen* mit inkohärenten oder auch fragmentierten Störungsmustern, z. B. in Form abgespaltener Interaktions- oder Kommunikationsstile.

Kohärente Ich- und Systemstrukturen potenzieren die Bewältigungsmöglichkeiten im Umgang mit traumatischen Erfahrungen und bilden zusammen die protektiven individuellen und System-Umfeld-Merkmale.

Kinder und Jugendliche zeigen auf Grund der Unreife ihres kindlichen Gehirns eine entwicklungsbedingte Vulnerabilität, die leichter zu Traumafolgestörungen führt.

Kinder sind verletzbarer auf Grund:

- ihrer geringeren Stressfestigkeit (entwicklungs- und erfahrungsbedingt)
- ihrer noch undifferenzierten Matrix zur Einordnung und Relativierung von Ereignissen

- eines daraus resultierenden Mangels an Zutrauen in eigene Bewältigungsmöglichkeiten
- ihrer Position der Hilflosigkeit und des Ausgeliefertsein, durch die erlebte Traumatisierungen stärker eingebrannt werden und ihre Verarbeitung erschwert wird
- ihrer Abhängigkeit von erwachsenen Bezugspersonen
- ihrer frühen, lebensnotwendigen Überzeugungen (z. B. »Erwachsene haben immer recht!«)
- mangelnder Möglichkeiten (bei sehr jungen Kindern), das Geschehene zu verbalisieren; aus der mangelnden verbalen Einordnung resultieren eine erschwerte Verarbeitung, Sinngebung und Traumaintegration in die eigene Lebensgeschichte.

Daher gilt insbesondere bei jüngeren, innerfamiliär traumatisierten Kindern:

- Je jünger das Kind, desto verletzbarer durch die Einwirkungen eines Traumas!
- Kinder können insbesondere nahestehende traumatische Bindungen oft nicht relativieren!
- Kinder sind daher ihrem Loyalitätsdruck viel mehr ausgeliefert als Erwachsene!
- Bei Kindern wirkt ein Geheimhaltungsdruck leichter, da sie ihn mangels Erfahrung oft nicht relativieren und Androhungen noch nicht überprüfen können!
- Bei Fehlen guter Bindungspersonen sind Kinder einer traumatischen Situation bzw. einer traumatisierenden Person hilfloser ausgeliefert als Erwachsene, die selbst bereits gute Bindungen, Tröstung, Selbstschutz, Selbstfürsorge verinnerlichen konnten.
- Das betroffene Kind generalisiert: Nichts ist ganz sicher, niemand ist wirklich vertrauenswürdig!

Unter *Traumacoping und Bewältigung* versteht man alle diejenigen kognitiven und verhaltensbezogenen Bemühungen, die helfen, entweder Stresssituation zu modifizieren und/oder die begleitenden Emotionen zu regulieren (Lazarus a. Folkman 1984).

Vermeidung oder Ablenkung werden als Copingstrategien betrachtet, stellen aber auch eine Symptomkategorie bei der posttraumatischen Belastungsstörung dar (Landolt 2004, S. 63; Stallard et al. 2001). Hierbei wird deutlich, dass Funktionalität und Dysfunktionalität nicht nur zwei Seiten einer Medaille sind, sondern ein Kontinuum mit fließenden Übergängen bilden.

Die Frage, ob eine Belastung bewältigt wird, hängt von drei wesentlichen Merkmalen ab: 1. dem Individuum, 2. der traumatischen Situation, 3. dem Umfeld bzw. Kontext.

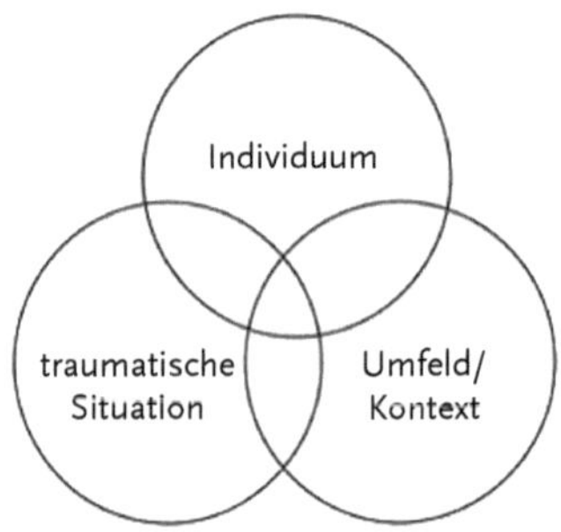

Abb. 21: Drei Merkmale

Die Bewältigung eines Traumas ist ein aktiv gestaltetes, transaktionales Geschehen zwischen Trauma, Kind und Umwelt. Es wurde im »transaktionalen Bewältigungsmodell« von Lazarus und Folkmann (1984) beschrieben und gilt auch im Kinder- und Jugendbereich als anerkannt. Es besagt, dass Wechselwirkungen zwischen Bewertungs- und Copingprozessen zu Neubewertungen (Rekontextualisierungen) führen können. Sie werden wesentlich durch das Kind selbst und sein Umfeld geprägt. Ein Kind kann z. B. bestimmte Belastungen eher als Bedrohung oder als Herausforderung sehen. So kann es trotz objektiv vergleichbarer Traumata zu völlig unterschiedlichen Auswirkungen kommen, die insbesondere von den Bewertungsprozessen des Kindes und seiner Umwelt abhängen (Landolt 2004).

Diese Bewältigungsmöglichkeiten nehmen zu mit den folgenden Faktoren, bezogen auf:

1. das *Individuum*: fortgeschrittenes Entwicklungsalter, aktives, kontraktfreudiges Temperament, gute Intelligenz und Schul-

bildung, positives Selbstwertgefühl, Vorgeschichte ohne Vortraumatisierungen, eventuell männliches Geschlecht
2. die *traumatischen Situation*: geringer Schweregrad bzw. begrenzte Dauer der Traumaexposition (Typ I: einmalig, apersonal), soziale oder familiäre Unterstützung
3. das *Umfeld* bzw. den *Kontext*: positives Familienklima und positive elterliche Bewertungen, stabile und psychisch gesunde Eltern, sichere Bindungsmuster, gegebenenfalls dauerhaft gute und stabil verfügbare andere Beziehungspersonen, gute soziale Unterstützung (Beziehungen in Kindergarten und Schule, Beziehungen zu Gleichaltrigen etc.), gute Förderung (z. B. durch die Schule, Sport, Musik, Kirche, Jugendgruppen).

5.4 Traumasymptome kindlicher Entwicklungsstufen

Die durch traumatische Ereignisse entstandenen *Symptome* und *Entwicklungsdefizite* beinhalten für das therapeutische Vorgehen große Unterschiede. Bei *einfachen* Traumafolgestörungen findet man einzelne Symptome, bei *komplexen* findet man sowohl komplexe Symptomkonstellationen als auch Beeinträchtigungen der Entwicklung und der Ich-Funktionen i. S. verformter Selbst- und Fremdwahrnehmung, mangelnder Selbststeuerungs- und Konfliktbewältigungsfähigkeit sowie eingeschränkten Bindungs- und Kommunikationsstils.

Mit *Entwicklungsdefiziten* sind tiefgreifendere Folgen in der motorischen, sprachlichen, emotionalen, sozialen, kognitiven und interaktionellen Entwicklung gemeint, wie wir sie im Rahmen von Bindungstraumatisierungen oder frühkindlichen schweren und sequentiellen Traumatisierungen finden. Sie spiegeln sich in den strukturellen Veränderungen der kindlichen Persönlichkeitsentwicklung wider, insbesondere in der strukturellen Dissoziation. Daher werden ihre Symptome separat und ausführlich dargestellt.

Einzelne *Traumafolgesymptome* gelten als vorübergehende Stressphänomene. Sie sind ein wichtiges Signal an Eltern und Umfeld, dass ein Kind oder Jugendlicher an die eigene Belastungsgrenze gestoßen ist. Aus systemischer Sicht können sie ebenso Anzeichen für die Belastungsgrenzen des Systems der Familie sein. Das Kind hat dann vielleicht keine direkten, sondern stellvertretende oder sekundäre Symptome entwickelt und wird als IP (Indexpatient) des Systems vorgestellt. Für die Symptomentwicklung gilt allgemein:

- Je älter *Kinder* werden, desto mehr ähneln ihre Symptome der klassischen PTBS bzw. anderen Traumafolgestörungen.
- Je älter *Jugendliche* werden, desto eher zeigen sie verfestigte Muster und Symptome der Erwachsenen (u. a. beginnende Persönlichkeitsstörungen).
- Für *Mädchen* sind internalisierende Störungen wie Depression, Dissoziation, Somatisierungen, Angststörungen und selbstverletzendes Verhalten charakteristisch.
- Für *Jungen* sind eher externalisierende Störungen wie unruhiges, aggressiv-destruktives Verhalten, Dissozialität, Drogen und Alkohol charakteristisch.

Häufige Traumafolgesymptome nach Entwicklungsbereichen

Emotionale Veränderungen:

- Traurigkeit
- Depression, Hoffnungslosigkeit
- Interessenverlust
- Suizidgedanken, Suizidversuche
- Ängste, z. B. auch Rückkehr von Entwicklungsängsten (vor Trennung, Dunkelheit; davor, allein zur Toilette zu gehen)
- Zwänge (zur Abwehr der Ängste)
- Reizbarkeit
- aggressives Verhalten, Impulsivität
- Regression auf frühere Entwicklungsstufen (z. B. in der Sauberkeitsentwicklung).

Kognitive Veränderungen:

- Konzentrationsprobleme, »Verträumtheit« i. S. von Abwesenheitszuständen
- Leistungsabfall
- Entwicklungsdefizite (sprachlich, motorisch, kognitiv, emotional, sozial)
- Stecken- und Stehenbleiben auf Entwicklungsstufen.

Körperliche Symptome:

- Schlafstörungen (nächtliches Aufwachen, Schreien, Schlafwandeln)
- Albträume, Nachtschreck (Pavor nocturnus)

- Essstörungen
- Bettnässen
- erhöhte Schreckhaftigkeit (Hypervigilanz)
- erhöhte Wachsamkeit (bei Säuglingen *frozen watchfulness*).

Veränderte Aktivitäten:
- exzessives Nachspielen der traumatischen Situation ohne Veränderung oder Lösung
- plötzliche Lustlosigkeit und Desinteresse an Dingen, die zuvor Spaß machten
- Selbstgefährdungen (riskante Aktivitäten)
- Selbstschädigungen (Nägelkauen, Wundenaufkratzen, Haareausreißen).

Interpersonelle Veränderungen:
- sozialer Rückzug
- Streit durch Reizbarkeit oder Fehlwahrnehmungen
- mangelndes Vertrauen in Beziehungen
- Verlust an Beziehungen oder wechselnde Beziehungen
- Distanzminderung oder Distanzlosigkeit.

Alterstypische Symptome nach traumatischem Stress

»0–1 J. Schreien, vermehrte Schreckhaftigkeit, verminderte Beruhigung, Schlafstörungen, Fütterstörungen, Gedeihstörungen, gestörte Bindungsentwicklung
1–3 J. (siehe Symptome von 0–1 J.) + Affektlabilität, Hyperaktivität, Unruhezustände, Hyperreagibilität, Hypervigilanz oder Apathie, Angst, ängstlich angespannte Wachsamkeit (frozen watchfullness), Jactatio capitis, Mutismus, regressive Symptome: anklammerndes Verhalten, Entwicklungsretardierung (bezogen auf kommunikative und soziale Fertigkeiten, Sprache, Motorik, Körperwachstum (›psychosozialer Minderwuchs‹)
3–6 J. (siehe Symptome von 1–3 J.) + Somatisierungen (Bauch-, Kopfschmerzen etc.), ›traumatisches Spiel‹ (konkrete Reinszenierungen mit Peers und Spielzeugen), eventuell Äußerungen über intrusives Erleben bei gezielter Exploration, dissoziative Symptome, Tic-Störungen, regressive Symptome: sekundäre und prolongierte Enuresis, Enkopresis, sozialer Rückzug (Eltern, Peers, Geschwister), rückläufige Sprachentwicklung, Verlust bereits erlangter sozialer Kompetenzen, autistoide Symptome, dissoziales Verhalten

6–10 J. (siehe Symptome von 1–6 J.) + zunehmende Symptome einer PTBS oder anderer Störungsbilder nach traumatischem Stress nach ICD-10, Schulleistungsstörungen, Konzentrationsstörungen (z. B. in Zusammenhang mit dissoziativen oder intrusiven Symptomen, vorbestehende Diagnosen i. S. von ADS/ADHS[59], veränderte, pessimistische Sicht auf die Welt, quälende Schuldgefühle, depressive Symptome, Risikoverhalten, selbstverletzendes Verhalten (SVV), Suizidalität, konversive (*bzw. dissoziative*)[60] Symptome (psychogene Anfälle, motorische Ausfälle etc.), Zwangssymptome
10–14 J. (siehe Symptome von 6–10 J.) + zunehmende Symptome der klassischen Symptomtrias der PTBS oder anderer Störungsbilder nach traumatischem Stress, bei Beziehungstraumatisierungen sog. ›Enactment‹ (ein ›Wiederherstellen‹) traumatischer Situationen in sozialen Situationen, konversive Symptome, Essstörungen, SVV, vermehrt Suizidalität, gel. früher Drogenkonsum (z. B. Cannabinoide, Alkohol), psychotische Symptome
14–18 J. (siehe Symptome von 10–14J.) + Circuls vitiosus des Scheiterns: emotional defizitäre Selbstwahrnehmung, soziales, schulisches Scheitern, (symptombedingte) misslungene erste intime heterosexuelle Beziehungen, Drogenkonsum, Perversionen, weitreichende existentielle Zukunftsängste« (Krüger u. Reddemann 2007, S. 72; Hervorh. im Orig.).

Dissoziative Einzelsymptome bzw. Symptomkomplexe

Je früher die Traumatisierung geschieht und je schwerer sie ist, desto komplexere dissoziative Symptomkonstellationen zeigen sich mit steigendem Alter. Sie werden nach heutigen Erkenntnissen am besten in *psychoforme* und *somatoforme* Phänomene unterteilt.

Unter *psychoformen* Symptomen versteht man Amnesien für autobiografische Erinnerungen, Depersonalisation, Derealisation, Flashbacks, Altersregression, Trancezustände, Pseudohalluzinationen; Hinweise auf *teilabgespaltene Selbstzustände* mit inneren Stimmen, quälenden inneren Dialogen; wechselnde Fähigkeiten und Fertigkeiten, Verunsicherung bezüglich des eigenen Selbst; oder auch Hinweise auf *vollabgespaltene Selbstzustände* mit Erinnerungslücken im Alltag zu eigenem Verhalten u. a. m. (z. B. Entdecken von Selbstverletzungen oder Suizidversuchen, an die man sich nicht erinnern kann; Wiederfinden von Dingen, an deren Besitz man sich nicht erinnern kann etc.; das Erleben, Zeit zu verlieren).

---

59 ADS/ADHS: Diagnosen, die nicht selten gegeben werden, wenn eine traumatische Genese der Symptomatik nicht erkannt wird (vgl. z. B. Ackermann et al. 1998).
60 Anmerkung der Autoren.

Unter *somatoformen* Symptomen versteht man dissoziative körperliche Phänomene wie zum Beispiel den Verlust der Sprechfähigkeit, Schmerzunempfindlichkeit, Bewegungsstarre, den vorübergehenden Verlust von Sinneswahrnehmungen mit Hör- oder Sehverlust, verändertes Geschmacks- oder Geruchsempfinden, pseuodepileptische Anfälle u. v. m. (vgl. Abschnitt 2.2.6).

Diese Symptome lassen sich alle bereits im Kindes- und ausgeprägt im Jugendalter finden, werden aber selten als dissoziative Phänomene (z. B. Schlafwandeln) erkannt. Strukturell dissoziative Kinder haben durch das mangelndes Co-Bewusstsein zwischen ihren (Persönlichkeits-)Anteilen nur begrenzten Zugang zu ihrem Wissen, das untereinander wenig verbunden (sondern kompartimentalisiert) ist. Dies führt häufig zu Fehldiagnosen wie »Legasthenie«, »Dyskalkulie« oder »Lernbehinderung«. Auch Diagnosen wie ADS, ADHS oder Störungen des Sozialverhaltens findet man häufig. Am kritischsten ist die Fehldiagnose einer »schizophrenen Psychose«, denn dissoziative Stimmen oder visuelle Pseudohalluzinationen verursachen ohnehin Angst und Scham, für »verrückt« gehalten zu werden. Medikamente wie Methylphenidat oder Neuroleptika sind keine Therapie der Wahl.

Wir haben im Kindes- und Jugendalter eine einzigartige Chance, betreffende Kinder effektiv und frühzeitig zu behandeln und sie vor irreführenden Diagnosen und dissoziativen Lebensläufen zu bewahren. Die Theorie der strukturellen Dissoziation ist außerhalb der Traumatherapie im Kinder- und Jugendbereich noch kaum bekannt. Sie ist aber eine wesentliche Vorraussetzung dafür, die Logik dieser obengenannten vielfältigen und komplexen Symptomatik zu verstehen. Nur vor dem Hintergrund dieser Theorie werden das wechselnde Verhalten, Erleben und Empfinden betroffener Kinder verständlich. Im somatoformen Bereich können wir versuchen, Kinder- und Hausärzten die Symptomatik als gewissen Anteilen zugehörig zu verdeutlichen und damit ihr wechselndes Auftreten zu erklären. So lassen sich viele dissoziative Phänomene, z. B. ein »Asthma«, ein »Hörsturz«, eine »Stimmbandlähmung«, Seh- und Hörstörungen, »epileptische« Anfälle, Pavor nocturnus (Nachtschreck) oder Schlafwandeln, durch die Arbeit an der strukturellen Dissoziation (und somatisch völlig »unbehandelt«!) gänzlich auflösen.

In der Therapie wird eine vorsichtige Arbeit an den dissoziativen Barrieren angestrebt, die nur bei äußerem Schutz vor Schädigerkontakten durchgeführt werden darf (vgl. Abschnitt 8.2.4). Mit dem betreffenden Kind und gegebenenfalls auch mit seinen Bezugspersonen wird an einer wachsenden Kommunikation und Kooperation der inneren Anteile gearbeitet. Hierunter lösen sich bereits viele Symptome im Kindes- und Jugendalter viel leichter auf als bei Erwachsenen, deren Therapien oft viele Jahre benötigen (vgl. Silberg 1996).

In den Familien betroffener Kinder bzw. Jugendlicher findet man häufig Bezugspersonen, die selbst an einer strukturellen Dissoziation leiden (»multiple« Familiensysteme; vgl. Kissenbeck in Vorb.).

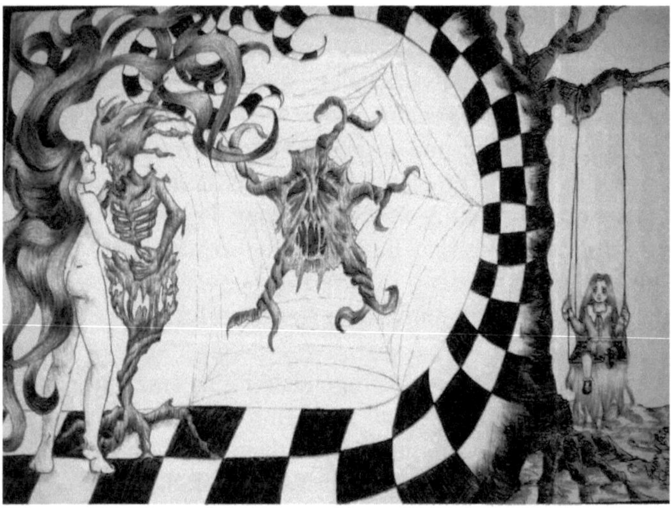

Abb. 22: Dieses spontan entstandene Bild einer jugendlichen Klientin, die bei einer schwer traumatisierten Mutter aufwuchs, zeigt deutliche Hinweise auf innere Anteile und ein Erleben innerer Geteiltheit (sekundäre strukturelle Dissoziation)

5.5 Entwicklung in traumatisierten Systemen

In der systemischen Therapie findet man kein umfassendes konzeptionelles Konstrukt, das traumatisierte Systeme beschreiben würde. Aus der klinischen Arbeit zeigt sich, dass hier eine Einteilung das Verständnis und den Zugang zu ihnen erleichtern und eine Therapie unterstützen kann. Wir schlagen 5 *Achsen* vor, die sich in der Arbeit mit traumatisierten Systemen entwickelt und bewährt haben. Eine Analyse anhand des 5-Achsen-Modells für komplex traumatisierte Systeme hat Auswirkungen auf Settingwahl und Therapieplanung. Diese werden später genauer erläutert (vgl. Abschnitt 6.3.3, 6.4 und 7.2). An dieser Stelle unterscheiden wir zunächst zwischen *einfach* bzw. *komplex* traumatisierten Systemen. Ihre Übergänge sind fließend und umfassen ein breites Spektrum.

Systeme, die durch eher vereinzelte belastende Ereignisse traumatisiert wurden, entwickeln »einfachere« Symptom- und Systemmuster als solche, die durch chronische Zustände i. S. v. Traumaketten, Traumafeldern bzw. Entwicklungstraumatisierungen belastet wurden. Ihre Muster sind komplexer und zeigen einen höheren Grad an Inkohärenz.

Die beiden Extreme auf dem *Kontinuum* seien zur Verdeutlichung in Tabelle 4 gegenübergestellt.

Einfach traumatisierte Systeme	Achsen	Komplex traumatisierte Systeme
außerfamiliär, **apersonal**	I.	**inner**familiär, **personal**
soziale Unterstützung erfahren	II.	**sozialen Verrat** (z. B. Missbrauch) erlitten
einmaliges Trauma (Typ 1) > 21 J.	III.	**wiederholtes/anhaltendes** Trauma (Typ 2) < 6 J.
ein **Einzelner betroffen**	IV.	**mehrere betroffen** (z. B. Geschwister)
kohärente Beziehungsmuster im System	V.	**fragmentierte** Beziehungsmuster im System

Tab. 4: Einfach und komplex traumatisierte Systeme

Einfach traumatisierte Systeme: Der therapeutische Zugang ist hier vor allem auf ein Ereignis bezogen und besteht z. B. in der Bearbeitung eines Belastungsereignisses durch EMDR mit Einzelnen oder auch mit mehreren im System (Shapiro, Kaslow a. Maxfield 2007). Hierzu hat die individuumsorientierte Traumatherapie in den letzten zwei Jahrzehnten verschiedene hervorragende Ansätze entwickelt. Diese sollen ergänzt werden um eine systemische Perspektive, die traumareaktive Muster innerhalb von parallelen und mehrgenerationalen Systemen erkennen und verändern kann.

Einfach traumatisierte Systeme beinhalten häufiger:

I. außerfamiliäre und apersonale Traumaauslöser mit nur einem Traumagrundthema
II. Traumatisierung in sozialer Verbundenheit oder mit Unterstützung
III. einzelne Traumaereignisse (Typ-1-Trauma), in späterem Alter (mit typischen PTBS-Symptomen)
IV. einzelne Betroffene im System
V. keine traumaorganisierten Beziehungsmuster oder begrenzte, eher interaktionelle Muster.

Einfach traumatisierte Systeme ermöglichen eher:

- eine Arbeit mit dem Kind allein (mit begleitender Elternarbeit)
- eine rasche Stabilisierung
- auch eine Traumabearbeitung
- den Fokus auf innerer Sicherheit.

Komplex traumatisierte Systeme: Der therapeutische Zugang ist hier weniger auf einzelne Ereignisse als vielmehr auf Zustände bzw. die Entwicklung bezogen. In der Regel sind hier Teile der Ich- und Systemstrukturen verletzt oder nicht entwickelt, die Bindungsmuster sind oft gestört. Das therapeutische Vorgehen muss sehr viel breiter angelegt und das Bindungssystem besonders berücksichtigt werden. Nur von einer sicheren therapeutischen Beziehungsbasis aus wird es dem Klienten und dem System möglich sein, Veränderungen zu wagen und phobische bzw. dissoziative Muster aufzugeben. Hier sind an die Therapeutin insbesondere dann hohe Anforderungen gestellt, wenn mehrere Systemmitglieder entwicklungstraumatisiert sind, also z. B. frühkindliche körperliche oder sexuelle Gewalt oder Vernachlässigung erlebt haben. Familien mit solchen Belastungen benötigen in der Regel einen multiprofessionellen und einen multimodalen Zugang mit mehreren Settings und professionellen Ressourcen (z. B. parallele Angebote von Erziehungsberatung, Eltern-Kind-Therapie, Gruppentherapie, Familiengesprächen oder Einzeltherapie für Eltern bzw. Kind). In Krisen reicht ambulante Therapie oft nicht aus und muss ergänzt werden durch aufsuchende Familienberatung oder durch (teil)stationäre klinische Maßnahmen und gegebenenfalls auch durch Inobhutnahme und Fremdplatzierung eines Kindes.

Komplex traumatisierte Systeme beinhalten häufiger:

I. innerfamiliäre, personale Traumaauslöser mit mehreren Traumagrundthemen
II. Traumatisierung in sozialer Verlassenheit oder mit Verrat
III. frühe, wiederholte Traumaereignisse, Traumaketten und Traumafelder (Typ 2)
IV. mehrere Betroffene in der Familie i. S. v. Traumadyaden, Traumagesamtsystemen
V. oft traumaorganisierte Beziehungsmuster (transgenerationale oder fragmentierte).

Komplex traumatisierte Systeme benötigen eher:

- eine therapeutische Arbeit mit mehreren Systemmitgliedern
- kleinere Schritte und mehr Zeit
- eine längere (oder ausschließliche) Stabilisierung und Ressourcenaktivierung
- weitere unterstützende oder schützende Rahmenbedingungen
- zusätzliche Helfersysteme
- mehr Beziehungssicherheit und Bindungsarbeit im System
- mehr Sicherheit in der therapeutischen Beziehung
- den Fokus auf äußerem Schutz – vor der Arbeit an innerer Sicherheit.

Indirekte Traumatisierungen im System

Hier sollen drei weitere Formen von Traumatisierungen im System beschrieben werden, die eher indirekt verlaufen und dadurch nicht so leicht in einem Traumakontext erkannt werden können. Dazu gehören »verzögerte« Traumatisierungen, Co-Traumatisierungen und Sekundärtraumatisierungen.

1. Verzögerte Traumatisierung: »latente« Traumathemen oder »Traumaknoten«

Menschen können Verletzungen oft für lange Zeit kompensieren. Erst wenn das Traumathema im Leben erneut aktualisiert wird oder andere

Belastungen zu einer Labilisierung führen, können die Abwehrkräfte zusammenbrechen, und das bis dahin abgekapselte Trauma kann aktiv werden.

a) »Latente« Traumathemen mit verzögerter Traumatisierung im System: Mit »latenten Traumathemen« meinen wir »schlummernde« Traumatisierungen, die erst durch bestimmte Auslöser virulent werden können. Eltern können durch das erlebte Leid von Kindern erheblich belastet werden und umgekehrt.

Insbesondere Trennungs- und Verlusterfahrungen sind so verbreitet, dass sie sich gegenseitig leicht aktivieren, aber z. T. auch selbst wieder gelöst werden können wie im folgenden *Fall.*

> *Eine Trennung vom Kind löst ein altes Trennungstrauma bei der Mutter aus:* Der fünfjährige P. wird von den Eltern ein halbes Jahr nach einer zweiten gewaltsamen Trennungssituation im Krankenhaus wegen Trennungs- und Einschlafängsten vorgestellt. Die Mutter berichtet dies unter Tränen, und sie äußert große Sorgen über P.s Entwicklung und Schuldgefühle, weil sie P. diesen medizinisch notwendigen Belastungen ausgesetzt hat. Sie selbst hatte unter einer ähnlichen Trennungserfahrung als Kind sehr gelitten. Der Vater zeigt sich ihr gegenüber empathisch, bleibt aber gelassen. Er berichtet über ein interessantes Ritual, das sich seit dem Krankenhausaufenthalt zwischen P. und ihm abends entwickelt habe. P. frage ihn jedes Mal nach einer Geschichte über eigene Erlebnisse von Angst oder Schmerzen. P. sei sehr interessiert – wohl besonders an dem Aspekt der Bewältigung, der »Meisterschaft« des Vaters darin, im Leben mit schwierigen Situationen fertigzuwerden. Nach einer solchen Geschichte könne er problemlos einschlafen. – In der Beratung war es wichtig, den Wert dieses Rituals im Traumakontext zu verdeutlichen. Die Mutter reagierte darauf sehr erleichtert. Die Eltern meldeten nach drei Monaten telefonisch zurück, dass P. keine Symptome mehr zeige und sich prächtig entwickele.

b) »Traumaknoten« mit verzögerter Traumatisierung im System: Familienmitglieder können sich in ihrer Traumaverarbeitung wie auch in der Bewältigung lebens- und familienzyklischer Entwicklungen blockieren. Solche Knotenpunkte können der Eintritt in die Schule oder in die Pubertät sein oder der spätere Prozess der Ablösung aus der Familie und der Schritt hinaus in das eigene Leben. Dort kommt es nach traumatischen Belastungen schneller zu »Verknotungen«

zwischen den Lebenssträngen von Eltern und Kindern. Mehrere Belastungsstränge werden zum Traumaknoten.

> *Der Eintritt in die Pubertät aktiviert den frühen Vaterverlust bei Mutter und Sohn:* B. stellte sich in Begleitung seiner Mutter wegen Leistungs- und Versagensängsten bei Klassenarbeiten vor. Er besuchte das Gymnasium und hatte gute Noten. Die Mutter berichtete, dass ihr Mann sich im dritten Lebensjahr von B. das Leben genommen hatte, was sie B. erst vor Kurzem mitgeteilt habe. Mutter und Sohn weinten und trösteten sich bei diesem Thema gegenseitig. B. war ein netter, noch sehr angepasster Jugendlicher, der deutlich parentifiziert wirkte. Mutter und Sohn schienen alle ihre Kontakte zusammen zu pflegen. Bei beiden stellten sich große Ängste vor Trennungssituationen heraus. B. wünschte sich dennoch mehr Kontakte zu Gleichaltrigen. – Hypothese: Der Eintritt in die Adoleszenz mit ihren Ablösungsanforderungen verstärkte die gegenseitigen Trennungsängste bei Mutter und Sohn. Beide wollten sich nicht »verlassen«, was traumakompensatorisch gut nachvollziehbar war. – Der Beratungsprozess der Mutter hatte zum Inhalt, die traumabedingt verstärkten Ablösungsängste zu bearbeiten und sie darüber in die Lage zu versetzen, B. in seiner Autonomieentwicklung zu unterstützen. Im Mittelpunkt der Einzeltherapie von B. standen die Aufarbeitung des Verlustes und der daraus entstandenen Verlustängste sowie die Unterstützung seiner Selbstwirksamkeit, was ihn in die Lage versetzen sollte, seine Leistungs- und Versagensängste zu bewältigen. Die begleitende Gruppentherapie für jugendliche Jungen hatte zum Ziel, seine Autonomieentwicklung zu fördern. Er empfand zunehmend Spaß mit Gleichaltrigen und begann – durch diese angespornt – immer selbständigere Unternehmungen. Die kompetente Mutter, die aus ihrer eigenen Kindheit keine ängstliche Entwicklung kannte, konnte diese Ablösung aushalten und unterstützen, nachdem sie den »Traumaknoten« erkannt hatte. Versagens- und Trennungsängste waren kein Thema mehr, und beide konnten die anstehenden Entwicklungen wieder gut meistern.

Beide Beispiele verdeutlichen, wie fließend die Übergänge auf dem Kontinuum zwischen Bewältigung und Destabilisierung sein können. Sie hängen nicht zuletzt von bestimmten Zeitpunkten innerhalb der eigenen und familiären Entwicklung ab. Belastungen, die in stabilen Zeiten einzeln und im System noch verkraftet werden können, können zu instabilen Zeiten (z. B. beim Eintritt in die Pubertät) den Einzelnen oder ein System überfordern.

2. Co-Traumatisierung

Eltern und Kinder können in eine »parentale Hilflosigkeit« geraten (Pleyer 2003), in der Flucht oder Kampf ausweglos erscheinen und deren Unentrinnbarkeit zum Erleben von Ausgeliefertsein führt. Pleyer (2004) spricht hier von »Co-Traumatisierung« und meint, dass auch Eltern in der Beziehung zu ihren Kindern traumatisiert werden können, ohne dass es erkennbare einzelne traumatische Auslöser gibt. Um Eltern nicht noch weiter in eine »cotraumatische Zange« zu treiben, sollte Therapie nicht das Erleben von Ausweglosigkeit verstärken.

> *Fremdunterbringung als einzige Rettung?* Die Mutter eines schwer dissoziativ gestörten Jungen sah in einer für sie zuvor undenkbaren Fremdunterbringung die letzte Möglichkeit, aus einer »cotraumatischen Zange« zu entkommen, die u. a. entstanden war durch das aggressive Verhalten des Jungen, genauer gesagt, seines Verteidiger-ep, der die Mutter sehr an den Schädiger erinnerte. Sie kündigte die Heimunterbringung in Not und Verzweiflung an, was den inneren Verteidiger des Jungen noch mehr aktivierte und die Situation krisenhaft zuspitzte. Die Mutter wurde darin unterstützt, ihre Idee für sich gründlich zu prüfen und dabei Hilfe von außen zu nutzen, um eine tragfähige Entscheidung treffen zu können. Die für sie zu diesem Zeitpunkt einzig denkbare Möglichkeit, der erlebten »Zange« zu entkommen, wurde damit offengehalten. Im Verlaufe der Arbeit verstand sie ihre eigenen Verstrickungen immer besser, fand alternative Bewältigungen und konnte von der Idee Abstand nehmen.

Systemische Therapeuten verstehen sich als Anwalt des Prozesses und des Systems. Eine sichere therapeutische Beziehung zu allen Beteiligten spielt gerade bei cotraumatischen Prozessen eine wesentliche Rolle und kann Eltern eine vertrauensvolle Zusammenarbeit ermöglichen. Im besten Falle lernen Eltern, sich selbst mit ihren Gefühlen und Reaktionen zu verstehen, zu akzeptieren und zu verändern. Dieser Prozess wird durch eine eher coachende Haltung unterstützt, in der Eltern auch als Co-Therapeuten fungieren können.

Eltern sollen in ihrer elterlichen Kompetenz gestärkt werden und sich als selbstwirksam erleben. Erstarkte Eltern können den Rahmen an Sicherheit und Präsenz bieten, in dem ihre Kinder sich orientieren können (Omer u. von Schlippe 2002, 2004).

3. Sekundäre Traumatisierung im Helfersystem

Hierunter versteht man die Entwicklung von traumatischem Stress durch Mitempfindung. In der Arbeit mit Klienten können Therapeuten sekundäre traumatische Stresssymptome entwickeln wie Gefühllosigkeit, Ängste, übermäßiges Engagement mit Burn-out, oder sie können codissoziativ reagieren, indem sie Gefahren ausblenden. Auf die Gefahren der »Mitgefühlserschöpfung« wurde in der Literatur vielfach hingewiesen (u. a. Figley 2002).

5.6 Co-Evolution in traumatisierten Systemen

Co-Evolution meint die Bewältigungsentwicklung mit- und aneinander, hier bezogen auf Traumasysteme. Traumata und ihre Folgestörungen können zu einer Kaskade individueller, familiärer und sozialer Fragmentierung führen. Umgekehrt aber können synergetische Selbstheilungsprozesse in der Familie und sozialen Gemeinschaft entstehen, die mit keiner individuellen Therapie alleine erzielt, wohl aber durch sie mit angestoßen werden können. Auch diese entwickeln sich manchmal so erstaunlich rasch, dass hier von einer Kaskade der Bewältigung und Selbstorganisation gesprochen werden kann. Die *integrative Synergie*, die ein System entfalten kann, hat ein vielfaches Potenzial, verglichen mit der individuellen integrativen Kapazität (vgl. Abschnitt 3.6).

Wie können wir die integrative Synergie und Selbstorganisation systemisch stärken?

Die Systemperspektive legt ihren Schwerpunkt weniger auf die individuellen Auswirkungen (z. B. auf die Gehirnentwicklung), sondern ist mehr interessiert an den Auswirkungen und Wechselwirkungen in Beziehungen. Hier liegt die Chance, protektive Beziehungen zu eruieren, zu unterstützen und zu mobilisieren:

- Familienbeziehungen (Eltern-Kind-, Paar-, Geschwisterbeziehungen)
- Peer- und Freundesbeziehungen
- Schul- und Arbeitsbeziehungen
- therapeutische Beziehungen.

Co-Evolution in der Familie und ihre sozialen Beziehungen stellen die wichtigste Quelle menschlicher Selbstheilungskräfte dar. Hier können

Freud und Leid im eigentlichen Sinne miteinander »geteilt« werden. Diese Beziehungen können an traumatischen Herausforderungen leiden oder wachsen. Ob sie das eine oder das andere tun, hängt von den verfügbaren individuellen und systemischen Ressourcen ab. Die traumabedingten Verstörungen können sowohl zur Krise wie zur Chance in Beziehungen werden.

Aus der Krise kann eine persönliche Reifung oder ein neues Miteinander erwachsen, eine innigere Verbundenheit, die nicht selten die Integration eigener oder gemeinsamer »alter«, unverarbeiteter Themen fördert. Es kann auch ein neues Erleben sozialer Verbundenheit entstehen mit hohem Engagement und sich neu entwickelnden Ressourcen.

Die hoffnungsvolle Aussicht auf eine neue Beziehungsqualität kann in der therapeutischen Arbeit für alle Beteiligten der wesentliche Motor für Veränderungsmotivation werden. Sowohl Eltern wie Kinder wünschen sich gute, liebevolle Beziehungen miteinander. Positive Veränderungen in belasteten Beziehungen sind für Kinder und Eltern unmittelbar erlebbar, spürbar und greifbar. Eltern suchen häufig den Schlüssel für Beziehungsveränderungen bei sich und erleben sich als dafür verantwortlich. Dabei kann es entlasten, die interaktionellen Muster zu ent»schlüsseln« und Eltern zu spiegeln, wie sich Kinder daran beteiligen und ihrerseits dazu beitragen. An guten Beziehungen sind in der Regel alle Familienmitglieder gleichermaßen interessiert. Es soll »zusammen wieder Spaß machen« in der Familie, in der Paarbeziehung, mit den Kindern usw. Für ein solches Ziel, wieder Spaß am Zusammenleben zu entwickeln, ist ein gemeinsamer Auftrag aller Familienmitglieder eine wesentliche Voraussetzung.

Co-Evolution in Peer- und Freundesbeziehungen kann möglich werden durch direkte oder indirekte Zeugenschaft bzw. Unterstützung eines Freundes oder einer Clique. Beispielsweise kann der plötzliche Verlust eines Elternteils zur Fürsorge durch Freunde und ihre Familien und zu »Ersatzbeziehungen« für das Kind führen. So kann ein soziales Netz der Bewältigung entstehen.

Co-Evolution in Schul- und Arbeitsbeziehungen kann stattfinden, wenn nach einer Traumatisierung die soziale Unterstützung im Freundeskreis zur Bewältigung der Krise und Reifung der Beziehungen führt. Z. B. kann ein Kind, das Mobbingerfahrungen gemacht hat, durch die Hilfe eines Klassenkameraden oder der Lehrerin die Schulsituation meistern und sich mit ihnen in einer Initiative gegen Mobbing an der Schule engagieren.

Co-Evolution im therapeutischen System: Auch wir Therapeuten können als Teil des (Trauma-)Systems zur Co-Evolution positiv beitragen. Für kindertherapeutische Prozesse ist dabei das Ankoppeln an Eltern das A und O. Zu Eltern sollten wir eine mindestens so verständnisvolle und sichere Beziehung aufbauen wie zu ihren Kindern. Letztlich entscheiden Eltern, ob wir mit ihren Kindern arbeiten oder nicht. Eine grundlegende Akzeptanz und eine annehmende, liebevolle Haltung können wir am ehesten entwickeln, wenn wir empathisch Anteil nehmen können an den eigenen, oft traumabelasteten Entwicklungen von Eltern, ihren Hoffnungen und Sorgen, ihren Träumen und Selbstzweifeln.

6. Diagnostik mit traumatisierten Systemen

6.1 Grundlagen diagnostisch-therapeutischer Arbeitshypothesen

Diagnostik verstehen wir als interaktiven Prozess, der bereits die Chance heilender Veränderungen in sich trägt. Diagnostik und Therapie werden so zu einem sich verwebenden rekursiven Prozess aus Hypothesen, Erkenntnissen, Konstrukten und Veränderungen.

6.1.1 Anamnese

Die Anamnese steht am Anfang jeder Behandlung und wird bei Kindern und Jugendlichen vor allem als Fremdanamnese über die Eltern erhoben. Allerdings sollten Kinder mit ihrer eigenen Sichtweise aktiv einbezogen werden. Dadurch wird eine weitere Perspektive gewonnen und das Joining erleichtert. So entsteht von Beginn an ein conarrativer Prozess. Zwischendurch kann den Eltern von jüngeren Kindern auch die Gelegenheit gegeben werden, allein mit dem Therapeuten ins Gespräch zu kommen (z. B. bei Mitteilungen über Traumadetails). Wenn Belastungen lange zurückliegen, erscheint die Kontextualisierung berichteter Symptome als Folge traumatischer Erfahrungen oft (noch) nicht angebracht, selbst wenn Therapeuten sie bereits mitdenken. In dieser Phase geht es um eine gutes »Pacing and Leading«, darum, den Prozess einer Co-Konstruktion zu beginnen oder gegebenenfalls eine De-Konstruktion des Traumanarrativs anzustoßen. Sichtweisen müssen zusammen entwickelt werden, wenn sie als tragfähige Plattform für einen gemeinsamen diagnostisch-therapeutischen Prozess dienen sollen. Mit Jugendlichen muss ein Kontrakt manchmal mühsam erarbeitet werden. Sie stehen als Kunden an erster Stelle, d. h. noch vor ihren Eltern.

Als Basis für einen guten Überblick dienen verschiedene Anamnesen:

- die *aktuelle Anamnese* mit Vorstellungsanlass, Sorgen, Problemen, Symptomen sowie Stärken, Vorlieben, sozialen Ressourcen (Freunden, Vereinen, wichtigen Bezugspersonen)
- die *Eigenanamnese* mit Daten von der Schwangerschaft bis heute und mit Angaben zur somatischen, psychischen, sozialen Entwicklung (Kindergarten, Schule) und zu Ressourcen

- die *Familienanamnese* mit Eckdaten zur Familie, zu ihrer Entwicklung und Dynamik, ihren somatischen, psychischen und sozialen Belastungen bzw. Ressourcen
- die *Traumaanamnese* zur ersten Erhebung der Traumaeckdaten (Alter, Schweregrad, Dauer, Umfeld, Symptome) als Orientierung und ohne Traumadetails
- die *Ressourcenanamnese* mit speziellen Stärken, Fähigkeiten, guten Beziehungs- und Lebenserfahrungen, eigenen und sozialen Kraftquellen.

Zu jedem Erstinterview gehört neben der Anamnese (aktueller, Eigen- und Familienanamnese) auch die *Beobachtung* von Verhalten, Problemen und Ressourcen. Dabei lassen sich kindliche oder elterliche individuelle Eigenschaften erleben, aber auch interaktionelle bzw. familiäre Muster beobachten und daraus erste Hypothesen ableiten.

Traumaanamnese: Sie dient dazu, einen Rahmen abzustecken für erste Einschätzungen hinsichtlich der 5 Traumaachsen. Sie beinhaltet die Frage: Was ist zu welchem Zeitpunkt über wie lange Zeit und in welchem sozialfamiliären Kontext passiert? (Z. B. regelmäßige körperliche Misshandlungserfahrungen eines 16-jährigen Jungen durch den Vater vom sechsten bis zum zwölften Lebensjahr, die von der Mutter hilflos hingenommen wurden.)

Eine Traumaanamnese sollte möglichst keine erneuten Belastungen auslösen. Hilfreich kann eine Einladung sein, die Belastungserfahrungen aus der Distanz einer Beobachterperspektive zu beschreiben (vgl. Abschnitt 2.3.6 und 3.3).

Details zu erfahren ist bei innerfamiliären und komplexen Traumatisierungen oft weder möglich noch nötig. Detaillierte Befragungen sind an dieser Stelle zu vermeiden. Sie führen gerade bei sehr belastenden, schambesetzten Themen (z. B. sexuellem Missbrauch) zu erneuten Beschämungen und gefährden das therapeutische Bündnis.

Neben Traumasymptomen und ihrer Ausprägung werden sowohl individuelle Trigger und ihr Belastungsgrad (auf einer Skala von 1 bis 10) erfragt als auch familiäre und interaktionelle Triggerkaskaden. Außerdem können traumabedingte Entwicklungsbeeinträchtigungen und traumakompensatorische (adaptive) Muster erfasst werden. Chronische familiäre Probleme, Gewalt- und Verlusterfahrungen und ein belastender sozioökonomischer Status werden als Risikofaktoren in Bezug auf die kindliche Entwicklung mit erfasst.

Ressourcenanamnese: Hierbei werden potentielle und bereits genutzte Stärken der Betroffenen bzw. des Systems eruiert. Was hilft bereits gegen das belastende (getriggerte) Gefühl oder Verhalten? Was können Mutter, Vater oder die Geschwister, der Partner, die Lehrerin, der Fußballtrainer etc. zur Unterstützung tun? Wenn nötig, sollte das soziale und familiäre System als Hilfe zur Affektregulation einbezogen werden. Letztlich ist es das Ziel, die selbständige Regulation zu erlernen. Des Weiteren kann eine erste Einschätzung zu protektiven Faktoren beim Einzelnen und im System erfolgen (vgl. Abschnitt 3.6 und 4.6).

Ab wann setzen wir eine systemdiagnostische »Traumabrille« auf? In folgenden Fällen:

- wenn traumatische Ereignisse oder Zustände bekannt oder wahrscheinlich sind
- wenn es Anzeichen für unkontrollierbaren und traumatischen Stress im System gibt
- wenn diese Anzeichen sich im System widerspiegeln durch:
  - Dysregulation bei Traumaerinnerungen bzw. -triggern (im Gefühl oder Verhalten)
  - Generalisierung von traumaassoziiertem Verhalten
  - Vermeidungsverhalten (»Phobie« vor erneuter Traumatisierung).

Diese Anzeichen von traumatischem Stress können eine normale Entwicklung oder das Leben einer Familie erheblich einschränken.

In Abhängigkeit von der Art der Traumatisierung unterscheiden wir zwischen einfachen und komplexen Traumatisierungen im System (vgl. Abschnitt 5.5). Dabei kann es sich um vereinzelte Ereignisse oder aber um chronische Zustände i. S. v. Traumaketten und Traumafeldern bzw. um Entwicklungstraumatisierungen handeln.

Bei *Traumatisierungen durch einzelne Ereignisse* liegt eine Traumaperspektive (eine Verbindung zum Trauma) auch für Familien eher nahe und kann enorm entlastenden Einfluss auf ein System haben, z. B. wenn Eltern verstehen, dass eine ungeschützte Trennungssituation über einige Tage hinweg ohne vertraute Bezugsperson von Kindern unter drei Jahren wie ein endgültiger Verlust erlebt werden kann (z. B. bei unbegleiteten Krankenhausaufenthalten in diesem Alter).

Bei *komplexen Traumatisierungen durch (entwicklungs)traumatisierende Zustände* ist eine Traumaperspektive oft heikler, gerade wenn Eltern selbst an diesen Zuständen beteiligt sind oder waren. Hier ist zunächst eine gute Beziehungsvorarbeit als Vertrauensbasis nötig.

Des Weiteren spielt die zeitliche Dimension eine Rolle bei der Frage, ob das hilfesuchende System die Probleme aus einer Traumaperspektive sehen wird. Bei akuten oder posttraumatischen Phänomenen liegt ein Zusammenhang mit dem traumatischen Ereignis nahe. Oft aber suchen traumatisierte Systeme erst nach vielen Jahren und bei anderen Anlässen Hilfe auf, so dass die Zusammenhänge nicht von vornherein erkennbar sind. Erst wenn die kumulative Wirkung und die zeitliche Entwicklung der Symptomatik berücksichtigt werden, können die Auswirkungen früherer traumatischer Lebensereignisse deutlich werden.

6.1.2 Implikationen einer Traumaperspektive

Das Wort »Trauma« ist hochsuggestiv und führt schnell zu linearen Zuschreibungen. Dabei kann eine Traumaperspektive durchaus hinderlich sein, wenn man Ressourcen mobilisieren und das Vertrauen in Selbstheilungskräfte unterstützen möchte. Bevor von Trauma gesprochen wird, sollte man sich die Frage stellen, welche Auswirkungen dies auf den Einzelnen und das Gesamtsystem haben könnte. Was wird bestenfalls oder schlimmstenfalls dadurch ausgelöst?

Das Wort »Trauma« ist eine starke Intervention, denn es bedeutet »Verletzung« bzw. »Wunde« und impliziert einen »Schaden«. Es kann große Angst bereiten, sich mit einer solchen Sicht auf das Problem auseinanderzusetzen. Wer möchte sich schon gerne damit konfrontieren, dass er, das Kind oder der Partner »Schaden« erlitten hat? Trotz aller Ressourcenorientierung in der Traumatherapie kann das Wort auch bei Therapeuten eine autosuggestive Wirkung entfalten, die es schwermacht, alternative Erklärungen einzubeziehen.

Andererseits ermöglicht eine Traumaperspektive für viele Klienten und Familien eine enorme Entlastung von schuldhaften Selbstattributionen, ein neues Selbstverständnis und eine größere Selbstakzeptanz. Menschen können ihre Partner oder ihre Kinder erstmals besser verstehen und vor diesem Hintergrund neue, konstruktivere Muster des Umgangs entwickeln.

Auch bei aktuell anhaltenden Traumatisierungen ist diese Perspektive entscheidend dafür, die Gefahren zu realisieren und den nötigen äußeren Schutz herzustellen. Ohne äußere Sicherheit kann therapeutisch nicht an innerer Sicherheit gearbeitet werden!

Alle diese Implikationen sollten bedacht und der Zeitpunkt dieser Perspektive gut gewählt werden, damit die Gefahr vermieden wird, das System zu verlieren. Das heißt u. U., dass man sich erst im Verlaufe des Prozesses für eine Traumaperspektive entscheidet oder sie ganz bewusst zurückstellt, wenn sie z. B. Schuldgefühle bei Eltern auslösen und das System labilisieren würde.

6.1.3 Diagnostische Hypothesen und Konstrukte

Aus diagnostischer Sicht haben wir ein besonderes Interesse daran zu erfahren, ob sich durch Lebensereignisse oder -zustände traumatischer Stress entwickelt hat und wie er sich auf die Mutter, den Vater oder das Paar bzw. die Familie ausgewirkt haben könnte. Wir bilden erste Hypothesen, die wir im rekursiven Prozess mit den Beteiligten in weiteren Sitzungen explorieren und diagnostisch abklären. Hierzu benötigen wir einen Auftrag der Eltern und zumindest ein Einverständnis des betroffenen Kindes bzw. Jugendlichen.

Der elterliche Auftrag ist im Arbeitskontext einer psychiatrisch-psychotherapeutischen Praxis für Kinder und Jugendliche in der Regel auf das Kind hin orientiert, d. h., die Erwartung der Eltern ist, dass das Kind sein Verhalten verändern soll.

Die Beleuchtung familiärer Zusammenhänge oder eine Biografiearbeit mit den Eltern selbst setzt insbesondere bei traumatischen Lebenserfahrungen eine implizite oder explizite Erlaubnis und eine vertrauensvolle Beziehungsbasis voraus. Ein »Herumschnüffeln« in der Biografie der Eltern wird sonst schnell als verdeckte Schuldzuschreibung missverstanden und gefährdet den Kontrakt. Andererseits kann man mit Eltern, die bereits durch eine »Traumabrille« schauen, unter ergänzender Psychoedukation oft zügig zur erweiterten Exploration der Herkunftsfamilien voranschreiten.

Diagnostik soll flexibel sein und der Orientierung innerhalb komplexer Vorgänge dienen. Sie sollte die Anzahl der Handlungsmöglichkeiten und Interventionen erweitern, statt sie einzuengen.

Diagnosen sind in unserem Verständnis wie »Leuchttürme« für die Therapieplanung. Sie weisen an bestimmten Stellen den Weg, man fährt auch an ihnen vorbei und sucht sich im Verlauf weitere Landmarken und neue »Leuchttürme«. Es gibt solche, die klar und gut sichtbar sind, andere sind weiter weg und funzelig oder außer Betrieb. Einige traumabezogene Diagnosen der ICD-10 (Dilling et al. 1991) und des DSM-IV (Saß et al. 1998) befinden sich in einem Übergangsstadium und werden zurzeit weiterentwickelt.

Diagnosen sind nützlich, wenn sie als veränderbare Arbeitshypothesen verstanden werden. Eine erste Unterscheidung wird zwischen einfach bzw. komplex traumatisierten Systemen getroffen (vgl. Abschnitt 5.5). Sie kann durch EMIL (Evaluationsmodell für Interventionen und Lösungen) genauer evaluiert werden (vgl. Abschnitt 6.4) und führt zu einer entsprechenden Therapieplanung (vgl. Abschnitt 7.2).

6.1.4 Traumaassoziierte Diagnosen

Im ICD-10 wird zunächst in die klassischerweise mit Trauma assoziierten Diagnosen der akuten Belastungsreaktion, der posttraumatischen Belastungsstörung, der Anpassungsstörung und der dissoziativen Störungen unterschieden. Diese werden auch für Kinder und Jugendliche im medizinisch-psychologischen Kontext genutzt, da es hier leider keine eigene Nomenklatur gibt. Als comorbide Störungen werden die häufig assoziierten Erkrankungen der Angst-, Zwangs- und phobischen Störungen sowie der depressiven und somatoformen Störungen beschrieben. Zusätzlich gehören die Persönlichkeitsveränderungen nach Extrembelastungen in die offizielle ICD-10-Nomenklatur.

ICD-10-Diagnosen (Dilling et al. 1991, S. 163 ff.)
Klassische Traumafolgestörungen:

- akute Belastungsreaktion, F43.0
- posttraumatische Belastungsstörung (PTBS), F43.1
- Anpassungsstörung nach Belastungserfahrungen, F43.2
- dissoziative Störung (somatoforme und psychoforme), F44
- dissoziative Identitätsstörung (DIS), F44.81.

Häufige comorbide Störungen nach traumatischen Belastungen:

- phobische Störungen, F40
- Angststörungen, F41

- Zwangsstörungen, F42
- depressive Reaktionen, F43.20–21
- somatoforme Störungen, F45
- Persönlichkeitsveränderungen nach Extrembelastungen, F62.0.

Die meisten traumatisierten Kinder entwickeln kein klassisches Vollbild der PTBS. Gerade die intrusive Symptomatik tritt oft nur in Ansätzen auf. Daher ist die PTBS bei Kindern und Jugendlichen in Deutschland vermutlich unterdiagnostiziert (Hofmann u. Besser 2003).

Außerdem wird die PTBS-Diagnose als eine lose Symptombeschreibung der Komplexität chronischer Traumatisierungen nicht gerecht. Alle entwicklungsabhängigen traumabedingten Veränderungen aufzulisten wäre wiederum zu unübersichtlich, und man sähe den Wald vor lauter Bäumen nicht mehr.

Für den therapeutischen Nutzen schlagen Saxe et al. (2007, pp. 49 ff.) deshalb vor, die zahlreichen möglichen PTBS- und Entwicklungssymptome unter die folgenden vier A-Bereiche einzugruppieren: 1. *A*ufmerksamkeit, 2. *A*ffekt, 3. *A*ktion (Verhalten), 4. *A*daptation. Unter Adaptation werden die traumabedingten Veränderungen des Selbst- und Welterlebens erfasst. Diese vier A sind als diagnostische Matrix bei Kindern hilfreich, wenn man sich in ihrer komplexen Entwicklungssymptomatik orientieren will:

1. Aufmerksamkeit umfasst z. B. Intrusionen, Konzentrationsstörungen, Hypervigilanz, Derealisation, Amnesien
2. Affekt umfasst z. B. emotionale Störungen, Scham, Persönlichkeitsveränderungen
3. Aktion (Verhalten) umfasst z. B. Störungen des Sozialverhaltens, Essstörungen, Substanzmissbrauch
4. Adaptation umfasst z. B. Selbstzweifel, Hoffnungslosigkeit, Verzweiflung, Verlust von Selbstwirksamkeitserleben, veränderte Welt- und Selbstsicht (»ohne Zukunft«).

Die Frage, wie man am besten die oft sehr komplexen emotionalen und neurobiologischen Folgen von Kindheitstraumatisierungen beschreibt, beschäftigt Traumaforscher wie Kliniker, da die derzeitigen Konzepte die entwicklungspathologischen Prozesse bei Kindern nicht ausreichend berücksichtigen. Bessel van der Kolk prägte daher für Kinder den Begriff der Entwicklungstraumatisierung *(Developmental trauma disorder,* 2005*)*, der vorläufig genutzt wird und noch nicht in die DSM- oder ICD-Nomenklatur aufgenommen wurde. Diese Diagnose basiert auf dem Konzept, dass multiple interpersonelle Traumatisierungen dauerhafte Spuren hinterlassen und vorhersagbare Konsequenzen in der Entwicklung eines Kindes haben, die sein Funktionsniveau beeinträchtigen. Diese Bereiche betreffen die emotionale, physische und kognitive Entwicklung, das Verhalten und interpersonelle Beziehungen (ebd.).

Die Dissoziationsdiagnosen DDNOS und DIS sind auch in der Psychotraumatologie des Kindes- und Jugendalters gebräuchlich. Sie sind vergleichbar mit der sekundären (DDNOS) und tertiären (DIS) strukturellen Dissoziation (vgl. Abschitt 2.6.4 und 5.2).

Beim diagnostischen Vorgehen unterscheiden wir die *individuelle Diagnostik* mit Kindern und Jugendlichen und die *Systemdiagnostik* mit Familien jeweils in:

1. basisorientierte Diagnostik
2. ressourcenorientierte Diagnostik
3. traumaorientierte Diagnostik.

6.2 Individuelle Diagnostik mit Kindern und Jugendlichen

6.2.1 Basisorientierte individuelle Diagnostik

Bei der Arbeit mit Kindern und Jugendlichen gehört eine altersgemäße Einschätzung ihrer Entwicklung mit zur diagnostisch-therapeutischen Basis. Die folgenden Bereiche werden zumindest orientierend, gegebenenfalls auch genauer ausgelotet, unabhängig davon, für welche Verfahren oder Screeningmethoden man sich hierbei entscheidet:

- *Entwicklung:* emotional – kognitiv – motorisch – sprachlich – sozial
- *Bindung:* sicher – unsicher (ambivalent/vermeidend) – desorganisiert
- *Konflikte:* intrapsychisch – interpersonell
- *aktuelle Sicherheit:* ja – nein – nicht ausreichend – unklar.

Zu einer Basisdiagnostik gehört die Möglichkeit zur Durchführung projektiver Verfahren, funktioneller Diagnostik (Entwicklungs-, Teilleistungs- und Leistungsabklärung), Bindungs-, Verhaltens- und Persönlichkeitsdiagnostik sowie symptombezogener Diagnostik.

Speziell in der *Symptomdiagnostik* sollte man sich nicht »verlieren«, da man bei traumatisierten Kindern oft eine ganze Bandbreite an Symptomen findet, die für sich allein schnell zu Fehlschlüssen und Fehldiagnosen führen können, solange man sie nicht in einem Traumakontext versteht. Die symptomorientierten ICD-Diagnosen sind nur bedingt nützlich. Daher kann es sinnvoll sein, die zahlreichen PTBS- und Entwicklungssymptome in die vier A-Bereiche einzugruppieren: 1. Aufmerksamkeit, 2. Affekt, 3. Aktion (Verhalten) und 4. Adaptation (vgl. Abschnitt 6.1.4; und Saxe, Ellis a. Kaplow 2007, pp. 49 ff.).

Bei der *Entwicklungsdiagnostik* junger traumatisierter Kinder müssen Rückstände in sprachlichen, motorischen, kognitiven und emotionalen Bereichen anders eingeordnet werden. Vor einem Deprivationshintergrund werden diese Verzögerungen mangels anregender Reize verständlich und sollten nicht mit Anlagedefiziten verwechselt werden. Solche Kinder zeigen in einer sozial und emotional anregenden Umgebung in vielen Entwicklungsbereichen ein rasches »Aufhollernen«.

Auch die Ergebnisse einer *Intelligenzdiagnostik* müssen bei traumatisierten Kindern mit besonderer Zurückhaltung interpretiert werden. Gerade Kinder mit struktureller Dissoziation, deren Wissen abgekapselt (kompartimentalisiert) ist, haben oft noch keinen ausreichenden Zugang im Sinne von »Co-Bewusstsein« zu den verschiedenen Bereichen. Die Ergebnisse in ihren Intelligenztests steigen unter Therapie entsprechend ihrer integrativen Kapazität um durchschnittlich 10 IQ-Punkte, aber auch weit mehr.

6.2.2 Ressourcenorientierte individuelle Diagnostik

Eine Ressourcenorientierung bedeutet eine grundsätzliche Haltung und Sichtweise (vgl. Abschnitt 3.6). Grundlage für Systemiker ist ihre Überzeugung, dass alles Problemverhalten von Menschen einen Lösungsversuch darstellt. Probleme bzw. Symptome werden als nützliche Wegweiser verstanden, die zu einem tieferen Selbstverständnis der inneren Erfahrungswelten von Menschen führen. So verstanden, werden sie zum Partner, den man besser ernst nimmt, als ihn aus dem

Haus jagen zu wollen. Kind und Therapeut verbünden sich sozusagen mit dem Problem bzw. Symptom, dessen verschlüsselte Botschaften sie neugierig auskundschaften. Mit Kindern oder Jugendlichen gelingt das oft leichter als mit Erwachsenen, weil sie ohnehin forschend in der Welt unterwegs sind. Das Symptom ist in der Regel noch kein lebenslanger lästiger Begleiter geworden. Die Frage lautet also immer: Welchen Weg will uns das Problem weisen, welche Botschaften lassen sich entschlüsseln, welche Lösungen tun sich auf? (Vgl. Abschnitt 8.1.2.)

Eine weitere systemische Überzeugung ist die, dass alles, was ein Mensch benötigt, um sein Problem zu bewältigen, bereits in ihm vorhanden ist. Diese Fähigkeiten können entdeckt werden. Die Lösung liegt beim Klienten, nicht beim Therapeuten.

Es erscheint uns wichtig, ein Gefühl von Meisterschaft so schnell wie möglich, also schon in der diagnostischen Phase, durch gezielte Erfolgserlebnisse zu vermitteln. Dazu gibt es verschiedenste kreative Übungen und Techniken (vgl. Kapitel 4 und 8), die Ressourcen mobilisieren können. Ressourcen können individuell gesucht oder in familiären bzw. sozialen Beziehungen aktiviert werden. Man kann sie allgemein fördern oder aber sie gezielt und orientiert an einer Traumabewältigung unterstützen. Mit einem Kind, das z. B. nach Verlust eines Elternteils seine Angst vor weiteren Verlusten durch übermäßige Kontrolle kompensiert, indem es den anderen Elternteil nicht mehr aus den Augen lässt, kann nach seiner »mutigen Seite« gesucht werden und nach Ausnahmen der Bewältigung. Ressourcenvolle Situationen werden nach BASK (Braun 1988) vertieft und mit dem positiven Körpergefühl verankert.

Ziel ist eine Vernetzung von Problem- und Lösungsverhalten auf neuronaler Ebene. Die »Problemdatei« soll sozusagen durch ein »Ressourcenskript« »überschrieben« werden.

Erlebnisse der Bewältigung schwieriger und belastender Situationen stellen besonders wertvolle Ressourcen dar. Die folgende Übung der »7 Bewältigungsschritte« kann bereits diagnostisch dazu genutzt werden, Kompetenzgefühle und Motivation zu stärken. Sie wird in Abschnitt 8.1 genauer beschrieben und soll hier am Beispiel von Trennungsangst nur kurz skizziert werden:

1. Belastungsgefühl erfragen: z. B. Angst bei Trennung von den Eltern
2. Gegengefühl finden: z. B. Mut; Situation, in der das Kind schon mal sehr viel Mut gezeigt hat
3. Bewältigungsfähigkeit(en) suchen: Situation, in der (andere) Ängste bereits bewältigt wurden
4. Triggerbewältigung in der *Vergangenheit:* Situation, in der Trennungsangst früher schon bewältigt wurde
5. Triggerbewältigung in der *Gegenwart:* Situation, in der Trennungsangst heute bereits bewältigt wird
6. Triggerbewältigung in der *Zukunft:* Situation, in der Trennungsangst demnächst bewältigt werden soll
7. Verbreiterung und Verankerung: mit Bild, Helfer, Symbol, Zukunftsfilm oder Schatzkiste.

Weitere Ressourcenquellen bei Kindern sind das Spiel und die (innere) imaginäre Welt. Hier bewegen sich Helden und Vorbilder bereits mutig und frei oder gelassen und cool, hier liegen die Wünsche und Träume verborgen, die dem Kind wichtig sind. Das Kind ist in seiner inneren Welt Mitspieler und Regisseur in einer Person und entwirft kreative Lösungen. Diese Quellen sollten so früh wie möglich entdeckt werden, z. B. können Helden für den Sicheren Ort oder für die Bewältigung schwieriger Situationen genutzt werden. Hier liegen bereits Lösungsentwürfe vor, die das Kind selbst entwickelt hat und die ihm vertraut sind. Sie können kreativ genutzt werden, indem das Kind z. B. ein Ressourcen- oder Bewältigungsbild malt oder den Tresor bzw. Sicheren Ort (vgl. Abschnitt 8.1.2) kreativ gestaltet. Durch diese Anregung vieler Erlebens- und BASK-Ebenen wird eine neuronale Vernetzungsarbeit wirkungsvoll unterstützt. Bei konflikthaften inneren Welten von strukturell dissoziierten Kindern und Jugendlichen muss zunächst eine Basis der inneren Kommunikation und Kooperation geschaffen werden (vgl. Abschnitt 8.1.1).

Nachdem über die ressourcenorientierte Diagnostik ein Ressourcenpuffer und eine Beziehungsbasis entstanden sind, kann man sich in die sonst schnell destabilisierende Traumadiagnostik vorwagen. Das Vorgehen sollte an den Belastungsgrenzen orientiert sein und an passenden Zeitpunkten (vgl. Abschnitt 7.1.2), damit möglichst valide Ergebnisse erzielt werden.

6.2.3 Traumaorientierte individuelle Diagnostik

Es gibt mittlerweile eine große Anzahl diagnostischer Verfahren, die nach Art und Schwere einer Traumafolgestörung unterscheiden. Die üblichen Verfahren orientieren sich in der Regel an folgenden ICD-10- (Dilling et al. 1991) bzw. DSM-IV-Diagnosen (Saß et al. 1998):

1. akute Belastungsreaktion
2. posttraumatische Belastungsstörung PTBS
3. dissoziative Störungen.

Wir haben hier eine Zusammenstellung der üblichen Verfahren nach ICD-Diagnosen vorgenommen und geben eine kurze Beschreibung zum Einsatz, der Zielgruppe und den Aussagemöglichkeiten.

Akute Belastungsreaktion und PTBS	Beschreibung und Bezugsquelle
CPTSD-RI Child-PTSD Reaction Index (Frederick et al. 1992; dt. Version: Landolt et al. 2003a)	Selbstbeurteilungsbogen für Kinder zur Abfrage **posttraumatischer** Symptome, Bezug über: markus.landolt@kispi.unizh.ch.
IES-R Impact of Event Scale – revidiert (Horowitz 1976; Weiss 2002; IES-R: Maercker u. Schützwohl 1998) **CRIES-13** (Smith et al. 2002; dt. Übersetzung: Simons 2004)	Kurzfragebogen zur aktuellen Belastung durch ein **einmaliges** traumatisches Erlebnis; liegt auch für Kinder vor (CRIES-13). Bezug der Kinderversion über: www.childrenandwar.org [15.4.2008].
IBS-KJ Interviews zu Belastungsstörungen bei Kindern und Jugendlichen (Steil u. Füchsel 2006)	Interview zur **akuten Belastungsreaktion** und der **PTBS** mit Kindern und Jugendlichen; Bezug über Hogrefe-Testzentrale: www.testzentrale.de [15.4.2008].
IK-PTBS Übersetzung des SIDES (van der Kolk et al. 1999) als Interview zur komplexen PTBS (Sack u. Hofmann 2001)	Fragebogen, der Symptome einer **komplexen PTBS** abfragt; Bezug über M. Sack: martin@mh-hannover.de.

Tab. 5: Akute Belastungsreaktionen und PTBS

Dissoziative Störungen	Beschreibung und Bezugsquelle
CDC Child Dissociative Checklist (Putnam 1993)	Fragebogen, bei dem dissoziative Symptome von Kindern durch die Eltern eingeschätzt werden (die dt. Übersetzung – nicht autorisiert – befindet sich im Anhang)
Exploration zu Trauma und Dissoziation (Huber 2003a, s. 135–137)	Fragen an Kinder und Jugendliche zu Amnesien, Depersonalisation, Derealisation, Identitätsänderung, Zeitverlust u. Ä. m.
SDE-J Scale of Dissociative Experiences – Jugendliche; Übersetzung des A-DES II (Armstrong et al.1997) im HDI; der SDE-J ist Teil des Heidelberger Dissoziationsinventars (HDI) (Brunner et al. 1999).	Selbstbeurteilungsfragebogen für Jugendliche hinsichtlich verschiedener überwiegend *psychoformer* dissoziativer Symptome; Bezug über Swets Test Services: www.harcourt.de [15.4.2008]
DES-II Dissociative Experience Scale II (Carlson a. Putnam 1993; dt. Fassung: Brunner et al. (1999) (HDI)	Fragebogen für Erwachsene zu überwiegend *psychoformen* dissoziativen Symptomen; Bezug über Swets Test Services: www.harcourt.de [15.4.2008]
SDQ-5/SDQ-20 Somatization Dissociation Questionnaire (Nijenhuis et al. 1996)	Selbstbeurteilungsfragebogen, der speziell die Symptome *somatoformer* Dissoziation erfragt (SDQ-5 Kurzfassung mit fünf Fragen, SDQ-20 mit 20 Fragen; befindet sich im Anhang)
SCID-D-R Structured Clinical Interview for DSM-IV, Dissociative Disorder (Steinberg 1994; dt. Übersetzung Gast, Oswald, Zündorf u. Hofmann 2000)	ausführliches, mehrstündiges klinisches Interview zur Diagnostik dissoziativer Störungen; Bezug über Hogrefe-Testzentrale: www.testzentrale.de [15.4.2008]

Tab. 6: Dissoziative Störungen

Die allgemeinen und die nach verschiedenen Alters- und Entwicklungsstufen zugeordneten Traumasymptome wurden in Abschnitt 5.4 beschrieben. Sie werden durch das genannte Testinventar unter folgenden Aspekten ausgelotet:

- Welche *Traumasymptome* sind vorhanden? (Z. B. durch das IK-PTBS, Checklisten für PTBS- und dissoziative Symptome – siehe Anhang.)
- Wie stark verursacht ein bestimmtes traumatisches *Ereignis* aktuell Symptome? (Z. B. durch die IES-R – Impact of Event-Scale, revidiert – oder durch CRIES-13 als Kinderversion.)

Dissoziation: In der Regel ist es nicht sinnvoll, eine Dissoziationsdiagnostik durch den SDE-J oder DES-II an den Anfang zu stellen. Diese Fragebatterien können Klienten sehr aufwühlen. Der bewusste Zugang zu den abgefragten Symptomen fehlt oft noch oder wird vermieden. In der Folge erhält man falsch unauffällige Ergebnisse. Daher sollten bei Hinweisen auf ausgeprägte dissoziative Symptome die Fragen erst im Verlaufe über verschiedene Sitzungen und gegebenenfalls einzeln exploriert werden. Die diagnostische Klärung einer strukturellen dissoziativen Störung kann bei Jugendlichen oft Monate (und länger!) dauern. Bei Kindern gelangt man über die Fremdbeschreibungen der Eltern und anderer Bezugspersonen oft zu einer schnelleren Klärung (vgl. Silberg 1996, pp. 85–100).

Traumatisierte Menschen sollten Traumafragebogen weder ganz allein noch in Gruppen ausfüllen, weil die Fragen starke Trigger für Traumaerinnerungen sein können. Zur Vermeidung von Destabilisierungen oder Behandlungsabbrüchen ist ein vorsichtiges und begleitetes Vorgehen wichtig.

Im Bereich der Dissoziation empfiehlt es sich, in *psychoforme* und *somatoforme* Dissoziation zu unterscheiden (vgl. Abschnitt 5.4) und beide Bereiche abzuklären (z. B. durch den SDE-J und den SDQ-5/20, der für Kinder und Jugendliche zwar noch nicht validiert ist, aber wichtige erste Anhaltspunkte liefert). Erst wenn beide Bereiche erfasst sind, wird verständlich, wie tiefgreifend die Entwicklung früh traumatisierter Kinder beeinträchtigt sein kann.

Entwicklungstraumatisierung: Bessel van der Kolk (2005) meint damit eine übergeordnete, komplexe neurobiologische Fehlorganisation, die alle Entwicklungsbereiche umfasst und die mit symptom- oder störungsspezifischen Diagnosen nicht erfasst wird. Auf der Grundlage multipler und chronischer interaktioneller Traumatisierungen gelingt Kindern keine ausreichend kohärente Integration sensorischer, emotionaler und kognitiver Informationen. So erlernen sie keine stabile Affektregulation, sondern erleben sich und verhalten sich bereits bei geringen Traumaerinnerungen wie in einer Traumakatastrophe. Sie reagieren aus ihren psychobiologischen Handlungssystemen der Verteidigung heraus mit übermäßiger Über- oder Unterregung. Dadurch werden ein Prozessieren und Integrieren der Erfahrungen verhindert. Sie sind ihren Reaktionsschemata ausgeliefert. Mangels ihres Erlebens von Vorhersagbarkeit und Kontinuität können sie ihre Erfahrungen nicht kategorisieren bzw. in einen größeren Kontext stellen. Den stärksten Einfluss auf die kindliche Entwicklung haben dabei Traumatisierungen in den ersten zehn Lebensjahren. Statt einer PTBS-Diagnose schlägt B. van der Kolk daher die Diagnose Developmental Trauma Disorder vor (genauer übersetzt: entwicklungsbezogene Traumastörung) und benennt folgende Anhaltspunkte (ebd., pp. 401–408):

a) *Traumaexposition* gegenüber multiplen oder chronischen interpersonellen Traumatisierungen, die die Entwicklung beeinträchtigen und mit subjektiven Erfahrungen von z. B. Wut, Verrat, Furcht, Resignation, Niederlage, Schamgefühlen einhergehen
b) *Triggermuster mit wiederholter Dysregulation* als Antwort auf Traumaerinnerungen (affektive, somatische, kognitive Dysregulation, Dysregulation im Verhaltens- und Beziehungsmuster, negative Selbstzuschreibungen wie Selbsthass und Selbstvorwürfe)
c) *anhaltend veränderte Zuschreibungen und Erwartungshaltungen* (negative Selbstzuschreibungen, Misstrauen in Bezugspersonen, Verlust des Vertrauens in den Schutz durch andere, mangelnde Gewissensbildung hinsichtlich sozialer Gerechtigkeit; Vorerwartung, in der Zukunft erneut Opfer zu werden)
d) *funktionale Beeinträchtigungen* (in schulischen, familiären, sozialen, rechtlichen und beruflichen Bereichen).

Für das diagnostisch-therapeutische Vorgehen bei entwicklungstraumatisierten Kindern und Jugendlichen schlägt er vor:

- emotionale Trigger und Muster von Reinszenierungen zu identifizieren

- das Spektrum sekundärer entwicklungsbezogener Abweichungen zu erkennen
- traumakompensatorische Muster zu verstehen.

6.3 Systemdiagnostik mit der Familie

Systemiker betrachten Probleme in ihrem familiären und sozialen Kontext. Mit Hilfe verschiedener Methoden können Fragestellungen der Bedeutungs-, Beziehungs- und Interaktionsmuster innerhalb einer Familie untersucht werden. Hierbei kann es z. B. um eine Einschätzung der Qualität der Beziehungen der Familienmitglieder untereinander gehen oder um offene bzw. unausgesprochene Regeln, elterliche Erwartungen, Erziehungsstile, die Qualität der Paarbeziehung oder um familiäre Ressourcen und Unterstützung in der Familie.

6.3.1 Basisorientierte Systemdiagnostik

Die klassischen systemischen Verfahren sollen hier nur kurz skizziert werden:

- *Familienbrett* (vgl. Abschnitt 4.2): Mit Hilfe des Familienbretts werden einzelne Familienmitglieder aufgefordert, ihre Familienbeziehungen darzustellen. In der Stellung der Familienfiguren zueinander im Heute, Damals oder in der Zukunft werden wichtige Beziehungs- und Verhaltensmuster sichtbar, aber auch wertvolle Ressourcen der Familie deutlich. Eine der vielen Möglichkeiten im Traumakontext ist es, eine Figurenkonstellation vor und nach dem traumatischen Ereignis und heute anzuregen, was wichtige Beziehungsaspekte und -veränderungen erkennen lässt.
- *Skulpturarbeit* (vgl. Abschnitt 4.1): Sie ermöglicht die Abbildung und das Erleben von Beziehungsstrukturen des Familiensystems im Raum, so dass Rollenzuschreibungen und -beziehungen deutlich werden. Es können Veränderungswünsche und Ziele innerhalb der Familie erfragt und abgebildet werden. Im Traumakontext können durch das Trauma veränderte Beziehungen dargestellt und erlebt werden.
- *Genogramm* (vgl. Abschnitt 4.4): Durch die gemeinsame Erarbeitung des Genogramms werden aktuelle Interaktionsmuster vor dem Hintergrund der Erfahrungen und Beziehungsmuster in den Herkunftsfamilien deutlich. Auf die erweiterte Nutzung als Traumagenogramm sei hingewiesen.

- *Familienbögen* (Cierpka u. Frevert 1995): Hierbei handelt es sich um standardisierte Fragebogen, auf denen Probleme der Familie in den Bereichen Aufgabenerfüllung, Rollenverhalten, Kommunikation, Emotionalität, affektive Beziehungsaufnahme, Kontrolle, Werte und Normen durch alle Familienmitglieder eingeschätzt werden.
- *Zeichentests* (Familie in Tieren; vgl. Brem-Gräser 2001): Eine Erweiterung dieser bekannten Verfahren für den Traumakontext gelingt auch hier durch Fragen danach, wie es »davor« und »danach« in der Familie war und wie sich die Familie durch das Ereignis verändert hat.
- *Drei Wünsche für die Familie:* Hierbei werden Kinder, Jugendliche bzw. die Familie (gegebenenfalls durch eine Fee oder einen Zauberer) eingeladen, drei Wünsche für die Familie zu äußern. Dabei ist nicht nur interessant, welche Wünsche im realistischen und welche im fiktiven Bereich liegen, sondern auch, wer was für wen wünscht. Dieses aus der Kindertherapie bekannte einfache Verfahren kann erstaunlich viel Einblick in die kindliche oder familiäre Lebenswelt gewähren.

6.3.2 Ressourcenorientierte Systemdiagnostik

Eine systemische Grundhaltung setzt das Lösungspotenzial als schon vorhanden voraus. Es soll durch eine ressourcenorientierte Diagnostik entdeckt und in der therapeutischen Arbeit gezielt unterstützt werden. Dabei geht es um familienspezifische oder interaktionelle Stärken. Wir verweisen hier auf die zahlreichen Ressourcenübungen in Abschnitt 4.6 und 8.1.2, die sich sowohl zur Diagnostik als auch zur therapeutischen Arbeit nutzen lassen und die einer Ressourcenaktivierung dienen sollen. Sie können angeregt werden im Rahmen von:

- Ressourcen*exploration* im System (Einzel-, Eltern-, Familien-, Netzwerkgespräche)
- Ressourcen*beobachtung* im System (Interaktionen, Umgang mit Situationen)
- Ressourcen*diagnostik* im System
- Ressourcen*therapie* im System.

»Der Aufbau oder Ausbau von Familienressourcen gehört zu den zentralen Themen therapiebegleitender Elternberatung. Die Beratung reflektiert Möglichkeiten der Familienklimaförderung, der Optimierung elterlicher Erziehungskompetenz und der Aktivierung spezifischer

Personressourcen von Eltern und anderen Familienmitgliedern zur Klientenunterstützung« (Klemenz 2003, S. 296).

Klemenz unterscheidet soziale Ressourcen in:

- innerfamiliäre Beziehungen (Eltern/Kind, Geschwister, Großeltern)
- außerfamiliäre Beziehungen (Peerbeziehungen, Freundschaften)
- personale Ressourcen wichtiger Bezugspersonen
- ressourcenfördernde Erziehungsbedingungen
- Ressourcen im sozialen Netzwerk (Kindergarten, Schule etc.).

Diese sozialen Ressourcen können diagnostisch ausgelotet und aktiviert werden.

Dazu schlägt Klemenz (ebd., S. 295–299) eine Therapiezentrierung vor auf:

- Solidaritäts- und bewältigungsfördernde Familienrituale
- Optimierung elterlicher Erziehungskompetenz
- Nutzbarmachung der Personressourcen von Eltern und anderen Familienmitgliedern
- Ressourcengewinn durch Abbau von Geschwisterrivalität
- Aktivierung von Netzwerkunterstützung durch Eltern
- Aktivierung von Unterstützung durch Helferkonferenzen
- Mobilisierung von Unterstützung durch den Klienten selbst.

Grawe (1995) beschreibt die Ressourcenaktivierung als das primäre Wirkprinzip der Psychotherapie. Therapeuten, die ressourcenorientiert denken und handeln, erzielen nachweislich bessere Ergebnisse als ausschließlich defizitorientierte Therapeuten.

Innerhalb einer systemischen Traumatherapie liegt ein besonderer Ressourcenschwerpunkt auf den trotz traumatischer Belastungen bestehenden oder entwickelten Stärken in einer Familie bzw. einem Netzwerk. Im Traumakontext unterscheiden wir daher in drei traumabezogene Systemressourcen (sie werden unten anhand eines Fallbeispiel erläutert):

- trauma*resistente* (z. B. Loyalität trotz Belastungserlebnissen)
- trauma*kompensierende* (z. B. soziales Engagement)

- trauma*resultierende* (z. B. vertieftes Zusammengehörigkeits- und Bindungsgefühl).

Beispiel: Eine Familie verliert ein fünfjähriges Kind durch einen Verkehrsunfall. Es war nicht wie sonst an der Hand der Mutter geblieben, sondern hatte den Vater auf der gegenüberliegenden Straßenseite gesehen und war auf ihn zugelaufen und von einem Auto überfahren worden. Trotz des schmerzhaften Verlustes schafften es die Eltern, auf gegenseitige Vorwürfe zu verzichten und ihre gegenseitige Loyalität (trauma*resistente* Systemressource) aufrechtzuerhalten. Nach einiger Zeit engagierten sie sich für eine intensive Verkehrserziehung in Kindergärten und fanden darin eine sinnvolle gemeinsame Tätigkeit (trauma*kompensierende* Systemressource), die ihnen auch half, mit ihren Schuldgefühlen umzugehen.

Nach Jahren wachsender Trauerbewältigung entstand trotz des großen Schmerzes ein Gefühl enger und starker Zusammengehörigkeit in der Familie. Der Verlust konnte bewältigt werden und führte nicht (wie sonst so oft) zu einer Blockade familiärer Entwicklungen, sondern zu einer vertieften Bindung im System (trauma*resultierende* Systemressource).

In der Traumatherapie, sei sie individuums- oder systemorientiert, ist Ressourcenaktivierung die Basis aller Interventionen. Neben aktiven Schutzmaßnahmen gilt sie als das wirksamste »Antidot« gegen traumatische Verletzungen. Während der diagnostischen Klärung soll eine Ressourcenorientierung den »Puffer« bilden gegen die im Rahmen einer Traumadiagnostik möglicherweise entstehenden Belastungen. Trauma- und Ressourcendiagnostik sollten daher immer parallel erfolgen.

6.3.3 Traumaorientierte Systemdiagnostik: Das 5-Achsen-Modell

Die traumaorientierte Systemdiagnostik basiert auf einem *systemischen 5-Achsen-Modell.*

Zweck des 5-Achsen-Modells ist sowohl die Erfassung als auch wieder Reduzierung der Komplexität, damit auf gutem Fundament gearbeitet werden kann (vgl. Abschnitt 7.2).

I. Traumaauslöser: Sie können unterschieden werden in:

1) außer- bzw. innerfamiliäre
2) personale (man-made) oder apersonale (z. B. Naturkatastrophen)

3) Grundthemen:
   a) Verluste durch Todesfälle, Trennungen, Krankheiten (verlorene Gesundheit), Beziehungsverluste
   b) Gewalt durch körperliche, sexuelle, emotionale Grenzverletzung u. a. zugefügte Schädigungen
   c) Körperversehrung durch Unfälle, Operationen, Krankheiten, Behinderungen, Vernachlässigung
   d) (Lebens-)Bedrohung (subjektiv oder objektiv) durch Unfälle, Krankheiten, Krieg, Terroranschläge etc.

II. Traumakontext: Er meint den begleitenden sozialen (familiären und außerfamiliären) Kontext bzw. die Kontextualisierung vor, während, nach dem Trauma. Das Kontextkontinuum reicht von sozial unterstützend, verbunden, neutral über allein, verlassen oder verraten.

III. Traumadosis: Sie bezieht sich auf Dauer, Schweregrad (Typ 1 oder Typ 2), frühes Alter und unterscheidet in einzelne traumatische Ereignisse, Ereignisketten und Ereignisfelder (traumatische Zustände) im System.

IV. Traumafokus: Er unterscheidet traumatisierte Systeme danach, ob:

- das Individuum allein traumatisiert ist
- das Subsystem (Dyade oder Triade) traumatisiert ist (z. B. Mutter/Kind, Geschwister)
- das Gesamtsystem traumatisiert ist (z. B. die Familie oder andere Subsysteme bzw. Arbeitssysteme).

V. Traumabeziehungsmuster: Durch traumatische Erfahrungen können sich bestimmte anhaltende bzw. überdauernde Beziehungsmuster organisieren. Sie werden hier in drei Kategorien unterteilt, die in ihrem Grad der Verstörung (Inkohärenz) zunehmen und miteinander korrespondieren können:

- interaktionelle (z. B. durch traumatischen Stress bei Eltern und Kind nach Frühgeburt)
- transgenerationale (z. B. durch Weitergabe von selbsterlebter Traumatisierung)
- fragmentierte (z. B. durch Weitergabe dissoziativer Muster oder desorganisierter Bindungserfahrungen).

Diese durch Trauma verstörten inkohärenten Beziehungsmuster stehen im Gegensatz zu kohärenten, aus überwiegend stabilen Bindungen gewachsenen Beziehungsmustern. Hiervon sind kurzfristige Traumastressreaktionen in Beziehungen zu unterscheiden, die keine überdauernden Muster bilden.

Das 5-Achsen-Modell ist in der Arbeit mit traumatisierten Familien und anderen systemischen Traumakontexten anwendbar – sei es in der Schule, im Hort oder am Arbeitsplatz. Es bewährt sich auch zur Analyse von Helferstrukturen, die systemtheoretisch als Teil des Beratungssystems verstanden werden (vgl. Kybernetik 2. Ordnung, Abschnitt 3.3).

Zur Veranschaulichung des Modells folgt das *Fallbeispiel* einer trotz komplexer, kumulativer Traumatisierung relativ stabilen Jugendlichen, deren Symptomatik erst durch den drohenden Verlust des Vaters, der an Krebs erkrankte, ausbrach. Das Beispiel wird anhand des 5-Achsen-Modells analysiert. In Abschnitt 6.4.4 wird es erneut aufgegriffen zu dem Zweck, die Darstellung eines individuellen Trauma- und Ressourcendiagramms der Jugendlichen und einer systemischen Traumalandkarte der Familie grafisch zu zeigen (Abb. 27).

Traumakette drohender eigener und familiärer Verluste
Eine 16-jährige Jugendliche suchte therapeutische Hilfe, nachdem vor einem Jahr gleichzeitig ihr Vater an Krebs erkrankt war, ihre ältesten Brüder ausgezogen waren und der Freund mit ihr Schluss gemacht hatte. Seitdem hatte sie vermehrte Ängste mit panikartigen Zuständen entwickelt. Sie befand sich als Jüngste in einer Nesthäkchenrolle und die Mutter ihr gegenüber in einer symbiotischen, die Ängste indirekt unterstützenden Beziehung. Der Vater war zum Vorstellungszeitpunkt erneut im Krankenhaus. Die Eltern und ihre Beziehung litten durch traumatischen Stress, der nicht zuletzt durch die Sorgen über die Tochter und ihre Symptomatik verstärkt wurde. – Erst im Verlauf wurde eine vermutlich angstauslösende »Priming«-Situation deutlich, an die sich die Patientin zunächst nur vage, die Eltern gar nicht mehr erinnerten. Ihre zwei Brüder hatten sie einmal, als sie fünf war, in Abwesenheit ihrer Eltern aus dem Fenster baumeln lassen (T1). Ihre Kognition »Ich falle und sterbe« spiegelte sich und bahnte sich als Angst in einer weiteren Belastungssituation in der Schule, als sie beim Geräteturnen wegen fehlerhafter Hilfestellung so stark auf den Brustkorb fiel, dass sie keine Luft mehr bekam (T2). Als die mittlerweile 15-jährige Patientin sich mit der Diagnose der Krebserkrankung ihres Vaters konfrontiert sah (T3),

brachen die bis dahin latenten Ängste vor eigenen Krankheiten und vor dem Tod aus – bis hin zur Entwicklung schwerer Zwänge. Aus Angst vor Infektionen vermied sie es z. T., ausreichend zu essen und zu trinken. Das Erleben von »Verlassenwerden« durch die Brüder und den Freund war in der traumaassoziierten Kette von Bedrohungs- und Verlustängsten zusätzlich kumuliert und hatte die Patientin trotz vieler eigener und familiärer Ressourcen zu diesem Zeitpunkt aus der Bahn geworfen. – Die Durcharbeitung der beiden frühen Traumata mit EMDR war erst nach langer Stabilisierung unter Einweben von Ressourcen möglich. Wesentlich prägte die Begleitung des individuellen Prozesses der Ablösung von zu Hause den Therapieprozess. Er wurde durch die Eltern in gemeinsamen Gesprächen positiv begleitet. Mit der Erfahrung innerer Reifung, gerade an der familiären Krise des Krebsleidens, verließ die jugendliche Klientin ihre Nesthäkchenrolle und entwickelte sich zu einer starken, autonomen Persönlichkeit mit zunehmender Kontrolle über ihre Ängste und Zwänge sowie wachsender Lebensfreude, mit der sie ihre Zukunft plante. Bei ihrem Wechsel auf die Berufsschule hatte sie sämtliche Ängste und Zwänge bewältigt und war zur emotionalen Stütze ihrer Familie geworden.

Analyse des Fallbeispiels anhand des 5-Achsen-Modells

I. *Traumaauslöser* (Art): (1) außer- bzw. innerfamiliär – (2) (a)personal – (3) Traumagrundthemen
T1: innerfamiliäres, personales T (Geschwisterstreich) mit Thema Bedrohung
T2: außerfamiliäres, personales T (mangelnde Hilfestellung durch Mitschüler) mit Thema Bedrohung
T3: innerfamiliäres, personales T (Krebs des Vaters) mit Wiederholungsthema Bedrohung

II. *Traumakontext* bzw. *-kontextualisierung:* zu T1, T2, T3: sozial verlassen durch Freund, Mitschüler und Brüder (zweifach)

III. *Traumadosis* (Dauer, Schwergrad Typ 1 oder Typ 2, Alter)
zu T1, T2: zweimal kurze Typ-1-Ereignisse (im fünften und elften Lebensjahr) – zu T3: lang anhaltendes Traumafeld (Typ 2) ab dem 15. Lebensjahr

IV. *Traumafokus* (Traumatisierung des Individuums, des Subsystems oder des Gesamtsystems)
zu T1, T2: Individuum – zu T3: Subsystem Triade (traumatischer Stress bei Mutter, Vater, Kind)

V. *Traumabeziehungsmuster* (interaktionelle, transgenerationale, fragmentierte) – T1: interaktionelle Verstörungen mit den beteiligten Geschwistern, T2: veränderte in der Schule keine Beziehungsmuster, T3: sekundäre Interaktionsstörungen mit den Eltern (auf Grund der einengenden Angstzwangssymptome) und mit den Geschwistern (wegen erneuter »Verlassenheit« i. S. v. Abwesenheit während der Erkrankung des Vaters).

Die Analyse mit dem 5-Achsen-Modell kann mit Hilfe einer Grafik erfolgen (vgl. Abb. 23 und Anhang). Sie verdeutlicht kumulative Effekte bestimmter Traumaauslöser oder -kontexte, visualisiert die Traumadosis und fokussiert auf dadurch eventuell entstandene Beziehungsmuster.

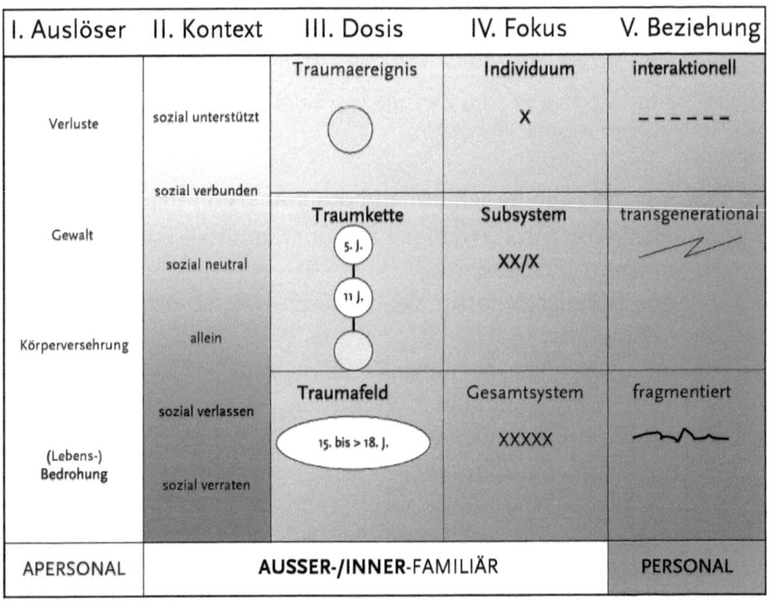

Abb. 23: 5-Achsen-Modell zum Fallbeispiel

6.4 EMIL: Ein Evaluationsmodell für Interventionen und Lösungen

Der Arbeit mit den 5 Traumaachsen dient unser *Evaluationsmodell*, genannt *EMIL* (**E**valuations**m**odell für **I**nterventionen und **L**ösungen). Es berücksichtigt Schutz- und Risikofaktoren, Interventionen und

Lösungen. Evaluation wird als ein kontinuierlicher Prozess verstanden, in den fortlaufend Hypothesen, Erkenntnisse, Veränderungen, Interventionen mehr oder weniger bewusst einfließen.

EMIL stellt eine Art Navigationssystem dar, das aus zehn Elementen besteht (die Abbildungen in 6.4 stellen das »Kartenmaterial« zur Orientierung dar):

1) *Traumaauslöser:* das adaptierte Genogramm
2) *Traumakontext:* die sozialen Kontextkoordinaten
3) *Traumadosis:* das Ressourcen- und Traumadiagramm
4) *Traumafokus:* die systemische Traumalandkarte
5) *Traumabeziehungsmuster:* das familiäre Beziehungsnetz
6) Interventionen mit TRIAS
7) Krisenintervention mit BREAK
8) Traumarealisierung im System: das 4-Stufen-Modell
9) soziale Beziehungsarbeit: die außerfamiliären Bezugskreise
10) professionelle Netzwerkarbeit: die Netzwerkkarte.

EMIL ist so konzipiert, dass eine Traumaperspektive nicht von Anfang an vorausgesetzt wird. Es ist besonders geeignet für die Arbeit mit komplex bzw. innerfamiliär traumatisierten Systemen und ermöglicht einen sukzessiven und flexiblen Einsatz der Elemente abhängig vom aktuellen Zustand, vom Prozess und von der Komplexität eines Systems. So kann aus einem Genogramm im Verlaufe der Arbeit ein Traumagenogramm werden, oder der außerfamiliäre Bezugskreis kann um die von Traumamustern geprägten Beziehungen erweitert werden. Manchmal reichen ein bis zwei Elemente in der Arbeit mit einem System aus. Manchmal werden im Prozess alle zehn Elemente nach und nach eingesetzt. Gerade wenn man mit komplexen Systemen über eine längere Zeit arbeitet, dient das Modell der Erfassung von Veränderungen, damit man Ziele nicht aus dem Auge verliert.

EMIL ermöglicht sowohl eine Evaluation und Diagnostik als auch eine lösungsorientierte Arbeit. Die ersten fünf Elemente dienen der vertieften Erhebung der 5 Traumaachsen. Die weiteren fünf Elemente unterstützen die Arbeit im System. Dabei gibt es zwei spezifische Interventionselemente, TRIAS und BREAK, zum Erreichen innerer und äußerer Sicherheit im System.

6.4.1 Traumaauslöser – Das adaptierte Genogramm

Mit welchem System haben wir es zu tun?

Außerfamiliäre Traumatisierungen können meist eindeutiger »benannt« und ihre Auswirkungen leichter nach außen attribuiert werden. Dies führt i. d. R. zu einer schnelleren Stabilisierung und ermöglicht bei äußerer Sicherheit oft eine Traumabearbeitung. Systemische Traumaauswirkungen auf der Symptomebene treten seltener auf und sind dann durch Vorbedingungen geprägt, die bereits vor dem Trauma belasteten (z. B. Interaktionsstörungen). *Innerfamiliäre* Traumatisierungen führen häufiger zu Wahrnehmungsfragmentierung im System. So können traumatische Auswirkungen wegen eigener psychischer Erkrankungen von Eltern oft nicht wahrgenommen werden. Familien mit chronischer Gewalt oder Missbrauch »dissoziieren« auf systemischer Ebene – Eltern wie betroffene Kinder spalten die Realität aus Selbstschutz ab. Systemische Auswirkungen sind immer vorhanden und oft für mehrere Mitglieder mit traumatischem Stress und langjährigen Beziehungstraumata verbunden. *Apersonale* Traumata werden i. d. R. als weniger belastend und eher schicksalhaft erlebt. Sie ermöglichen meist eine frühere Traumabearbeitung bzw. Prozessierung. *Personale* – durch andere Personen zugefügte – Traumata wirken sich schwerer aus. Besonders die durch vertraute Personen zugefügten verursachen oft psychodynamische Verwicklungen.

Die vier Traumagrundthemen

Erfahrene Therapeuten kennen die vier »klassischen« Lebensthemen mit Traumapotenzial, also Grundthemen, die sich in verschiedenen Facetten zeigen und auch indirekt wirksam werden können:

1. *Verluste* durch Todesfälle, Trennungen, Krankheiten (Verlust von Gesundheit) bis hin zu einer interaktionellen Ebene von Verlassenheit und Deprivation bei unsicheren oder desorganisierten Bindungsmustern, wenn z. B. ein Elternteil das Kind regelhaft in der Interaktion oder Kommunikation »verlässt«.
2. *Gewalt* durch körperliche, sexuelle und emotionale Grenzverletzungen und Schädigungen durch Menschen, auch auf interaktioneller Ebene, z. B. durch sadistisches Verhalten.
3. *Körperversehrung* durch Unfälle, Operationen, Krankheiten, Verletzungen, Behinderungen. Hierunter fassen wir auch mangelnde körperliche Fürsorge und Unterversorgung (Nahrungsdeprivation).

4. *(Lebens-)Bedrohung*, subjektiv oder objektiv erlebt, durch Unfälle, Überfälle, Krieg, Terroranschlag, drohende Verluste etc.

Zur mehrgenerationalen Erfassung dieser Grundthemen wird hier ein adaptiertes Vorgehen für Traumasysteme vorgeschlagen, wenn sich Hinweise auf mehrgenerationale Traumastränge oder parallele Themen in der elterlichen Biografie ergeben. Ein Genogramm kann während der Anamneseerhebung oder erst im weiteren Prozess mit einer Familie zusammen erarbeitet werden. Es kann durch Geburts- und Todesdaten, Berufe und individuelle Informationen jederzeit ergänzt werden. In Abbildung 24 wurde es bewusst auf die Veranschaulichung traumabezogener Symbole reduziert (zur Therapie vgl. Abschnitt 7.2.1).

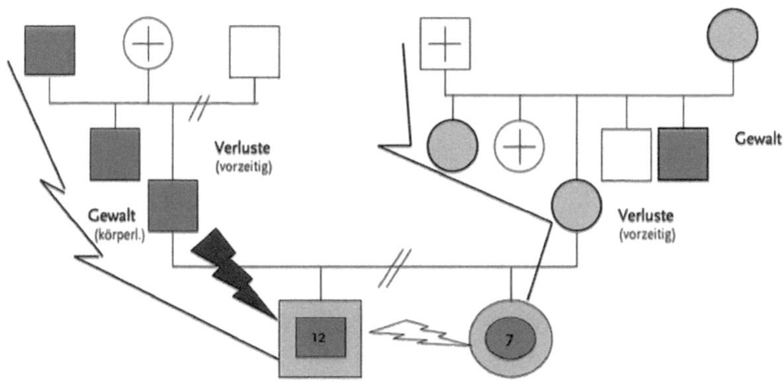

Abb. 24: Mehrgenerationale Traumatisierung

Für die Arbeit mit innerfamiliären Traumasystemen werden im Genogramm folgende Symbole genutzt:

- Traumagrundthemen werden mehrgenerational erfasst und im Genogramm ergänzt (z. B. Verluste, Gewalt).
- Stark umrandete Mitglieder sind latent traumatisiert – ohne Aktualisierung oder traumatischen Stress.
- Gefärbte Mitglieder sind aktuell (noch) von traumatischem Stress (mit)betroffen.
- Mögliche Gefährdungen zwischen Mitgliedern sind durch leere gezackte Pfeile gekennzeichnet:

- Anhaltende Schädigungen zwischen Mitgliedern sind durch schwarze gezackte Pfeile gekennzeichnet:

Beispiel des Traumagenogramms in Abbildung 24: Familiensystem kurz nach Trennung, die beiden Kinder leben aktuell bei der Mutter. Eltern und Kinder sind von zwei mehrgenerationalen Traumasträngen mit den beiden Grundthemen Gewalt und Verlust betroffen (erkennbar an zwei Farben: Dunkelgrau für Gewalt, Hellgrau für Verlust). Alle vier Familienmitglieder zeigen Traumasymptome. Der Vater züchtigte seinen Sohn. Die auf Grund ihrer eigenen kindlichen Gewalt- und Verlusterfahrungen dadurch getriggerte Mutter trennte sich von ihrem Mann. Der Junge agierte bis zur Trennung die durch den Vater erfahrene Gewalt gegenüber der Schwester aus. (Im späteren Verlauf können im Genogramm auch die Beziehungssymbole für interaktionelle, transgenerationale und fragmentierte Traumabeziehungsmuster eingesetzt werden – Erläuterung unter 6.4.5).

6.4.2 Traumakontext – Die sozialen Kontextkoordinaten:

Welche sozialen Kontextfaktoren gab es zur Zeit der Traumatisierung und danach?

Hierzu gehören familiäre und außerfamiliäre Beziehungskontexte während und nach dem traumatischen Ereignis. Sie können protektiv wirken (Puffer) oder einen Risikofaktor gegenüber Belastungserfahrungen darstellen. Soziale Unterstützung während und nach einer traumatischen Erfahrung ist ein entscheidender Prädiktor für die Spontanverarbeitung und Selbstheilung nach traumatischen Erfahrungen. Umgekehrt bedeuten belastende soziale Reaktionen einen Risikofaktor für die Entwicklung einer Traumafolgestörung. Bei innerfamiliären Traumata sind oft familiäre Ressourcen beeinträchtigt. So kann sich beispielsweise ein Kind nach Verlust eines Elternteils auch von dem anderen, trauerbesetzten Elternteil verlassen fühlen. Solch ein Familiensystem ist am Rande seiner Kompensationsmöglichkeiten. Wenn die Ressourcen erschöpft sind, können Familienmitglieder sich von den anderen verlassen oder sogar verraten fühlen.

Familiäre Kontextfaktoren reichen in unserem 5-Achsen-Modell von unterstützend über verbunden bis hin zu allein, verlassen oder verraten. Sie vervielfachen sich bei zwei oder mehr beteiligten Bezugspersonen wie Geschwistern oder Großeltern.

Zwei *Beispiele* sollen die protektive und belastende Seite des Spektrums erläutern.

Ein achtjähriger Junge wurde in Begleitung beider Eltern vorgestellt, nachdem er vier Wochen zuvor beim Einkaufen von einem Mann plötzlich angefallen und stark gewürgt worden war. Der Vater stand in der Nähe und konnte eingreifen und mit Not den Mann von seinem Sohn entfernen (familiär *unterstützend*). Die Mutter stand dahinter, konnte nicht direkt eingreifen, war aber in der Situation dabei (familiär *begleitend*). Auch die anderen Leute im Geschäft hatten die Familie tatkräftig unterstützt. Sie hielten den Mann fest und riefen die Polizei (außerfamiliär *unterstützend*). Der vermutlich akut psychotische Mann, der den Jungen als »Geisel« hatte nehmen wollen, wurde in die Psychiatrie gebracht. In den folgenden Tagen und Wochen entwickelte der Junge keinerlei Symptome, hatte aber noch nicht mit anderen darüber gesprochen. Die Eltern wollten nichts versäumen und stellten ihn »prophylaktisch« vor. Im Verlauf des Gespräches klinkte der Junge sich beim Bericht seiner Mutter über den Ablauf des Geschehens plötzlich spontan ein und fügte selbst Details über das Ereignis hinzu – ohne jegliche Anzeichen von Belastung. Das Sichmitteilen war ihm nun möglich und sogar ein Bedürfnis. – Beide Eltern und andere Anwesende hatten also die Belastungserfahrung des Jungen abpuffern können. Da es nicht zu einer traumatischen Stressverarbeitung kam, war kein »Trauma« entstanden.

In einem konträren Beispiel hatten Eltern das Kind vor den Therapeuten auf Grund vielfältiger sichtbarer Hämatome beschimpft und vor ihm erklärt, dass es sie sich durch sein »wildes und unvorsichtiges Spiel« zugezogen hätte. Später bestätigte sich der Verdacht schwerer Misshandlungen durch beide Eltern. Sie hatten durch ihre Beschuldigungen ihr Kind zusätzlich familiär *verraten*.

Außerfamiliäre Kontextfaktoren reichen von unterstützend über verbunden oder neutral bis hin zu allein, verlassen oder verraten. Sie sind z. B. relevant bei Mobbingerfahrungen in einer Klassengemeinschaft, wenn es viele Zuschauer gibt, die ein Kind sozial *verlassen*.

Die *sozialen Kontextkoordinaten* ermöglichen die Darstellung sowohl familiärer als auch außerfamiliärer Entwicklungen auf einer Zeitachse. Oft sind diese zu verschiedenen Zeitpunkten zu bedenken, wie das folgende Fallbeispiel zeigt.

Beispiel: Die erste enge Freundin eines neunjährigen Mädchens war vor einem Jahr bei einem Verkehrsunfall tödlich verunglückt. Das Mädchen zeigte eine immer noch deutlich depressive Reaktion, obwohl der Trauerprozess in der Klassengemeinschaft durch Rituale begleitet worden war und die Lehrerin ihr besonders geholfen hatte (sie außerfamiliär *unterstützt* hatte). Zu Hause wurde der Verlust nicht als Belastung anerkannt (familiär *allein*). Es lebte in einem hochangespannten Familiensystem mit viel Stress auf der Elternebene. Von der Mutter wurde sie oft körperlich gezüchtigt. Die Familie konnte sie in ihrem Verlust nicht unterstützen (sie war familiär *verlassen*). Vielmehr erlebte die selbst durch frühe Gewalt traumatisierte Mutter sich als von ihrer Tochter verlassen, wenn diese sich ihr widersetzte (transgenerationaler Aspekt). Die therapeutischen Konsequenzen bestanden in einer erneuten Aktivierung der schulischen Unterstützung i. S. v. Psychoedukation und Ressourcenaktivierung. Mit den Eltern ging es um Aufklärung über den depressiv eingefrorenen Trauerprozess des Mädchens und die Vereinbarung, auf Gewalt zu verzichten und konkrete Hilfestellungen durch Elternberatung anzunehmen. Die Mutter lernte, sich über die Arbeit mit BREAK (vgl. 6.4.7) zu kontrollieren, und bemühte sich später um eine eigene Psychotherapie. Mit dem Mädchen wurde einzeltherapeutisch an der Trauerblockade gearbeitet. Es wurde initiativer und fand eine neue Freundin. Der eingefrorene Trauerprozess löste sich in kurzer Zeit. (Zur Therapie vgl. Abschnitt 7.2.2.)

In Abbildung 25 sind die Kontextkoordinaten des Fallbeispiels aufgezeigt.

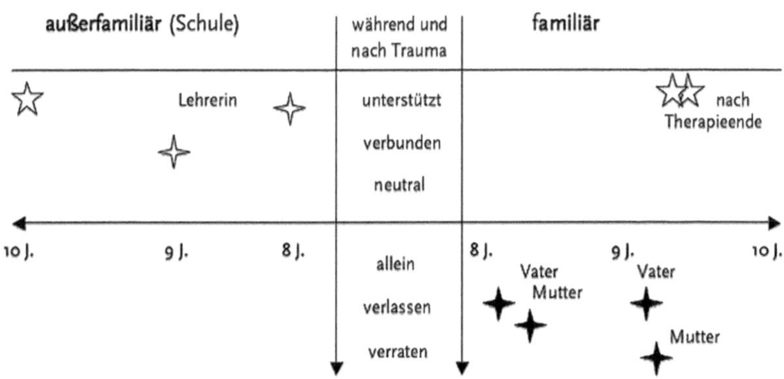

Abb. 25: Kontextkoordinaten

Erläuterungen:

- Ein positiver Kontext ist mit einem hellen Stern auf der entsprechenden Achse gekennzeichnet.

- Ein belastender Kontext ist mit einem dunklen Stern auf der entsprechenden Achse gekennzeichnet.
- Ein fünfzackiger Stern verdeutlicht soziale Kontextveränderungen während des Therapieprozesses.

6.4.3 Traumadosis – Das Ressourcen- und Traumadiagramm

Welche Ressourcen- und Traumalandschaft finden wir beim Einzelnen vor?

Um Ressourcen und Traumafolgen, bezogen auf den Einzelnen, zu verstehen, benötigt man einen Überblick über Art, Dauer, Schwere und das Lebensalter, in dem die Traumatisierung stattfand. Daneben werden die erhobenen und beobachteten individuellen und interaktionellen Ressourcen und Resilienzfaktoren in die Waagschale gelegt und vom Klienten skaliert. Hierbei hat sich ein grafischer Überblick durch ein Ressourcen- und Traumadiagramm bewährt. Eine Jugendliche taufte es »Die Stadt des Lebens«. Wir rekurrieren auf das Beispiel aus Abschnitt 6.3.3, das auf den 5 Achsen bereits erarbeitet wurde.

Ressourcen: Belastungen und Traumata

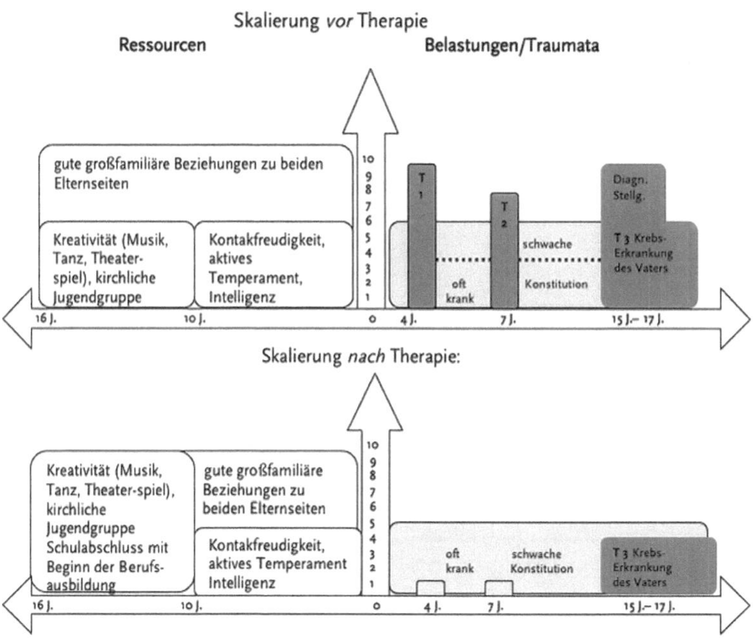

Abb. 26: Ressourcendiagramm (zur Therapie vgl. Abschnitt 7.2.3)

Die frühkindliche Bedrohung durch die Geschwister ist mit »T 1« gekennzeichnet, der Sportunfall mit »T 2«, die Krebserkrankung des Vaters mit »T 3«. Thematische Traumaketten (»Todes- und Verlustängste«) sind durch Punktlinien verbunden. Das aktuelle Belastungs- und auch Ressourcenerleben wurde von der Klientin skaliert.

Das erhobene Ressourcen- und Traumadiagramm kann als »systemische Traumalandkarte« erweitert werden.

6.4.4 Traumafokus – Die Systemische Traumalandkarte

Liegt eine individuelle oder (sub)systemische Traumalandschaft vor?

- Traumasubsysteme liegen vor, wenn z. B. Mutter und Kind oder Geschwister miteinander traumatischen Stress durch ein gemeinsames Trauma entwickeln oder aber nacheinander, z. B. durch indirekte oder Co-Traumatisierungen.
- Traumagesamtsysteme liegen vor, wenn ein (Familien-)System z. B. durch chronische oder bedrohliche Krankheiten, Gewalt oder Deprivation traumabedingten Stress entwickelt.

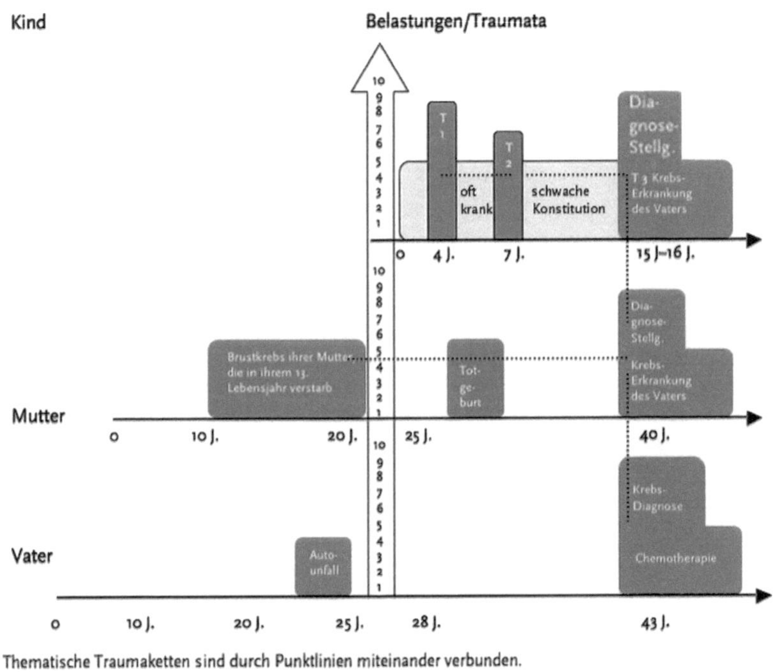

Thematische Traumaketten sind durch Punktlinien miteinander verbunden.

Abb. 27: Traumaketten (zur Therapie vgl. Abschnitt 7.2.4)

Zur Erhebung und Visualisierung werden die *Traumadiagramme* der betroffenen Systemmitglieder parallelisiert. Es entsteht eine dyadische oder systemische Traumalandkarte, in der die Traumatisierungen bei allen Beteiligten erhoben und in einen zeitlichen Zusammenhang gestellt werden. Der zum Erhebungszeitpunkt spürbare emotionale Belastungsgrad kann durch die Betroffenen selbst eingeschätzt werden. In Abbildung 27 ist die systemische Traumalandkarte des Fallbeispiels aus Abschnitt 6.3.3 dargestellt.

6.4.5 Traumabeziehungen – Das familiäre Beziehungsnetz

Haben sich in der Familie traumaorganisierte Beziehungsmuster entwickelt?

Stabile, kohärente Beziehungsmuster werden von inkohärenten, traumaorganisierten Beziehungsmustern unterschieden. Aus systemischer Perspektive lassen sich bestimmte *Traumabeziehungsmuster* charakterisieren, die miteinander korrespondieren. Ihre therapeutische Relevanz liegt in einem steigenden Inkohärenzgrad bzw. Schweregrad:

- interaktionelle Muster (z. B. bei traumatischem Stress bei Eltern und Kind nach Frühgeburt oder Trennung)
- transgenerationale Muster (z. B. durch Weitergabe von selbsterlebter körperlicher Gewalt an Kindern)
- fragmentierte Muster (z. B. bei desorganisierten Bindungserfahrungen mit strukturell dissoziativen Eltern).

Interaktionelle Traumamuster entstehen i. d. R. zwischen Eltern und Kind auf Grund von aktuell miteinander erfahrenen Lebensbelastungen. Sie entwickeln sich erst durch ein Trauma mit- und aneinander. Oft bestehen vorher Risikofaktoren im System (z. B. Arbeitslosigkeit). Traumatische Belastungsereignisse wie z. B. Geburtskomplikationen, frühkindliche Trennungen oder Verluste können interaktionelle Traumamuster auslösen.

Transgenerationale Muster perpetuieren sich durch Weitergabe und Reinszenierungen von mehrgenerationalen, unverarbeiteten Traumaereignissen oder -beziehungen, die sich z. T. über mehrere Generationen zurückverfolgen lassen. Diese Muster werden sozusagen »mitgebracht« und setzen sich in den aktuellen Beziehungen fort. Eine mehrgenerationale Perspektive kann im System neue Entwicklungen ermöglichen.

Fragmentierte Muster entstehen durch frühkindliche, extrem widersprüchliche Erfahrungen, in denen Menschen durch ihre Pflegepersonen fürsorglich und schädigend zugleich behandelt werden. Sie gehen einher mit der Weitergabe und Entwicklung desorganisierter Bindungen, dissoziativer Muster und neuer Traumatisierungen im System. Sie benötigen intensive Hilfen.

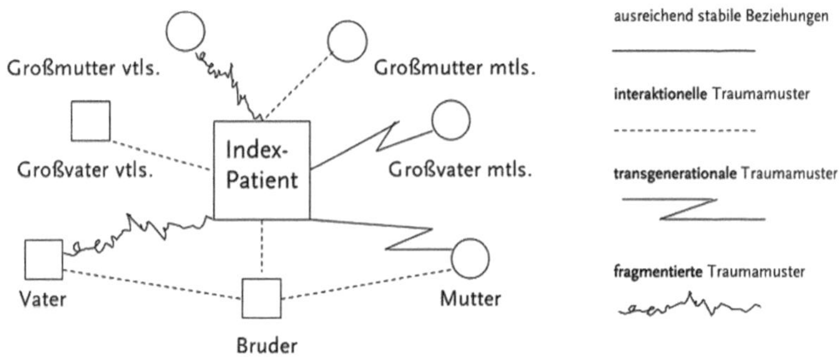

Abb. 28: Trauma-Beziehungen (zur Therapie vgl. Abschnitt 7.2.5)

6.4.6 Interventionen mit TRIAS

Wie können traumareaktive Muster im System verändert werden? Damit traumareaktive Verhaltensmuster oder auch traumaorganisierte Beziehungsmuster in inneren und äußeren Systemen aufgelöst werden können, müssen sie erkannt und die traumakompensatorischen Anpassungsprozesse verstanden werden.

Bei der Arbeit an »innerer Sicherheit« werden wichtige *Traumatrigger* für Einzelne bzw. das Gesamtsystem identifiziert, die Interaktionen im System analysiert, und es wird mit der Familie zusammen nach Sicherheit und Lösungsmöglichkeiten gesucht.

Beispiel: Die »Trennung« von Eltern kann ein wichtiger Trigger sein. Dieser kann dann zu einer Triggerkaskade führen, in die sich mehrere Familienmitglieder entweder regulierend, destabilisierend oder sogar traumareaktivierend einbinden. So kann z. B. die Mutter ein nach Traumatisierung trennungsängstliches Kind besänftigen bzw. ihm zur Selbstberuhigung verhelfen. Andererseits kann die Mutter diese Trennungsangst ignorieren oder aktivieren, indem sie das Kind in dieser Situation real oder emotional »verlässt«.

Innere Sicherheit: Was bedeutet die Arbeit mit TRIAS?

T = *Traumatrigger* eruieren
R = *Reaktion* identifizieren
I = *Interaktion* analysieren
A = *Alternative* suchen
S = *Sicherheit* herstellen.

Bei TRIAS ist das Ziel die Entwicklung innerer Sicherheit über die Zeit.

Im Folgenden soll die Arbeit mit TRIAS an einigen *Beispielen* erläutert werden.

1. *Trennungen:* Z. B. Mutter verspätet sich beim Abholen des Kindes von der Schule. Kind reagiert mit Panik; Verlassenheitsängste nach Trennungstrauma sind aktiviert (Verteidigungssystem).
   → *TRIAS*
   T = Traumatrigger: *Trennungen*
   R = Reaktion: Kind reagiert mit Panik auf Trennung der Mutter.
   I = Interaktion: Mutter reagiert gestresst und genervt darauf – Kind weint noch mehr.
   A = Alternative: (a) Mutter versteht die Reaktion als Traumafolge im Bindungssystem. (b) Mutter reagiert verständnisvoll und beruhigend.
   S = Sicherheit: Kind lernt, sich selbst zu beruhigen und Trennungen auszuhalten.

2. *Beziehungen eingehen:* Kind will Freundschaft eingehen, stellt aber die Beziehung bei Streit sofort in Frage. Bindungswünsche und Verlassenheitsängste nach Beziehungstrauma sind aktiviert (Bindungs- und Verteidigungssystem).
   → *TRIAS*
   T = Traumatrigger: *Beziehungen eingehen*
   R = Traumareaktion: Kind klammert den Freund, aber zieht sich auf Irritationen hin schnell gekränkt zurück.
   I = Interaktion: Freund wendet sich ab und sucht neue Spielpartner, Kind fühlt sich verlassen.
   A = Alternative: (a) Eltern verstehen die Reaktionen als Traumafolge im Bindungssystem. (b) Elternteil hilft dem Kind, den Kontakt zum Freund wiederherzustellen.
   S = Sicherheit: Kind lernt, selbst seine Bindungs- und Verlustängste zu regulieren, Beziehungen einzugehen und aufrechtzuerhalten.

3. *Zurechtweisungen:* Lehrerin weist das Kind wegen Regelverstoß freundlich zurecht, es reagiert unverhältnismäßig impulsiv und aggressiv darauf. Schuldgefühle und Verlassenheitsängste nach Beziehungstrauma sind aktiviert (Verteidigungssystem).
   → *TRIAS*
   T = Traumatrigger: *Zurechtweisungen*
   R = Reaktion: Kind reagiert impulsiv und aggressiv auf freundliche Zurechtweisung der Lehrerin.
   I = Interaktion: Lehrerin reagiert mit mehr Zurechtweisung und Ärger.
   A = Alternative: (a) Lehrerin versteht durch die Eltern oder die Therapeutin die Reaktionen des Kindes als Traumafolge mit Dysregulation im Verteidigungssystem. (b) Lehrerin reagiert daraufhin mit mehr Gelassenheit und hilft dem Kind, Zurechtweisungen richtig einzuordnen und auszuhalten.
   S = Sicherheit: Kind lernt, ruhig auf Kritik zu reagieren und diese anzunehmen.

6.4.7 Krisenintervention mit BREAK

Wie können schädigende Systemreaktionen unterbrochen werden? Engl. *break* heißt »unterbrechen«. *Stoppaktionen* im System sind insbesondere bei traumatogenen Systemen wichtig, in denen es zu körperlicher Gewalt und hochemotionalen Reaktionen mit Eigen- oder Fremdgefährdung kommt. In solchen Familien sind rasche Hilfe und eine schnelle und effektive Unterbrechung entscheidend. In Familien, in denen das Trauma reinszeniert wird, kommt es nicht nur zu Triggerkaskaden, sondern auch zu weiteren Traumatisierungen. Aus Triggerkaskaden können Traumakaskaden entstehen, die unbedingt erkannt und unterbrochen werden müssen. Ohne eine effektive Arbeit an äußerer Sicherheit kann nicht an innerer Sicherheit gearbeitet werden. Das Helfersystem macht sich sonst zum Verbündeten schlechter Verhältnisse und trägt zu einem neuen Traumakontext von sozialer Verlassenheit bei (z. B. wenn Therapeuten die geschwisterliche Gewalt in der Familie bagatellisieren oder Inzest tabuisieren).

Bei TRIAS ist das Ziel die *innere* Sicherheit. Bei BREAK steht die *äußere* Sicherheit im Vordergrund. Hierbei geht es um zügiges Erlernen von Selbstkontrolle und Deeskalation der Beteiligten durch Arbeit an Körpersignalen. Dazu wird BREAK als ein Teil von TRIAS eingesetzt, wie am *Beispiel* einer *Trigger- und Traumakaskade* erläutert:

Traumathema: körperliche Züchtigungen der Tochter durch ihre Mutter, die in ihrer eigenen Herkunftsfamilie als Kind gezüchtigt wurde.

T = Jugendliche verhält sich bei Verbot (Traumatrigger) hochprovokativ gegenüber der Mutter.
R = Mutter fühlt sich gedemütigt (Demütigung als Traumatrigger) – sie ohrfeigt die Tochter.
I = (1) Vater reagiert auf seine Frau daraufhin verbal aggressiv und vorwurfsvoll. (2) Mutter fühlt sich erneut gedemütigt (Traumatrigger), hilflos, reagiert noch aggressiver. (3) Eltern eskalieren beide, Mutter geht körperlich auf Vater los, Vater entwertet Mutter, demütigt weiter und schlägt sie zurück (Triggerkaskade, gefolgt von Traumakaskade).
[A]= *Unterbrechung durch Selbstwahrnehmung, Kontrolle und Deeskalation im System* (BREAK-Alternativen):
Mutter: lernt, frühe Körpersignale der Wut wahrzunehmen und rechtzeitig auszusteigen.
Vater: lernt, sich vom Streit zu distanzieren.
Tochter: lernt, körperliche Signale der Abgrenzung und Abwehr frühzeitig einzusetzen.
S = Sicherheit besteht im System, wenn jeder ausreichende eigene Affektregulation erlangt hat und die Eltern wieder eine stabile Paar- und Elternebene entwickelt haben.

6.4.8 Traumarealisierung im System – Das 4-Stufen-Modell

Was bedeuten Realisierung und Integration im inneren bzw. äußeren System?

Realisierung und Integration im therapeutischen Kontext meint die Fähigkeit eines Individuums, Erlebtes und Erfahrenes wahrzunehmen und so weit zu verarbeiten, dass Entwicklung ermöglicht und gefördert wird. Ein breites Spektrum gut integrierter Erfahrungen erhöht das (Über-)Lebenspotenzial eines Individuums.

Dieses Ziel von Entwicklung gilt nicht nur für Individuen, sondern für alle komplexen (menschlichen) Systeme. Demnach ermöglicht eine hohe Integrationskapazität auch dem (Familien-)System dynamischere und flexiblere Anpassungs- und Überlebensprozesse.

Eine wichtige Voraussetzung für die Verarbeitung traumatischer Erfahrungen ist ihre Realisierung, die nicht nur kognitiv, sondern auf allen BASK-Ebenen erfolgen kann und die für innere und äußere Systeme gilt. Wir unterscheiden *vier Stufen der Realisierung im System* nach traumatischen Erfahrungen:

1) *Traumadissoziierende* Systeme: Das System erinnert sich unvollständig an das Trauma, leugnet oder ignoriert es. Muster im System bleiben unklar. Systemtrigger können nicht erkannt und moduliert werden. Das Trauma wird im System interaktionell reinszeniert oder ausagiert (traumatogenes System), ohne dass es verstanden würde.
2) *Traumaassoziierende* Systeme: Das System erinnert sich an das Trauma als solches, erkennt es an und akzeptiert eine Bedeutung, ohne dass seine Auswirkungen im System hinreichend verstanden oder moduliert werden können.
3) *Traumaassimilierende* Systeme: Das Trauma wird in seinen Auswirkungen im Alltag verstanden, Trigger werden erkannt, und Reaktionen im System können immer besser moduliert und emotional verarbeitet werden, was zur Reduzierung von Stress führt.
4) *Traumarealisierende (integrierende)* Systeme: Das Trauma kann im System realisiert – d. h. verstanden – und eingeordnet und zunehmend integriert werden. Nach einem individuellen bzw. gemeinsamen Abschiedsprozess kann sich das System neu orientieren.

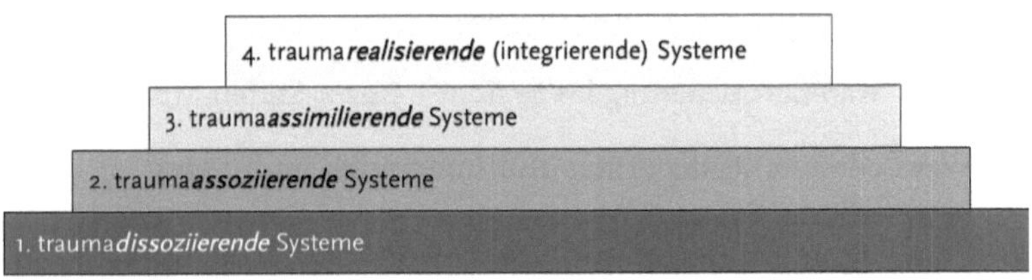

Abb. 29: Traumarealisierung

Welche Bedeutung haben diese Realisierungsstufen für den therapeutischen Prozess?

»Manchmal ist die Wahrheit nur das, was man ertragen kann.«

1. Traumadissoziierende Systeme:

Ziel ist der *Aufbau einer Beziehung zu Einzelnen*, im Besonderen zu denen, die einen Veränderungs- und Kooperationswunsch mitbringen. Mit der Zeit können über Verständnis und Neugier weitere Systemmitglieder gewonnen und nach und nach über Psychoedukation mit einbezogen werden. Dabei ist ein passendes Timing wichtig dafür, jedem im Prozess die nötige Zeit und Kontrolle zu überlassen. Diese Phase ist manchmal die langwierigste – dabei müssen Therapeuten aktiv alle Möglichkeiten suchen und nutzen, die das System in die Lage versetzen, sich dem Thema langsam zu nähern, ohne dass das System destabilisiert wird. Es kann dabei zu Anstoßeffekten kommen in dem Sinne, dass positive Veränderungen bei einem Systemmitglied zu mehr Öffnung, Akzeptanz und Neugier bei den anderen führt.

2. Traumaassoziierende Systeme:
Hier steht der *Aufbau einer Beziehung zum System* im Mittelpunkt. Der bisherige Klient, z. B. der Jugendliche, hat bereits ein gewisses Verständnis für eigene Gefühls- und Verhaltensausbrüche entwickeln können, ist eventuell schon in der Lage, sich darüber innerhalb der Familie mitzuteilen. Hierzu können interaktionelle Auswirkungen im System erfragt und erklärt werden. Das Trauma wird in Erinnerung gerufen, anerkannt und akzeptiert. Auf dieser Stufe steht die Psychoedukation im System zunächst im Vordergrund – es geht darum, die Auswirkungen von traumatischem Stress im System zu verstehen. Danach kann sich eventuell ein Auftrag weiterer Systemmitglieder oder des Gesamtsystems entwickeln. An dieser Stelle kann es ratsam sein, einen Elternteil im Wunsch nach Eigentherapie zu unterstützen oder für weitere Kinder im System Hilfe anzubieten. Aus dem wachsenden interaktionellen Verständnis kann die Bereitschaft zur Familientherapie entstehen. Bei schwerwiegenden und anhaltenden traumatogenen Interaktionen im System ist oft eine aufsuchende Familientherapie nötig. Ziel der Arbeit ist es, dass alle Systemmitglieder dysfunktionale und im Zusammenhang mit dem Trauma stehende Interaktionen erkennen und verändern lernen.

3. Traumaassimilierende Systeme:
Hier arbeiten wir intensiv an der *Stabilisierung des Systems*. Trigger und dysfunktionale Muster werden immer besser identifiziert, eigene Gefühle erkannt und besser reguliert. Es entstehen allmählich hilfreichere Muster, die traumatogene Muster ablösen. Der Systemstress kann schneller und öfter herunterreguliert werden, durch Trigger ausgelöste Systemkrisen tauchen immer seltener auf. Für Einzelne kann es auf dieser Stufe um eine direkte Traumabearbeitung gehen, wenn sie ausreichende Stabilität und Selbstregulation erleben. Das Gesamtsystem ist stabil genug, den Einzelnen bei dieser Belastung zu unterstützen, ohne dysfunktional zu werden.

4. Traumarealisierende (integrierende) Systeme:
Ziel ist die volle *Realisierung* bzw. *Integration* des Traumas. Das traumatische Ereignis kann von jedem Systemmitglied seinem Alter und seiner emotionalen Reife entsprechend eingeordnet und weitgehend realisiert werden. Es ist ein kohärentes Traumanarrativ im System entstanden. Trigger und Interaktionen sind »entschärft« und lösen keine heftigen Gefühle mehr aus. Das System erlebt und kommuniziert: »Es ist vorbei.« Es verabschiedet sich von der traumatischen Vergangenheit und orientiert sich hoffnungsvoll auf eine neue Zukunft hin.

6.4.9 Soziale Bezugsarbeit – Die außerfamiliären Bezugskreise

Mit welchem sozialen System haben wir es zu tun, und wie kann es genutzt werden?
Hier wird in stabile oder protektive bzw. riskante oder destruktive Beziehungen unterschieden. *Protektive* Beziehungen sollen genutzt und ihre Ressourcen ausgeschöpft werden. *Destruktive* Beziehungen müssen dagegen abgegrenzt werden. Dies passiert, wenn nötig, durch äußeren Schutz oder durch Förderung von Abgrenzungsmöglichkeiten in der Therapie.

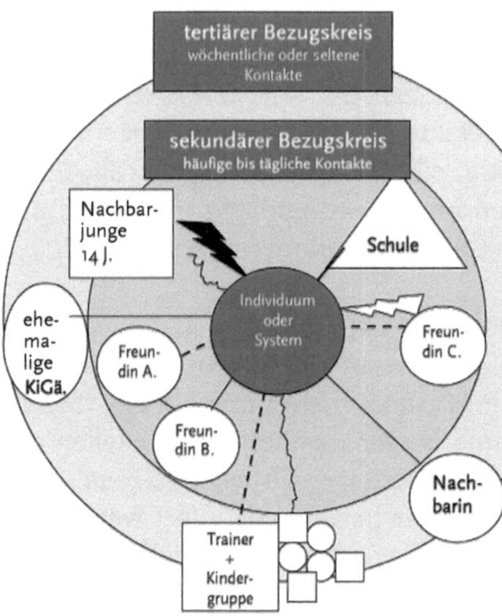

Abb. 30: Soziale Bezugsarbeit

Je früher und komplexer ein Kind traumatisiert ist, desto wichtiger ist es, sich einen Überblick über die außerfamiliären Bezugssysteme zu verschaffen. Gerade in der Arbeit mit dissoziativen Systemen, bei denen oft schwere oder langjährige Mehrfachtraumatisierungen vorliegen, entwickeln sich erhebliche Interaktionsstörungen auch außerhalb der Familie, und es kommt regelhaft zu viel »Verstörung« auf Grund sozialer Fehlwahrnehmungen im Kontakt mit Gleichaltrigen und Bezugspersonen.

Peer- und nachbarschaftliche Beziehungen, Kontakte in Schule, Vereinen oder Gruppen müssen unter dem Aspekt beleuchtet werden, ob und wie das Kind sie eher stabilisierend als Ressource nutzen kann oder ob es vor Gefahren geschützt werden muss. Mit Hilfe der Grafik (siehe Abb. 30) können Therapeuten die Beziehungen zu den sozialen Systemen visualisieren und funktionale von dysfunktionalen Beziehungsmustern unterscheiden.

6.4.10 Professionelle Netzwerkarbeit – Die Netzwerkkarte

Wie konstruktiv entwickelt sich die professionelle Zusammenarbeit?

Auf der Helferebene muss man bei der Arbeit mit Kindern, Jugendlichen und ihren Familien besonders große integrative Anstrengungen unternehmen, um für komplexe traumaorganisierte Systeme nützlich werden zu können. Hierbei hilft eine gute strukturelle Vernetzung, die Helfer nutzen und weiterentwickeln sollten. Wichtige Netzwerkpartner sind:

- Kindergarten, Schule, Hort
- soziale Dienste, Jugendamt, Polizei, Gericht
- Kinderärzte, Allgemeinärzte, Gynäkologen, Kinder- und Jugendpsychiater
- (teil)stationäre Einrichtungen wie Kliniken oder Heime
- Kinder- und Jugendtherapeuten, Psychotherapeuten für Eltern.

Das Helfernetz muss bei komplex- und entwicklungstraumatisierten Systemen Hilfs-Ich- bzw. Hilfs-System-Funktionen anbieten. Der Mangel an Kohärenz in traumafragmentierten Systemen kann durch gutintegrierte Helferstrukturen absorbiert und kompensiert werden.

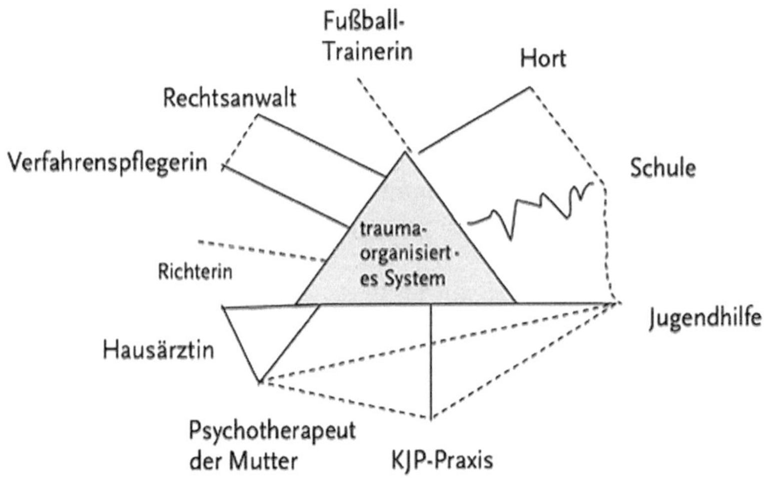

Abb. 31: Trauma-Netzwerkkarte

Strukturelle Vernetzungsschwächen führen in solchen Systemen schnell zu weiterer Fragmentierung statt zur Hilfe. Bei innerfamiliären, mehrgenerationalen Traumata finden sich oft auch »mehrgenerationale« Helfernetze, in denen man leicht den Überblick und die Verbindung verliert. Die *Netzwerkkarte* orientiert über die Vielfalt und über funktionale bzw. dysfunktionale Helferbeziehungen zur Familie sowie im Helfersystem (siehe Abb. 31).

Die vier Stufen der Traumarealisierung im Helfernetzwerk

Ein Trauma kann auch durch Institutionen und Organisationen abgespalten, verleugnet oder ignoriert werden – es kann andererseits zunehmend erkannt, anerkannt und realisiert werden. Dementsprechend wird unterschieden zwischen (vgl. Abschnitt 6.4.8 und 8.4.2):

- trauma*dissoziierendem* Helfersystem
- trauma*assoziierendem* Helfersystem
- trauma*assimilierendem* Helfersystem
- trauma*realisierendem* Helfersystem.

Was bedeutet Dissoziation im professionellen Netzwerk?

Dissoziation im Helferkontext bedeutet, dass viele innere und äußere Systeme ohne ausreichende Kommunikation und Kooperation denken und handeln. Sie arbeiten z. B. ohneeinander oder gegeneinander. Die

Möglichkeiten zur System-Affektregulation in solchen Gesamtsystemen sind gering, es fehlt die systemische »Resonanz«, was zu einer hohen Störanfälligkeit und Ineffizienz der Hilfen führen kann und zu einer Burn-out-Gefahr für die Systemmitglieder.

Im besten Falle kommt es nur zu wenig Interferenz, im schwierigsten Falle zur »Spaltung«. Spaltung in unserem Verständnis entspricht einem entkoppelten Agieren von Subsystemen mit unterschiedlichen Interessen oder Impulsen und entsteht sozusagen aus »amnestischen Lücken« im Gesamtsystem (keiner weiß, was der andere tut). Diese »amnestischen Barrieren« in Helfersystemen sind für Klienten und Familiensysteme, deren eigene Integrationskapazität gering ist, schädlich, denn gerade solche Systeme benötigen durch das Helfernetzwerk eine Art *systemisches »Hilfs-Ich«*. Die Barrieren können so ausgeprägt sein, dass eine klare Abgrenzung manchmal hilfreicher ist als eine dysfunktionale »Zusammenarbeit«.

Welche Relevanz hat dies für Helfersysteme bei der Arbeit mit Kindern und Familien?

Wir postulieren, je geringer die Integrationskapazität eines Einzelnen oder eines Familiensystems ist, desto größer muss sie im Helfersystem sein. Ziel sollte es daher sein, Strukturen in der Zusammenarbeit aller Helfersysteme zu schaffen, die möglichst viel Co-Bewusstsein, Kommunikation und Kooperation aller Beteiligten fördern, damit eine systemische »Hilfs-Ich-Funktion« für die Familie ermöglicht und so ihre integrative Kapazität durch eine *integrative Synergie* gestärkt werden.

Rückblick: Welchen Nutzen hat die Evaluation mit EMIL?

Aus der Systemperspektive sollten sich nach Diagnostik und Evaluation des traumatisierten Systems (gegebenenfalls mit Hilfe von EMIL) nun folgende Fragen beantworten lassen:

1) *Traumaauslöser:* Welche Traumagrundthemen gibt es im System? Handelt es sich um eine außer- oder innfamiliäre, personale oder apersonale Traumatisierung? Gibt es sich wiederholende Grundthemen im System?
2) *Traumakontext:* Welche Auswirkungen hat(te) der soziale Kontext bzw. die Kontextualisierung auf die Verarbeitung?
3) *Traumadosis:* Liegen eher einzelne traumatische Ereignisse oder Traumaketten bzw. -felder vor? Liegt eine Entwicklungstraumatisierung vor?

4) *Traumafokus:* Liegt eine individuelle Traumatisierung oder eine Systemtraumatisierung vor? Falls Letzteres: Handelt es sich um eine traumatisierte Dyade, Triade oder ein traumatisiertes Gesamtsystem? Gibt es verzögerte oder Co-Traumatisierungen im System?
5) *Traumabeziehungsmuster:* Gibt es traumaorganisierte Beziehungsmuster? Sind sie eher interaktionell, transgenerational und/oder fragmentiert?
6) Welche Triggerkaskaden haben sich entwickelt? Wie viel innere Sicherheit gibt es in der Familie? (TRIAS.)
7) Gibt es aktuell äußere Sicherheit ohne traumatische Schädigungen? Welche protektiven bzw. schädigenden Beziehungen sind vorhanden? (BREAK.)
8) Auf welcher Realisierungsstufe befinden sich das innere und äußere System? (Vier Stufen der Realisierung.)
9) Welche außerfamiliären Bezugssysteme sind relevant? Welche protektiven bzw. schädigenden Beziehungen gibt es dort? (Außerfamiliäre Bezugskreise.)
10) Wie konstruktiv entwickelt sich die professionelle Netzwerkarbeit? (Netzwerkkarte.)

7. Therapie mit traumatisierten Systemen

7.1 Grundgedanken

Die Arbeit mit Kindern erfordert Flexibilität, Kreativität und die Fähigkeit, mit Kindern aller Altersstufen in Kontakt zu kommen. Systemische Kindertherapeuten arbeiten oft vielseitig in verschiedenen Subsettings – mit Kindern und ihren erwachsenen Bezugspersonen – sowohl beratend als auch therapeutisch, um die kindliche Entwicklung im System zu unterstützten. Dabei sind Flexibilität und Struktur nötig, will man mit allen Beteiligten einen Kontrakt schließen. Therapeutische Prozesse benötigen:

1) motivationale Klärung
2) Ressourcenaktivierung
3) Problemaktualisierung
4) Problemlösung.

Die Kindertherapie erfordert die Nutzung sehr unterschiedlicher Zugänge und Methoden, das heißt ein multimethodales Vorgehen und eine konzeptionelle Vielseitigkeit.

7.1.1 Therapeutisches Ziel der Affektregulation

Neben allgemeinen therapeutischen Grundsätzen gilt als oberstes Ziel der Traumatherapie die Verbesserung der Affektregulation. Bessel van der Kolk (2007, S. 212) sagt dazu:

> »Die Patienten müssen lernen, (1) Gefühle und Empfindungen zu tolerieren, indem sie ihre Fähigkeit zur Interozeption (Empfindungswahrnehmung) verbessern, (2) ihr Arousal zu modulieren und (3) zu verstehen, dass es nach dem Erleben körperlicher Hilflosigkeit wichtig ist, selbst auf wirksame Weise aktiv zu werden.«

Unser Bewusstsein hat nur sehr begrenzten Einfluss auf unser Handeln, weil durch sensorischen Input (z. B. Trigger) automatisch bestimmte (z. B. vom ehemaligen Traumakontext abhängige) neurobiologische Reaktionen und Handlungsimpulse aktiviert werden, egal wie schädlich oder unsinnig sie heute sind. Patienten sollen lernen, die

Orientierung und Fokussierung ihrer Aufmerksamkeit auf ihr inneres Erleben auszuhalten, während sie gleichzeitig kognitive, emotionale und sensomotorische Elemente ihrer traumatischen Erlebnisse miteinander verweben und verbinden (ebd.).

Wichtig ist daher ein handlungsorientierter therapeutischer Zugang, über den neue sensomotorische Erfahrungen gemacht werden können, die der Erfahrung von Hilflosigkeit und Ausgeliefertheit aktive Handlungen entgegensetzen. Da jeder emotionale Zustand automatisch bestimmte Handlungssequenzen aktiviert, die zu »Reinszenierungen« führen, müssen korrektive körperliche Erfahrungen als Weg aus der »Traumastarre« ermöglicht werden (z. B. über Rollen-, Verteidigungs- oder Bewegungsspiele) (vgl. van der Kolk 2007).

Neue sensomotorische Erfahrungen regulieren ihrerseits Affekte und stehen in engem Zusammenhang zum Window of Tolerance, das für die Traumatherapie von großer Bedeutung ist. In sicheren und ausgeglichenen Zuständen sind wir in einem mittleren Aufnahme- und Erregungsniveau, also optimal in der Lage, die Welt um uns herum und uns selbst aufmerksam wahrzunehmen, Sinnesreize aufzunehmen und einzuordnen. Zustände von Hyper- oder Hypoarousal sind ontogenetisch eng verbunden mit dem Verteidigungs- und Überlebenssystem bzw. dem vegetativen Nervensystem. Sowohl in über- wie auch in untererregtem Zustand schwindet unsere Fähigkeit der Aufmerksamkeit und damit der Wahrnehmungsverarbeitung. Eine Modulation dieser Zustände findet im frühen Alter über die Affektregulation der Bezugspersonen statt. Diese Selbstregulation bleibt ein lebenslanger plastischer Entwicklungsprozess.

Auch in Familien- oder anderen Systemen kann man von einem Window of Tolerance und von einer *Systemerregung* sprechen, die gerade in traumatisierten Systemen mitmoduliert und reguliert werden muss. Was heißt das für die praktische Arbeit?

Wenn wir zu früh, zu stark oder zu breit intervenieren, laufen wir Gefahr, das System in die Über- oder Untererregung (Hyper- oder Hypoarousal) zu triggern und dabei zu verlieren. So kann eine detaillierte Traumaanamnese zu erneuten Gefühlen von Hilflosigkeit und Kontrollverlust führen. Da man oft (noch) nicht weiß, was ein System triggern und dysregulieren könnte, ist es ratsam, vom (telefonischen) Erstkontakt an behutsam vorzugehen, um Grenzen der Systemregulierung vorsichtig auszuloten und einzuschätzen. Diese Grenzen führen unmittelbar zu der Überlegung, wie das Setting erfolgreich gestaltet werden kann. Dabei sollten alle Variationen von Einzel-, Familien- oder Gruppentherapie über Beratung, Co-Therapie oder Eltern-Kind-Therapie sowie Paar- oder Elterntherapie berücksichtigt werden – je nach Auftrag, Möglichkeiten und Systemerfordernissen. Das Toleranzfenster (Window of Tolerance) verbreitert sich durch Therapie und wird in der Arbeit mit traumatisierten Kindern und Familien zu einem Barometer für Stabilisierung.

Wie beginnt eine »systemisch orientierte Traumatherapie«?
Ein wesentliches Ziel ist zunächst das »Ankoppeln«, dem eine besondere neurobiologische Bedeutung von Affekt-Arousal-Regulation zukommt. Therapeuten müssen sich so auf alle Systemmitglieder einstimmen, dass sie zu »Mitmodulatoren im System« werden können. Dabei können sie von Beginn an selbst Modellfunktion übernehmen oder dazu anregen, von guten Modellen im System zu lernen. Es geht um meist unbewusste intuitive und durch Erfahrungen geleitete Interaktionen. Jedes System muss sich in der Begegnung mit anderen erst in Resonanz bringen *(attunement)*. Traumatisierte Menschen benötigen oft mehr Zeit, sind vorsichtiger, misstrauischer und ängstlicher als nichttraumatisierte.

7.1.2 Zielklärung, Zeitplanung und Zugänge zum System

Was ist wie schnell und wodurch erreichbar?
Zur Therapievereinbarung benötigt man eine Zielklärung und dazu passende Settings. Beides wird in Rückkoppelung mit dem System und den jeweiligen Möglichkeiten geklärt. In einem multiprofessionellen Kontext kann eine Vielfalt verschiedener Settings von Einzel- und Gruppentherapien über Familientherapie, Eltern-Kind-Therapie bis hin zu Elterngesprächen, Paar- oder Elterntherapie angeboten werden. Man kann in allen Variationen mit Subsystemen arbeiten, sei es mit Geschwistern, Eltern und Kindern oder auch mit erweiterten Systemen, z. B. mit Großeltern. Auch »Netzwerkgespräche« zusammen mit der Familie und wichtigen Bezugspersonen wie Lehrern, Kindergärtnerinnen, Ausbildungsleitern oder mit Vertretern des Jugend- oder Gesundheitsamts können einen hohen Stellenwert haben. Die Settingwahl hängt außer von den personalen Möglichkeiten und

Präferenzen in erster Linie von der Nützlichkeit für den Prozess und den Wünschen der Familie ab und entscheidet sich immer wieder neu.

1. *Zielklärung:* Sie orientiert sich an Auftrag, Symptomatik und der Affektregulation im System. Eine traumaorientierte Arbeit zielt auf Veränderungen im Umgang mit Triggern, traumabedingten Verhaltensmustern (Reinszenierungen) und kompensatorischen Mustern (Adaptation). Hierzu finden Sie in Abschnitt 6.4 die Interventionen TRIAS und BREAK.

Bei komplex traumatisierten Systemen muss i. d. R. sehr viel langsamer vorgegangen werden, Stabilisierung durch systemorientierte Affektkontrolle steht im Vordergrund, eine direkte Traumabearbeitung rückt in den Hintergrund und ist oft nicht möglich. Bei anhaltenden Traumatisierungen haben die Klärung und Herstellung äußerer Sicherheit Vorrang vor Therapie.

2. *Zeitplanung:* Sie ist abhängig davon, ob es sich um *einfach* bzw. *komplex* traumatisierte Systeme handelt. Bei außerfamiliären Monotraumata, d. h. bei »einfacher« Traumatisierung, kann u. U. auch mit einer Traumabearbeitung beim Kind, in der Dyade oder im System begonnen werden.

Orientierung bei »einfachen« Traumafolgestörungen im System:

- Allgemeine Anamnese (aktueller Anlass, Eigen- und Familienanamnese).
- Spezielle Traumaanamnese.
- Diagnostik zu Traumasymptomen und -ressourcen.
- Ausschluss zu Grunde liegender anderer Störungen.
- Diagnostische Zuordnung nach ICD-10/DSM-IV, so weit wie möglich.
- Bei guter Affektregulation bzw. nach Stabilisierung ist eine Traumabegegnung sinnvoll.
- Traumabegegnung nur bei äußerer Sicherheit und Alltagsstabilität.
- Kriterium für Therapieerfolg ist der Rückgang der Symptome bzw. der Dysregulation im System.

Orientierung bei »komplexen« Traumafolgestörungen im System:

- Allgemeine Anamnese (aktueller Anlass, Eigen- und Familienanamnese).
- Äußere Sicherheit klären bzw. durch Klienten, Bezugspersonen, Institutionen herstellen.
- Zeit für Beziehungsaufbau einplanen (keine »Übertragungs-«, sondern Arbeitsbeziehung!).
- Ressourcenanamnese und -orientierung.
- Beginnende Traumaanamnese (nur Rahmen abstecken, keine Details!).
- Problem- und Ressourcendiagnostik (um Ich-Struktur und Ich-Stabilität zu erkunden).
- Vorsichtige Traumadiagnostik (Klienten nicht mit Fragebogen allein lassen).
- Spezielle Symptomdiagnostik (z. B. zu Dissoziation) ist oft erst im Verlauf sinnvoll.
- Bindungs- und Beziehungsaspekte immer wieder berücksichtigen.
- Diagnostische Zuordnung nach ICD-10/DSM-IV ist oft erst über die Zeit möglich.
- Stabilisierung, Diagnostik und Traumabegegnung sind als rekursive Prozesse zu verstehen.
- Ambulante vor stationärer Behandlung, um den »regressiven Sog« der Klinik zu vermeiden.
- Kontakt zur Versorgungsklinik für den Fall einer Krisenintervention.
- Bereitschaft zur stationären Krisenintervention als Vorraussetzung für ambulante Therapie.
- Bei erheblichem Substanzmittelgebrauch ist gegebenenfalls ein Entzug vor der Therapie nötig.
- Kriterium für Therapieerfolg ist die Alltagskompetenz in Schule, Arbeit, Beziehungen.
- Bei Notwendigkeit einer längerfristigen Therapieplanung: Geduld und Ressourcen auf Seiten der Therapeuten prüfen!

3. Zugänge: Sie beinhalten Einstellungen, Haltungen, Wissen, Verfahren, Methoden, Techniken und Settings. In der Arbeit mit Traumasystemen hilft eine systemische Sichtweise durch ihre ressourcenorientierte, kontextbezogene, konstruktivistische Haltung. Systemiker begreifen sich als Teil des Gesamtberatungssystems und implizieren damit, dass ihr eigenes Erleben und Verstehen bereits unmittelbaren Einfluss auf ein System nimmt. Allein die Sichtweise, dass Menschen, ihre Familien und Arbeitssysteme an Krisen coevolvieren können, führt bereits zu einer Aktivierung entsprechender Ressourcen.

Zugänge sollten sich als praktikabel (einfach und komplexitätsreduziert), flexibel (für viele unterschiedliche Arbeits- und Systemkontexte einsetzbar) und nützlich (hilfreich im Erreichen der Ziele) erweisen. Sie finden in diesem Kapitel fünf trauma- und systemspezifische Zugänge, die sich an dem entwickelten systemischen 5-Achsen-Modell orientieren (vgl. Abschnitt 6.3.3).

Einige Grundsätze für *Zugänge zu traumatisierten Systemen* seien hier genannt:

- Systemische Traumaarbeit ist sowohl mit Einzelnen als auch mit (Sub-)Systemen möglich.
- Ihre Haltung bezieht Traumaauswirkungen im System in ihre Arbeit mit ein.
- Oft benötigen mehrere Mitglieder des Traumasystems gleichzeitig oder nacheinander Hilfe bzw. Therapie.
- Haltende Beziehungen müssen oft für mehrere Systemmitglieder angeboten werden.
- Alle Beteiligten sollten sich akzeptiert und aktiv beteiligt fühlen (Allparteilichkeit).
- Mehrere miteinander wechselnde Settings erweisen sich oft als sinnvoll und notwendig.
- Neben individuellen sollten familiäre Ressourcen mobilisiert werden.
- Die Arbeit an Interaktion und Kommunikation ist zentral, wenn mehrere Mitglieder betroffen sind.
- Oft sind zusätzliche Angebote außerhalb der Therapie wichtig (Kinder- und Jugendgruppen, Sportverein, Musik etc.).

Zusätzlich gilt bei *innerfamiliär* bzw. *komplex* traumatisierten Systemen:

- Schutz und Sicherheit müssen zu zentralen Themen werden und stehen an erster Stelle.

- Häufig ist eine flankierende Arbeit mit Helfersystemen nötig (z. B. Schule, Jugendhilfe).
- Dabei geht es um verschiedene Zugänge durch Therapie, Pädagogik und Sozialarbeit.
- Je komplexer ein Traumasystem, desto nötiger wird eine gut integrierte Zusammenarbeit.
- Helfersysteme benötigen klare Grenzen, Transparenz und wertschätzende Kommunikation
- Zielklärungen müssen miteinander vereinbart und immer wieder überprüft werden.
- Dazu sind regelmäßige Zwischen- und Bilanzgespräche mit allen Beteiligten wichtig.

Beispiel für einen Ziel-, Zeit- und Zugangsplan
Fallbeispiel: Eine Mutter und ihr achtjähriger Sohn Timo hatten vor sechs Monaten einen Autounfall. Seither litten beide unter starken Ängsten und triggerten sich bei Autofahrten gegenseitig (Traumadyade/Achse IV). Die Mutter fuhr seit dem Unfall nicht mehr selbst. Der Vater und die zehnjährige Schwester Magda konnten die Ängste nicht nachvollziehen. In einigen Monaten stand eine mehrstündige Autofahrt in den Urlaub an, und es war unklar, ob Timo und die Mutter bis dahin in der Lage sein würden mitzufahren. Nachdem andere aktuelle Belastungen ausgeschlossen waren, wurde mit der Familie folgender *Ziel-, Zeit- und Zugangsplan* erarbeitet:

1. Psychoedukation: Der Familie wird die Normalität von Traumastressfolgen erklärt.
2. Zielplan: Alle Familienmitglieder verabreden als Ziel, die Urlaubsfahrt zu meistern.
3. Stabilisierung: Mit Mutter und Timo werden die Übungen »Tresor« und »Sicherer Ort« entwickelt und geübt (vgl. Abschnitt 8.1.2).
4. EMDR mit der Mutter: Zunächst werden mit der Mutter das Unfallereignis und dazugehörige Trigger prozessiert.
5. EMDR mit Timo: Danach werden mit Timo der Unfall und zugehörige Trigger prozessiert.

Ziel 1: innerhalb von vier Wochen wieder Autofahrten als Familie zusammen machen.

Plan für Timo: vor Autofahrten erst Atemübungen, dabei an seinen »Sicheren Ort« beamen

Plan für Mutter: vor Autofahrten erst Atemübungen, Timo gegebenenfalls an die Vereinbarung erinnern.

Plan für Vater: lernt, die Angst bei Mutter und Timo als Notsignal des Gehirns aufzufassen, statt Ärger zu entwickeln.

Plan für Magda: Timo ablenken, ruhig bleiben, statt sich über ihn aufzuregen.

Ziel 2: Familienurlaub mit dem Auto in Frankreich.

Ziel 3: Mutter beginnt selbst wieder mit Autofahren.

Zwischenstopp nach den Sommerferien und dem gemeinsamen Familienurlaub: Überprüfung der Ziele, gegebenenfalls weitere, z. B. verhaltenstherapeutische Maßnahmen mit Verstärkung von Angstbewältigung oder Prozessieren weiterer Trigger mit EMDR bei Mutter und Timo.

Abschlussziel: Alle fahren wieder mit im Familienauto. Mutter kann wieder selbständig Auto fahren, Timo fährt wieder mit seinem Freund und dessen Familie im Auto zum Angeln.

Abschluss: Mutter und Timo feiern das Erreichte – eventuell mit Vater und Schwester –, sie beenden das Traumakapitel durch ein »Abschiedsnarrativ« und erkennen die gewonnen Ressourcen.

Nachtreffen: flexibel ca. drei bis sechs Monate später zur Überprüfung, ob das Erreichte stabil blieb.

7.2 Systemtherapeutische Zugänge über die 5 Traumaachsen

Wie orientieren uns die 5 Traumaachsen in der Therapie?

Der Aufbau der 5 Traumaachsen spiegelt die zunehmende Komplexität von Traumafolgen im System wider und ermöglicht es darüber, einen systemeffizienten Zugang zu wählen. Dabei stellt jede einzelne Traumaachse einen systemtherapeutischen Zugang dar, der über die orientierende Unterscheidung zwischen »einfach« und »komplex« hinaus differenziert. Die fünf Zugänge können gewechselt werden, wenn neue Perspektiven eine Anpassung der therapeutischen Planung erforderlich machen. Jeder Zugang ermöglicht sowohl eine Stabilisierung als auch eine Traumabearbeitung. Die folgenden drei *Beispiele* verdeutlichen die Auswahl der Zugänge und die konkrete Arbeit.

1. *Beispiel:* Bei einem *Hausbrand*, den ein Schulkind in Abwesenheit seiner Eltern allein erlebt, handelt es sich um einen außerfamiliären Traumaauslöser (Achse I), aber der Kontext (Achse II), hier der des Alleinseins, wird eine bedeutsame Auswirkung auf die Verarbeitung

der Situation haben. Man wählt also hier die Achse II als die mit dem stärksten Einfluss, sofern nicht die folgenden Achsen relevant sind, z. B. bei wiederholtem Branderlebnis als Traumakette auf Achse III oder bei zuvor belasteten Traumabeziehungen auf Achse V.

2. Beispiel: Bei einer Traumakette durch *Verlusterlebnisse*, unter denen ein Kind (aber nicht die übrige Familie) auf Grund eines frühen Trennungstraumas traumatischen Stress entwickelt hat, ist zunächst die Achse III der Traumadosis relevant. Sollten sich dabei aber transgenerationale Trennungsthemen auf Elternebene offenbaren, die sich als Traumabeziehungsmuster im System auswirken, wird man zur Achse V der Traumabeziehung wechseln.

3. Beispiel: Nach einem *Autounfall*, der mit ereignisbezogenem traumatischem Stress für zwei Mitglieder einhergeht, wird man die Achse III der Traumadosis wählen und getrennt mit den Betroffenen das Ereignis bei Stabilität prozessieren. Sollten sich aber beide Betroffenen durch traumatischen Stress triggern, besteht eine Traumadyade, und man wird auf der Achse IV mit einem dyadischen Fokus arbeiten.

7.2.1 Systemtherapeutischer Zugang über Traumaauslöser (Achse I)

1) Außerfamiliäre Traumata ermöglichen einen am Auslöser orientierten Zugang. Bei stabilem System kann das Trauma von einem oder mehreren prozessiert bzw. verarbeitet werden, wie z. B. nach einem Autounfall der Familie. Dies kann über EMDR, hypnoimaginative, verhaltenstherapeutische oder systemisch bearbeitende Techniken erfolgen.

Reitunfall: Im Rahmen einer Legasthenieabklärung der elfjährigen R. stellte sich heraus, dass sie vor drei Jahren einen Reitunfall mit reflektorischem Atemstillstand erlitten hatte. Trotz guter sozialer Unterstützung war seit dieser Situation, in der der Notarzt kam, ihre Leidenschaft fürs Reiten durch starke Ängste getrübt. Auf Grund der ansonsten sehr stabilen eigenen Entwicklung und familiären Situation vereinbarten wir drei EMDR-Sitzungen. Nach der zweiten Sitzung mit EMDR-Exposition waren die ausprägten Reitängste verschwunden. Die Eltern berichteten zwei Monate später über eine sehr gute Entwicklung beim Reiten. R. habe sich in den Reiterferien das schwierigste Pferd ausgesucht, ihren Reitermut wiedergefunden und sei stolz auf sich.

Verbrennung: Die neunjährige F. wurde vorgestellt wegen restlicher PTBS-Symptome nach Verbrennungen zweiten Grades, die sie sich beim Grillen vor wenigen Monaten zugezogen hatte. Die Nachbarn hatten durch das unvorsichtige Anzünden von zu viel Spiritus eine große Stichflamme verursacht. Alle Beteiligten reagierten sofort unterstützend, konnten aber die Verbrennungen nicht verhindern, die stationär behandelt werden mussten. Vor allem belasteten noch Schlafstörungen, Albträume sowie Dunkelängste. Auch Brandgerüche triggerten das Mädchen noch. Nach hypnoimaginativer Stabilisierung wurden beim Versuch, die Grillbrandsituation zu prozessieren, zusätzliche assoziative Brücken zu einer dahinterliegenden Situation deutlich. F. hatte früher einen sehr erschreckenden Film mit einer verbrannten Leiche gesehen und einen Albtraum mit sich selbst als verkohlter Leiche entwickelt. Diese Bilder blockierten ihren Selbstheilungsprozess. Nach Durcharbeiten dieses Albtraums mit EMDR gelang es ihr, auch die Grillbrandsituation zu prozessieren, und ihre restlichen PTBS-Symptome verschwanden danach. Hilfreich war, dass die Eltern ihre Enttäuschung über das ihrerseits empfundene mangelnde Mitgefühl der Nachbarn von F. fernhielten und sich die Beziehungen zwischen den Kindern rasch wieder normalisierten. Die Eltern konnten mit dem Ereignis letztlich erst abschließen, nachdem die gegnerische Unfallversicherung ein Schmerzensgeld gezahlt hatte, das von dem erlittenen Unrecht zeugte.

Hauptziel bei *außer*familiären Auslösern	**Interventionen**
bei ausreichender Stabilität und Affektkontrolle **Symptomreduktion** durch Traumabearbeitung	Psychoedukation über Traumafolgen, Ressourcenaktivierung, hypnoimaginative Arbeit, individuell (z. B. EMDR, PITT-KID, Tf-KBT, MPTT-KJ u. a.), bei personalem Trauma gegebenenfalls Entschuldigung bzw. Schadensersatz, sonst imaginative Lösungen

Tab. 7: Ziele und Interventionen außerfamiliär

Auch bei *innerfamiliär* ausgelösten Traumatisierungen kann man am Auslöser orientiert vorgehen mit dem Ziel, traumatischen Stress und Symptome zu bewältigen. Häufiger geht es bei innerfamiliärer Traumatisierung um langjährige Traumaketten oder Traumafelder. In diesen Fällen ist es sinnvoll, die systemische Traumaachse IV oder V zu wählen, um diese Beziehungsaspekte mit zu berücksichtigen.

Brustkrebsdiagnose: D. wurde wegen Krankheitsängsten mit beginnendem Händewaschzwang vorgestellt, die sie seit der Brustkrebsdiagnose ihrer Mutter vor zwei Jahren entwickelt hatte. Die Mutter selbst hatte nach der plötzlichen und wenig einfühlsamen Eröffnung der Diagnose erstmals traumatischen Stress entwickelt, der verstärkt wurde durch ihre erste Chemotherapie. Sie hatte danach mit Hilfe einiger EMDR-Sitzungen die beiden Auslösesituationen zügig durchprozessieren können, und ihre PTBS-Symptome waren zum Zeitpunkt der Vorstellung bereits verschwunden. Die übrigen Familienmitglieder (Vater und Bruder) waren zwar mitbelastet, aber entwickelten selbst keine Traumafolgesymptome. Durch Psychoedukation im System wurden D.s Reaktionen als Antwort auf die bedrohende mütterliche Krankheit als verständlich erklärt. Ihr wurde die Teilnahme an einer sechsmonatigen verhaltenstherapeutisch orientierten Gruppentherapie für Kinder mit Ängsten angeboten. Hier fand sie ihren Mut wieder, um ihre Angst zu beruhigen und ihr Vermeidungsverhalten (Händewaschzwang) mit Hilfe von kognitiven Trigger-Stopp-Gedanken aufzugeben (»Mein Körper ist stark und kann sich gegen schlechte Keime schützen«) und diese Lösung auf zu Hause zu übertragen. So gelang es D. im Rahmen einer Gruppentherapie, ihre cotraumatisch entwickelten Angst- und Zwangssymptome zu bewältigen.

2) *Personale*, durch andere Personen zugefügte Traumata sind häufig schwerer zu verarbeiten, insbesondere wenn rechtliche Fragen mit der Therapie interferieren. In diesen Fällen muss man die Schulddynamik berücksichtigen und sie, wenn möglich, in der Realität auflösen oder sie z. B. durch den Versuch imaginativer »Rechtssprechung« abmildern. *Apersonale* Traumata (z. B. Krankheit) werden eher als schicksalhaft erlebt. Sie ermöglichen meist eine frühere Prozessierung und führen i. d. R. zu keiner direkten interpersonellen Dynamik.
3) *Grundthemen:* Sie können innerhalb einer Traumakette kumulieren und lassen sich als solche gezielter und zügiger bearbeiten bzw. mitprozessieren, da die jeweiligen neuronalen Netzwerke assoziiert sind.
   a) *Verluste* durch Todesfälle, Trennungen, Krankheiten (verlorene Gesundheit), Beziehungsverluste.
   b) *Gewalt* durch körperliche, sexuelle, emotionale Grenzverletzung u. a. zugefügte Schädigungen.
   c) *Körperversehrung* durch Unfälle, Operationen, Krankheiten, Behinderungen, Vernachlässigung.

d) *(Lebens-)Bedrohung* (subjektiv oder objektiv) durch Unfälle, Krankheiten, Krieg, Terroranschläge etc.

Hauptziele bei *inner*familiären Auslösern	**Interventionen**
Systemstabilisierung und Schutz als Basis	Systemberatung mit Psychoedukation über Traumafolgen, Ressourcenaktivierung
Symptomreduktion durch Affektregulation und Triggerkontrolle, eventuell Integration durch Traumabearbeitung	imaginative und Ego-State-Arbeit (Abschnitt 2.3.5; KBT, DBT), Trigger identifizieren und kontrollieren lernen, individuell (z. B. PITT-KID, EMDR, Tf-KBT, MPTT-KJ) Entschuldigung bzw. Schadensersatz anregen bei personalem Trauma

Tab. 8: Ziele und Interventionen innerfamiliär

7.2.2 Systemtherapeutischer Zugang über Traumakontext (Achse II)

Belastungen sind für Menschen leichter zu verkraften in vertrauter und unterstützender sozialer Gemeinschaft, fehlende Unterstützung kann die Belastungen um ein Vielfaches potenzieren. Dabei können reale Erfahrungen von Verlassenheit oder Verrat auftreten, aber auch entsprechende Zuschreibungen. Solche inneren Konstrukte bzw. »Kontextualisierungen« können gleichermaßen als belastend erlebt werden.

Im *familiären Kontext* versucht man, diejenigen, die verlassen oder verraten wurden, für eine Kooperation zu gewinnen. Elternberatung bei Gewalt gegen die Kinder ist ein schwieriges Thema. Hilfreiche Prozesse sind nur möglich, wenn die Betroffenen sich akzeptiert fühlen und Zutrauen in Veränderbarkeit entwickeln können. Bei anhaltenden Gefährdungen müssen äußere Schutz- und Sicherheitsvorkehrungen vereinbart und gegebenenfalls das Jugendamt eingeschaltet werden.

Auch familiäre Verluste, insbesondere der plötzliche Tod eines Elternteils, können zu sekundären Verlusterlebnissen führen, wenn der andere Elternteil in »eingefrorener Trauer« feststeckt. Kinder erleben sich als »doppelt« verlassen, was an folgendem *Beispiel* deutlich wird.

Traumatischer und emotionaler Verlust der Eltern: Die 15-jährige autonom wirkende M. stellte sich in Begleitung ihrer Mutter vor. Vor vier Jahren war der Vater plötzlich tödlich verunfallt. Ein halbes Jahr später hatte das zuvor sozial kompetente, kontaktfreudige Mädchen sich von der Mutter und aus allen Beziehungen zurückgezogen. Sie floh in eine ausgeprägte Fantasiewelt japanischer Comics. M. selbst zeigte sich »unabhängig«, der Tod des Vaters mache ihr keinerlei Gefühle und sei kein Thema für sie. Sie sei am liebsten allein auf ihrem Zimmer, Leute interessierten sie nicht. Sie klagte aber über starke Schulversagensängste, Gedankenkreisen, ausgeprägte Schlaflosigkeit und Kopfschmerzen. Der Stress mit Mutter und dem älteren Bruder sei für sie eher lästig. Eine gemeinsame Zielklärung gelang nicht, da M. von der Mutter »mehr in Ruhe gelassen« werden wollte, während die Mutter sich wieder die gute, alte Beziehung mit ihrer Tochter wünschte. Daher wurde eine Einzelarbeit mit M. vereinbart. Im Verlauf der Therapie erkannte das introspektive Mädchen ihre eigene Mauer der Abwehr und den dahinter abgeschotteten Schmerz. Sie ahnte, dass ihr Rückzug aus Beziehungen etwas mit der Angst vor erneuten Verlusten zu tun haben könnte. Außerdem konnte sie ihren enormen Einsatz für das damals hochlabile Familiensystem erkennen und anerkennen, indem sie die verzweifelte Mutter zu stützen versuchte. Zu Hause entspannte sich die Mutter-Tochter-Beziehung. Ganz neu entwickelte sich die Beziehung zum älteren Bruder, mit dem sie nun viel unternahm und einen Weg in ihre Peergruppe fand. Die Schulängste ließen nach, und sie verabredete sich wieder mit Schulkameraden. – Die durch den eingefrorenen Trauerprozess blockierte Adoleszenzentwicklung konnte nachgeholt und das Gefühl von familiärer Verlassenheit im System im Sinne einer systemischen Notfallreaktion von Mutter und Tochter rekontextualisiert werden. Die Therapie endete ohne Traumabearbeitung bereits nach Mobilisierung der Selbstheilungskräfte und Stabilisierung im System.

Im *außerfamiliären Kontext* können z. B. Mobbingerfahrungen bei einem Kind zum Erleben von Verlassenheit oder Verrat führen, wenn es viele Zuschauer gibt, die nicht eingreifen. Bei realen Erfahrungen von Verlassenheit oder Verrat ist es nötig, für Sicherheit zu sorgen und z. B. die Klassenlehrerin bzw. Schulleitung zu informieren, um dem Kind einen Verbündeten an die Seite zu stellen. Bei inneren Zuschreibungen kann an einer Relativierung und »Dekontextualisierung« gearbeitet werden.

Kumulierende Mobbingerlebnisse während der Grundschulzeit: Der achtjährige G. wurde eigentlich mit der Frage nach ADHS vorgestellt. Die Mobbingerlebnisse, hofften die Eltern, würden nach dem gerade erfolgten Schulwechsel in den Hintergrund treten. G. hatte sich seinen Eltern nicht anvertraut. Er war durch zwei Jungen immer wieder in Pausen angespuckt, getreten und verprügelt worden. Der IES (Testverfahren zum Belastungsgrad der schlimmsten Situation, vgl. Abschnitt 6.2.3) war sehr hoch, da er sich von Lehrern und Klassenkameraden verlassen und verraten fühlte. Auf Grund der anfänglichen Entlastung durch einen Schulwechsel und stabil erscheinender Beziehungen zu Hause wurde eine Traumabearbeitung mit EMDR begonnen, die wegen weiterer Belastungsanzeichen abgebrochen werden musste. Leider eskalierte die Situation auch in der neuen Schule erneut vor dem Hintergrund, dass G. durch kleine vermeintliche Ungerechtigkeiten getriggert wurde und diese als erneuten »Verrat« empfand.

In der Fortsetzung wurde deutlich, dass neben der *außer*familiären auch eine *inner*familiäre Traumatisierung vorlag. Als die Therapeutin den Eltern mit ihrer Vermutung begegnete, dass es noch unklare aktuelle Belastungsfaktoren für G. geben müsse, konnten beide ihre aus Hilflosigkeit begangenen langjährigen Züchtigungen ansprechen. Bei beiden spiegelte sich das Thema von Verlassenheit und Verrat durch Gewalt in den Herkunftserfahrungen wider. Mit den Eltern ließ sich die Vereinbarung treffen, zunächst gemeinsam an guten Grenzen in der Familie zu arbeiten. In gemeinsamen Eltern-Kind-Gesprächen wurde

Hauptziele bei negativem sozialem Kontext	**Interventionen**
Kontext- bzw. Kontextualisierungsänderung	soziale Unterstützung oder Schutzmaßnahmen bzw. Dekontextualisierung und Relativierung, Psychoedukation zu Traumafolgen im sozialen Kontext (familiär/außerfamiliär)
Symptomreduktion durch Affektregulation und Triggerkontrolle im System	imaginative und Ego-State-Arbeit, TRIAS/BREAK bei Trigger(kaskaden) im System, Ressourcenaktivierung
eventuell **Integration** durch Traumabearbeitung	individuell (z. B. EMDR, PITT-KID, Tf-KBT, MPTT-KJ)

Tab. 9: Hauptziele bei negativem sozialem Kontext

an Triggersituationen gearbeitet, die zur Eskalation führten (siehe TRIAS und BREAK, Abschnitte 6.4.6–7). Nach Stabilisierung des Systems konnte mit Hilfe psychoedukativer Gespräche mit der neuen Schule sowie trigger- und ressourcenorientierter Einzeltherapie und unterstützender Familientherapie an neuer Beziehungssicherheit gearbeitet werden. Es entstand Schutz in der Familie und in der Schule durch Verständnis für G.s Verletzungen. Gleichzeitig lernte er selbst zu verstehen, wie er sich immer wieder ins Abseits brachte. Es entstanden äußere und zunehmende innere Sicherheit im System. Eine Traumabearbeitung der Mobbingerlebnisse mit EMDR war erst später möglich.

7.2.3 Systemtherapeutischer Zugang über Traumadosis (Achse III)

Die *Traumadosis* (Dauer, Schwere und Alter) kann kumulieren durch eine Vielzahl von *individuellen* Traumaerfahrungen, die selbst ohne systemische Traumafolgen bleiben, aber durch zusätzliche Entwicklungs- oder andere Herausforderungen die Bewältigungskapazität von Kindern überfordern. Unter stabilisierten Bedingungen liegt hier eine individuelle Therapie mit Prozessieren der einmaligen oder seltenen Typ-1-Ereignisse nahe. Alternativ kann durch Triggerkontrolle und Ressourcenaktivierung das System gestärkt werden. Neben Dauer und Schwere ist das *Alter* entscheidend für die Wahl der Interventionen und für die Prognose.

Einbruch: Die achtjährige E. hatte nachts ganz allein unmittelbar vor einem schwarz gekleideten und maskierten Einbrecher gestanden. Seitdem traue sie sich nicht mehr, allein ins Schlafzimmer zu gehen, alle Fenster mussten verschlossen sein, sie konnte schlecht einschlafen und hörte abends lauter Geräusche. – Zusätzlich belastend waren aktuell häusliche Streitsituationen. Die Wörter, die sie im Streit zwischen Mutter und Vater hörte, gingen ihr nicht aus dem Kopf (auditive Intrusionen). Mit Hilfe einer Waage benannte sie auf der Ressourcenseite »mit Freunden spielen« und auf der Belastungsseite »dass meine Eltern sich scheiden und das mit dem Einbruch«. Es lagen somit eine außerfamiliäre und eine innerfamiliäre Belastung vor. – Mit den Eltern wurde zunächst besprochen, nicht mehr in E.s Beisein zu streiten (Triggerreduktion), und eine Trennungsberatung wurde vereinbart. In Einzelterminen fand E. für abends einen guten Helfer (Comicfigur) zur Verbündung gegen knarrende, ängstigende Geräusche. Der könne sich in alles verwandeln, auch in einen Tresor. Es gelang ihr, die Angst (vor Einbruch und Trennung der Eltern), die sie sich als etwas ganz schweres Riesiges (»so wie ein Haus«) vorstellte, auf die Handfläche der Therapeutin zu projizieren und sich ihr vorsichtig anzunähern. So konnte sie sie verkleinern und in den Tresor packen. In der nächsten Stunde berichtete E. freudig: »Ich trau mich eigentlich alles wieder so wie früher!« Sie gehe wieder allein hoch und in den Keller, bleibe auch wieder für kurze Zeiten abends allein zu Hause. Schlafen sei kein Problem mehr. Die Mutter bestätigte dies. E. wolle plötzlich ganz viel selbst schaffen (Progression), traue sich auch, am offenen Fenster zu stehen, und gehe nachts wieder allein auf Toilette. – Der Einbruch selbst hatte als Typ-1-Ereignis zu keinen systemischen Auswirkungen geführt. Er traf auf eine familiäre Belastungssituation, die eine Spontanverarbeitung beeinträchtigte. Die guten Beziehungen zu beiden Eltern ermöglichten E. eine eigene Ressourcenaktivierung durch Imaginationsarbeit, durch die es ihr gelang, sich zu stabilisieren und wieder progressive Tendenzen zu entwickeln (hier ohne eine Traumabearbeitung).

Hauptziele bei Typ-1-Traumata	Interventionen
Systemstabilisierung und Schutz als Basis	Systemberatung mit Triggerinterventionen (TRIAS), Psychoedukation zu Traumafolgen, Ressourcenaktivitäten
Symptomreduktion durch Affektregulation und Triggerkontrolle (rascher möglich)	imaginative Arbeit, eigene Triggerkontrolle, Ressourcenaktivierung, gegebenenfalls Ego-State-Arbeit
Integration durch Traumabearbeitung	individuell (z. B. EMDR, PITT-KID, Tf-KBT, MPTT-KJ)
bei mehreren von Trauma-Typ-I-Betroffenen individuelle Bearbeitung durch mehrere Therapeuten (parallel oder versetzt)	individuelle Bearbeitung oder ge-meinsame Bearbeitung bei außerfamiliärem Trauma im System (Abschnitt 8.1.3)

Tab. 10: Hauptziele bei Typ-1-Trauma und Interventionen

Von *Typ-2-Traumata* spricht man bei wiederholten, chronischen oder lang anhaltenden Traumaketten oder Traumafeldern. Sie können, wie im folgenden *Fallbeispiel* gezeigt, durch eine gute Systemresilienz abgepuffert werden.

Spritzenphobie mit Traumakette und dissoziativen Amnesien nach frühem Trennungstrauma: Die 15-jährige, ressourcenvolle Jugendliche M. entwickelte eine Spritzenphobie, die ihren Ausgangspunkt mit schmerzhaften Eingriffen bei einem frühen Krankenhausaufenthalt hatte (sie war sieben Wochen alt gewesen), ohne dass die Möglichkeit bestanden hatte, die Mutter mit ins Krankenhaus aufzunehmen. Ansonsten verlief ihre Entwicklung unproblematisch, die familiären Beziehungen zu den Eltern und zum Bruder waren stabil. Später reihte sich eine Kette traumatischer Spritzenerfahrungen aneinander, die im Jugendalter mit amnestischen Lücken einhergingen. M. hatte laut Mutter bei der letzten Blutentnahme sogar ihren Arzt körperlich attackiert, konnte sich aber nicht daran erinnern. Mit der Mutter und M. wurde zur Herstellung äußerer Sicherheit zunächst eine spritzenfreie Zeit (Triggerstopp) vereinbart, bis M. ihre Ängste kontrollieren könnte. Sie selbst sollte den Zeitpunkt für eine geplante Impfung bestimmen. Mit ihr allein wurde an Triggerkontrolle (Gedanken an Nadeln etc.) gearbeitet und nach dem Erstellen einer Angsthierarchie mit der zuletzt und am geringsten belastenden Situation der Traumakette begonnen. Bereits das Prozessieren eines Besuchs im Krankenhaus löste belastende Bilder von »Schläuchen«, deutliche Angstgefühle und Missempfindungen in

Hauptziele bei Typ-2-Traumata	Interventionen
Systemstabilisierung und Schutz als Basis	Systemberatung mit Triggerinterventionen (TRIAS), Psychoedukation zu Traumafolgen, Ressourcenaktivitäten, gegebenenfalls zusätzliche Helfersysteme involvieren
Alltagsstabilität und Entwicklungsbewältigung	1. soziale, 2. somatische, 3. psychische Stabilisierung, gegebenenfalls zunächst altersgemäße Entwicklungsförderung in sozialemotional fördernden Settings, z. B. in Gruppen
Symptomreduktion durch Affektregulation und Triggerkontrolle (benötigt mehr Zeit)	Ressourcenaktivierung, imaginative und gegebenenfalls Ego-State-Arbeit (PITT), Beziehungssicherheit benötigt oft Zeit!
Integration durch Traumabearbeitung	gegebenenfalls dosiert, individuell (z. B. EMDR, PITT-KID u. a.)
bei mehreren von Trauma-Typ-2-Betroffenen individuelle Bearbeitung durch mehrere Therapeuten (parallel oder versetzt)	Beziehungssicherheit und Ressourcenaktivierung, Ego-State-Arbeit, eventuell dosierte individuelle Traumabearbeitung

Tab. 11: Hauptziele bei Typ-2-Traumata und Interventionen

beiden Ellbeugen aus (Einstichstellen bei Blutentnahmen). Weiterhin erinnerte sich M. zu diesem Zeitpunkt an piepsende Monitorgeräusche (auditive Intrusionen). Die frühe Krankenhaussituation im ersten Lebensjahr wurde anhand des damaligen Arztberichtes in eine Art Traumageschichte über »das Baby« von damals transformiert und mit weiteren erinnerbaren Situationen der Traumakette durchprozessiert. Die weitere Arbeit erfolgte durch Spritzenexposition mit imaginiertem Körperschutz. M. berichtete erstmals von Gedanken an ein Piercing und hatte sich bereits in einem Geschäft erkundigt. Sie lernte, sich mit dem angstauslösenden Reiz (Spritzen) zu konfrontieren, und ließ sich in der nächsten Stunde durch die Therapeutin, später durch den Hausarzt Blut abnehmen ohne dissoziative Reaktionen oder Amnesien. M. hatte mit Hilfe eines Traumanarrativs, des Prozessierens der Traumakette mit EMDR und zunehmender (Angst-)Reiz-Konfrontation alle Traumasymptome dosiert bewältigt.

7.2.4 Systemtherapeutischer Zugang über Traumafokus (Achse IV)

Dieser Zugang fokussiert auf traumatischen Stress im *Subsystem* oder im *Gesamtsystem*.

Traumasubsysteme: Hier zeigen sich traumareaktive Stressmuster bei mehreren im System. Man kann mit ihnen zusammen, getrennt, parallel oder nacheinander arbeiten:

- Je jünger ein Kind, desto eher werden Eltern direkt einbezogen.
- Mit älteren Jugendlichen arbeitet man eher allein, um parallel die Ablösung zu unterstützen.
- Mit Geschwistersubsystemen (bei ähnlichem Alter der Geschwister) ist eine Arbeit an Stabilisierung (gegebenenfalls auch Traumabegegnung) zusammen sinnvoll, wenn dieselbe Traumatisierung vorliegt.

Es folgt das *Beispiel* einer Traumadyade, wobei gezeigt wird, dass bereits wenige Interventionen die Entwicklung im System unterstützten.

Geburtstraumata mit Traumadyade: Eine Mutter stellte ihren sechsjährigen, ernst wirkenden Sohn H., der kurz vor der Einschulung stand, wegen Sorgen über seine kognitive Entwicklung vor. Er war in der 26. Schwangerschaftswoche extrem früh zur Welt gekommen und hatte lange beatmet werden müssen. H. hatte sich in allen Bereichen gut entwickelt. Die Mutter-Kind-Beziehung war liebevoll und warmherzig. Dennoch nagten an der kompetenten, aber noch unter posttraumatischen

Verlustängsten leidenden Mutter Ängste und Zweifel. Der Geburt von H. war eine extremste Frühgeburt in der 24. Schwangerschaftswoche vorangegangen. Das Kind war am dritten Lebenstag verstorben. Auch mit H. hatten sich indirekt die Verluste durch eine beschwerte prä- und postnatale Zeit fortgesetzt, denn für das Überleben von H. musste der Tribut schwerer intensivmedizinischer Eingriffe gezahlt werden. Nach Klärung des Auftrags einer emotionalen und kognitiven Entwicklungstestung konnte der Mutter zu ihrer großen Entlastung eine gute Entwicklung und normale Begabung bei H. zurückgemeldet werden. – Nach Bestätigung der Trauma-, aber auch Bewältigungsgeschichte der Familie mit Psychoedukation und Normalisierung von Stressreaktionen konnten eine Ressourcen- und Zukunftsorientierung entwickelt und die Idee des Abschieds aus der belasteten Zeit unterstützt und begleitet werden. Die Mutter lernte, ihre eigenen posttraumatischen Ängste um H. »loszulassen«. Dadurch ermöglichte sie ihm zum Zeitpunkt der Einschulung altersgemäße Ablösungserfahrungen und die Chance, auch ein »normales« Kind sein zu können.

Traumagesamtsysteme: Eine Familie kann traumatischen Stress direkt oder indirekt, miteinander oder nacheinander entwickeln. Wenn die ganze Familie von einem Ereignis betroffen ist (z. B. von einem Autounfall), kann es sinnvoll sein, mit der gesamten Familie eine Traumabegegnung durchzuführen und dabei synergetische integrative Effekte zu nutzen.

Eine Familie als Gesamtsystem übt eine große Kraft aufeinander aus und kann sich ressourcenvoll in der Bewältigung und Traumaintegration unterstützen. Sie kann sich aber auch dysfunktional triggern, wie in folgendem Beispiel deutlich wird, in dem auf Grund chronischer Traumatisierungen mehrere einzeltherapeutische Angebote und viele systemische Interventionen zur Stabilisierung nötig wurden.

Chronische eheliche Gewalt zwischen psychisch instabilen Eltern in einem Traumasystem: Die 15-jährige B. wurde durch ihre Mutter vorgestellt, die sich von ihrem gewalttätigen Mann wieder einmal getrennt hatte. B. litt trotz langjähriger Therapie unter starken Zwangsgedanken und -handlungen bis hin zur Bewegungsstarre und unter latent suizidalen Gedanken. Die Mutter wirkte in ihrer Persönlichkeit zwangsstrukturiert und hochkontrollierend. Zur Trennungsbegleitung fanden zunächst Elterngespräche statt mit dem Ziel, einen sicheren Rahmen für die Therapie mit B. herzustellen. Diesmal gelang es den Eltern, die Trennung aufrechtzuerhalten. B. war die Älteste von drei Kindern, ein differenziertes und kluges Mädchen voller Kreativität. Die Therapie beschränkte sich auf Grund der labilen System- und Entwicklungssituation (Adoleszenz) auf Ressourcenorientierung, Affektregulierung, Triggerkontrolle und Begleitung des Prozesses der Ablösung von beiden Eltern. Sie bestand vor allem in einem unerschütterlichen Zutrauen der Therapeutin in B.s eigene Bewältigungsmöglichkeiten. Die Mutter

Hauptziele bei Traumasystemen	**Interventionen**
Schutz im System als Basis	BREAK-Interventionen, Beziehungssicherheit, gegebenenfalls mit aufsuchenden Hilfen zur Erziehung
Systemstabilisierung durch Triggerkontrolle	Arbeit an Trigger(kaskaden) im System (TRIAS), Konfliktmanagement und Ressourcenaktivierung, Beratung über Traumafolgen mit Psychoedukation
Alltagsstabilität und Entwicklungsbewältigung	gegebenenfalls altersgemäße Entwicklungsförderung, gegebenenfalls sozialemotional fördernde Settings, z. B. in Gruppen
Symptomreduktion durch Affektregulation im System	systemische Arbeit an Affektregulation (Kapitel 4), imaginative und Ego-State-Arbeit (Abschnitt 2.4 und Kapitel 8)
gegebenenfalls **Integration** im traumatisierten System	dosiert im (Sub-)System (z. B. über Spiel, kreative, narrative, szenische Techniken, systemische Zeitreise)
Individuum: gegebenenfalls individuelle Traumaintegration bei Subsystemmitgliedern durch mehrere Therapeuten (parallel oder versetzt)	*individuelle* Ego-State-Arbeit, Ressourcenorientierung, gegebenenfalls dosiert, individuell (z. B. PITT, EMDR, KBT, MPTT)

Tab. 12: Hauptziele bei Traumasystemen und Interventionen

begab sich ihrerseits in Eigentherapie und lernte, B. mehr Spielraum zu geben, aber auch B.s drängender Ablösungsflucht standzuhalten. B.s Zwänge in der Schule verschwanden recht schnell, zu Hause benötigte sie mehr Zeit. Der psychische Abgrenzungsschutz gegen beide Eltern wuchs und damit ihr Vertrauen in die eigenen Kompetenzen. B. holte ihre Entwicklung in großen Schritten nach. Die Beziehungen zu beiden Eltern blieben labil. Trotz der Trennung der Eltern ging es in der Arbeit immer wieder um äußeren Schutz vor drohender Gewalt und vor Streit. Diese Trigger mussten im System anerkannt und entschärft werden (BREAK-Intervention, Abschnitt 6.4.7). Nach der Trennung lernten die Eltern mit Psychoedukation, nach und nach aus den traumareaktiven Stressmustern der Familie auszusteigen. Äußere Sicherheit führte zur verbesserten Affektregulation und Symptomreduktion auch bei den jüngeren Geschwistern von B., so dass individuelle und systemische Ressourcen wieder frei wurden. Sie ermöglichten es B., ihre adoleszente Entwicklung nachzuholen. Nach Lösung der Systemerstarrung löste sich das Zwangssymptom der Bewegungsstarre gänzlich auf.

7.2.5 Systemtherapeutischer Zugang über Traumabeziehungen (Achse V)

Die V. systemische Traumaachse unterscheidet in interaktionelle, transgenerationale und fragmentierte Beziehungsmuster mit zunehmendem Inkohärenz- bzw. Verstörungsgrad. Traumainduzierte Beziehungsmuster führen zu Beziehungsstörungen im weitesten Sinne.

Interaktionelle Traumabeziehungsmuster: Geburtstraumatisierungen oder frühe Eltern-Kind-Trennungen, Fehlgeburten, medizinische Eingriffe oder Schicksalsschläge können interaktionelle Traumamuster oder Co-Traumatisierungen auslösen. Oft entstehen sie nach monotraumatischen Ereignissen oder Zuständen, wie das folgende *Fallbeispiel* zeigt.

»Verlust« des Vaters nach Schlaganfall mit Wesensveränderung und Pflegedürftigkeit: Die fast elfjährige L. wurde von ihrer Mutter wegen einer regressiven Entwicklung vorgestellt. Im Alter von vier Jahren hatte L. unmittelbar miterlebt, wie der Vater einen Schlaganfall erlitt, der in der Folge zu einer Lähmung mit Sprachverlust und starker Wesensveränderung führte. Er war nach Jahren der häuslichen Pflege nun in einem Pflegeheim aufgenommen worden. Die Mutter verfiel nach dieser Entlastung in eine tiefe Depression und litt unter Schuldgefühlen. L. hatte keine gleichaltrigen Freunde und verbrachte die meiste Zeit mit der Mutter. Sie zeigte sich als sehr lebhaftes und fantasievolles Mädchen, voller Ideen, aber emotional oft wie ein vierjähriges Kind, dem Traumaalter entsprechend. Sie machte in Spielszenen Wünsche nach mehr Autonomie deutlich. Es entstand der Eindruck, dass L. ihre im Spiel

verdeutlichten progressiven Wünsche aufgab, um die Mutter mit ihrer kleinkindhaften Bedürftigkeit lebendig zu halten. Dieses abhängige Verhalten triggerte die Mutter, die sich zuvor von ihrem pflegebedürftigen Mann als ähnlich eingefordert erlebt hatte wie jetzt durch L. Trotz einer früher guten, liebevollen Mutter-Kind-Beziehung hatte sich über die Jahre ein interaktionelles Traumamuster entwickelt. – Die Mutter berichtete zum Zeitpunkt der Vorstellung, dass der Vater bei Besuchen von L. mit ihr immer noch wie mit einem vierjährigen Kind spiele. Er frage nur nach der Tochter. Sie selbst (die Mutter) hingegen weise er ab. Nach Aussetzen der Besuche von L. konnte mit ihr einzeltherapeutisch an einer »inneren Bergung« des kleinen, vierjährigen Kindes von damals aus der traumatischen Situation gearbeitet werden (vgl. Intervention »Zeitreise« in Abschnitt 8.1.3). Parallel dazu reduzierte auch die Mutter ihre Besuche bei ihrem Mann, die Situation stabilisierte sich von da an rasch. Die erlebte Veränderung war wie ein Qualitätssprung. Die Mutter erklärte, sie spüre nach sieben Jahren erstmals wieder »Leben«. Mit ihr lebte auch L. unmittelbar auf, beide machten Pläne und lernten neue Menschen kennen. Die elfjährige L. begann, die »kleine L.« (ep) in bestimmten Situationen innerlich an die Hand zu nehmen. Sie nahm Peerkontakte auf, und die Mutter berichtete schon bald wohlwollend belustigt von kecken, jugendlich pubertierenden Abgrenzungsversuchen und konnte L. den nötigen Raum dafür anbieten. Dieser Prozess wurde durch die Teilnahme an einer jugendlichen Mädchengruppe therapeutisch unterstützt. Die wechselnden Settings ermöglichten ein breites Spektrum an Interventionen, die Mutter und Kind halfen, ihr langjähriges interaktionelles Traumamuster zu verlassen. Die entscheidende Stabilisierung der Mutter-Kind-Beziehung wurde erst durch eine Unterbrechung des Kontakts zum Vater möglich, sie erlaubte es, eine Traumabearbeitung mit L. durchzuführen. Die darüber erreichte Integration führte wiederum zu neuen Ressourcen für die jugendliche und gemeinsame Entwicklung. Mutter und Tochter wurden wieder sozial aktiv und entwickelten für sich eigene (Spiel-)Räume und neue Lebensfreude.

Transgenerationale Traumabeziehungsmuster: Gemeint sind hier durch mehrgenerationale Bindungs- oder Traumathemen der Eltern und ihrer Herkunftssysteme geprägte Beziehungsmuster (wie z. B. durch Verluste, Gewalt oder sexuellen Missbrauch). Dabei können Eltern durch ihre Kinder und deren Entwicklung zu bestimmten Zeiten in ihre eigenen Traumatisierungen »hineingetriggert« werden, wie das folgende *Fallbeispiel* zeigt.

Körperliche Misshandlung als »Spiegeltraumatisierung« bei Mutter und Kind: Die junge Mutter war bekannt aus der Einzeltherapie, in die sie mit 17 Jahren vermittelt worden war. Nach eigenen frühen und schweren körperlichen Misshandlungserfahrungen geriet sie in ihrer Jugendzeit in eine gewalttätige Beziehung, in der sie nun schwanger geworden war. Sie zeigte Anzeichen einer strukturellen dissoziativen Störung (DDNOS). Durch die Arbeit mit ihren inneren Anteilen erlernte sie eine bessere Selbstregulation. Als das Baby geboren wurde, lebte sie allein. Von dieser Zeit an vereinbarten wir begleitende Kontakte mit Mutter und Kind. Die Beziehung zwischen beiden verlief zunächst relativ stabil, da es zur Herkunftsfamilie der Mutter mittlerweile unterstützende Beziehungen gab. Die kleine Tochter B. entwickelte sich altersgemäß. Im dritten Lebensjahr des Kindes kam es zu einer massiven Krise in der Interaktion. Auf Grund der langen therapeutischen Beziehung zwischen Mutter und Therapeutin konnte Erstere ihre sie selbst erschreckenden impulsiven Handlungen mitteilen, in denen sie ihre kleine Tochter bei wütenden Schreiattacken oder Verweigerungen körperlich verletzte. Sie erlebte diese Zustände als etwas fremd und doch zugehörig zu einem ihr durch Therapie bekannten EP-Anteil, den sie nun zum Schutz des Kindes innen abzuschirmen versuchte. Ausgelöst durch B.s anstehenden dritten Geburtstag, war sie mit ihrer eigenen Entwicklung im dritten Lebensjahr und einer Kette von traumatischen Verletzungen konfrontiert worden. Sie litt unter zahlreichen intrusiven Erinnerungen an erlebte Gewalt, die damals begonnen hatte. Es gelang ihr zunächst, diese Jahre ihres Lebens auf einem Film imaginativ im Tresor zu verbannen (innerer Schutz). Die Distanzierung verhalf ihr zur Affektregulation, und es kam zu keinen weiteren Übergriffen auf B. Die Arbeit der Mutter an ihrem innerem Schutz schaffte die Voraussetzung für den äußeren Schutz im System und stabilisierte die transgenerational geprägte Traumabeziehung durch Triggerkontrolle und Affektregulation. Dennoch blieb die Mutter alarmiert und suchte für sich die Möglichkeit einer weiteren Eigentherapie.

Fragmentierte Traumabeziehungsmuster: Eltern mit Entwicklungstraumatisierungen können die Traumatisierungen ihrer Kinder nicht erkennen, sie nicht davor schützen und sie in ihrer Verarbeitung nicht ausreichend unterstützen. So können die eigenen sexuellen Missbrauchserfahrungen einer Mutter, die zu ihrem psychischen Selbstschutz frühkindlich dissoziative Muster entwickelte, es unmöglich machen, den Missbrauch an ihrem Kind zu sehen. Solche Eltern geben ihre dissoziativen Muster weiter. Folgendes *Fallbeispiel* einer frühen, schweren Entwicklungstraumatisierung durch Gewalt, sexuellen Missbrauch und Vernachlässigung durch zwei selbst traumatisierte Eltern soll dies verdeutlichen.

> *Schwere frühkindliche Entwicklungstraumatisierung:* Der zwölfjährige T. hatte sich nach schwerer Entwicklungstraumatisierung durch beide Eltern zunächst für einige Jahre im Heim befunden. Nun lebte er seit drei Jahren in einer Pflegefamilie. Dort fiel auf, dass er gegenüber einem fünfjährigen Mädchen sexuell übergriffig geworden war. Eine Anzeige bei der Polizei war bereits aus pädagogischen Gründen durch die Pflegeeltern vorgenommen worden. T. ließ sich unter einem anfänglichen Zwangskontext und unter Stopp des Kontakts zu den leiblichen Eltern auf einen intensiven Prozess mit imaginativer und spieltherapeutischer Ego-State-Arbeit ein, und es kam in den nächsten zwei Jahren zu keinen weiteren Übergriffen. Es zeigten sich im Verlauf mehrere strukturell dissoziative Persönlichkeitsanteile. Die pädagogisch geschulten Pflegeeltern flankierten die Ego-State-Arbeit cotherapeutisch, so dass T. schulisch und sozial eine erstaunlich gute Entwicklung nahm und geplant wurde, dass der Junge, der als lernbehindert beschult worden war, seinen eigentlichen, nun zugänglicheren Fähigkeiten entsprechend auf eine Hauptschule wechseln sollte. Zu diesem Zeitpunkt stand eine Familienfeier an, zu der auch die leibliche Mutter auf Wunsch des Pflegedienstes eingeladen wurde. Dies konnte trotz einer Stellungnahme durch die Pflegeeltern und Therapeutin nicht verhindert werden, die den Therapieprozess stark gefährdet sahen und keine Hoffnung hatten, die Mutter konstruktiv einbinden zu können. Das Wiedersehen mit der Mutter entfachte bei T. eine starke Sehnsucht nach Wiedervereinigung mit ihr. Er telefonierte über das von der Mutter heimlich geschenkte Handy fast täglich mit ihr. Beide entwickelten unrealistische Pläne für eine Rückkehr von T., der sich in seiner Pflegefamilie nun immer provokativer verhielt – das ging hin bis zu schweren körperlichen Attacken, durch die sich die Pflegeeltern gezwungen sahen, das Pflegeverhältnis aufzukündigen. In der Folge kam es zu vielen fehlgeschlagenen Versuchen der Unterbringung und zu wiederholten stationär-psychiatrischen Krisenaufnahmen. Der äußere Schutz und die bis dahin erfolgreiche Entwicklungsförderung durch gute neue Bindungserfahrungen und Selbstmanagement waren zusammengebrochen. Das Helfernetz fragmentierte mit dem Gesamtsystem.

Hauptziele bei Traumabeziehungsmustern	**Interventionen**
Schutz im System als Basis	BREAK-Interventionen oder andere Schutzmaßnahmen, eventuell Hilfen zur Erziehung oder Pflegeverhältnis, Helferkonferenzen
Systemstabilisierung durch Triggerkontrolle	Arbeit an Trigger(kaskaden) im System (TRIAS), Konfliktmanagement und Ressourcenaktivierung, Beratung über Traumafolgen mit Psychoedukation
Alltagsstabilität und Entwicklungsbewältigung	gegebenenfalls altersgemäße Entwicklungsförderung, gegebenenfalls sozialemotional fördernde Settings, z. B. in Gruppen
Veränderung der Traumabeziehungsmuster und/oder Entwicklung alternativer guter Bindungen	Ressourcenaktivierung in der Traumabeziehung fördern, gegebenenfalls Mobilisierung alternativer guter Bindungsressourcen im sozialen Umfeld (familiär/außerfamiliär)
Symptomreduktion durch Affektregulation im System	systemische Arbeit an Affektregulation (Kapitel 4), imaginative und Ego-State-Arbeit (Abschnitt 2.4 und Kapitel 8)
gegebenenfalls **Integration** im traumatisierten System	dosiert im (Sub-)System (z. B. über Spiel, kreative, narrative, szenische Techniken, systemische Zeitreise)
Individuum: gegebenenfalls individuelle Traumaintegration	individuelle Ego-State-Arbeit, Ressourcenorientierung, gegebenenfalls dosiert, individuell (z. B. PITT EMDR, KBT, MPTT)

Tab. 13: Hauptziele bei Traumabeziehungsmustern und Interventionen

7.3 Therapiephasen

In der Traumatherapie haben sich *vier Phasen im Verlauf* etabliert (vgl. Abschnitt 2.3–2.5). Wir beschränken uns hier auf die kindertherapeutischen individuellen und systemischen Aspekte.

Die Phasen beschreiben kein lineares Vorgehen, sondern rekursive Prozesse, an denen sich einzelne Therapiestunden ebenso wie der Gesamtprozess orientieren:

1) Orientierung im System
2) Stabilisierung im System
3) Traumabegegnung im System
4) Traumaintegration im System.

Stabilisierung steht im Vordergrund, wird an der Bewältigung des Alltags gemessen und immer wieder neu geklärt. So sollte man i. d. R. keine belastende Traumabearbeitung mit EMDR machen, wenn das Kind am nächsten Tag eine wichtige Klassenarbeit schreibt oder die Mutter gerade im Krankenhaus liegt. Am Ende einer Stunde sollte ausreichend Zeit eingeplant werden für eventuell nötige stabilisierende oder reorientierende Maßnahmen. Stabilisierungsrituale vermitteln die Haltung, dass an oberster Stelle die Bewältigung des Alltags steht.

7.3.1 Orientierung im System

Hierher gehören *Diagnostik* und *Evaluation*, die in Kapitel 6 beschrieben sind. In diesem Prozess entwickeln sich zusammen mit den Kindern und Familien ein gemeinsames Erklärungsmodell, geteiltes (Fach-)Wissen und ein Behandlungskontrakt.

Psychoedukation will eine faire Basis anbieten, auf der sich Klienten gut genug informiert fühlen, um eigene Entscheidungen treffen zu können – sie meint nicht, dass wir uns als Experten überlegen machen. Zur Psychoedukation gehört die Vermittlung traumaphysiologischer Zusammenhänge, die Klienten helfen können, sich selbst und ihren Körper besser zu verstehen. Auch die Bandbreite an Möglichkeiten der Behandlung sollte aufgezeigt und miteinander abgewogen, Hoffnung vermittelt und Chancen aufgezeigt werden. Rahmenbedingungen, Risiken und Grenzen einer ambulanten Arbeit werden dargelegt und gegebenenfalls Alternativen vorher gemeinsam überlegt. Dabei geht es um ein altersspezifisches, informiertes Einverständnis aller Beteiligten *(informed consent)*.

Für Kinder benötigt man ein breites Repertoire an symbolhafter Sprache und Metaphern, um sich verständlich zu machen und »anzudocken«. Kinder finden oft selbst die besten Beispiele, und man sollte sie fragen, was für sie passt. Psychische und physische Veränderungen werden dem Kind als wichtige, ja oft (über)lebensnotwendige Alarmreaktionen und Schutzmechanismen des Körpers erklärt. Diese Externalisierung hilft Kindern wie Erwachsenen, sich von Symptomen zu distanzieren und sie als sinnvoll zu akzeptieren. Ältere Kinder und Jugendliche können zu ihren eigenen Experten werden, indem sie als Beobachter eine cotherapeutische Rolle sich selbst gegenüber einnehmen.

Mit Kindern und ihren Familien nutzen wir für die Zielklärung, Kontraktbildung und Therapie gerne die Metapher einer »Bootsreise«. Nicht nur Kindern, sondern auch Eltern macht es Spaß, wieder miteinander »in ein Boot zu kommen«.

Wer ist wann der Kapitän, wer bestimmt das Ziel, wer darf die Segel setzen und das Ruder übernehmen? Wo könnte es Untiefen oder Riffs geben? Wer hält nach dem Wetter Ausschau? An welchen Weg- oder Landmarken kann man sich orientieren, wie erkennt man, wann das Ziel erreicht ist? Usw. Natürlich kann auch jede andere Form der Reise oder Expedition gemeinsam entwickelt werden.

Der Grad der *Realisierung im System* wird über EMIL und über das 4-Stufen-Modell der Traumarealisierung eingeschätzt (vgl. Abschnitt 6.4). Dies ermöglicht einen gezielten Einstieg auf der jeweiligen Stufe des traumatisierten Systems. Von der Stufe der Traumarealisierung hängt die Wahl des therapeutischen Settings ab, mit dem man am erfolgreichsten arbeiten kann.

Bei der Planung müssen Tempo und Timing entsprechend beachtet werden. Wir plädieren für ein schrittweises Vorgehen entlang der Schwere einer individuellen bzw. systemischen Traumafolgestörung. »Einfache« Traumafolgestörungen ermöglichen ein schnelleres, direkteres Vorgehen, »komplexe« Traumafolgestörungen erfordern ein langsameres Vorgehen (vgl. Abschnitt 7.1.2).

In der Phase der Orientierung entsteht bereits das Fundament einer stabilen, tragfähigen Beziehungsbasis mit allen wichtigen Systempartnern. Auf ihr kann Veränderungsarbeit aufbauen und eine Zielklärung stattfinden.

7.3.2 Stabilisierung im System

Die übergeordneten Ziele der Stabilisierung sind Alltagsbewältigung und Symptomreduktion im System. Kinder und Familien erleben sich wieder in Kontrolle und können besser mit neuen Herausforderungen umgehen. Die Bewältigung des Alltags ist eine Voraussetzung für die Phase der Traumabegegnung, in der die Beteiligten in der Lage sein müssen, Gefühle und Impulse ausreichend zu regulieren, sich zu beruhigen und im Hier und Jetzt zu reorientieren.

Die Phase der Stabilisierung dient dem Aufbau von Selbstkontrolle, Selbstmanagement, Selbstwirksamkeit und verfolgt *vier Ziele*:

1) Äußere Sicherheit: Zur Phase der Stabilisierung gehört zunächst, sich und andere zu schützen, den Kontakt zu Schädigern zu reduzieren bzw. zu beenden, sich gegebenenfalls Hilfe anderer Institutionen an die Seite zu holen, Gefahren von Destabilisierung zu vermeiden (z. B. durch unkontrollierten Drogen- oder Alkoholkonsum) und klare Absprachen zum therapeutischen Rahmen zu treffen. Offenheit, Ehrlichkeit, Transparenz und Zuverlässigkeit sind für ein stabiles therapeutisches Bündnis unabdingbar. Klare Zeitabsprachen, die von beiden Seiten eingehalten werden, gehören ebenso zu guten Grenzen wie Absprachen in Bezug auf Krisen mit möglicher Selbst- oder Fremdgefährdung.

2) Affektregulation: Hierzu dienen die psychoimaginativen Techniken des PITT-KID für Kinder und Jugendliche (Krüger u. Reddemann 2007) oder Interventionen aus der traumafokussierten kognitiv-behavioralen Verhaltenstherapie (TF-KBT), die zur Entspannung und Affektregulation für Kinder adaptiert wurde (Landolt 2004, S. 89 ff.). Die dialektisch-behaviorale Verhaltenstherapie (DBT) nach Linehan wurde für Jugendliche angepasst mit dem Ziel, zu lernen, intrusive Phänomene und Selbstverletzungen zu kontrollieren (Miller et al. 2007).

3) Triggerkontrolle: Hier geht es darum, sowohl individuelle Trigger ausfindig zu machen als auch systemische Triggerkaskaden zu ermitteln. Eine systemische Arbeit ist über die Interventionen mit TRIAS und BREAK (vgl. Abschnitt 6.4) möglich oder über das »Trigger- und Lösungsrad« (vgl. Abschnitt 8.1.3).

4) Alltagsbewältigung: An ihr wird letztlich die Stabilität gemessen, z. B. bei Kindern an der Frustrationstoleranz, an der Konzentrationsfähigkeit, an den Schulleistungen, an der Fähigkeit, Kontakte herzustellen und zu halten, zu schlafen, zu essen, sich selbst zu beruhigen etc.
Mit folgenden *Interventionen* können die genannten vier Ziele der Sta-

bilisierung erreicht werden. Sie wurden bereits bei den Fallbeispielen erwähnt und werden in Kapitel 8 genauer erläutert.

a) *Psychoedukation:* Sie begleitet den therapeutischen Prozess und fördert immer wieder das Verständnis von Symptomen und Problemen im System. Sie erleichtert die Selbst- und Fremdakzeptanz dysregulierter Gefühle und Verhaltensmuster.
b) *Klassische Stabilisierungstechniken:* Der Sichere Ort und der Tresor (vgl. Abschnitt 8.1.2) sind einzeln und mit Familiensystemen einsetzbar. Wenn die Imagination eines Sicheren Orts nicht gelingt oder wieder zerstört wird, ist dies häufig ein Hinweis auf aktuelle äußere Bedrohungen. Ohne äußeren Schutz kann kein Schutz im Inneren imaginiert werden.
c) *Ressourcenarbeit:* Hier eignen sich einige Ressourcenmetaphern speziell für Kinder (vgl. Kapitel 8). Zur Ressourcenaktivierung stellen wir eine Technik vor, mit der die Gegengefühle zu den Traumagefühlen des Kindes bzw. Jugendlichen gezielt mobilisiert werden können (beispielsweise Mut gegenüber Angst).
d) *Hypnoimagination:* Imaginieren ist wie mentales Muskeltraining, und Üben hilft!
   Jüngere Kinder haben es dabei leichter als Jugendliche oder Erwachsene. Sie leben in ihrer Fantasie und befinden sich auf vertrautem Terrain. Die meisten früh traumatisierten Menschen haben in ihren Kindheitstagen eigene innere Welten und Schutzmechanismen entwickelt. Von ihnen hat die Traumatherapie viele Techniken erlernt und übernommen.
e) *Medikamente:* Sie können in besonderen Krisen vorübergehend nötig werden oder eine wichtige Unterstützung für eine ambulante Therapie sein, die – wann immer möglich – Vorrang vor stationären Hilfen haben sollte (vgl. Abschnitt 8.1.9).
f) *Stationäre Hilfen:* Eine Mutter-Kind-Kur kann vorübergehende Entlastung schaffen. Für psychisch hochbelastete Kinder oder Eltern kann zur Stabilisierung oder Krisenintervention auch eine (teil)stationäre Behandlung wichtig sein. Bei anhaltenden innerfamiliären Traumatisierungen können kurz- oder längerfristige Unterbringungen durch die Jugendhilfe nötig werden und zur Stabilisierung durch Schutz im System beitragen.

7.3.3 Traumabegegnung im System

In der Traumabegegnung, die in der individuumszentrierten Therapie Traumakonfrontation, -exposition oder -synthese genannt wird, geht es um die direkte Arbeit an der traumatischen Situation. Vorraussetzung sind äußere und innere Sicherheit (Selbstregulation) sowie stabile, unterstützende Beziehungen. Wenn es sich um einzelne, gut abgrenzbare und erinnerbare Traumatisierungen handelt, ist es möglich, diese nacheinander durchzuarbeiten. Je nach Stabilisierung, Schweregrad und Belastung wird man mit den leichteren oder schwereren Ereignissen beginnen. Aufgepfropfte Belastungen einer assoziativ vernetzten Ereigniskette können über Affektbrücken dabei mitverarbeitet werden.

Ziel aller traumakonfrontierenden Verfahren ist die Aktualisierung des Traumageschehens auf allen Ebenen von BASK, damit eine möglichst vollständige Reorganisation auf neuronaler Ebene bewirkt wird. Vereinfacht ausgedrückt, sollen die Erinnerungsfragmente durch das »Durchprozessieren« wieder »zusammengesetzt« – also integriert werden. Zentrale Elemente dabei sind die:

1) Visualisierung
2) Externalisierung
3) Versprachlichung.

Traumatische Erinnerungen oder Sequenzen können nur mit einer ausreichenden inneren Distanz bearbeitet werden. Zur Distanzierung und Visualisierung ist z. B. die Bildschirm-Beoachter-Technik (vgl. Reddemann 2004c; Abschnitt 2.4.3 und 2.4.4) sehr gut geeignet sowie Malen, Gestalten, Schreiben.

Traumaexpositionsverfahren achten auf eine Versprachlichung des oft Unaussprechlichen, denn nur so gelingt eine Einordnung als ganzheitliche Erinnerung ins Hippocampus-»Archiv« unseres Gehirns.

Je jünger Kinder sind, desto eher findet eine Traumabegegnung im Spiel oder über Malen, (Tierhand-)Puppen, Bewegung, Musik oder Gestalten statt.

Je älter Kinder sind, desto eher kann auch schon mit sprachbasierten Methoden gearbeitet werden. Bei (hypno)imaginativen Angeboten sind sie in ihrem Element.

Jugendliche bevorzugen das Gespräch und finden die Arbeit mit Symbolen oder Handpuppen eher »uncool«. Wenn sie aber den Sinn verstehen, sind sie zu Experimenten bereit. Jugendliche nutzen gerne auch gestalterische Elemente und schätzen Zeichnen, Modellieren oder Werken. Auch für imaginative Angebote sind sie in der Regel offen.

Für die individuelle Traumatherapie wurden bereits mehrere ausgezeichnete Verfahren entwickelt. Für den Kinder- und Jugendbereich wird unterschieden in folgende *individualtherapeutische traumabearbeitende Verfahren* (DeGPT 2007)[61]:

A) Für individuelle *einfache* (nonkomplexe) PTBS bei Kindern und Jugendlichen gelten die folgenden zwei Verfahren als diejenigen mit den höchsten Evidenzstufen:

- traumafokussierte kognitiv-behaviorale Therapie (Tf-KBT)
- EMDR (Eye Movement Desensitization and Reprocessing).

B) Für individuelle *komplexe* Traumafolgestörungen bei Kindern und Jugendlichen sind die folgenden Verfahren anerkannt:

- traumafokussierte kognitiv-behaviorale Therapie (Tf-KBT)
- EMDR (Eye Movement Desensitization and Reprocessing) mit Fraktionierung
- KIDNET (narrative Expositionstherapie)
- traumazentrierte spieltherapeutische Verfahren
- psychodynamische imaginative Traumatherapie (PITT-KID)
- mehrdimensionale psychodynamische Traumatherapie (MPTT-KJ).

Die Verfahren unterscheiden sich in ihrer Vorgehensweise erheblich (vgl. Landolt u. Hensel 2008) und sind unterschiedlich intensiv in ihrer Wirkung. Je komplexer die Traumafolgestörung ist, desto schonender sollte man in der Regel vorgehen.

Systemische Traumabegegnung ist möglich mit Einzelnen, im Sub- und seltener auch im Gesamtsystem. Die »Zeitreise« (vgl. Abschnitt 8.1.3)

61 Richtlinien der *Deutschsprachigen Gesellschaft für Psychotraumatologie e. V.* (DeGPT) 2007 für den Erwerb der Zusatzqualifikation »Spezielle Psychotraumatherapie mit Kindern und Jugendlichen«.

eignet sich zur Traumabegegnung sowohl für die Arbeit mit inneren wie äußeren Systemen. Weitere Möglichkeiten über Malen, Narrative und Skulpturen bzw. szenisches Arbeiten werden zur Förderung familiärer Integration vorgestellt.

7.3.4 Traumaintegration im System

Integration im Kontext von Entwicklung und Trauma

Bezogen auf Kinder und Jugendliche, erscheint uns beim Begriff der Integration eine Unterteilung in *Entwicklungs-* und *Trauma*integration nötig, denn beides ist eng miteinander verknüpft. Traumatische Prozesse können die Entwicklung blockieren oder ein Kind überfordern. Umgekehrt fördern neue Entwicklungsschritte manchmal auch die Integration belastender Erfahrungen und beflügeln Resilienz.

*Entwicklungs*integration – so verstanden – findet im Leben von Kindern laufend statt. Durch das Er-Spielen, das Er-Leben, durch Austausch und Interaktion und durch neuronale Verarbeitungsprozesse im Schlaf finden eine zunehmende Einordnung, Realisierung und Kontextualisierung von Entwicklungserfahrungen statt. Für Kinder sind ihre Eltern die entscheidenden »Integrationshelfer«. Sie begleiten, modulieren und »übersetzen« Erfahrungen, die das Kind macht. Sie erklären, was schon zu verstehen ist, sie beruhigen und spiegeln die Affekte des Kindes, so dass es das alles allmählich immer mehr erkennen, benennen, kommunizieren, selbst regulieren und später auch reflektieren kann. Integration ist ein permanenter, lebenslanger Prozess des Einwebens, Einordnens, der Introspektion, Interaktion und Kommunikation.

Entwicklungsintegration gleicht einem Fluss, der wild fließen kann, bevor er in ruhigere und breitere Gewässer einmündet. So wird die neuronale Restrukturierung im Jugendalter zur Chance eines einzigartigen Reifungs- und Integrationsprozesses unserer bis dahin gemachten Lebenserfahrungen und Persönlichkeitsentwicklung, oder sie führt zu einer Reifungskrise in diesem Alter.

Auch die *Familienentwicklung* durchläuft verschiedene Stadien mit immer wieder neuen Phasen der Entwicklungsintegration (z. B. wenn Geschwister geboren werden, Kinder in die Schule eintreten oder die ersten das Haus verlassen). Auch durch Belastungserfahrungen, wie z. B. eine Trennung der Eltern oder eine Erkrankung, können sich Familienentwicklungen radikal ändern. Familien finden nach dem Zusammenbruch alter Überzeugungen und Wertvorstellungen manchmal zu einer adaptiveren Lebenshaltung mit neuem Wachstum und können an Krisen reifen.

*Trauma*integration *im System* beinhaltet zunehmende Synthese- und Realisierungsprozesse, bezogen auf traumaassoziierte Erinnerungen. Sie kann *äußere* und *innere Systeme* betreffen und zeigt sich z. B. daran, dass ein System zur Ruhe gekommen ist und (wieder) im Einklang mit sich und anderen bzw. in guter innerer Kommunikation und Kooperation lebt. Herausforderungen im Prozess von Integration sind:

- Akzeptieren der Verluste, lernen, die Narben zu akzeptieren;
- trauern über das, was war, und über das, was nicht war;
- Abschied nehmen von einem Lebensabschnitt, aber auch von Wünschen und Hoffnungen;
- eigene Grenzen akzeptieren und mit ihnen leben;
- Neuorientieren nach Trauer und Abschied hin zu einem neuen Anfang.

Im *Außensystem* sprechen wir von Integration, wenn alle Beteiligten nach einer Traumatisierung wieder in einem weitgehend stabilen Gleichgewicht miteinander stehen, das in einer neuen Akzeptanz der Traumatisierung innerhalb der Familiengeschichte gründet. Die Traumatisierung wird als zur Familie gehörig erlebt, akzeptiert und löst keine erneuten Affektschübe aus. Die Familie ist wieder offen für Entwicklungsschritte.

Im *Innensystem* zeigte sich eine (Teil-)Integration bei einer jungen erwachsenen Klientin mit DIS nach zwei Jahren Therapie. Sie äußerte: »Ich fühle mich nicht mehr krank. Ich weiß, dass ich mehrere in mir habe, aber ich kann jetzt damit leben. Es fühlt sich für mich normal an. Ich glaube nicht, dass ich das mit der Traumabearbeitung später machen will. Was ich von früher weiß, reicht mir!« Innere Kommunikation und Kooperation hatten zu einem über längere Zeit bereits stabilen Zustand geführt und waren zur inneren Alltagsbegleitung geworden. Sie hatte im Verlauf der Therapie ihre eigene Innere Mentorin entwickelt, über die sie neue Lebenserfahrungen ähnlich wie eine Mutter mit ihren Kindern realisierte und teilintegrierte. Einige Verluste hatte sie betrauert, einige Grenzen erkannt und akzeptiert und sich auf einen Neuanfang mit

Eintritt in die Berufswelt hin orientiert. Sie hatte für sich einen zunächst ausreichend hohen Grad an integrativer Kapazität erreicht.

Traumaintegration in äußeren und inneren Systemen kennzeichnet sich durch die zunehmende *Synthese* traumatischer Erinnerungen und durch *Realisierung* im Sinne von Personifikation (»Es ist wirklich mir/uns passiert«) und Präsentifikation (»Es war damals«) mit Einbettung der Vergangenheit in einen Lebenskontext von Gegenwart und Zukunft) (vgl. Abschnitt 2.6; vgl. auch van der Hart, Nijenhuis u. Steele 2008).

8. Interventionen mit traumatisierten Systemen

8.1 Interventionen *innerhalb* von Therapie

Die Bewältigung von Traumafolgestörungen kann durch Interventionen innerhalb und außerhalb von Therapie unterstützt werden. In diesem Kapitel finden Sie Anregungen und Übungen mit trauma- und systemtherapeutischen Elementen, die sich in unserer Arbeit entwickelt und bewährt haben.

8.1.1 Psychoedukative Elemente

Psychoedukation begleitet den Gesamtprozess und bietet sich manchmal schon am Ende eines Erstinterviews dafür an, psychische und körperliche Auswirkungen durch die Traumatisierung zu erklären. Wichtig sind der passende Zeitpunkt und auch die Klärung der Frage, ob das, was uns »traumatisch« vorkommt, wirklich auch traumatischen Stress verursacht. Trauma wird häufig als Ereignis missverstanden, es meint aber griechisch »Wunde« als körperliche Verletzung oder aber als psychische »Stresswunde« im Sinne reaktiver oder kumulativer biopsychophysiologischer Stressmuster, die zu Symptomen führen (vgl. Abschnitt 5.3). Wie sich diese »Wunde« systemisch in einer Familie auswirkt, wird oft erst im Prozess sichtbar.

Spielerische Psychoedukation mit Kindern hat auch zum Ziel, mit ihnen »ins therapeutische Geschäft« zu kommen. Man muss sie neugierig machen auf sich selbst, auf ihr Gehirn und auf ihren Körper. Um sie für die Arbeit zu gewinnen, sollte man sie als Vertrags- und Kooperationspartner ernst nehmen. Daher gilt es zunächst, mit ihnen eine Sprache zu finden, die in ihre Welt passt oder zur Brücke dorthin werden kann. Hierzu bieten sich *Externalisierungen* an. Sie dienen dazu, Probleme zu distanzieren, statt sie zu internalisieren, und schaffen beim Kind und der Familie ein Gefühl von Kompetenz und Kontrolle über ihr Leben. Probleme sollten so externalisiert werden, dass zugleich Lösungsmöglichkeiten entstehen. Probleme (z. B. Ängste) kann man austricksen, sie hinauswerfen, sich mit ihnen verbünden, ihnen eine Falle stellen, sie besänftigen, sich ihnen mutig entgegenstellen, sie loslassen oder in etwas anderes verzaubern, sie klein oder groß werden lassen. Dabei kann Therapie z. B. als Expedition, Reise oder

Gipfelbesteigung beschrieben werden, bei der das Kind, seine Familie und der Therapeut ein Team bilden, um das Problem (z. B. die Angst) zu erforschen. Mit jüngeren Kindern kann man detektivisch ausspionieren, wie sich das Problem manchmal einschleicht oder wann es Reißaus nimmt (vgl. Freeman, Epston u. Lobovits 2000).

Psychoedukation sollte keine Problemtrance induzieren, sondern Lösungsmöglichkeiten suggerieren. Als Co-Autoren entwickeln wir mit der Familie gemeinsame Lösungsnarrative. Symptome sind wichtige und (ehemals) sinnvolle Schutzlösungen des Körpers.

Metaphern für die Arbeit mit traumatisierten Kindern und Jugendlichen

Triggermetapher: »Fehlalarme« können ausgelöst werden durch starke Gefühle, wenn das Gehirn die Vergangenheit mit der Gegenwart verwechselt und denkt, es sei heute auch so gefährlich wie damals.

Traumametapher: Belastende (traumatische) Erinnerungen ähneln einem zerbrochenen Spiegel – in jedem Spiegelsplitter zeigt sich ein Teil der Erinnerung (z. B. ein plötzliches Gefühl, ein Geräusch, ein Geruch, ein Bild oder eine Körperempfindung). Allein kann man diese einzelnen Erinnerungssplitter oft nicht richtig erkennen oder verstehen. Die Gedanken oder Gefühle (Schmerzen etc.) kommen dann einfach so, wie sie es wollen, und treiben ihr Unwesen. Deshalb ist es wichtig, die Stücke zu einer ganzen Erinnerung zusammenzusetzen, damit sie im Archiv des Gehirns abgelegt werden können. Dort machen sie keine Traurigkeit (Schmerzen, Wut etc.) mehr.

Metaphern für Affektregulation:

- »Die Sicherung der Gefühle brennt durch«: Manchmal werden wir an das schlimme Ereignis erinnert oder erleben ganz plötzlich die schlimmen Gefühle oder Bilder wieder, obwohl keine wirkliche äußere Gefahr da ist. Das ist, als wenn die Sicherung schon beim Lichteinschalten rausspringt anstatt bei einer zu gefährlich hohen Voltzahl. Dann muss erst die Sicherung erneuert werden.
- »Dick- oder Dünnhäuter?«: Menschen und Tiere werden mit einer Körperhaut geboren, damit sie vor Kälte, Wärme, Nässe, Krankheiten und anderen Gefahren geschützt sind. Sie kann dick oder dünn sein. Elefanten sind z. B. Dickhäuter. Manchmal ist die Haut, mit der wir geboren sind, nicht (mehr) passend für die Umgebung, in der wir leben. Dann müssen wir uns eine weitere Schutzhaut zulegen, um uns vor Kälte, Wärme, Ärger, Angst, Stress usw. gut zu schützen.
- »Dünnes Eis«: Manchmal erleben sich Menschen nach einer seelischen oder körperlichen Verletzung »wie auf dünnem Eis«, bei dem

man leicht einbrechen kann. Sie können lernen, die gefährlichen Stellen zu erkennen und zu umgehen.

Metapher für Stabilisierung (Selbständigkeit): »Der eigene sichere Kapitän werden«: Kapitäne sind Meister der Schifffahrt. Es ist noch kein Meister vom Himmel gefallen, aber es sind schon viele durch Übung und Erfahrung zum Kapitän worden. Wie man sein eigenes Lebensschiff sicher durch das Meer segelt, ist eine Meisterschaft wert. Wenn die See ruhig ist, kann man ein Schläfchen machen oder mal den Autopiloten einstellen, das ist leicht und gemütlich. Aber wenn es gefährlich wird, z. B. ein Sturm aufkommt, dann sind die Fähigkeiten des Kapitäns gefragt. Er lernt, mit viel Erfahrung das Schiff sicher durch alle Gefahren zu steuern.

Metapher für Therapie: »Die Schiffsreise«: Das Kind oder die Familie lernt, eine gute und sichere Mannschaft zu werden. Die Metaphorik kann mit dem Kind und seiner Familie nautisch erweitert und immer wieder dafür genutzt werden, Ziele, Routen und Ankerpunkte zu besprechen. Hier eignen sich z. B. das Ruder, der Kompass, Leuchttürme, stürmische und flautige Zeiten, ruhige und gefährliche Gewässer, Anker, Anlegestellen u. v. m. Die Metapher eignet sich für »Innere« und äußere »Mannschaften«, also für Innensysteme und Familiensysteme.

Lösungsmetaphern für die Arbeit mit inneren Anteilen:
»Das innere Team«: Jede Mannschaft ist nur so gut wie ihr Zusammenspiel, und jeder Trainer nur so gut wie seine (Innere) Mannschaft. Das Team kann aus Gefährten, Teammitgliedern, Kollegen oder Mitspielern etc. bestehen. Die Idee der Kooperation beinhaltet, dass jeder eine wichtige Aufgabe hat und keiner rausgeschmissen, wohl aber notfalls mal »des Platzes verwiesen« werden kann.

»Friedensverträge oder Stillhalteabkommen« sollten insbesondere mit inneren Verteidigeranteilen geschlossen werden, die stark gegen reale oder vermeintliche Gefahren (z. B. auch Therapie!) ankämpfen.

»Expedition ins Innere«: Therapie als Entdeckungsreise zu sich, seinen Gefühlen, seinen Stärken und Schwierigkeiten, seinen verschiedenen inneren Mitspielern usw.

»Chef(in) über sich selbst werden«: Ein Ziel von Therapie kann sein, Kontrolle über sein eigenes Verhalten, seine Gefühle und Anteile zu erlangen nach dem Motto: »Zusammen sind wir stärker!«

»Coolness-Training«: um Verhaltensmuskeln zu trainieren, um mit den inneren Anteilen eine starke Innere Mannschaft zu entwickeln und Weltmeister über sich selbst zu werden.

»Das Spechtnest«: Eine Symbolisierung hilft, mit dem Kind ein Bündnis zur Inneren Teamarbeit herzustellen. Hier bieten sich besonders kleine Gruppen von Tieren an (wie z. B. Vogelnester), mit denen die innere »Vielfalt« repräsentiert werden kann. Das Spechtnest, ein Vogelnest in Form einer Fingerhandpuppe, ist besonders nützlich, da es neben drei kleinen Spechten im Nest einen großen Elternspecht hat. Dessen Aufgabe ist es, die Kooperation und Kommunikation im Inneren des »Nests« zu fördern. Er kann sozusagen zum anp (vgl. Abschnitt 5.2) und zum Trainer seiner inneren Mannschaft werden.

»Eierkartons«: Ein Eierkarton kann als Modell für Einheit und Vielfalt im Gehirn genutzt werden. Geöffnet zeigt er viele Kuhlen. In ihnen können einzelne Anteile »wohnen«. Sie können entweder ruhig schlafen, sich ausruhen oder aktiv werden und die Kontrolle in Form von Verhalten übernehmen. Jeder innere Anteil benötigt seinen eigenen Platz, alle zusammen sind eine Person. Man kann Anteile auch gestalten oder durch kleine Fingerpuppen repräsentieren. Anteile können dort miteinander trainieren, sich besuchen oder zurückziehen, Innere Konferenzen abhalten usw. Der Deckel des Eierkartons kann symbolisch geschlossen sein, wenn innen »Ruhe« ist, oder aufspringen bei inneren Turbulenzen. Das Modell kann sehr spielerisch genutzt werden. Es ist gerade für Grundschulkinder viel leichter, ihre inneren Kämpfe und Ambivalenzen so zu zeigen, als darüber zu reden. Innere Freundschaften und Feindschaften bekommen Gestalt. Im Verlaufe von Therapie ist das Modell ein Konstrukt, das sich verändert und irgendwann überflüssig wird. Es kann auch als Sprachbrücke zwischen Kind, Therapeut und Eltern dienen. Die Kommunikation mit inneren Anteilen sollte, je älter das Kind ist, auf die Therapiesituation eingeschränkt werden, damit Eltern und Lehrer im Alltag mit dem »einen Kind von heute« umgehen und handlungsfähig bleiben. Sie können dem Kind allerdings Hilfestellungen anbieten, um seine innere Kommunikation und Kooperation zu unterstützen (z. B. indem sie es daran erinnern, eine Innere Runde oder Besprechung zu machen, um etwas zu klären). Dies sollte eine unaufdringliche, verdeckte Botschaft an das Kind sein, die es vor anderen nicht bloßstellt (wie z. B. »Klär das mal bitte« oder »Nimm dich zusammen«). Die Aufgabe für das »Kind von heute« ist es, durch innere Kommunikation und Kooperation mit allen Anteilen letztlich ein faires Miteinander herzustellen und wieder Kontrolle über sein Verhalten zu erlangen.

Symptome verstehen lernen:

- *Gereiztheit, Impulsivität* und *Aggressivität* sind als physiologische Traumafolgen zu verstehen, die sich interaktionell im System auswirken können. Bei Kindern führen sie oft zu Scham- und Schuldgefühlen, bei Familienangehörigen zu Ärger, Unverständnis, Hilflosigkeit oder Wut. Hier sollte Verständnis für die Eigendynamik von Traumastress vermittelt werden.
- *Konzentrationsstörungen* können beim Erledigen von Alltagsaufgaben, insbesondere von Hausaufgaben, zu einem hohen Stresspegel in der Familie führen. Hier hilft oft eine kurze Erklärung über Stressauswirkungen auf unser Gehirn und seine Botenstoffe, die die Konzentration (oft durch Dissoziation) erschweren. Die Aussicht, dass diese Dysregulation sich unter der Verarbeitung des Traumas i. d. R. wieder normalisiert, motiviert Familien, in der Arbeit durchzuhalten. Kinder mit struktureller Dissoziation müssen unter Umständen zunächst lernen, bestimmte Aufgaben durch bestimmte Anteile ausführen zu lassen.
- *Schlafstörungen* können Kinder und Familien erheblich belasten. Traumatisierte Jugendliche schlafen oft nächtelang nicht und geraten in einen Teufelskreis der Dysregulation. Um diese Stressspirale zu durchbrechen, kann es sinnvoll sein, für wenige Nächte schlafinduzierende Medikamente in Form einzeln abgezählter Tabletten mitzugeben, mit dem Hinweis auf die Gefahren von Abhängigkeit bei längerer Einnahme.
- *Trennungsängste* treten gerade bei jüngeren traumatisierten Kindern häufig auf. Hierzu gehört oft auch die Angst, alleine zu schlafen, weil die Nacht das Trennungserleben verstärkt. Eltern müssen manchmal ent-ängstigt werden bezüglich ihrer Regel, dass Kinder lernen sollten, im eigenen Bett zu schlafen. Für begrenzte Zeit kann es auch für ältere traumatisierte Kinder sehr beruhigend und entlastend sein, erneut im elterlichen Bett schlafen zu dürfen. Umgekehrt können Eltern selbst Ängste erleben, von Kindern oder Partnern getrennt zu sein.
- *Körpersymptome* aller Art wie z. B. Bauch-, Kopf-, Rücken- oder Magenschmerzen sind zu unterscheiden von traumaspezifischen Symptomen im Sinne von Körpererinnerungen, z. B. Schmerzzustände an Stellen früherer körperlicher Misshandlung oder Unterleibsschmerzen, -blutungen nach sexuellen

Missbrauchserfahrungen. Schmerzen können auch dissoziativ abgespalten sein und mit einer Schmerzunempfindlichkeit einhergehen.

- *Essstörungen* können gerade bei früh traumatisierten Jugendlichen phasenweise auftreten und mit Selbsthass oder Wünschen nach Selbstzerstörung einhergehen. Symptome sind hier i. d. R. inneren Anteilen zugehörig, können daher wechseln und entsprechen nicht den klassischen Kriterien einer Magersucht oder Bulimie.
- *Innere Stimmen* sind für ältere Kinder oder Jugendliche ein sehr beschämendes Symptom, das sie in Verbindung mit »Verrücktsein« bringen. Diese Stimmen gehen nicht mit einem übergreifenden Realitätsverlust einher und müssen deutlich von psychotischen Stimmen bzw. einer Schizophrenie unterschieden werden. Dissoziative *innere* Stimmen finden sich regelhaft bei sekundärer und tertiärer struktureller Dissoziation. Sie gehören inneren Anteilen, die durch Stress aktiviert werden können. Stimmen können als bedrängend erlebt werden, klar hörbar sein oder eher wie Gemurmel oder wie ein »innerer Tumult«.
- *Erinnerungsverluste* sind zu unterscheiden in amnestische Lücken, bezogen auf die Vergangenheit (biografische Amnesie), und solche, die den Alltag betreffen. Sie werden meist aus Scham geleugnet und weisen im Kontext von Trauma auf eine strukturelle dissoziative Störung hin. Sie sind durch ausgeprägte Bewusstseinsbarrieren zwischen verschiedenen Anteilen erklärbar, die zu wechselnden schulischen Fertigkeiten mit zwischenzeitlichem »Verlust« von Wissen und Gelerntem führen können.
- *Selbstverletzendes Verhalten* (SVV) kann zu einer starken Dynamik in Familien führen. Wir beschränken uns hier auf Selbstverletzungen, die zur Beruhigung dienen und von schwer traumatisierten Jugendlichen und Erwachsenen zur Affektregulation eingesetzt werden. Betroffene Jugendliche schämen sich meist über sich und leiden an ihrem Verhalten (Ritzen, Schneiden, Brennen usw.). Wenn dieses Verhalten als die bis dahin beste Lösung wertgeschätzt wird, suchen Jugendliche aus eigenem Antrieb weniger selbstschädigende Alternativen und sind motiviert »clean« zu werden und zu bleiben. Ein traumaphysiologisches Verständnis der Verminderung des Schmerzerlebens durch Endorphine und der antidissoziativen Wirkung

von SVV kann eine Brücke zu mehr Selbst- und Fremdakzeptanz werden. Eltern sind verängstigt, wenn sie Selbstverletzung mit Suizidalität verwechseln. Sie benötigen Hilfestellungen, um zu lernen, aus dem häuslichen interaktionellen Sorgenstresskarussell auszusteigen und die Verantwortung den Jugendlichen und der Therapie zu überlassen.

- *Suizidale Gedanken, Impulse, Handlungen* müssen gut unterschieden und offen mit den verantwortlichen Bezugspersonen angesprochen werden. Dabei wird geklärt, an wen sich der Klient zu welchem Zeitpunkt wendet und welche Maßnahmen dann als verbindlich vereinbart werden (z. B. stationäre Krisenintervention). Bei Kindern und Jugendlichen, die plötzlich in sehr verzweifelte oder suizidale Zustände kommen, sollte grundsätzlich auch ein erneuter Schädigerkontakt bedacht und abgeklärt werden.

8.1.2 Kindzentrierte Techniken

Affektregulation durch den Tresor und den Sicheren Ort

Diese beiden »klassischen« Stabilisierungstechniken wurden vor allem durch Reddemann (2001) und Huber (2003b) bekannt. Wir beschreiben hier das Prinzip und Vorgehen.

Tresor (Safe)

Der Tresor (Safe) wird erklärt als Ort, an dem etwas Belastendes abgelegt werden kann. Das Kind bzw. der Jugendliche wird gebeten, sich einen persönlichen Tresor vorzustellen. Der Tresor soll groß sein, rundherum abgesichert und nur für das Kind bzw. den Jugendlichen persönlich zugänglich sein bzw. für Innere Helfer! Er sollte innen geräumig sein, eventuell Regale oder Ähnliches zum Sortieren und Ablegen haben. Er wird durch ein oder mehrere Schlösser gesichert. Alles, was hilft, den Tresor sicher und funktional zu machen, ist imaginativ erlaubt (z. B. Untertresore im Tresor, zusätzliche Wände, Außen- oder Innenanlagen zum Schutz etc.). Die Imagination kann angeleitet und zusätzlicher Schutz kann anregt werden. Kinder wollen den Tresor gerne auch malen oder gestalten. Am Ende wird das Kind gefragt, ob der Tresor (in der Fantasie) ganz und gar sicher ist. Das Kind kann im Laufe der Zeit Veränderungen und Ergänzungen vornehmen, um den Tresor noch sicherer zu machen. Danach wird es eingeladen, Dinge im Tresor abzulegen, von denen es z. B. Abstand sucht oder über die es Kontrolle gewinnen möchte (gute Schätze können anderswo gesammelt werden).

Funktionen: Der Tresor ermöglicht ein Ablegen von belastenden Erinnerungen, Gefühlen, Bildern, Träumen und anderen Intrusionen. Durch Distanzierung (statt Vernichtung) kann Kontrolle über das Erinnerungsmaterial erlangt werden. Dies erfolgt immer in konkreter symbolhafter Form. Abgelegt werden können beispielsweise:

- Bildsequenzen von Erinnerungen oder Träumen als Videofilme oder DVDs (sie werden dabei aber nicht wieder angeschaut!)
- einzelne Bilder, z. B. als Fotografien eingepackt
- Gedanken, z. B. imaginativ auf Papier aufgeschrieben
- Gefühle in Form eines Symbols (z. B. ein Stein für Angst)
- Schmerzen in Form eines Symbols (z. B. ein Verband).

Man kann auch imaginative Wächter vor oder in den Tresor stellen (z. B. Tiere, Ritter, Feen). Auch innere Helfer dürfen Zugang zum Tresor haben, um Dinge dort stellvertretend für das Kind abzulegen. Man sollte möglichst keine realen Menschen dabei einbinden (außer gegebenenfalls positiv besetzte verstorbene Personen).

Sicherer Ort (Guter Ort, Schutzort, Geborgenheitssort, Lieblingsort, Innere Welt o. Ä. m.)

Dies soll ein gut geschützter, unzerstörbarer Ort in der Fantasie sein, der nur persönlich für das Kind bzw. den Jugendlichen zugänglich ist. Das Kind wird angeregt, einen Ort in seiner Fantasie zu suchen (möglichst keinen realen Ort, da dieser letztlich immer zerstörbar wäre). Er kann z. B. auf der Erde oder im Weltall, auf dem Land oder unter Wasser sein. Das Kind darf sich seinen ganz eigenen Ort ausdenken, einrichten und ausschmücken. Es sollte mehr oder weniger imaginativ hindurchgeführt werden. Wichtig ist eine Rückkoppelung bezüglich dessen, wo es sich in der Fantasie gerade befindet, und eine Anregung aller Sinnesbereiche durch Dinge zum Wohlfühlen (Sehen, Hören, Riechen, Schmecken, Spüren). Am Ende wird gefragt, ob sich das Kind bzw. der Jugendliche dort ganz und gar wohl- und sicher fühlt (gegebenenfalls auch die anderen Anteile). Zuletzt wird die Möglichkeit betont, dass jederzeit Veränderungen und Ergänzungen vorgenommen werden können. Dann wird vorgeschlagen, diesen Ort immer, wenn gewünscht, aufzusuchen. Junge Kinder können ihre guten Eltern oder Freunde dort hinwünschen, während ältere Jugendliche i. d. R. besser beraten sind, keine bekannten Personen dorthin einzuladen (außer sehr positiv besetzte verstorbene Menschen). Der Ort wird von jüngeren Kindern gern externalisiert, z. B. gemalt, gestaltet. Jugendliche behalten ihn eher für sich.

Funktionen: Kinder bzw. Jugendliche sollen sich dort in schwierigen Zeiten sicher, geborgen und wohlfühlen können. Sie können diesen Ort aufsuchen, um aufzutanken oder einen oder mehrere innere Anteile vor dem Alltag zu schützen.

Auch *innere Helfer* oder gute Wesen dürfen dort leben, können vergrößert oder vervielfältigt (z. B. geklont) werden. Jeder Anteil kann eigene innere Helfer bekommen. Die Inneren Helfer können zusammen mit dem »Tresor« oder dem »Sicheren Ort« zum Schutz vor unkontrollierbaren Gefühlen (z. B. überflutender Angst, Wut, Scham, Hass) eingesetzt werden. Helfer können verletzten inneren Anteilen bzw. Kindern Trost, Versorgung und Zuwendung schenken oder sie abschirmen. Sie können auch zu Inneren Bergungsaktionen herangezogen werden. Falls es andere Anteile dort gibt, sollten sie jeweils einen eigenen Platz erhalten, an dem auch sie sich ganz sicher und wohlfühlen und der sowohl abgrenzbar als auch zugänglich ist. In diesem Fall sollte auch ein Versammlungsort oder Treffpunkt für alle Anteile geschaffen werden mit dem Ziel, die Möglichkeiten der Inneren Kommunikation und Kooperation anzuregen.

Ein *Weiser innerer Anteil* ist in jedem von uns und wird oft als älteres Wesen suggeriert und imaginiert, das unserem unbewussten und intuitiven Wissen entspricht und das zur Versorgung des Selbst oder anderer innerer Anteile helfen kann. Dieser Weise Anteil ist für Jugendliche und Erwachsene oft sehr hilfreich am Sicheren Ort.

Beide Stabilisierungsübungen, der Tresor und der Sichere Ort, dienen der Affektregulation und damit der *inneren* Sicherheit. Sie können keine *äußere* Sicherheit ersetzen. Vielmehr benötigen beide den äußeren Schutz, damit sie ihre Wirkung entfalten können. Ansonsten werden sie oft wieder zerstört als Hinweis auf mangelnde Sicherheit.

Affektregulation durch Ressourcenarbeit und Hypnoimagination:

- *Schatztruhe:* für Erinnerungsstücke, die auf gute, schöne Erlebnisse oder Zeiten verweisen

- *Spaßbuch:* zum Aufschreiben von Freude, Humor, Spaß, Erfolgen und guten Gefühlen
- *Fotoalbum* (imaginativ oder real): zur Sammlung guter Erinnerungen
- *Fantasiekino:* eigenes inneres Kino für lustige und schöne Filme (Ablenkung)
- *Waage:* für positive und negative Erlebnisse am Tag, in der Woche, im Monat, im Jahr
- *Innere Helfer und Innere Freunde:* die immer da sind, wenn man sie braucht, z. B. für Mädchen: Bibi Blocksberg, Pippi Langstrumpf, Hermine Granger, Lara Croft …, z. B. für Jungen: Harry Potter, James Bond, Indiana Jones, Awata, Fußballhelden …
- *Kompetenzstern:* für eigene Ressourcen und aus der Belastung gewonnene Kräfte
- *Zukunftsfilm:* Imagination über das Leben in einem oder fünf oder zehn Jahren anregen (»Welche Bedeutung soll dann die belastende Lebenserfahrung haben?«), z. B. eine Geschichte dazu schreiben
- *Imaginationsübungen des PITT*: Beobachtertechnik, Arbeit mit dem inneren Kind, Innere Teamkonferenzen etc.
- *Körperschutz:* Schutzmantel, Kettenhemd, Schutzschild, Hörschutz etc. imaginieren
- *Gefühle regulieren:* über Thermostat, Regler, Dimmer, Verdünnung etc.
- *Bilder verändern:* übermalen, zerspringen oder vorlaufen lassen, verzerren, verbrennen, wegpacken etc.
- *Traumafilm stoppen:* schnell zurücklaufen lassen, ohne ihn sich wieder anzuschauen, »Kanal wechseln«
- *Gegenbilder* zu den Schreckensbildern finden lassen
- *Staudammarbeit:* kontrolliertes »Ablassen« von Traumagefühlen (Tröpfchen – Strahl – Strom).

Triggerkontrolle durch »die sieben Bewältigungsschritte«

Hier geht es um den therapeutischen Einsatz einer Ressourcentechnik, die auf den Abbau von traumatischem Stress und auf Triggerkontrolle zielt. Dabei nähert man sich schrittweise dem Triggerreiz an. Die Technik soll hier am klassischen Beispiel von Trennungsängsten nach Trauma verdeutlicht werden. Das Kind wird durch bereits kurze

Abwesenheiten der Bezugsperson getriggert und reagiert mit starker Trennungsangst. Man geht in folgenden sieben Schritten vor, die anschließend erläutert werden:

1) *Belastungsgefühl erfragen:* z. B. bei Trennungsängsten
2) *Gegengefühl finden* (z. B. Mut): Situation, in der das Kind schon mal sehr viel Mut gezeigt hat
3) *Bewältigungsfähigkeit(en) suchen:* Situation, in der (andere) Ängste bereits bewältigt wurden
4) *Triggerbewältigung in der Vergangenheit:* Situation, in der eine Trennungsangst früher schon bewältigt wurde
5) *Triggerbewältigung in der Gegenwart:* Situation, in der eine Trennungsangst heute schon bewältigt wird
6) *Triggerbewältigung in der Zukunft:* Situation, in der eine Trennungsangst demnächst bewältigt werden soll
7) *Verbreiterung und Verankerung:* mit Bild, Helfer, Symbol, Zukunftsfilm oder Schatzkiste.

Erläuterung:

1) *Belastungsgefühl erfragen:* z. B. Angst, wenn die Mutter einkaufen geht und das Kind allein zu Hause ist: »Welches Gefühl erlebst du dabei?« (Z. B. »ein mulmiges Gefühl«.) »In welchen anderen Situationen kennst du das Gefühl?« (Z. B. abends im Bett.) – Weitere Trigger erfragen.
2) *Gegengefühl finden:* Erlebnisse mit dem gegenteiligen Affekt erfragen, hier z. B. Mut kontra Angst: »Warst du schon mal bei etwas ganz mutig? Erzähl mir mal genau, wie das war!« (Z. B. auf einen Baum geklettert.) »Und woran (wo im Körper) hast du das gespürt?« (Z. B. Kribbeln im Körper.)
3) *Bewältigungsfähigkeit(en) suchen:* Bewältigung des Triggergefühls (z. B. Angst durch Mut und Ruhe): »Welche Situation hast du schon erlebt, in der du es geschafft hast, so ein mulmiges Gefühl oder eine kleine Angst [unspezifisch] auszuhalten?« (Z. B. auf der Achterbahn.) »Was/Welche Fähigkeit hat dir dabei geholfen?« (Z. B. Mut, Ruhe.) »Und wann hast du gemerkt, dass du es geschafft hattest?« (Z. B.: »Als ich wieder unten war und Mama stolz war.«) »Und woran (wo im Körper) hast du gespürt, dass du es geschafft hattest?« (Z. B. Kribbeln im Körper.)
4) *Triggerbewältigung in der Vergangenheit:* »Wenn deine Mutter einkaufen musste [Trennungssituation], hast du es da früher schon irgendwie mal ein kleines bisschen geschafft, das mulmige Gefühl

auszuhalten?« (Z. B.: »Vor einer Woche, als ich krank war.«) »Und wie [Fähigkeit] hast du das geschafft?« (Z. B. Fähigkeit, sich mit Spielen abzulenken.) »Hat jemand gemerkt, dass du das geschafft hattest?« (Z. B. die Mutter.) »Woran hat sie es gemerkt?« »Wie hat sie reagiert?« (Sie hat z. B. gelobt.) »Und als sie dich gelobt hat, wo hast du das im Körper gespürt?« (Z. B. in der Herzgegend.)

5) *Triggerbewältigung in der Gegenwart:* »Wo merkst du das mulmige Gefühl im Körper, wenn deine Mutter nicht da ist?« (Z. B. im Bauch.) »Welche Situationen schaffst du schon, ohne Mutter auszuhalten? Mit welcher Fähigkeit?« (Z. B. Mut, Ruhe.) »Woran im Körper spürst du, wenn du das geschafft hast?« (Z. B. Kribbeln im Körper.)
6) *Triggerbewältigung in der Zukunft:* »Wann könnte das mulmige Gefühl wiederkommen?« (Z. B.: »Wenn Mama bald ins Krankenhaus muss.«) »Woran könntest du das merken?« (Z. B.: »Wenn ich immer daran denken muss und es im Bauch spüre.«) »Wie belastend ist das jetzt, wenn du daran denkst, auf einer Skala von 1 bis 10 (oder auf einer Skala mit Gefühlsgesichtern)?« »Was könntest du tun, um diese Situation zu bewältigen?« (Z. B. Mut, Ruhe, ein Bild von Mama anschauen.)
7) *Verbreiterung und Verankerung:* »Wann hast du das ... (diese Fähigkeit) schon mal gezeigt?« (Z. B. als sie früher mal im Krankenhaus war.) »Denk jetzt daran, wie genau du das geschafft hast!« – BASK: »Was hast du getan, gedacht, gefühlt, gespürt?« – Folgende Verankerungen für die Bewältigungsfähigkeit können flexibel eingesetzt werden: »Mal mal ein Bild, in dem du das mit deiner Fähigkeit ... geschafft hast.« »Mal jetzt deinen Helfer dazu und wie er dich daran (an deine Fähigkeit) erinnert.« »Such dir etwas (ein Symbol), das dich an deine Fähigkeit erinnert.« »Mach mal einen kleinen Zukunftsfilm dazu, wie du mit deinem Helfer zusammen die Situation meisterst!« (Das imaginierte Meisterschaftsvideo kann in eine Schatzkiste abgelegt und jederzeit angeschaut werden.) »Wie belastend ist das [Zukunftstrigger] jetzt auf einer Skala von 1 bis 10 (oder auf einer Skala mit Gefühlsgesichtern)?« In der Regel sinkt die Belastung deutlich.

Traumabegegnung über die »innere Zeitreise«

Hierbei handelt es sich um eine systemische Traumabegegnungstechnik, die das innere und das äußere System einbezieht. Die »Zeitreise« zeichnet sich aus durch die Verknüpfung der drei zeitlichen Perspektiven Vergangenheit, Gegenwart und Zukunft und wird strukturiert durch BASK. Sie bezieht die Distanzierung durch einen Inneren Beobachter, den Inneren Helfer, den Sicheren Ort und gegebenenfalls den Tresor mit ein und setzt diese Techniken voraus. Die Zeitreise ist mit

Einzelnen ebenso wie mit Familien einsetzbar. Sie ist kombinierbar mit Ego-State-Arbeit, EMDR, Malen und Gestalten. Man geht in sechs Schritten vor.

1) *Beobachterinstallation: Suche nach Ressourcenerlebnis* (gegebenenfalls Bild malen lassen, EMDR-Verankerung)
2) *Suche nach Bewältigungserlebnis mit dem Inneren Beobachter* (gegebenenfalls Bild malen lassen, EMDR-Verankerung)
3) *Traumabegegnung in Begleitung des Inneren Helfers* (gegebenenfalls vier sequentielle Bilder malen lassen, EMDR)
   a) Aufsuchen einer traumatischen Belastungssituation durch den Inneren Beobachter
   b) Versorgung des verletzten Anteils durch den Inneren Helfer (mit BASK-umfassendem Bild)
   c) Zeitreise des verletzten Anteils mit dem Inneren Helfer in die Gegenwart an den Sicheren Ort
   d) innere Systemintegration des verletzten Anteils durch den Inneren Helfer
4) Zukunftsblick durch den Inneren Beobachter (gegebenenfalls Bild malen lassen, EMDR-Verankerung)
5) Triggerbewältigung durch das Ich von heute (gegebenenfalls Bild, EMDR-Verankerung)
6) systemische Unterstützung von außen (z. B. durch die Familie).

Erläuterung:
1) Beobachterinstallation: Suche nach Ressourcenerlebnis (gegebenenfalls Bild malen lassen, EMDR-Verankerung); bei kleinen Kindern z. B. durch Figur, Fernrohr oder Zeichnung veranschaulichen. Beobachterinstallation: »Kannst du dir mal einen inneren Beobachter vorstellen, der mit einem Fernrohr in die Ferne der Zukunft und der Vergangenheit schauen kann? Er kann Dinge sehen, die erst vor Kurzem passiert sind, und auch solche, die schon sehr lange her sind.« Manchmal hören Beobachter auch Geräusche und lauschen und schauen dann in eine bestimmte Richtung. – Suche nach einem Ressourcenerlebnis: »Stell dir nun vor, dies ist dein persönlicher Beobachter, der Beobachter von [Name]. Er steigt nun auf den Aussichtsturm und schaut als Erstes mit dem Fernrohr in die Ferne der Vergangenheit und sucht nach einem besonders schönen Erlebnis. Was sieht dein Beobachter dort? Bitte ihn zu beobachten, wann du schon einmal lustig, fröhlich, entspannt, geborgen ... warst!«

2) Suche nach Bewältigungserlebnis mit dem Inneren Beobachter: »Nun bitte deinen Beobachter erneut, mit dem Fernrohr in die Ferne der Vergangenheit zu gucken, und bitte ihn, ein kleines Belastungserlebnis auszukundschaften, das [Name] gut bewältigt und gemeistert hat.« – Variante bei ähnlichen Belastungen (Knotenpunkt), die assoziativ über eine Affektbrücke verknüpft sind: »Nun bitte deinen Beobachter auszukundschaften, wann du schon einmal (so) traurig/wütend/enttäuscht/allein ... warst wie [in der vorangegangenen Belastungssituation]. Wie alt war der/die (kleine) [Name] damals? Wer und was hat ihm/ihr geholfen?« Oder bei Anteilen: »Wie alt war dein Körper damals, als dieser Anteil entstand?«

3) Traumabegegnung in Begleitung des Inneren Helfers:

a) Aufsuchen einer traumatischen Belastungssituation durch den Inneren Beobachter (Affektbrücke): »Nun bitte deinen Beobachter, zu der früheren Belastung [der traumatischen Situation] zu schauen. Was sieht und hört dein Beobachter dort, wenn er das Kind [Name] von *früher* sieht? Was hat das Kind [Name] von *früher* damals gedacht, gefühlt und im Körper gespürt?«
b) Versorgung des verletzten Anteils durch den Inneren Helfer (mit BASK-umfassendem Bild): »Stelle dir nun bitte deinen inneren Helfer vor [Zauberer, Fee, Engel, den Weisen Anteil etc.] – vielleicht sieht er auch ein bisschen so aus wie du. Bitte ihn, dem Kind [Name] von *früher* zur Hilfe zu kommen. Wie könnte er dies tun? Was braucht das Kind dort?« – Heilung durch tröstende Handlungen und Körperberührungen des Inneren Helfers: »Was kann der [Helfer] tun? – Lass ihn das für das Kind [Name] von *früher* jetzt tun!« – Heilung durch tröstende Worte und Kognitionen des inneren Helfers: »Was kann der [Helfer] dem Kind [Name] von *früher* zum Trost sagen oder was ihm erklären? Wie könnte er ganz genau helfen? – Lass ihn das jetzt nacheinander machen!« – Heilung der Gefühle in Begleitung des Inneren Helfers: »Wie fühlt sich das Kind [Name] von *früher* jetzt? Was bräuchte es noch?« (Helfer tun lassen, Restbelastungen können zunächst im Tresor abgelegt werden.)
c) Zeitreise des verletzten Anteils mit dem Inneren Helfer in die Gegenwart an den Sicheren Ort: »Stelle dir vor, das Kind [Name] von *früher* macht jetzt zusammen mit dem Helfer eine Zeitreise an den Sicheren Ort. Wo kann es einen Platz für sich finden, was bräuchte es dort? Bitte den inneren Beobachter, das Kind von *früher* von nun an mit zu beobachten.«
d) Innere Systemintegration des verletzten Anteils durch den inneren Helfer: »Bitte deinen [Helfer], das Kind [Name] von *früher* dem [Name] von *heute* vorzustellen. Erkläre beiden, wer wer ist

[hilfreiche Worte, Kognitionen, Idee des gemeinsamen Lernens und Wachsens einfließen lassen mit dem Ziel der Tröstung, Versorgung und Akzeptanz des verletzten Anteils]. Erkläre ihm, dass das Kind [Name] von *heute* schon sehr viel kann, bewältigt hat, fähig ist zu tun [Beispiele]. Biete dem Kind [Name] von *früher* an, mit dem inneren Helfer am Sicheren Ort zu bleiben. Es kann aber auch lernen, das Kind [Name] von *heute* zu begleiten. Jetzt bitte deinen Helfer, sich (alle) am Sicheren Ort einander vorzustellen.« Falls dies für Anteile noch zu früh ist, soll zunächst nur die Ankunft des verletzten Kindes mitgeteilt werden.

4) Zukunftsblick durch den Inneren Beobachter: »Jetzt bitte deinen Beobachter, noch einmal auf seinen Aussichtsturm zu steigen und diesmal in die andere Richtung, nämlich mit dem Fernrohr in die Zukunft (der nächsten Wochen, Monate ...) zu schauen und zu lauschen. Was bräuchte das Kind [Name] von *früher* in der Zukunft? Weitere innere oder äußere Hilfen?«

5) Triggerbewältigung durch das Ich von heute: »Was macht [Name] von *heute* dort in der Zukunft, wenn [die Triggersituation] auftritt? Wie wird der verletzte Anteil innen versorgt? Bewältigt er die Situation?«

6) Systemische Unterstützung von außen (z. B. durch die Familie): »Was kann die Familie unterstützend tun? Wie genau sollte wer das Kind [Name] von *heute* unterstützen?«

Die Zeitreise berücksichtig *drei Prinzipien* als Rahmen einer Traumabegegnung:

1) Zeitbrücke in Bezug zum Trauma:
   vorher – Traumazeit (dosiert) – nachher
2) Ressourceneinbettung als Sandwichprinzip:
   Ressource – Trauma – Ressource
3) Traumaannäherung:
   von der Traumastarre damals in die dosierte Bewältigung heute.

Die Anwendung der Zeitreise bietet viele Möglichkeiten:

- Sie ist mit inneren und äußeren Systemen nutzbar.
- Sie ist strukturiert im Erarbeiten aller (BASK-)Ebenen (vgl. Protokollbogen im Anhang).
- Sie ermöglicht kleine Syntheseschritte im Sinne einer Bearbeitung kleiner Ausschnitte des Traumas.

- Sie ermöglicht die Arbeit mit einem breiten Altersspektrum (Kinder bis Erwachsene).
- Sie integriert das Trauma in einen Zeitkontext von Vergangenheit – Gegenwart – Zukunft.
- Sie ermöglicht ein Pendeln zwischen Ressourcenaktivierung und Bewältigungsarbeit.
- Sie ist nicht nur bei Traumafolgen, sondern auch bei anderen Belastungen einsetzbar.
- Sie ist kombinierbar mit EMDR, PITT, Ego-State-Arbeit.
- Sie ist kombinierbar mit Malen, Gestalten, Figuren- und szenischer Arbeit.
- Sie ist kombinierbar mit systemischen und hypnoimaginativen Elementen.

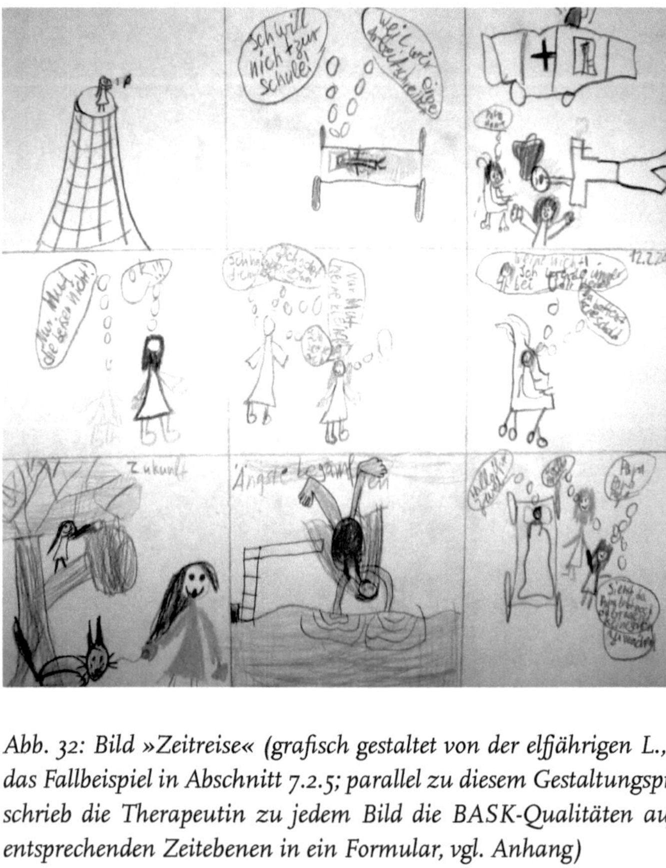

Abb. 32: Bild »Zeitreise« (grafisch gestaltet von der elfjährigen L., siehe das Fallbeispiel in Abschnitt 7.2.5; parallel zu diesem Gestaltungsprozess schrieb die Therapeutin zu jedem Bild die BASK-Qualitäten auf den entsprechenden Zeitebenen in ein Formular, vgl. Anhang)

8.1.3 Familienzentrierte Techniken

Systemisches »Trigger- und Lösungsrad«
Diese Methode dient der Lösungsarbeit an Triggerkaskaden im System. Mit der Familie wird ein großes Rad aufgemalt. Die einzelnen Achsen werden erst nach und nach eingefügt.

1) *Triggerrad:* Man beginnt mit einem Systempartner, der als Erster ins Triggerrad »einsteigt«, z. B. die Mutter eines trennungsängstlichen siebenjährigen Mädchens (»Wenn ich einkaufen will, habe ich Angst und denke, meine Tochter macht gleich wieder Theater; ich versuche, unbemerkt zu gehen«). Die Mutter wird gebeten, ihre Gedanken, Gefühle und ihr Verhalten (BASK) als Reaktion auf den Trigger (bevorstehende Trennungssituation) chronologisch auf die erste Achse zu schreiben. Auf der zweiten Achse geht es mit demjenigen weiter, der als Nächster ins Triggerrad »einsteigt« (z. B. das Kind bemerkt das Vorhaben der Mutter, wird ängstlich und schreit). Wiederum werden Gedanken, Gefühle und Verhalten dieser Person auf der neuen Achse notiert. So dreht sich das Rad weiter, bis eine vollständige Triggersequenz von allen Beteiligten beschrieben ist. Die Achsen sollten vom Therapeuten gemalt werden, der darauf achtet, dass es genügend Platz dazwischen gibt. Die Beteiligten füllen ihre Achsen selbst aus, für jüngere Kinder übernimmt der Therapeut diese Aufgabe. Es entsteht ein Triggerrad. In einem weiteren Durchgang kann man die Achsen auch als Skalierung für die Gefühlsintensität nutzen. Achsen können auch mit dem Kind allein vorbereitet oder in Subsystemen erarbeitet werden.
2) *Lösungsrad:* Im zweiten Schritt wird aus dem Triggerrad ein Lösungsrad, bei dem jede bereits erfolgreich ausprobierte oder denkbare Lösungsreaktion auf die jeweiligen Zwischenachsen geschrieben (oder auch gemalt) wird (möglichst mit BASK). Im dem angeführten Beispiel ist ein möglicher Lösungsschritt: Die Mutter kündigt den Einkauf an, beruhigt das Kind und trennt sich nach Ankündigung. Alle sollen die Lösungen nur auf ihre eigene Achse des Triggerrads beziehen und sie für sich als erreichbar einschätzen. Das Trigger- und das Lösungsrad werden auf Papier aufgemalt und in der nächsten Stunde bzw. im weiteren Verlauf immer wieder auf Veränderungen hin betrachtet. Die Skalierungen können überprüft und aktualisiert werden. Die Achsen dienen als Visualisierung vieler Lösungswege und können im Therapieverlauf als Gradmesser für die Verringerung der Triggerstärke genutzt werden. Sobald ein Triggerrad »rund läuft« und zum Lösungsrad geworden ist, kann es zeremoniell verabschiedet oder als Schatz der Familie aufbewahrt werden.

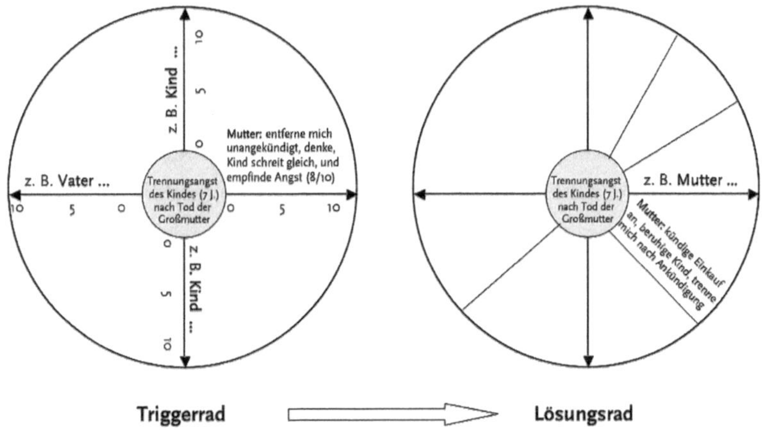

Abb. 33: Triggerrad und Lösungsrad

Traumabegegnung über die systemische Zeitreise

Bei von Sub- oder Gesamtsystemen gemeinsam erlebten Traumata bietet sich der Einsatz der Zeitreise als systemische Technik der Traumabegegnung mit der Familie an. Dabei kann ein traumatisiertes Mitglied (oder eine Traumadyade) einzeln oder miteinander durch die Familie als *reale* Helfer begleitet werden, wenn Unterstützung im System vorhanden ist (d. h. die anderen nicht selbst zu belastet sind). Auch mit einer ressourcenvollen gesamten Familie kann man einem gemeinsam erlebten Trauma begegnen (z. B. bei einem Autounfall), dabei jeden Einzelnen nacheinander in die Traumabegegnung einbeziehen und durch die anderen unterstützen lassen. Die Arbeit ähnelt der »inneren Zeitreise«, findet aber im Kreis der Familie statt, weil Verständnis und Unterstützung für das verletzte Kind bzw. System gestärkt und familiäre Ressourcen erlebt werden sollen. Imaginative Helfer und Stabilisierungstechniken sollten bekannt und geübt sein. Die systemische Zeitreise eignet sich für apersonale oder außerfamiliäre Traumatisierungen. Sie ist nicht geeignet bei der Arbeit an innerfamiliären Traumatisierungen mit ehemals schädigenden Pflegepersonen, die in der Familie leben.

Erläuterung:

1) *Systembeobachterinstallation – Suche nach Ressourcenerlebnis:* Dieser erste Schritt wird mit der Aufforderung eingeleitet, eine bestimmte Stelle im Raum als Posten eines System- bzw. Familienbeobach-

ters einzunehmen. Von dort aus halten alle zusammen zunächst Ausschau nach einem Ressourcenerlebnis der ganzen Familie bzw. des (Sub-)Systems. Zur Intensivierung kann dies erzählt, gemalt oder nachgespielt werden und gegebenenfalls durch EMDR (z. B. mit Butterfly-Hug [-Umarmung], Fußwippen) langsam einige Male verankert werden. Jedes Mitglied sollte dabei auf seine persönliche Weise zu Wort oder ins Spiel kommen.

2) *Suche nach Bewältigungserlebnis mit dem Systembeobachter:* Hierbei wird – ebenfalls vom Beobachterposten im Raum aus – nach einer *kleinen* belastenden Situation gesucht, die alle miteinander gut gemeistert haben. (Zur Intensivierung siehe oben.)
3) *Traumabegegnung in Begleitung systemischer Helfer:* Wenn das System und jeder Einzelne ausreichend stabil bzw. stabilisiert ist, kann eine Traumabegegnung durch Bilder, Skulpturen, Rollenspiele angeregt und gegebenenfalls mit EMDR durchprozessiert werden.
   a) Suche nach traumatischer Belastungssituation durch den bzw. die Systembeobachter: Jeder stellt nacheinander aus seiner Beobachterperspektive den anderen sein Erleben der Situation dar. Mit Hilfe von BASK wird jeder Beobachter gefragt, was er sieht, hört, denkt: »Was hat [Name] damals gedacht, gefühlt, im Körper gespürt? Wie hat er/sie die anderen Beteiligten erlebt?« Die Familie darf dem Beobachter Fragen stellen, solange er stabil genug bleibt. Ansonsten können Trost und Unterstützung angeboten werden.
   b) Versorgung verletzter Anteile durch den bzw. die systemischen Helfer: Nun soll die verletzte Person (bzw. der entsprechende Anteil) sich in die Mitte stellen und im Rollenspiel versorgt werden durch äußere Helfer (soweit freie Kapazitäten in der Familie dafür vorhanden sind). Ansonsten wird die verletzte Person bzw. der Anteil durch Innere Helfer (mit)versorgt (einzeln durch BASK begleiten). – Heilung durch tröstende Handlungen und Körperberührungen der Inneren oder äußeren Helfer: »Was kann der [Helfer] tun? – Lass ihn das für das Kind [Name] von *früher* jetzt tun!« – Heilung durch tröstende Worte und Kognitionen der inneren oder äußeren Helfer: »Was kann der [Helfer] dem Kind [Name] von *früher* zum Trost sagen oder was ihm erklären? Wie könnte er ganz genau helfen? – Lass ihn das jetzt nacheinander machen!« – Heilung der Gefühle in Begleitung der Inneren oder äußeren Helfer: »Wie fühlt sich das Kind [Name] von *früher* jetzt? Was bräuchte es noch?« (Helfer tun lassen, Restbelastungen können zunächst im Tresor abgelegt werden.)
   c) Zeitreise des verletzten Anteils mit dem Inneren oder äußeren Helfer in die Gegenwart an den Sicheren Ort: Jeder kann durch seinen Inneren Helfer oder mit Hilfe von anderen ins Heute begleitet werden. So kann jemand – je nachdem, wer verfügbar und

nicht mit eigenen verletzten Anteilen beteiligt ist – Anteile anderer hinaus ins Heute begleiten, trösten, unterstützen. »Stellt euch vor, das Kind [Name] von *früher* macht jetzt zusammen mit euch eine Zeitreise an den Sicheren Ort. Wie könnt ihr es unterstützen? Wo kann es einen Platz für sich finden, was bräuchte es dort?« – »Bitte den inneren Beobachter, das Kind von *früher* von nun an mit zu beobachten.«

d) Innere Systemintegration der verletzten Anteile durch Innere und äußere Helfer: Jeder verletzte Anteil kann am eigenen Sicheren Ort in sein inneres System begleitet, dort geschützt oder mit anderen Anteilen bekanntgemacht werden. Diese weitere Arbeit entspricht dann eventuell der inneren Zeitreise (mit oder ohne Anwesenheit der Familie).

4) *Zukunftsblick durch den Systembeobachter:* Die Familie schaut wieder gemeinsam vom Beobachterposten im Raum aus in die Zukunft und klärt Wünsche nach zukünftiger familiärer Unterstützung aus dieser Position heraus.

5) *Triggerbewältigung durch das Ich bzw. Wir von heute:* Jeder (»Ich«/ »Wir«) von heute sucht nach einem persönlichen Trigger und teilt ihn dem Außensystem mit.

6) *Systemische Unterstützung von außen durch die Familie:* Jeder (»Ich«/ »Wir«) von heute bittet im Außensystem um konkrete Unterstützung für seine Triggersituation. Diese jeweilige Unterstützung kann gegebenenfalls in den folgenden Sitzungen konkretisiert werden.

Traumabegegnung im System über Malen, Narrative und Skulpturen

1) *Malen:*

Das Malen im Kontext von Traumaverarbeitung dient der Aktualisierung und Distanzierung des Erlebten durch symbolische Repräsentation. Positive Ereignisse können geteilt, belastende Aspekte externalisiert und aus der Distanz erlebt werden. Bilder erlauben eine ganzheitliche Verarbeitung auf den verschiedenen BASK-Ebenen des Erlebten. Dabei können bestimmte Zeitpunkte fokussiert, verlangsamt und durchprozessiert werden. Dysfunktionale Traumakonstrukte können aufgelöst oder verabschiedet werden. Aus systemischer Perspektive kann die unterstützende Kraft des (Mit-)Teilens eine neue, heilsame Entwicklung ermöglichen. Alle Familienmitglieder können beteiligt werden, selbst sehr kleine Kinder. In einem gemeinsamen kreativen Prozess können einzelne und gemeinsame Bilder entwickelt und verändert werden. Über die körperliche Bewegung des Malens löst die Familie sich aus ihrer Traumastarre und findet neue Lösungsmöglichkeiten.

Familien können zu vielseitigen Malprozessen in Bezug zum Trauma angeregt werden, z. B.:

- *einzeln* oder *zusammen* (z. B. bei geteiltem Trauma) zu malen
- ein *freies* Bild oder ein Bild zum *Thema* zu malen
- ein *Ressourcen-* oder ein *Traumabild* zu malen
- zur *Vergangenheit, Gegenwart* oder *Zukunft* zu malen:
  – *Vergangenheit:* »Mal (Malt) ein Bild über ein schönes Urlaubserlebnis oder einen Ausflug ...« (Ressourcenthema.) – »Mal (Malt), wie euer Haus vor dem Brand aussah« (Ressourcenthema.) – »Mal (Malt) ein Bild, kurz bevor ...« bzw. »als es gebrannt hat« (Indirektes Traumathema.)
  – *Gegenwart:* »Mal (Malt) die Familie jetzt oder beim Geburtstag oder als ihr Spaß hattet ...« (Ressourcenthema.) – »Mal (Malt) die Angst oder die Wut oder den Schmerz oder die Trauer oder die Beerdigung oder das Grab oder die Krankheit ...« (Traumathema.)
  – *Zukunft:* »Mal (Malt) einen Wunsch für dich (für die Familie) ...« (Ressourcenthema.) – »Mal (Malt), wie die Familie die neu gewonnene Kraft nutzt bzw. einsetzt ...« (Ressourcenthema.)

A. Korittko (mündliche Kursmitteilungen) schlägt fünf Schritte in Familiensitzungen bei außerfamiliär ausgelösten Traumata vor, die an der Zeit (vor – während – nach dem Trauma) orientiert sind:

a) Man beginnt mit einem *Bild »vorher«* (»... als die Welt noch in Ordnung war«), das jedes Familienmitglied getrennt malt und den anderen zeigt, wobei es sein Erleben mitteilt.
b) Es folgt ein *Bild »danach«* (»... als die Welt wieder in Ordnung war«), das von allen gemalt und geteilt wird.
c) Nun wird mit allen zusammen für das traumatisierte Kind nach einem *Ressourcenerlebnis* geschaut (z. B.: »Wann war er/sie schon mal ganz mutig?«), das gemalt, gezeigt und geteilt wird.
d) Erst dann wird von jedem ein *Bild zur traumatischen Situation* (»Der bedrohlichste Moment«) gemalt, gezeigt und das jeweilige Erleben geteilt.
e) Das Kind wird gefragt, was es jetzt mit dem Bild bzw. mit den Bildern tun möchte *(Abschluss und Neuanfang)*.

S. Reichelt befasst sich mit Malen als Heilmethode bei kindlicher Traumatisierung (1994, 1996). Er entwickelte ein maltherapeutisches

Strukturmodell, das sich an den Phasen der (Trauma-)Therapie orientiert. Es unterscheidet spontane und stimulierte Malprozesse (Reichelt in Vorb.), über die eine Traumarekonstruktion als dosierter Annäherungsprozess gelingen kann.

2) *Narrative*

Narrative werden im Verständnis der systemischen Therapie gemeinsam entwickelt und sind für die traumatherapeutische Arbeit mit Kindern und Jugendlichen sehr geeignet. Dabei werden alle Erinnerungsfragmente zur traumatischen Situation (mit BASK-Komponenten) in Form einer persönlichen und dennoch distanzierten Geschichte über »ein Kind« (Junge, Mädchen, Tier) zu einem Traumanarrativ verarbeitet. So kann aus stabiler Ich-Distanz auch mit jüngeren Kindern die traumatische Situation aktualisiert und in Begleitung von Bezugspersonen prozessiert werden. Besonders eignet sich der Einsatz therapeutischer Traumanarrative in der Arbeit mit systemischen Traumatisierungen, da über die gemeinsame Konstruktion und das Erzählen der Geschichte das Schreckliche geteilt und dysfunktionale Selbstüberzeugungen dekonstruiert werden können. Oft verarbeiten auch Eltern oder andere vom Trauma betroffene Systempartner die Situation mit. Dabei können selbst präverbale bzw. für das Kind kaum erinnerbare Traumatisierungen und Konstrukte bearbeitet und verflüssigt werden. In der individuellen Traumatherapie haben sich zwei Verfahren etabliert: die narrative Expositionstherapie (Schauer, Neuner u. Elbert 2005) und die Traumaerzählgeschichte (Lovett 2000, S. 276–284). Letztere ist für die Kombination mit EMDR konzipiert, kann aber auch ohne EMDR genutzt werden. Sie beinhaltet drei Abschnitte:

Positiver Anfang, z. B.: »Es war ein mal ein kleines, fröhliches Mädchen, das lebte mit seinem älteren Bruder und seinen Eltern in einem Haus mit großem Garten. Dort schaukelte es gerne oder spielte mit seinem Bruder …«
Traumaerzählung in der Mitte eingebettet: »Eines Tages fuhr die Familie im Auto in eine entfernt gelegene Stadt. Alle freuten sich und waren sehr gespannt. Plötzlich aber passierte etwas sehr Erschreckendes. Ein Auto fuhr unter lautem Quietschen von der Seite auf, es gab einen ganz lauten Krach und eine starke Erschütterung. Alle wurden durcheinandergeschüttelt und schrien. Das Auto wurde zur Seite gedrückt, und es

roch ganz komisch verbrannt. Das Mädchen spürte Blut an seiner Lippe, und ihm dröhnte der Kopf. Es hatte fürchterliche Angst, als es seinen großen Bruder neben sich sah, denn er bewegte sich gar nicht. Sie schrie laut auf, weil sie dachte, dass er tot ist. Erst später merkte sie, dass er nur bewusstlos gewesen war …« (In der Beschreibung sollten alle BASK-Komponenten möglichst vollständig aus kindlicher Sicht erfasst werden.)
Positives Ende: »Als alle wieder gesund zu Hause waren, waren sie so froh und erleichtert, dass die Kinder sogar bei Mama und Papa im Bett schlafen durften. Am nächsten Tag schien wieder die Sonne …«

Die Geschichte kann von den Eltern oder gemeinsam geschrieben und mit EMDR kombiniert werden. Diese Art der Traumaexposition kann mit Kleinkindern auf dem Schoß oder in der Mitte zwischen beiden Eltern durchgeführt werden, wenn diese schützend, stabil und hilfreich sein können. Allein dieses Setting hat heilende Kräfte und kontrapunktiert die Einsamkeit der traumatischen Situation, in der sich das Kind häufig als allein erlebte.

3) *Skulpturen und szenische Arbeit*
Unter szenische Arbeit fassen wir neben der »lebenden« Arbeit mit Systemmitgliedern durch Skulptur, Rollenspiel oder Methoden aus dem Psychodrama auch den stellvertretenden bzw. »symbolischen« Einsatz von Familienbrettfiguren, (Hand-)Puppen, Stofftieren und anderen spiel- und scenotherapeutischen Materialien zusammen. Diese Methoden können alle der Aktivierung von Ressourcen- bzw. Traumaerlebnissen auf verschiedenen BASK-Ebenen dienen. Hierbei können z. B. Ressourcen, Trigger oder Symptome externalisiert und szenisch eingebaut werden. Man geht erst stabilisierend und ressourcenorientiert vor.

Einige der vielen Möglichkeiten, mit Figuren oder Spielmaterial Skulpturen von inneren und äußeren Systemen aufzustellen, können gerade auch mit Kindern und Jugendlichen gut genutzt werden (vgl. Abschnitt 4.2):

- *Ressourcen*skulptur (z. B. Symbole für einzelne Stärken in räumlicher Beziehung zum Symbol für das Kind aufstellen lassen, eventuell weitere Ressourcenaktivierung anregen …)
- *Problem*skulptur (z. B. Problemsymbole vom Kind wählen und in räumliche Beziehung zum Symbol für das Kind aufstellen lassen und Bewältigungsschritte anregen …)

- *Lösungs*skulptur (z. B. Lösungssymbole finden lassen, in Beziehung zu den Problemsymbolen setzen und Veränderungsschritte anregen ...)
- *Teile*skulptur (z. B. Aufstellung der Teile des inneren Systems zueinander, eventuell in einer bestimmten Situation oder über die Zeit: heute – damals – in Zukunft, Veränderungsschritte anregen ...)
- *Trigger*skulptur (z. B. Aufstellung von Triggersymbolen in räumlicher Nähe zum Trauma als Grad für die Triggerstärke, gegebenenfalls Veränderungsschritte anregen ...)
- *Bewältigungs*skulptur (z. B. Symbole für »Gegentrigger« finden lassen, eventuell mitgeben oder anregen, sich welche im Alltag einzustecken; Veränderungsschritte anregen ...)
- *Doppel*skulptur zum inneren und äußeren System (eher für Jugendliche: z. B. Interaktionen beider Systeme in Ressourcen- oder auch Problemsituationen darstellen lassen, gegebenenfalls Veränderungsschritte anregen ...).

Eine Skulpturarbeit (Familienaufstellung oder Rollenspiel) sollte sich im Toleranzfenster des Systems bewegen, denn als Körpererfahrung aktiviert und bewirkt sie viel, kann aber auch zum starken Trigger werden. Deshalb kommt hier der Sicherheit und Stabilität eines jeden beteiligten Systemmitgliedes eine ganz besondere Bedeutung zu.

8.1.4 Gruppentherapie zur Entwicklungs- und Kompetenzförderung

Sowohl in der systemischen Therapie wie auch in der Traumatherapie wird das Entwicklungspotenzial von Gruppen noch viel zu wenig genutzt. Die Durchführung von Gruppentherapie ist auf Grund der komplexen Beziehungsgestaltung oft anspruchsvoll. Für traumatisierte Kinder und Jugendliche kann die Kombination von Einzel- und Gruppentherapie (z. B. parallel oder nacheinander) sehr sinnvoll sein. Wir arbeiten in flexiblen Settings, d. h. oft mit altersgemäßen flankierenden Gruppenangeboten oder Trainings in kleinen Gruppen. Gerade bei Scham, Rückzug und Ausbreitung von sozialen Ängsten bietet sich oft die Erfahrung in einer Gruppe an. Kinder und Jugendliche erleben sich nicht mehr als allein, sondern lernen andere mit vielleicht noch größeren Sorgen kennen. Die eigenen Probleme können relativiert, persönliche Stärken wiederentdeckt und Spaß am Kontakt in der Gruppe erlebt werden. Kinder sehen, wie andere mutiger werden und sich entwickeln. Das spornt sie und ihre Eltern an zu eigenen Veränderungen.

Letztlich geht es um eine Stabilisierung im sozialen Kontext, um Unterstützung bei altersgemäßen Entwicklungsaufgaben und keinesfalls um eine Traumabearbeitung in der Gruppe. Eine individuelle Traumabearbeitung oder systemische Traumabegegnung kann vorangehen, eingeschoben werden oder sich der Gruppentherapie anschließen. Wenn die Therapeutin selbst wechselnde Settings anbieten kann (z. B. Familien-, Einzel- und Gruppentherapie), erhöht sich die Kontinuität in der therapeutischen Beziehung. Auch ein Wechsel zwischen verschiedenen Therapeuten kann von Vorteil sein. Gruppentherapeutische Angebote, die sich an Ressourcenaktivierung und altersgemäßen Entwicklungsaufgaben orientieren, erleben viele traumatisierte Kinder und Jugendliche als sehr hilfreich. Kontraindikationen für Gruppentherapien sind schwere dissoziative oder impulsive Störungen und unzureichende Stabilität.

Wir bieten beispielsweise folgende Gruppen an:

- *soziales Kompetenztraining* für sozial unsichere, ängstliche Kinder (z. T. begleitet von Eltern)
- *spielpädagogische Gruppen* im Grundschulalter (zur Förderung sozialer Kompetenzen über Spiel und Spaß)
- *Selbstsicherheitstraining* (zur Förderung positiver Körpererfahrung und Abgrenzung)
- *kreativtherapeutische Gruppen* (zur Ressourcenförderung über Malen, Werken und Gestalten)
- *therapeutische Mädchengruppen* für 11- bis 13- bzw. für 14- bis 16-Jährige (Pubertäts- und Identitätsentwicklung)
- *therapeutische Jungengruppen* für 11- bis 13- bzw. für 14- bis 16-Jährige (Pubertäts- und Identitätsentwicklung)
- *gemischte therapeutische Jugendlichengruppen* für 16- bis 18-jährige Jugendliche (Themen der Autonomieentwicklung, Rollenklärungen, Krisen- und Konfliktbewältigung, persönliche Orientierung ...).

Gruppentherapien sollten gerade in der Arbeit mit traumatisierten Kindern überschaubar und klar strukturiert werden. Eine Begrenzung (z. B. auf ein halbes Jahr) und klare Strukturen in der Gestaltung vermitteln Sicherheit und konterkarieren den erlebten Kontrollverlust.

Kinder lernen, ihre soziale Isolation zu durchbrechen und über Spiel und Spaß wieder an ihre Entwicklungsressourcen anzukoppeln.

Wir bieten bewusst ressourcen- und entwicklungsorientierte Gruppentherapien und keine Trauma-Stabilisierungsgruppen an, um Opferrollen und Zuschreibungen im Kindes- und Jugendalter zu vermeiden.

Eine Ausnahme stellen kollektive Traumatisierungen dar, wenn z. B. eine Schulklasse von einem Unglück betroffen ist (wenn sie etwa ein Busunglück miteinander erlebte oder durch einen Amokläufer bedroht wurde). Hier können Akutinterventionen auch vor Ort in der Gruppe durchgeführt werden (vgl. Abschnitt 8.1.8). Auch bei Kindern, die gemeinsam sexueller Ausbeutung oder Gewalt ausgeliefert waren, können Scham und Isolation im Rahmen einer Gruppentherapie besser überwunden werden.

H. Wintsch beschreibt aus ihrer Erfahrung über den Einsatz von Gruppentherapie bei kriegstraumatisierten und anderen Kindern und Jugendlichen einen entwicklungs- und resilienzorientierten Ansatz mit folgenden fünf Kernelementen:

- körperorientierte Aktivitäten: Ball- und Bewegungsspiele, Entspannungstechniken und Atemübungen, psychomotorische und aggressionsabbauende Aktivitäten
- geleitete Imaginationen oder Fantasiereisen
- Zeichnungen
- Gespräche
- Spiele: freies und therapeutisches Spiel, Kommunikations- und Interaktionsspiele.

Gerade körperbezogene Interventionen in Form von ressourcenorientierten Bewegungs- und Interaktionsspielen sind in einer Gruppe gut durchführbar und können sich als korrigierende Erfahrungen unmittelbar auf die körperliche Ebene der Traumatisierung auswirken. Gleichzeitig schützt die Gruppe vor zu viel Intimität. Wintsch (2008) beschreibt eine Struktur über 12 bis 16 Sitzungen und orientiert sich an den bekannten drei Phasen der Stabilisierung, Bearbeitung und Integration (bezogen sowohl auf die Gesamtstruktur wie auch auf jede einzelne Sitzung).

8.1.5 Elternarbeit mit Trauma- und Ressourcenfokus

Kinder, Eltern und Familien geraten durch Traumastress oft zu schnell an ihre Gefühls- und Toleranzgrenzen. Daher ist es ein Therapieziel, die Wahrnehmung eigener Gefühle zu stärken, damit Klienten lernen, sie selbst zu regulieren, statt von ihnen regiert zu werden. Kinder müssen »Sprache« und entsprechende Körperwahrnehmungen erst zuordnen lernen. So kann z. B. ein »mulmiges Gefühl« Angst oder »das Kribbeln im Bauch« Ärger bedeuten. Was nehmen die anderen dann wahr? Wie können Eltern ihrem Kind spiegelnd helfen, ihre Gefühle zuzuordnen und immer selbständiger mit ihnen umzugehen? Wie können sie Jugendliche unterstützen, ihre Gefühle in reifenden Formen der Konfliktklärung auszudrücken? Eine einfache Übung kann das Wahrnehmen von Gefühlen im eigenen Körper und beim anderen trainieren.

Übung zu Gefühlen und ihren Körperempfindungen:

A) Denke an eine Situation, in der du *glücklich* warst. Wo im Körper spürst du das jetzt? *Woran merkt das* Mutter, Vater, Bruder, Schwester, Oma, Opa, Freund, Lehrerin ...?
B) Denke an eine Situation, in der du *traurig* warst. Wo im Körper spürst du das jetzt? *Woran merkt das ...?*
C) Denke an eine Situation, in der du dich *gefreut* hast. Wo im Körper spürst du das jetzt? *Woran merkt ...?*
D) Denke an eine Situation, in der du *ärgerlich* oder *wütend* warst. Wo im Körper spürst du das jetzt? *Woran ...?*
E) Denke an eine Situation, in der du *gelassen* warst. Wo im Körper spürst du das jetzt?
F) Denke an eine Situation, in der du *ängstlich* warst. Wo im Körper spürst du das jetzt?
G) Denke an eine Situation, in der du *lustig* warst. Wo im Körper spürst du das jetzt?
H) Denke an eine Situation, in der du dich *geekelt* hast. Wo im Körper spürst du das jetzt?
I) Denke an eine Situation, in der du *stolz auf dich* warst. Wo im Körper spürst du das jetzt?

Diese Übung kann man mit Kindern, Jugendlichen oder auch Erwachsenen allein machen. Noch effektiver ist sie zusammen mit der ganzen Familie. In diesem Fall kann die Übung auch spielerisch mit Mimik und Gestik, mit Pantomimen, Malen oder Skulpturen erlebbar werden. Die anderen spiegeln dann zuerst das Gefühl, bevor sie es mit einem eigenen Gefühl beantworten. So können Interaktionen im System deutlich und Alternativen entwickelt werden.

Elternarbeit

Der Begriff umfasst verschiedene Settings mit und ohne Kind.

Elternbegleitung ist dabei ein grundsätzliches Element der therapeutischen Arbeit mit Kindern und Jugendlichen. Eltern haben ein Recht und das Bedürfnis, informiert zu sein. Sie verstehen auch, dass dies vereinbar ist mit Grenzen im therapeutischen Raum, in dem sich das Kind auch unter dem Schutz der Schweigepflicht anvertrauen kann. Im Traumakontext sollte Elternbegleitung systemische Traumafolgen und Ressourcen ins Blickfeld nehmen mit dem Ziel, dass Eltern und Therapeut sich gegenseitig »auf dem Laufenden halten«.

Elterninformation wurde bereits im Kapitel zur Psychoedukation (Abschnitt 8.1.1) ausführlich erörtert und ist hier vor allem als fachliche Wissensvermittlung gemeint. Sie kann auch durch Literatur oder Informationsbroschüren zum Umgang mit Traumafolgestörungen ergänzt werden (Herbert 1999[62]; Lueger-Schuster u. Pal-Handl 2004[63]; Eckardt 2005[64]).

Elterncoaching im Traumakontext heißt, die Eltern allein und konkret in ihren eigenen Anliegen zu beraten, z. B. wie sie ihr Kind unterstützen können, mit den Traumafolgen klarzukommen. Auch Erziehungsberatungsfragen oder Konflikte zwischen Eltern können aufgegriffen werden. Den Auftrag für das jeweilige Thema bringen die Eltern ein.

Eltern-Kind-Therapie ist bei frühen Bindungs- oder gravierenden Interaktionsstörungen sinnvoll. Sie möchte konkrete Veränderungen in der Beziehung zwischen Eltern und Kind erreichen und kann z. B. durch ein ressourcenorientiertes Videofeedback unterstützt werden.

Eltern als Co-Therapeuten nutzen wir für eine enge Zusammenarbeit in Einzeltherapie mit dem Kind – z. B. am Anfang und/oder am Ende oder auch durchgehend. Bei sehr jungen oder bei strukturell dissoziierten Kindern ist sie zwingend erforderlich, setzt aber kompetente Bezugspersonen voraus. Auch in bestimmte Gruppentherapien werden Eltern cotherapeutisch und in das Training zu Hause eingebunden (z. B. bei Ängsten).

62 Elternliteratur: Posttraumatische Belastung.
63 Fachliche Hilfe, Elternratgeber und Bilderbuch für traumatisiere Kinder (3 Bände).
64 Elternliteratur: Kinder und Trauma.

Elterntherapie ist manchmal eine notwendige Vorrausetzung für die Traumatherapie oder aber eine wichtige Unterstützung in der therapeutischen Arbeit mit dem Kind und der Familie. Eltern, die eine Bereitschaft mitbringen, für sich selbst therapeutische Hilfe anzunehmen, sind gute Partner. Sie lernen oft, sich selbst und ihrem Kind gegenüber verständnisvoller zu werden.

Elterngruppen sind bei Traumafolgestörungen mit struktureller Dissoziation sinnvoll, da sich Eltern hier gegenseitig verstehen, beraten und unterstützen können. Zusätzlich erhalten sie fachliche Anregungen für den Umgang mit hochkomplexen Traumafolgesymptomen.

8.1.6 Systeminterventionen bei Krisen

Kriseninterventionen werden nötig bei Selbst- oder Fremdgefährdung und können sowohl im äußeren System einer Familie wie auch im inneren System eines Kindes, Jugendlichen oder Erwachsenen entstehen. Eine Krisensituation erfordert sofortiges Handeln.

Krisen im äußeren System mit Selbst- oder Fremdgefährdung in der Familie entstehen vor allem durch innerfamiliäre *Gewalt*. Hierbei werden manchmal akute Inobhutnahmen von Kindern und Jugendlichen nötig oder die Verwahrung bzw. Inhaftierung von Eltern. Auch Frauenhäuser und Notaufnahmen der Jugendhilfe können Schutz anbieten.

Eine *Fremdgefährdung* kann durch Gewalt innerhalb einer Familie oder durch Gewalttätigkeit bzw. Impulskontrollverlust eines Einzelnen gegeben sein (z. B. im Rahmen einer Psychose). Bei Grenzsituationen mit z. B. körperlichen Züchtigungen besteht eine relative Indikation. Hier kann bei guter Kooperation mit Interventionen wie z. B. BREAK (vgl. Abschnitt 6.4.7) in der Familie versucht werden, die Krise zu entschärfen und Sicherheit im System herzustellen. Bei unkontrollierter familiärer Gewalt übernimmt das Jugendamt die Aufgabe, schützende Maßnahmen einzuleiten. Erwähnt werden müssen hier auch Tötungs- und Suizidalitätsabsichten in Subsystemen, z. B. von Müttern, die sich mit ihren Kindern suizidieren wollen. Bei durch Krankheit hervorgerufener Fremdgefährdung kann zum Schutz aller eine ärztliche Einweisung in die geschlossene Psychiatrie nötig werden. Wenn psychisch kranke Eltern sich oder ihre Familie gefährden, muss gegebenenfalls der sozialpsychiatrische Dienst, der ärztliche Notdienst oder die Polizei eingeschaltet werden.

Eine *Selbstgefährdung* kann Anlass für eine rasche Erstvorstellung sein oder im Verlauf einer Behandlung entstehen. Gerade traumatisierte Jugendliche, die noch Schädigerkontakt haben, können in schwere suizidale Krisen geraten. Hier ist ein ruhiges, sicheres Vorgehen nur dann gut möglich, wenn bereits bei Klärung der ambulanten Rahmenbedingungen der Behandlung auch die grundlegende Bereitschaft zur stationären Krisenintervention eingefordert wird. Dabei hilft es, Jugendlichen den Unterschied zwischen stationärer Krisenintervention (i. d. R. wenige Tage) und Behandlung (in der Regel einige Monate) zu erklären. Eine Behandlung setzt bei Jugendlichen eine Freiwilligkeit voraus, während in einer Krise mit Selbst- oder Fremdgefährdung diese Entscheidung nötigenfalls auch gegen den Willen der gefährdeten Person durch das Gericht getroffen werden kann. Dies sollte vermieden und im Vorhinein auf freiwilliger Basis besprochen sein. Jugendliche verstehen, dass darüber die Möglichkeit zur ambulanten Behandlung abgesichert wird, und erklären sich fast immer einverstanden.

Krisen im inneren System können u. a. bei indirektem Schädigerkontakt entstehen. Krisen reduzieren die integrative Kapazität. Erlebtes kann schlechter eingeordnet werden, so dass Symptome wieder akut aufflammen können. Nicht nur Ängste, Schlafstörungen und Albträume nehmen unter Belastung regelhaft zu und sind Verlaufsmarker, sondern auch das breite Spektrum traumadissoziativer Phänomene. Selbst durch indirekte Kontakte zum Schädiger (z. B. durch das Wissen, dass er die neue Adresse von zu Hause oder von der neuen Schule kennt oder sich telefonisch meldet oder Briefe bzw. SMS-Nachrichten schickt) können sich Kinder so bedroht fühlen, dass es zu schwersten inneren Krisen mit dem Vollbild der Symptomatik, wie nach der Traumatisierung selbst, kommen kann. So können z. B. Flash-backs, innere Stimmen, Pseudohalluzinationen (»schwarzer Mann mit den Schuhen vom Opa« oder ähnliche Gestalten oder Stimmen), Gefühle von Derealisation oder Depersonalisation auftreten. Suizidale Wünsche eines traumatisierten Anteils, der die Kontrolle übernehmen möchte, können in den Vordergrund treten und mit Angst vor Kontrollverlust konfligieren (wenn andere Anteile leben möchten). Bis auf den oder die traumatisierten Anteile, die durch die Bedrohung aktualisiert wurden und das Trauma wie im *Jetzt* wiedererleben, ist das Kind angemessen in der Realität orientiert und nicht psychotisch!

Was Kinder und z. T. sehr junge innere Anteile als Bedrohung erleben, ist oft jenseits der Vorstellung von Erwachsenen. Täter drohen auf »kindlich-magischem« Niveau z. B. damit, dass, wenn das Kind etwas verrät, die Mutter an Krebs sterben wird. Die perfiden Schweigegebote von Tätern kennen keine Grenzen. Sie drohen regelmäßig damit, das Liebste eines Kindes zu vernichten, weil sie wissen, dass Kinder diese Drohungen nicht relativieren können. Der Angstpegel ist so hoch, dass Trigger ausreichen, um das Kind in die traumatische Situation zu katapultieren. Nach sexuellem Missbrauch kann schon die Berührung von Dingen massive Angst vor Beschmutzung einschließlich Zwangshandlungen auslösen oder der Anblick z. B. von Nacktschnecken ein Kind so triggern, dass es auf der Straße in Panik »ausrastet« oder diese wieder in seinem Bett »sieht« (Pseudohalluzination).

Selbst *begleitetes* Umgangsrecht von Schädigern ist eine ungeheure Bedrohung, die ein Kind nicht nur retraumatisiert, sondern seine Entwicklungsbewältigung aufs Spiel setzt. Die Gefahr einer Dekompensation im biopsychophysichen Sinne wird von vielen Fachleuten nicht angemessen eingeschätzt (vgl. Abschnitt 8.2.4). Sie werden als Helfer selbst zur Gefahr.

Systemische Krisen benötigen eine gute Abstimmung im professionellen Netzwerk, damit Fachleute sowohl subjektive, innere Bedrohungen durch Trigger wie auch objektive, äußere Bedrohungen der Kinder erkennen lernen (vgl. Abschnitt 8.2.2).

8.1.7 Systeminterventionen bei Verlusttrauma

Komplizierte Trauerreaktionen können nicht nur die Entwicklung von Kindern selbst, sondern ein ganzes Familiensystem einfrieren. Ziel in der Arbeit an blockierten Trauerprozessen ist nicht die Auflösung der Gefühle (Trauer, Schmerz, Wut), sondern das Auftauen der Blockaden, so dass die Gefühle freigesetzt werden und der Trauerprozess durchlebt wird.

Blockierte Trauerreaktionen können nach *Verlusten* durch Tod, Krankheit oder Trennung auftreten, z. B. nach:

- plötzlichem oder vorzeitigem Tod (z. B. Unfall eines Kindes)
- Tod durch Gewalt (z. B. Mord oder Suizid)
- nicht integrierten, uneindeutigen oder nicht abschließbaren Verlusterfahrungen
- plötzlicher Trennung mit sozialer Entwurzelung, Verlust von Bezugspersonen und Freunden

- Scheidung mit (plötzlichem) Verlust von stabilen Elternkontakten, von Familienleben, sozialem Umfeld
- plötzlichem Umzug mit Verlust von Freunden, Angehörigen
- Emigration oder Vertreibung mit Verlust von sozialem Kontext, Heimat, Kultur
- akuter, unvorbereiteter Fremdunterbringung mit Verlust von geglückter Familie
- Krankheit mit plötzlichem Verlust an Vitalität, Körperteilen, Körperfunktionen (z. B. nach Schlaganfall)
- voranschreitender Krankheit mit Verlust des Selbstkonzeptes von Gesundheit (z. B. multipler Sklerose)
- chronischer Krankheit mit Lebensbedrohung und Verlust an Gesundheit und Sicherheit (z. B. Herzinfarkt)
- Krankheiten mit vorzeitigem Tod und Verlust an Hoffnung (z. B. Mukoviszidose) oder Verleugnung der Bedrohung.

Die *individuelle* Traumatherapie zielt auf die Bearbeitung belastender Erinnerungen, Trigger, Albträume und blockierender Überzeugungen (Selbstvorwürfe, Schuldgefühle). Bei Stabilität können diese z. B. mit EMDR bearbeitet und somit Trauerprozesse gelöst werden.

Auch in der *systemischen* Arbeit an »eingefrorenen« familiären Trauerprozessen geht es um die Freisetzung der notwendigen Gefühle. Dazu sind für Sub- oder Gesamtsysteme »auftauende«, erlebnisorientierte Sitzungen hilfreich (z. B. durch Malen, Geschichten, szenische bzw. spieltherapeutische Arbeit; vgl. Abschnitt 8.1.3), wenn die Beteiligten dem Ziel der Trauerarbeit zustimmen. Familienmitglieder trauern sehr unterschiedlich, abhängig vom Entwicklungsalter, den persönlichen Herkunftserfahrungen, der jeweiligen Trauerphase und den individuellen Verarbeitungsstilen, und müssen darüber informiert werden. Normale, d. h. »aufgetaute« Trauerstadien ähneln den drei Phasen der Traumatherapie:

1) *Vermeidungsphase* mit Schock, Nichtwahrhaben (dadurch Stabilisierung)
2) *Konfrontationsphase* mit Realisierung des Verlorenen, aufbrechenden Emotionen
3) *Anpassungsphase* mit Akzeptanz bzw. Integration bzw. Neuorientierung.

8.1.8 Systeminterventionen bei Akuttrauma

Die Notfallpsychologie unterscheidet zwischen *akuten*, unterstützenden Interventionen innerhalb der ersten Stunden und Tage (Erste Hilfe vor Ort) und *frühen*, sekundär präventiven Interventionen innerhalb der ersten vier Wochen, die der Informationsvermittlung und dem Umgang mit Stresssymptomen bei einer akuten Belastungsstörung dienen. Hierzu gehört das bekannte Debriefing, das bei Kindern ebenso wie der frühe Einsatz von EMDR und kognitiv-behavioralen Interventionen noch nicht hinreichend erforscht ist; über die Wirksamkeit dieser früheren Maßnahmen liegen widersprüchliche Studien vor.

Akuttraumatisierungen im System einer ganzen Familie können zu einer Art »systemischer Belastungsreaktion« führen, ähnlich einer akuten Belastungsreaktion bei Einzelnen. Man unterscheidet in *außerfamiliäre* Ursachen (z. B. Tod eines Kindes, Entwurzelung oder Existenzverlust, Enteignung im Krieg) und *innerfamiliäre* Ursachen (z. B. die eröffnende Mitteilung über eine todbringende Krankheit oder einen Missbrauch innerhalb der Familie).

A. Korittko (2006) hat das Bild des Mobiles von V. Satir weiterentwickelt. Er spricht vom *»erstarrten Mobile«* bei der posttraumatischen Interaktion und von drei Zuständen. Korittko (2005, S. 1) fasst zusammen:

»1) *Stehenbleiben* – Es kommt zu unbewussten Reinszenierungen der traumatischen Situation. Interaktionen sind »eingefroren«, und Familienmitglieder verhalten sich, als sei die Situation gestern passiert (Wiedererleben). Am [erlittenen] Unrecht festzuhalten oder sich gegen das [vermeintliche oder tatsächliche] Verbrechen zu wehren verhindert dabei weitere Schritte im Verarbeitungsprozess.

2) *Nichts merken* – Neue Familienregeln verhindern eine Nähe zum Trauma (Vermeidung). Es entsteht eine Sprachlosigkeit als Schutz vor Schmerz, Trauer und Hilflosigkeit. Der emotionale Austausch bleibt aus, damit die Familienmitglieder in einer Supernormalität funktionieren können.

3) *Schnell was anderes* – Systemische Dissoziation als interaktionelle Notbremse: Es entstehen verwirrende Gesprächs- und Handlungsfragmente (irrelevantes System) als Reaktion auf Trigger. Durchbrüche von Erschöpfung und Depression können auftreten.«

A. Korittko korreliert die Systemzustände mit den Symptomclustern der PTBS (Übererregung und Vermeidung). Alle drei Interaktionsmuster versteht er, wenn sie in den ersten Wochen auftreten, als eine normale Reaktionen auf ein außergewöhnliches Ereignis. Erst wenn sie sich als hinderlich für die weitere Entwicklung des Familiensystems erweisen und sie über Monate und Jahre anhalten, spricht er von familiärer Erstarrung.

In der akuten oder frühen Phase nach der Traumatisierung kommt der familiären und sozialen Unterstützung eine hohe präventive Kraft zu. Sie kommt vor allem zur Entfaltung, wenn enge Bezugspersonen nicht selbst unter Schock stehen. Bei paralleler oder gleichzeitiger familiärer Traumatisierung steigt das Risiko gegenseitiger Belastung im Vergleich zur Chance gegenseitiger Unterstützung. Der Einbezug von Eltern bzw. Geschwistern gewinnt besondere Bedeutung, denn die familiäre Kontextualisierung und Bewertung des Traumas beeinflussen entscheidend die Verarbeitung beim Kind. Eine Elternberatung, die dieser Tatsache Rechnung trägt, kann man nicht nur nutzen, um basale psychoedukative Inhalte zu vermitteln, sondern auch um miteinander hilfreichere, neue Konstrukte zu entwickeln. Für diese Interventionen kann ein Familiensetting nützlich dafür sein, die Familie durch das Modell des Therapeuten zu einem offenen Umgang mit dem erlebten Trauma anzuregen. Betont werden sollte die Wichtigkeit der Aufrechterhaltung von Alltagsstrukturen wie Kindergarten- und Schulbesuch, und es sollte ein offenes Gesprächklima angestrebt werden (Zehnder 2008, S. 247).

Bei beratenden Kontakten und zur Planung geeigneter Hilfestellungen ist sowohl die individuelle wie auch die systemische Perspektive zu beachten.

Individuelle Perspektive: Welche Traumathemen beschäftigen Einzelne? Wie belastet ist jeder Einzelne? Was braucht jeder Einzelne? Auf welchem Entwicklungsstand sind die Kinder? Welche Ressourcen bringt jeder mit? Welche individuellen Belastungen und Herkunftserfahrungen liegen einzeln vor? Gibt es aktuell äußere und innere Sicherheit?

Systemische Perspektive: Welche Traumathemen beschäftigen die Familie? Wie ist das Beziehungsnetz? Welche Beziehungsressourcen sind vorhanden? Welche Auswirkungen hat die Traumatisierung auf der Systemebene? Wie ist gegenseitige Stabilisierung möglich? Wer ist derzeit das stärkste bzw. schwächste Mitglied im System? Gibt es aktuell Sicherheit?

Das Vorgehen orientiert sich bei plötzlicher Traumatisierung vor allem an folgenden Punkten:

- Anerkennung dessen, was passiert ist
- Sprechen über das, was passiert ist
- Gefühle gegenseitig ausdrücken
- gegenseitige Unterstützung und Bewältigung ermöglichen
- Psychoedukation über normale Stressreaktionen der Traumaphysiologie
- Schutz vor neuer Traumatisierung bzw. weiterer Belastung
- Identifizierung von vortraumatisierten oder besonders gefährdeten Traumaopfern.

8.1.9 Pharmakotherapie

Die Pharmakotherapie spielt bei Kindern und Jugendlichen im Bereich emotionaler und posttraumatischer Störungen eine untergeordnete Rolle, da für die meisten Psychopharmaka auf Grund der kleinen Stichproben keine kontrollierten Studien im Kindes- und Jugendalter vorliegen. Daher sind die meisten Medikamente für diesen Altersbereich nicht zugelassen. Ziel einer Therapie mit Psychopharmaka ist eine Regulation der Neurotransmitter und eine Modulation der Stressphysiologie. Die ganz genauen Wirkzusammenhänge sind allerdings noch weitgehend unerforscht. Wenn dennoch der Einsatz von nachweisbar wirksamen Medikamenten auf Grund der Schwere der Symptomatik gerechtfertig erscheint, müssen Eltern und Jugendliche über diesen Sachverhalt aufgeklärt werden. Eine medikamentöse Behandlung muss sorgfältig vorbereitet, kontrolliert und begleitet werden. Psychopharmaka sollten erwogen werden, wenn das ambulante Setting gefährdet ist, die Lebensqualität massiv beeinträchtigt ist und der Alltag ohne sie nicht mehr bewältigt werden kann. In diesen Fällen kann eine für einen begrenzten Zeitraum unterstützende antidepressive Therapie manchmal indiziert sein, wenn ansonsten eine stationäre oder teilstationäre Therapie nötig würde. Gerade für traumatisierte Jugendliche und Erwachsene gilt der Grundsatz »ambulant vor stationär«, denn das regressionsfördernde Setting aller (teil)stationären Einrichtungen sollte vermieden werden. Auch Symptome wie schwere Schmerzzustände, Schlafstörungen, starke Ängste oder depressive Störungen können eine medikamentöse Therapie rechtfertigen. Antidepressiva fördern auch den Schlaf und können so zu einer somatopsychischen Stabilisierung ohne physische Abhängigkeit beitragen. Die wichtigste Vorbereitung ist eine gute Aufklärung über die Wirkungen und Nebenwirkungen des betreffenden Medikamentes, die Erörterung einer möglichen Nichtwirksamkeit und die Vereinbarung einer notwendigen Mindestdauer der Einnahme von vier bis sechs Wochen, damit die Wirksamkeit beurteilt werden kann. Antidepressiva machen physisch nicht abhängig. Ihre Einnahme sollte nicht unterbrochen werden, damit der medikamentöse Wirkspiegel aufrechterhalten bleibt. Ihre Dosis muss vorsichtig gesteigert und ebenso langsam reduziert werden. Als Ziel sollte vereinbart werden, die Medikamente nach Stabilisierung so bald wie möglich wieder zu reduzieren bzw. abzusetzen. Eltern und Jugendliche sollen sich als Entscheidungsträger erleben, die in verantwortlicher Weise fachlichen Rat nutzen. Immer ist ein aufgeklärtes Einverständnis *(informed consent)* gegenüber den Beteiligten die notwendige Voraussetzung für die Empfehlung und den Einsatz solcher Medikamente, sonst riskiert man bei einer fehlenden Compliance auch den psychotherapeutischen Kontrakt.

8.2 Interventionen *außerhalb* von Therapie

8.2.1 Entwicklungsförderung

Es erscheint uns nötig zu betonen, dass Generationen von Kindern und ihre Eltern Belastungen und Traumatisierungen ohne Traumatherapie bewältigt haben. Bewältigbare Belastungen sind notwendige Entwicklungsanreize und fördern Resilienz.

Die Gefahr der Traumafixierung, Pathologisierung und Psychiatrisierung durch entsprechende Selbst- bzw. Fremdzuschreibungen kann nicht genug hervorgehoben werden. Es gilt aber auch umgekehrt: Wenn Traumafolgen unerkannt bleiben oder bagatellisiert werden, kann dies zu ebenso schädlichen Selbstabwertungen und Fremdzuschreibungen führen. Das wichtigste Pendant zu Trauma sind die kindliche Entwicklungsplastizität und die familiäre Resilienz.

Entwicklung bedeutet neuronale biopsychosoziale Vernetzung, Veränderung und Bewältigung. Kinder und Jugendliche haben ein unvergleichliches Potenzial zur Spontanverarbeitung und eine hohe Selbstheilungskapazität. Blockierte Entwicklungs- und Selbstheilungspotenziale sollen gefördert bzw. wieder freigesetzt werden.

Traumaabsorbierende *individuelle* und *systemische* Entwicklungsressourcen sind vor allem:

- Spielförderung
- Körperbewegung
- kreative Gestaltung
- Musik.

Kinder, die über einen oder mehrere dieser Bereiche an ihre Ressourcen anknüpfen können, erreichen eine schnellere Stabilisierung, die ihre Unabhängigkeit stärkt. Sie können der Hilflosigkeit und dem Kontrollverlust traumatischer Erlebnisse ihre eigenen Stärken und ihre Selbstwirksamkeit entgegensetzen. Durch Spiel, Kreativität und körperliche Meisterschaft bewältigen Kinder vieles mit einer Leichtigkeit, von der Erwachsene nur träumen können. Kinder benötigen allerdings den Zugang zu diesen Ressourcen und manchmal die gezielte Förderung, sie zu nutzen. Ressourcen können innerhalb oder außerhalb der Familie gefördert und in jeder Kindertherapie genutzt werden. Spiel, Bewegung und Gestaltung öffnen die Türen in kindliche Lebenswelten und zu kreativen Lösungsmöglichkeiten. Die so gewonnenen Ressourcen absorbieren traumatischen Stress, ermöglichen eigenständige Affektregulation und führen zu einem inneren Gleichgewicht.

8.2.2 Netzwerkarbeit

Komplexe Systeme benötigen auch komplexe Unterstützung, insbesondere wenn mehrere Familienmitglieder an Traumafolgen leiden. Eine konstruktive Zusammenarbeit zwischen den verschiedenen Trägern im Gesundheitswesen und dem Jugendhilfesystem gelingt leider nicht immer. Manchmal scheitert sie an strukturellen, manchmal an persönlichen Grenzen. Oft werden unterschiedliche Konzepte verwendet, und man gewinnt den Eindruck, dass in verschiedenen Sprachen gesprochen wird. So wird beispielsweise in der Jugendhilfe mit Trauma meist der Begriff »Therapie« assoziiert – während viele Therapeuten die Notwendigkeit von Kinderschutz vor Therapie betonen. Therapie ergibt für Therapeuten erst Sinn, wenn es einen ausreichend stabilen psychosozialen Rahmen gibt, in dem sie wirksam werden kann. Therapie erfordert aktive Veränderungsarbeit der Beteiligten, für die manchmal weder der Auftrag noch die Energie im System vorhanden sind. Therapie braucht eine gute Zeit und den richtigen Ort. In Zeiten existentieller Sorgen oder Bedrohungen kann gegebenenfalls eine therapeutische Begleitung verabredet werden. Sie sollte vom Setting und der Frequenz her entsprechend kürzer bzw. niederfrequenter und inhaltlich anders gestaltet werden, damit sie keine Therapie suggeriert.

Helfersysteme benötigen regelmäßigen Austausch, Offenheit und Respekt, um sich über die unterschiedlichen Arbeitsbedingungen zu verständigen und eine gemeinsame Sprache zu finden. Dann verbessert eine gute Vernetzung die Zusammenarbeit mit der Familie.

Je komplexer und dissoziierter ein Familiensystem ist, desto konstruktiver, also »assoziierter« muss die Zusammenarbeit im Helfernetz sein (vgl. Abschnitt 6.4.10). Erst dann können zwischen Helfer- und Familiensystemen eine konstruktive Energie und Synergie entstehen. Ansonsten kommt es zu Retraumatisierungen durch Helfersysteme, die ihre Verantwortung auf Grund fehlender finanzieller und personeller Ressourcen untereinander hin und her schieben. Psychosozial belastete Familien werden erneut Opfer oder auch Mitspieler im »dissoziierten Helfersystem«.

Eine gute Vernetzung benötigt viel Engagement, Zeit für telefonische Rücksprachen, Helferkonferenzen oder Netzwerkgespräche, für Stellungnahmen, Gespräche in Kindergarten, Schule und Hort, Bereitschaft zu Aussagen vor Gericht usw. Eine aufwendige, aber lohnende Arbeit.

8.2.3 Kinder- und Jugendhilfegesetz

Das Jugendamt hat im Rahmen seines Wächteramtes die Aufgabe, das Kindeswohl zu schützen. Seit Inkrafttreten des Gesetzes zur Weiterentwicklung der Kinder- und Jugendhilfe (KICK) am 1.10.2005 ist das Jugendamt durch die Gesetzesnorm des § 8a SGB VIII zu einer konkreten Einschätzung des Gefährdungsrisikos verpflichtet – im Zusammenwirken mit mehreren Fachkräften und zur Auswahl der notwendigen Maßnahmen. Dieser Schutzauftrag soll in entsprechender Weise durch alle Träger von Einrichtungen und Diensten, die Leistungen nach dem SGB VI–VII erbringen, wahrgenommen werden. Hierzu gehört der Schutz vor körperlicher und seelischer Gewalt, vor emotionaler und körperlicher Vernachlässigung und vor sexuellem Missbrauch. Dieser Schutzauftrag ermöglicht und fordert bei akuter oder drohender Gefährdung Intensivmaßnahmen vom

Jugendamt, wie z. B. die Gewährung zur Hilfe von Erziehung, die Anrufung des Familiengerichts und die Inobhutnahme von Kindern (Jordan 2007).

Das Jugendamt benötigt zur Abschätzung des Gefährdungsrisikos »gewichtige Anhaltspunkte« (einen begründeten Verdacht) aus eigenen Wahrnehmungen über Informationsgewinnung bei den Betroffenen und über Informationszugänge durch andere Fachkräfte. Die im Gesetz verankerten Verfahrensvorschriften müssen durch die Träger der Kinder- und Jugendhilfe umgesetzt werden. Diese sind bei Verdacht auf Kindeswohlgefährdung zur Offenbarung befugt, aber nicht zu Ermittlungen gegenüber Dritten verpflichtet. Die Ermittlung bleibt zentrale Aufgabe des Jugendamtes und soll dort durch eigene erfahrene Fachkräfte ebenso gewährleistet werden wie ein entsprechendes Hilfsangebot bei Gefährdung. Über einen Beratungs- bzw. Hilfeplan, der gemeinsam mit den Sorgeberechtigten entwickelt wird, soll das Gefährdungsrisiko reduziert werden. Alle Verfahrensschritte im Rahmen des Umgangs mit dem § 8a SGB VIII müssen dokumentiert werden. In die Verfahrenskette sind zwingend Leitungskräfte einzubeziehen. Die Nachweispflicht im Streitfall obliegt dem Leistungserbringer. Bei Maßnahmen über freie Träger müssen diese kontinuierlich das Kindeswohl einschätzen und sind zur Meldung verpflichtet, wenn andere Hilfen und Bemühungen der Träger gescheitert sind (ebd.).

> »Deshalb ist die Politik gefordert, den Kinderschutz nicht nur in Sonntagsreden zu fordern, sondern dafür auch die notwendigen fachlichen und personellen Rahmenbedingungen zu schaffen« (Wiesner 2007, S. 21).

8.2.4 Jugendhilfemaßnahmen

Im Rahmen innerfamiliärer Traumatisierungen ist eine gute Zusammenarbeit mit der Jugendhilfe wichtig, damit sowohl die nötigen Schutzmaßnahmen wie auch unterstützende Hilfen innerhalb der Familie angeboten werden können. Kinderschutz steht grundsätzlich vor jeder Therapie, die Aufrechterhaltung dieses Schutzes setzt eine vertrauensvolle Kooperation aller Helfer voraus. Eine Zweiteilung von Hilfe und Kontrolle ist weder innerhalb des Jugendamtes noch zwischen Jugendhilfe und Therapie vertretbar. Therapeuten sind ebenso verpflichtet, sich für den Schutz von Kindern einzusetzen und ihre Sorgen dem Jugendamt als Wächter des Kinderschutzes mitzuteilen, auch wenn die Kontrollfunktion und die Pflicht, entsprechende Hilfestellungen anzubieten, dem Jugendamt obliegt. Die Hilfestellungen sollten zwischen allen Fallbeteiligten innerhalb und außerhalb der Jugendhilfe abgestimmt werden.

Im Rahmen von Traumatherapie nach innerfamiliärer Gewalt ist eines der brisantesten Themen die Aufrechterhaltung von Kontakten zu (ehemals) schädigenden Elternteilen. Die Vorstellung, dass ein Umgang mit ihnen – begleitet oder nicht – für das Kind sinnvoll sei, beruht auf einer kollektiven Dissoziation traumatischer Erfahrungen. Diese z. T. institutionalisierte »gutgemeinte« Haltung wirkt sich auf die Beteiligten oft katastrophal aus und verstärkt die gemeinsame Verleugnung. Auch dem Kind bleibt innerpsychisch nur die Chance, das Trauma abzuspalten. Es muss die schädigenden Pflegepersonen weiter idealisieren und sich selbst die Schuld an den Misshandlungen zuschreiben. Die eigentlichen Gefühle von Angst, Bedrohung, Wut und Ausgeliefertheit werden innerpsychisch abgewehrt, indem das Kind an der Berechtigung seiner Gefühle und an der Richtigkeit seiner Erinnerungen zweifelt, wodurch es erneut schutzlos wird.

Das elterliche Umgangsrecht muss dem Kinderschutz untergeordnet werden. Kinderschutz bedeutet nicht nur Schutz vor äußeren Übergriffen, sondern auch vor inneren Bedrohungen durch das reale Wiedererleben der traumatischen Vergangenheit (z. B. durch Sehen des Schädigers während eines begleiteten Umgangsrechts).

Dies gilt gerade für fremdplatzierte Kinder. Nienstedt und Westermann (2007, S. 237) schreiben dazu:

> »Die Herstellung und Aufrechterhaltung von Kontakten des auf Grund traumatischer Misshandlungserfahrungen auf Dauer fremdplatzierten Kindes zu den leiblichen Eltern beruht auf einer Verleugnung der traumatischen Erfahrungen. Sie setzt das Kind einer Retraumatisierung aus (vgl. auch Lambeck 1999; Zenz 2001, S. 33), die durch nichts zu rechtfertigen ist.«

Kinder, die durch ihre Eltern seelisch, körperlich oder sexuell schwer traumatisiert wurden, haben ein Anrecht, weiterhin geschützt statt in eine innere Verleugnungsreaktion gedrängt zu werden. Zum Verständnis benötigen Fachleute ausreichende Kenntnisse über innerpsychische Schutzmechanismen, wie z. B. die Dissoziation. Paradoxerweise gilt hier, dass, je früher und schwerer die innerfamiliäre

Traumatisierung ist, desto schwieriger es für das junge Kind wird, rechtlichen Schutz zu erhalten. Die frühen Erinnerungen sind nicht versprachlicht, was die oft bezweifelte *Glaubwürdigkeit* jüngerer Kinder weiter reduziert (Naumann-Lenzen, 2007). Auch können unterschiedliche Aussagen verschiedener Anteile des traumatisierten Kindes eine Begutachtung erschweren. Täterloyale oder durch Drohungen hochverängstigte Anteile können sich (noch) nicht kongruent äußern. Fachleute und Gutachter dürfen sich daher nicht auf »einseitige« Äußerungen des Kindes verlassen.

Eine weitere Schwierigkeit bei *strukturell dissoziativen Kindern und Jugendlichen* ist, dass eine Therapie immer am dissoziativen Schutz orientiert sein muss. Ohne ausreichenden Opferschutz darf nicht an dissoziativen Barrieren gearbeitet werden, sonst gefährden wir Kinder durch »Therapie«. Dies sollte Eltern und Fachleuten verständlich erklärt werden. Eine solche Arbeit setzt die enge und vertrauensvolle Kooperation mit stabilen Bezugspersonen bzw. betreuenden Institutionen voraus. Nur in einer so geschützten und unterstützten Therapie kann der dissoziative Schutz durch zunehmende Kommunikation und Kooperation der inneren Anteile vorsichtig aufgelöst werden. Das Kind soll dadurch Zugang zu seinem Alltagswissen und zu seinen Fertigkeiten erhalten (erst einmal nicht zu den Traumatisierungen!), um vor allem die Schule besser zu meistern. Die freigesetzten Ressourcen ermöglichen eine innerpsychische Stabilisierung mit neuer Entwicklungs- und Alltagsbewältigung.

Die nicht nur in der Jugendhilfe immer noch verbreitete Annahme, eine Traumatherapie diene vor allem der gezielten Bearbeitung traumatischer Erfahrungen, ist nicht haltbar. Leider führt diese Annahme oft zu falschen Erwartungen an Therapie. Bei Kindern und Eltern weckt sie vor allem unnötige Ängste und führt zu dem häufigen Missverständnis, man müsse erst durch alten Sumpf waten, um Heilung zu erreichen.

Kinderschutz und Therapie müssen institutionell Hand in Hand gehen. Es bleibt in der politischen Verantwortung, ausreichende Mittel, personelle Ressourcen und Strukturen zur Verfügung zu stellen, damit aus dem kostenträchtigen Finanzierungsspiel zwischen Jugendhilfe und Gesundheitswesen, bei dem der Ball für Hilfsmaßnahmen hin und her geschoben wird, ein konstruktives Zusammenspiel werden kann.

Verzeichnis der Abkürzungen

AD(H)S	Aufmerksamkeitsdefizit- (und hyperkinetische) Störung
ANP (ANPs)	anscheinend normale(r) Persönlichkeit(santeil) (und Plural)
BASK	*B*ehavior (Verhalten), *A*ffect (Affekt), *S*ensation (Körperempfindung), *K*ognition
CRF	Corticotropin Releasing Factor
DBT	dialektisch-behaviorale Therapie
DDNOS	Dissociative Disorder not Otherwise Specified (deutsch: DSNNS)
DeGPT	Deutsche Gesellschaft für Psychotraumatologie
DESNOS	Disorder of Extreme Stress Not Otherwise Specified (deutsch: NNBDS)
DID	Dissociative Identity Disorder (deutsch: DIS)
DIS	Dissoziative Identitätsstörung (englisch: DID) – früher: multiple Persönlichkeitsstörung
DSM	Diagnostic and Statistical Manual of Mental Disorders (Diagnostisches und statistisches Handbuch psychischer Störungen)
DSNNS	dissoziative Störung, nicht näher spezifiziert (englisch: DDNOS)
EMDR	Eye Movement Desensitization and Reprocessing
EMIL	Evaluationsmodell für Interventionen und Lösungen
EOS	Emotional Operating System
EP (EPs)	emotionale(r) Persönlichkeit(santeil) (und Plural)
HPA-Achse	hypothalamisch-hypophysär-adrenocorticale Achse
ICD-10	International Classification of Diseases
IQ	Intelligenzquotient
KBT	kognitiv-behaviorale Therapie
KICK	Kinder- und Jugendhilfeweiterentwicklungsgesetz
KJP	Kinder- und Jugendpsychiatrie
MPTT	mehrdimensionale psychodynamische Traumatherapie (MPTT-KJ: für Kinder und Jugendliche)
NLP	neurolinguistisches Programmieren
NNBDS	nicht näher bezeichnete dissoziative Störung (englisch: DESNOS)

PITT	psychoimaginative Traumatherapie (PITT-KID: für Kinder)
PTBS	posttraumatische Belastungsstörung (englisch: PTSD)
PTSD	Posttraumatic Stress Disorder (deutsch: PTBS)
RT	reflektierendes Team
SGB	Sozialgesetzbuch
SUD	Subjective Units of Discomfort
SVV	selbstverletzendes Verhalten
Tf-KBT	traumafokussierte kognitiv-behaviorale Therapie
VoC	Validity of Cognition

Anhang 1: Systemisches 5-Achsen-Modells

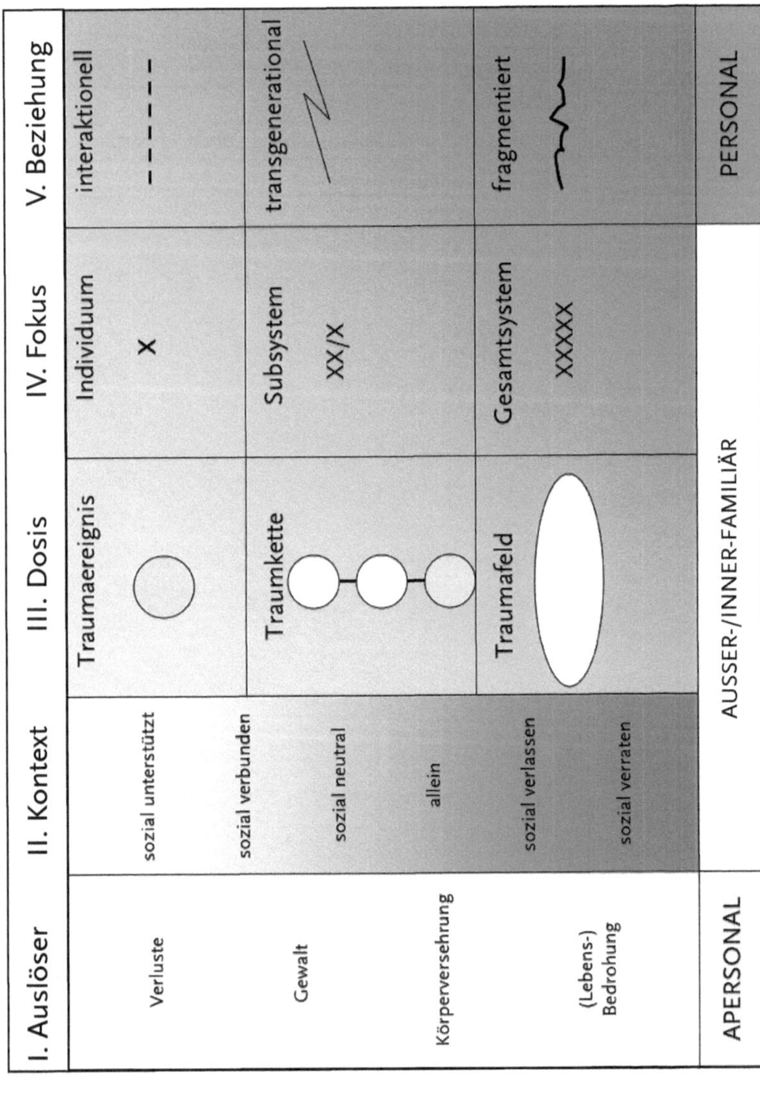

Anhang 2:
Posttraumatische Belastungssymptome (PTBS)

A) ***Intrusion*** *(Wiedererleben von traumatischem Material)*

- Flash-back (wiederholtes Traumaerleben) durch sich aufdrängende Erinnerungen
- Albträume
- Ausbrüche von Angst, Panik, Aggression durch Erinnern und Wiedererleben
- zwanghaftes Erinnern
- Angst/Depression – gegebenenfalls mit Suizidgedanken

B) ***Konstriktion*** *(Vermeidung der traumatischen Stimuli = „Trigger")*

- Vermeiden von Aktivitäten und Situationen, die an das Trauma erinnern könnten
- soziale Isolation
- Gefühle von Betäubtsein/emotionale Empfindungslosigkeit gegenüber anderen
- Drogen-/Alkohohl-/Medikamentenmissbrauch (Selbstberuhigungsversuch)
- dissoziative Phänomene (z. B. Trancezustände, Derealisation, Depersonalisation)

C) ***Physiologische Rekationen***

- Herzrasen, Atemnot, Beklemmungen
- Unruhe, Schlaflosigkeit
- übersteigerte Wachsamkeit, Hypervigilanz im Sinne vegetativer Übererregung
- Konzentrationsstörungen
- Kraftlosigkeit, Leistungsversagen
- Schmerzen, Taubheitsgefühle, Starreempfindungen
- andere Körperbeschwerden (somatoforme Störungen)
- Schreckhaftigkeit

Anhang 3: Child Dissociative Checklist (CDC) (Version 3.0)

Beschreibung: Die CDC ist ein Screening-Fragebogen für Eltern und andere enge Bezugspersonen, mit dessen Hilfe sie eventuelle dissoziative Störungen bei Kindern erkennen können.

Er stammt von F. Putnam (1997, S. 354–356)und liegt in deutscher Übersetzung durch die Autorin vor (nicht autorisierte Fassung). Die Eltern beantworten verschiedene Aussagen auf einer 3-Punkte Skala:

2 = »trifft sicher zu«
1 = »trifft irgendwie oder manchmal zu«
0 = »trifft nicht zu«.

Alter: Für Kinder ab ca. 5 Jahren liegen Vergleichswerte vor.

Anwendungsbereiche: Die CDC ist sowohl ein Forschungsinstrument als auch ein Fragebogen für den klinischen Einsatz. Auch Veränderungsmessungen für Fragen des Therapieverlaufes und der Therapieevaluation sind damit möglich.

Durchführung: Der Fragebogen wird vorwiegend durch (Pflege-)Eltern oder von primären Bezugspersonen ausgefüllt. In Einzelfällen kann er aber auch durch Lehrer, Bezugspersonen aus der Klinik (nach Herstellung einer tragfähigen therapeutischen Beziehung) sowie durch Therapeuten ausgefüllt werden.

Günstig ist ein Erfragen der Items im Interviewstil mit den betreffenden Bezugspersonen.

Nachfolgend sind eine Reihe von Verhaltensweisen aufgeführt, die Kinder schildern können. Für jedes Merkmal, das jetzt zutrifft oder in den letzten 12 Monaten auf das Kind zutraf, bitte

- die Ziffer **2** einkreisen, wenn dies auf das Kind **sicher** zutrifft
- die Ziffer **1** einkreisen, wenn das Merkmal **irgendwie** oder **manchmal** zutrifft
- die Ziffer **0** einkreisen, wenn das Merkmal auf das Kind **nicht** zutrifft.

0 1 2	1. Das Kind erinnert sich nicht an traumatische oder schmerzvolle Erfahrungen, oder verleugnet diese, obwohl man weiß, dass sie passiert sind.
0 1 2	2. Das Kind gerät manchmal in Dämmer- oder Trancezustände oder erscheint des Öfteren abwesend (»spaced out«). Lehrer berichten möglicherweise, dass es regelmäßig in der Schule tagträumt.
0 1 2	3. Das Kind zeigt rasche Veränderungen in der Persönlichkeit. Es kann wechseln zwischen scheu und offen, feminin und maskulin oder furchtsam und aggressiv.
0 1 2	4. Das Kind ist ungewöhnlich vergesslich oder verwirrt in Bezug auf Dinge, die es eigentlich wissen müsste, es vergisst z. B. den Namen von Freunden, Lehrern oder anderen wichtigen Personen, verliert Eigentum oder verirrt sich leicht.
0 1 2	5. Das Kind hat ein sehr schlechtes Zeitgefühl. Es lebt ohne Zeitablauf; denkt, es ist Morgen, wenn es bereits Nachmittag ist. Es ist verwirrt darüber, welcher Tag ist und kann keine genauen Zeitangaben machen, wann was passiert ist.
0 1 2	6. Das Kind zeigt deutliche Schwankungen von Tag zu Tag oder von Stunde zu Stunde in Bezug auf Fertigkeiten, Wissen, Lieblingsspeisen, sportliches Können; z. B. verändern sich seine Handschrift, seine Merkfähigkeit bezüglich zuvor gelernter Informationen – dies betrifft etwa das Einmaleins, die Rechtschreibung, den Umgang mit (Spiel-)Geräten oder seine kreativen Fähigkeiten.
0 1 2	7. Das Kind zeigt deutliche Rückentwicklungstendenzen im altersgemäßen Verhalten, z. B. beginnt eine Zwölfjährige, plötzlich in Babysprache zu sprechen, am Daumen zu nuckeln oder zu malen wie eine Vierjährige.
0 1 2	8. Das Kind hat Schwierigkeiten damit, aus Erfahrungen zu lernen, z. B. verändern Erklärungen, Erziehungsmaßnahmen oder Strafen sein Verhalten nicht.
0 1 2	9. Das Kind beharrt auf »Lügen« oder bleibt beim Leugnen von Fehlverhalten, selbst wenn es sich offensichtlich so verhalten hat.

0 1 2	10. Das Kind bezieht sich auf sich selbst in der dritten Person (z. B. als »sie« oder »er«), wenn es von sich selbst spricht, oder es besteht/insistiert manchmal darauf, mit anderem Namen gerufen zu werden. Es kann behaupten, dass Dinge, die es selbst getan hat, von einer anderen Person getan worden seien.
0 1 2	11. Das Kind hat rasch wechselnde körperliche Beschwerden wie beispielsweise Kopfschmerzen oder Magenverstimmung. Z. B. kann es in einer Minute über Kopfschmerz klagen und in der nächsten Minute anscheinend alles vergessen haben.
0 1 2	12. Das Kind ist ungewöhnlich sexuell frühreif und kann ein nicht altersgemäßes sexuelles Verhalten mit anderen Kindern und Erwachsenen einnehmen.
0 1 2	13. Das Kind leidet an unerklärlichen Verletzungen oder verletzt sich sogar manchmal absichtlich selbst.
0 1 2	14. Das Kind berichtet, dass es Stimmen hört, die zu ihm sprechen. Die Stimmen können freundlich oder ärgerlich sein, und sie können von »eingebildeten Spielkameraden« kommen oder wie die Stimmen von Eltern, Freunden oder Lehrern klingen.
0 1 2	15. Das Kind hat eine lebhafte Vorstellung von einem oder mehreren imaginären Kameraden. Das Kind kann darauf bestehen, dass imaginäre Freunde für die Dinge verantwortlich seien, die es selbst getan hat.
0 1 2	16. Das Kind hat heftige Wutausbrüche, oft ohne erkennbaren Grund, und kann in diesen Phasen eine ungewöhnliche körperliche Stärke zeigen.
0 1 2	17. Das Kind schlafwandelt regelmäßig nachts.
0 1 2	18. Das Kind hat ungewöhnliche Erlebnisse in der Nacht, z. B. kann es berichten, »Geister« gesehen zu haben oder dass Dinge passieren, für die es nichts könne (z. B. für kaputtes Spielzeug, unerklärliche Verletzungen).
0 1 2	19. Das Kind spricht häufig mit sich selbst, kann dabei mit anderer Stimme reden, oder mit sich selbst streiten.
0 1 2	20. Das Kind hat zwei oder mehr unterscheidbare und eigenständige Persönlichkeiten, die Kontrolle über sein Verhalten ausüben.

Auswertung: Der CDC-Wert ist die Summe aller Itemscores. Er kann zwischen 0 und 40 variieren. Werte, die konsistent bei **12** oder höher liegen, weisen auf eine pathologische Dissoziation hin (Putnam 1997), die wir heute als strukturelle Dissoziation bezeichnen.

Validität: Kinder mit der Diagnose DDNOS zeigten mit einem Durchschnittswert von 16.8 einen deutlich erhöhten Wert. Die höchsten Durchschnittswerte mit 24.5 erreichten Kinder mit der Diagnose DIS. Der Durchschnittswert der normalen Kontrollgruppe betrug 2.3.

Interpretation: Putnam gibt den Eltern die CDC mit, bittet sie jedoch bei Items, die sie als zutreffend ankreuzen, Beispiele aufzuschreiben, die er im Interview mit ihnen durchgeht, um die Qualität der Antworten zu überprüfen und Missverständnisse zu vermeiden.

Bei der Interpretation von mehrmaligen Messungen sollte berücksichtigt werden, dass ein leichter Anstieg der Werte über die ersten Messungen zu erwarten ist, da der Fragebogen die Eltern für dissoziatives Verhalten der Kinder sensibilisiert.

Die CDC ist ein Screening-Instrument. Sie liefert einen Indikator für das Vorliegen von pathologischer (struktureller) Dissoziation bei Kindern. Hohe Werte sind kein Beweis für eine dissoziative Störung, niedrige Werte garantieren nicht für ihre Abwesenheit. Hohe oder niedrige Werte müssen innerhalb eines größeren klinischen Kontextes gewichtet werden und sollten nicht für sich alleine gesehen werden.

Anhang 4: SDQ-20 Somatoform Dissociation Questionnaire

(Nach Nijenhuis, Spinhoven, van Dyck, van der Hart a. Vanderlinden 1996; hier in der leicht veränderten deutschen Übersetzung von B. Overkamp, verfügbar unter http://www.enijenhuis.nl/sdq_2.html [13.7.2008]. Wir danken dem Autor für die freundliche Genehmigung zum Abdruck.)

Dieser Fragebogen fragt nach verschiedenen körperlichen Symptomen oder Körperempfindungen,

die Sie entweder nur für kurze Zeit oder aber auch über einen längeren Zeitraum hinweg gehabt haben könnten.

Bitte geben Sie an, inwieweit Sie derartige körperliche Empfindungen **im letzten Jahr** erlebt haben. Kreisen Sie dafür bei jeder Frage die Zahl ein, die Ihrer Erfahrung am meisten/am besten entspricht. Die Zahlen stehen für folgende Zuordnungen:

1 = Dies habe ich **überhaupt nicht** erlebt.
2 = Dies habe ich **manchmal** erlebt.
3 = Dies habe ich **öfter** erlebt.
4 = Dies habe ich **ziemlich häufig** erlebt.
5 = Dies habe ich **sehr häufig** erlebt.

Wenn Sie ein körperliches Symptom erlebt haben, geben Sie bitte nach der Einschätzung der Häufigkeit in einem zweiten Schritt an, ob ein *Arzt/eine Ärztin* dieses Gefühl/Erleben auf eine körperliche Erkrankung zurückgeführt hat. Kreuzen Sie dafür entweder »Ja« oder »Nein« in der Spalte »Ist eine körperliche Erkrankung als Ursache dafür bekannt?« an. Wenn Sie »Ja« angekreuzt haben, schreiben Sie bitte hinter »nämlich« auch die körperliche Erkrankung auf (soweit sie Ihnen bekannt ist).

Beispiel:

Überhaupt nicht/Manchmal/Öfter/Ziemlich häufig/ Sehr häufig ...	Ausmaß, in dem Sie das Symptom erleben	Ist eine körperliche Erkrankung als Ursache dafür bekannt?
klappere ich mit den Zähnen	1 2 3 4 5	Nein Ja, nämlich:
habe ich Wadenkrämpfe	1 2 3 4 5	Nein Ja, nämlich:

Wenn Sie in der zweiten Spalte die »1« eingekreist haben (= Dies habe ich überhaupt nicht erlebt), dann brauchen Sie in der Spalte »Ist eine körperliche Erkrankung als Ursache dafür bekannt?« auch nichts anzukreuzen. Wenn Sie aber »2«, »3«, »4« oder »5« eingekreist haben, dann *müssen* Sie bitte auch »Ja« oder »Nein« in der Spalte einer möglichen körperlichen Erkrankung ankreuzen. Bitte beantworten Sie alle 20 Fragen, und lassen Sie keine aus. Vielen Dank für Ihre Mitarbeit!

Überhaupt nicht/Manchmal/Öfter/Ziemlich häufig/ Sehr häufig ...	Ausmaß, in dem Sie das Symptom erleben	Ist eine körperliche Erkrankung als Ursache dafür bekannt?
1. habe ich Schwierigkeiten zu urinieren	1 2 3 4 5	Nein Ja, nämlich:
2. schmecken mir Sachen nicht, die ich eigentlich gerne mag (Bei Frauen: zu anderen Zeiten als in der Schwangerschaft oder während der Periode)	1 2 3 4 5	Nein Ja, nämlich:
3. höre ich ganz nahe Geräusche, als ob sie von weit weg kämen	1 2 3 4 5	Nein Ja, nämlich:
4. ist das Urinieren schmerzhaft	1 2 3 4 5	Nein Ja, nämlich:

5. fühlt sich mein Körper oder ein Teil meines Körpers wie taub an	1 2 3 4 5	Nein Ja, nämlich:
6. erscheinen mir Dinge oder Personen größer als gewöhnlich	1 2 3 4 5	Nein Ja, nämlich:
7. habe ich Anfälle, die aussehen wie ein epileptischer Anfall	1 2 3 4 5	Nein Ja, nämlich:
8. ist mein Körper oder ein Teil meines Körpers Schmerzen gegenüber unempfindlich	1 2 3 4 5	Nein Ja, nämlich:
9. mag ich keine Gerüche, die ich normalerweise mag	1 2 3 4 5	Nein Ja, nämlich:
10. habe ich (auch ohne Geschlechtsverkehr) Schmerzen in meinen Geschlechtsorganen	1 2 3 4 5	Nein Ja, nämlich:
11. höre ich eine Zeit lang nichts (so als wäre ich vorübergehend taub)	1 2 3 4 5	Nein Ja, nämlich:
12. sehe ich eine Zeit lang nichts (so als wäre ich vorübergehend blind)	1 2 3 4 5	Nein Ja, nämlich:
13. sehen die Dinge in meiner Umgebung anders aus als normalerweise (z. B. so, als würde ich sie durch einen Tunnel sehen, oder so, als würde ich nur einen Teil davon sehen)	1 2 3 4 5	Nein Ja, nämlich:
14. kann ich viel besser oder schlechter riechen als normalerweise	1 2 3 4 5	Nein Ja, nämlich:
15. fühlt es sich so an, als ob mein Körper oder ein Teil meines Körpers verschwunden wäre	1 2 3 4 5	Nein Ja, nämlich:

16. kann ich nicht (oder nur unter großer Anstrengung) schlucken	1 2 3 4 5	Nein Ja, nämlich:
17. kann ich nächtelang nicht schlafen, bin aber tagsüber fit und aktiv	1 2 3 4 5	Nein Ja, nämlich:
18. kann ich nicht (oder nur mit großer Anstrengung) sprechen oder überhaupt nur flüstern	1 2 3 4 5	Nein Ja, nämlich:
19. bin ich eine Zeit lang (wie) gelähmt	1 2 3 4 5	Nein Ja, nämlich:
20. wird mein ganzer Körper eine Zeit lang ganz steif	1 2 3 4 5	Nein Ja, nämlich:

Ergänzung (durch Kissenbeck u. Hanswille): Der SDQ-20 bzw. seine Kurzversion, der SDQ-5, ist ein Fragebogen, der *somatoforme* Dissoziation erfragt. Hintergrund ist die Erkenntnis, dass viele Körpersymptome, die tiefenpsychologisch als »Konversion« bezeichnet werden, auch eine Form der Dissoziation darstellen. Der SDQ-20 enthält insgesamt 20 Fragen, der SDQ-5 enthält nur die 5 Fragen des SDQ-20, die sich als am trennschärfsten erwiesen haben (Fragen 4, 8, 13, 15, 18).

Alter: für Jugendliche > 12 Jahre und Erwachsene

Anwendungsbereiche: zur Abklärung somatoformer Dissoziation.

Durchführung: Der Fragebogen wird an die Patienten ausgegeben und mit ihnen gemeinsam anhand von Beispielen aus ihrem Alltag durchgegangen und ausgefüllt.

Auswertung: Die einzelnen Fragen werden entsprechend ihrer Kodierung von 1 bis 5 aufsummiert.

Der SDQ-20 unterscheidet signifikant zwischen Patienten mit einer DIS, dissoziativen Störungen, somatoformen Störungen und anderen psychiatrischen Kategorien.

Für Patienten mit der Diagnose einer Dissoziativen Störung liegt der Mittelwert bei 43.

Für Patienten mit der Diagnose einer DIS wurde ein Mittelwert von 55.1 gefunden.

Anhang 5: Zeitreise

Name:	Zeitreise	Alter: ...... Jahre Datum: ....
Vergangenheit	...... Jahre	...... Jahre
1 **Beobachter-Installation:** Suche nach einem **Ressourcenerlebnis** mit dem **Inneren Beobachter**	2 Suche nach einem **Bewältigungserlebnis** mit dem **Inneren Beobachter**	3 a) Suche nach **traumatischer Belastungssituation** durch den **Inneren Beobachter** (Affektbrücke?)
Bild	Bild	Bild
positive Kognition	positive Kognition	negative Kognition
Gefühl	Gefühl	Gefühl
Körperempfindung	Körperempfindung	Körperempfindung
Gegenwart		
3 b) **Versorgung des verletzten Anteils** durch den **Inneren Helfer** (mit BASK-umfassendem Bild)	3 c) **Zeitreise des verletzten Anteils mit dem Inneren Helfer in die Gegenwart an den S.O.**	3 d) **Innere System-Integration des verletzten Anteils** durch den **Inneren Helfer**
Innerer Helfer	Bild	Bild
	positive Kognition	positive Kognition
Sicherer Ort	Gefühl	Gefühl
Tresor (Reste?)	Körperempfindung	Körperempfindung
Zukunft		
4 **Zukunftsblick** durch den **Inneren Beobachter**	5 **Triggerbewältigung durch das Ich von Heute**	6 **Systemische Unterstützung von außen**
	mit Helfer? – Anteilen? – Sicherem Ort? – Tresor?	**durch wen?**
Bild	Bild	Bild
negative Kognition	positive Kognition	positive Kognition
Gefühl	Gefühl	Gefühl
Körperempfindung	Körperempfindung	Körperempfindung

Literatur

Aarts, M. (2002): Marte Meo. Ein Handbuch. Harderwijk (Aarts).

Ackermann, P. T., J. E. Newton, W. B. McPherson, J. G. Jones a. R. A. Dykmann (1998): Prevalence of posttraumatic stress disorder and other psychiatric diagnosis in three groups of abused children (sexual, physical, and both). *Child Abuse and Neglect* 22 (8): 759–747.

Ainsworth, M. D. S. a. B. A. Wittig (1969): Attachment and the exploratory behavior of one-year-olds in a strange situation. In: B. M. Foss (ed.): Determinants of infant behavior 4. London (Methuen), pp. 113–136.

Andersen, T. (Hrsg.) (1990): Das reflektierende Team. Dialoge und Dialoge über die Dialoge. Dortmund (Modernes Lernen). [Engl. Orig. (1990): The Reflecting Team – Dialogues and dialogues about dialogues. Kent (Borgman).]

Anderssen-Reuster, U. (Hrsg.) (2007): Achtsamkeit in der Psychotherapie und Psychosomatik. Haltung und Methode. Stuttgart (Schattauer).

Antonovsky, A. (1997): Salutogenese. Zur Entmystifizierung der Gesundheit. Tübingen (dgvt). [Amerikan. Orig. (1987): Unravelling the mystery of health – How people manage stress and stay well. San Francisco (Jossey-Bass).]

Armbruster, M. (2006): Eltern-AG. Das Empowermentprogramm für mehr Elternkompetenz in Problemfamilien. Heidelberg (Carl-Auer).

Armstrong, J. G., F. W. Putnam, E. B. Carlson, D. Z. Libero a. S. R. Smith (1997): Development and validation of a measure of adolescent dissociation. The Adolescent Dissociative Experience Scale. *Journal of Nervous and Mental Disease* 185: 491–497.

Arnold, S., P. Joraschky u. A. Cirpka (1996). Die Skulpturverfahren. In: M. Cierpka (Hrsg.): Handbuch der Familiendiagnostik. Berlin/Heidelberg/New York (Springer).

Bamberger, G. (1999): Lösungsorientierte Beratung. Weinheim (Psychologie Verlags Union).

Bandura, A. (1977): Self-efficacy: Toward a unifying theory of behavioral change. *Psychological Review* 84: 191–215.

Bateson, G. (1981): Ökologie des Geistes. Frankfurt a. M. (Suhrkamp). [Amerikan. Orig. (1972): Steps to an ecology of mind. New York (Ballantine).]

Bateson, G. (1987): Geist und Natur. Eine notwendige Einheit. Frankfurt a. M. (Suhrkamp). [Amerikan. Orig. (1979): Mind and nature: A necessary unity. New York (E. Dutton).]

Bauer, J. (2004): Das Gedächtnis des Körpers. Wie Beziehungen und Lebensstile unsere Gene steuern. München (Piper).

Bauer, J. (2005): Warum ich fühle, was du fühlst. Intrusive Kommunikation und das Geheimnis der Spiegelneuronen. Hamburg (Hoffmann und Campe).

Bauer, J. (2006): Prinzip Menschlichkeit. Warum wir von Natur aus kooperieren. Hamburg (Hoffmann und Campe).

Bengel, J. u. R. Strittmatter (2001): Aaron Antonovskys Modell der Salutogenese. In: J. Bengel et al. (Hrsg.): Was erhält Menschen gesund? Antonovskys Modell der Salutogenese – Diskussionsstand und Stellenwert. (Forschung und Praxis der Gesundheitsförderung, Band 6.) Köln (BZGA).

Bengel, J., R. Strittmatter u. H. Willmann (Hrsg.) (2001): Was erhält Menschen gesund? Antonovskys Modell der Salutogenese – Diskussionsstand und Stellenwert. (Forschung und Praxis der Gesundheitsförderung, Band 6.) Köln (BZGA).
Bentovim, A. (1995): Traumatisierte Systeme. Systemische Therapie bei Gewalt und sexuellem Missbrauch in Familien. Mainz (Matthias-Grünewald). [Engl. Orig. (1992): Trauma organised systems. London (H. Karnac).]
Berne, E. (1970): Spiele der Erwachsenen. Reinbek bei Hamburg (Rowohlt).
Bittenbinder, E. (2000): Trauma und extreme Gewalt. Systemische Psychotherapie mit Überlebenden von Folter und die Bedeutung innerer Bilder. *Psychotherapie im Dialog* 1 (1): 38–44.
Bohus, M. (2002): Borderline-Störung. Göttingen (Hogrefe).
Boos, A. (2005): Kognitive Verhaltenstherapie nach chronischer Traumatisierung. Ein Therapiemanual. Göttingen/Bern/Toronto (Hogrefe).
Boss, P. (2006): Loss, trauma, and resilience. New York (Norton).
Bradshaw, J. (1992): Das Kind in uns. München (Droemer).
Braun, B. C. (1988a): The BASK model of dissociation. *Dissociation* 1 (1): 4–23.
Braun, B. C. (1988b): The BASK model of dissociation: Part II – treatment. *Dissociation* 1 (2): 16–23.
Bräutigam, B. (2006): Gibt es eine systemische Traumatherapie? *Psychotherapie im Dialog* 4: 364–368.
Brem-Gräser, L. (2001): Familie in Tieren. Die Familiensituation im Spiegel der Kinderzeichnung. München (Ernst-Reinhardt), 8. Aufl.
Brewin, C. R. (2003): Postraumatic stress disorder: Malady or myth? New Haven: (Yale University Press).
Brewin, C. R., B. Anrews a. J. D. Valentine (2000): Meta-analysis of risk factors for Posttraumatic Stress Disorder in trauma-exposed adults. *Journal of Consulting and Clinical Psycholoy* 68 (5): 748–766.
Brisch, K. H. (2000): Bindungsstörungen. Von der Bindungstheorie zur Therapie. Stuttgart (Klett-Cotta), 3. Aufl.
Brisch, K. H. u. T. Hellbrügge (Hrsg.) (2003): Bindung und Trauma. Risiken und Schutzfaktoren für die Entwicklung von Kindern. Stuttgart (Klett-Cotta).
Brisch, K. H. u. T. Hellbrügge (Hrsg.) (2006): Kinder ohne Bindung. Deprivation, Adoption und Psychotherapie. Stuttgart (Klett-Cotta).
Brisch, K. H. u. T. Hellbrügge (Hrsg.) (2007): Die Anfänge der Eltern-Kind-Bindung. Schwangerschaft, Geburt und Psychotherapie. Stuttgart (Klett-Cotta).
Brunner, R., F. Resch, P. Parzer u. E. Koch (1999): Heidelberger Dissoziations-Inventar [HDI]. Frankfurt a. M. (Swets Test Services).
Burkhard, A. (2006): Achtsamkeit. Ein Meditationsbuch für Therapeuten und Klienten. München (CIP-Medien).
Butollo, W., M. Krüsmann u. M. Hagl (2002): Leben nach dem Trauma. Über den therapeutischen Umgang mit dem Entsetzen. Stuttgart (Pfeiffer bei Klett-Cotta).
Carlson, E. B. a. F. W. Putnam (1993): An update on the Dissociative Experience Scale. *Dissociation* 6: 16–27.
Cecchin, G., G. Lane u. A. R. Wendel (2002): Respektlosigkeit: Eine Überlebensstrategie für Therapeuten. Heidelberg (Carl-Auer), 3. Aufl. [Engl. Orig. (1992): Irreverence. A strategy for therapist's survival. London/New York (Karnac).]A
Chopich, E. u. M. Paul (1994): Das Arbeitsbuch zur Aussöhnung mit dem inneren Kind. Freiburg (Bauer).
Chopich, E. u. M. Paul (1996): Aussöhnung mit dem inneren Kind. Freiburg (Bauer).

Cierpka, M. (Hrsg.) (1996): Handbuch der Familiendiagnostik. Berlin/Heidelberg/New York (Springer).

Cierpka, M. u. G. Frevert (1995): Die Familienbögen. Ein Inventar zur Einschätzung von Familienfunktionen. Göttingen (Hogrefe).

Cirillo, S. u. P. Di Blasio (1992): Familiengewalt. Ein systemischer Ansatz, Stuttgart (Klett-Cotta). [Italien. Orig. (1989): La famiglia maltrattante. Diagnosi e terapia. Mailand (Raffaelo Cortina).

Conen, M. L. (Hrsg.) (2002): Wo keine Hoffnung ist, muss man sie erfinden. Aufsuchende Familientherapie. Heidelberg (Carl-Auer).

Cook, A., M. Blaustein, J. Spinazzola a. B. van der Kolk (Hrsg.) (2003): Complex trauma in children and adolescents. White Paper from the National Child Traumatic Stress Network, Complex Trauma Task Force. Verfügbar unter: http://www.nctsnet.org [10.9.2006].

Damasio, A. (1994): Descartes' Irrtum. Fühlen, Denken und das menschliche Gehirn. München (List). [Amerikan. Orig. (1994): Descarte's error: Emotion, reason, und the human brain. New York (G. P. Putman's Son).]

Damasio, A. R. (2002): Ich fühle, also bin ich. Die Entschlüsselung des Bewusstseins. München (List). [Amerikan.. Orig. (1999): The feeling of what happens. New York (Harcort).]

Damasio, A. R. (2006): Descartes' Irrtum. Fühlen, Denken und das menschliche Gehirn. München (List), 4. Aufl. [Amerikan. Orig. (1994): Descarte's error: Emotion, reason, und the human brain. New York (G. P. Putman's Son).]

Damasio, A. R. (2007): Der Spinoza-Effekt. Wie Gefühle unser Leben bestimmen. München (List), 4. Aufl. [Amerikan. Orig. (2003): Looking for Spinoza. Joy, sorrow, and the feeling brain. Orlando (Harcort).]

Damasio, A. R., T. J. Grabowski, A. Bechara et al. (2000): Subcortical and cortical brain activity during the feeling of self-generated emotions . Nature Neuroscience 3: 1049–1056.

DeGPT (Deutschsprachige Gesellschaft für Psychotraumatologie) (2007): Curriculum Spezielle Psychotraumatherapie mit Kindern & Jugendlichen. Verfügbar unter: http://www.degpt.de/curriculumKuJ.htm [16.6.2008].

de Shazer, S. (1989): Der Dreh. Überraschende Wendungen und Lösungen in der Kurzzeittherapie. Heidelberg (Carl-Auer). [Amerikan. Orig. (1988): Clues. Investigating solutions in brief therapy. New York (Norton).

de Shazer, S. (1992). Das Spiel mit Unterschieden. Wie therapeutische Lösungen lösen. Heidelberg (Carl-Auer). [Amerikan. Orig. (1991): Putting difference to work. New York (Norton).]

de Shazer, S. u. Y. Dolan (2008): Mehr als ein Wunder. Lösungsorientierte Kurztherapie heute. Heidelberg (Carl-Auer Verlag).

DGKJPP (Deutsche Gesellschaft für Kinder- und Jugendpsychiatrie und Psychotherapie u. a.) (Hrsg.) (2003): Leitlinien zur Diagnostik und Therapie von psychischen Störungen im Säuglings-, Kindes- und Jugendalter. Köln (Deutscher Ärzteverlag).

Dilling, H., W. Mombour u. H. M. Schmidt (Hrsg.) (1991): Internationale Klassifikation psychischer Störungen. ICD-10, Kapitel V (F). Bern/Göttingen/Toronto/Seattle (Huber).

Dilling, D., W. Mombour u. H. M. Schmidt (Hrsg.) (1993): Weltgesundheitsorganisation: Internationale Klassifikation psychischer Störungen (ICD-10). Bern (Huber) 2. Aufl.

Eckardt, J. (2005): Kinder und Trauma. Göttingen (Vandenhoeck & Ruprecht).

Egle, U. T. (2004): Früher Stress und psycho-somatische Folgen. In: F. Resch u. M. Schulte-Markwort (Hrsg.): Trauma – Stress – Konflikt. Stuttgart (Schattauer), S. 32–43.

Ehlers, A. (1999): Posttraumatische Belastungsstörungen. Göttingen (Hogrefe).

Erickson, M. H. u. E. Rossi (1993): Hypnotherapie: Aufbau, Beispiele, Forschungen. München (Pfeiffer), 3. Aufl. [Amerikan. Orig. (1979): Hypnotherapy. An exploratory casebook. New York (Irvington).]

Everstine, D. S. u. L. Everstine (1985): Krisentherapie. Stuttgart (Klett-Cotta). [Amerikan. Orig. (1983): People in crisis. New York (Brunner/Mazel).]

Fanselow, M. S. a. L. S. Lester (1988): A functional behavioristic approach to aversively motivated behavior: Predatory imminence as a determinant of the topography of defensive behavior. In: R. C. Bolles a. M. D. Beecher (eds.): Evolution and Learning. Hillsdale (Erlbaum), pp. 185–212.

Federn, P. (1956): Ich-Psychologie und die Psychose, Bern/Stuttgart (Huber) [(1978): Frankfurt a. M. (Suhrkamp)]. [Amerikan. Orig. (1952): Ego psychology and the psychosis. New York (Basic).]

Fiedler, P. (Hrsg.) (2006): Trauma, Dissoziation, Persönlichkeit. Pierre Janets Beiträge zur modernen Psychiatrie, Psychologie und Psychotherapie. Lengerich (Pabst).

Field, T. M. (1985): Attachment as psychobiological attunement: Being on the same wavelength. In: M. Reite a. T. M. Field (eds.): The psychobiology of attachment and separation. Orlando, FL (Academic Press), pp. 415–454.

Figley, C. (1989): Helping traumatized families. San Francisco (Jossey-Bass).

Figley, C. (2002): Mitgefühlserschöpfung. Der Preis des Helfens. In: H. Stamm (Hrsg.): Sekundäre Traumastörungen. Paderborn (Junfermann), S. 41–59. [Amerikan. Orig (1995): Secondary traumatic stress. Self-care sssues for clinicians, researchers, and educators. Lutherville (Sidran).]

Fischer, G. (2000a): Mehrdimensionale Psychodynamische Traumatherapie MPTT. Heidelberg (Ansgar).

Fischer, G. (2000b): KÖDOPS: Kölner Dokumentationssystem für Psychotherapie und Traumabehandlung. Köln (DIPT).

Fischer, G. (2003): Neue Wege aus dem Trauma. Erste Hilfe bei schweren seelischen Belastungen. Düsseldorf/Zürich (Patmos).

Fischer, G. u. P. Riedesser (1998): Lehrbuch der Psychotraumatologie. München (Ernst Reinhardt).

Flatten, G. (2006): Stand der psychodynamischen Psychotherapie der PTBS. In: A. Maercker u. R. Rosner (Hrsg.): Psychotherapie der posttraumatischen Belastungsstörungen. Stuttgart/New York (Georg Thieme), S. 49–68.

Fliegel, S. u. A. Kämmerer (Hrsg.) (2007): Psychotherapeutische Schätze. 101 bewährte Übungen und Methoden für die Praxis. Tübingen (dgvt), 2. Aufl.

Foa, E. B. a. B. O. Rothbaum (1998): Treating the trauma of rape. Cognitive behavior therapy for PTSD. New York (Guilford).

Fonagy, P. a. M. Target (1997): Attachment and reflective function: Their role in self-organization. *Development and Psychopathology* 9: 679–700.

Fonagy, P. (2001): Attachment theory and psychoanalysis. New York (Other).

Fonagy, P., G. Gergely, E. L. Jurist u. M. Target (2006): Affektregulierung, Mentalisierung und die Entwicklung des Selbst. Stuttgart (Klett-Cotta), 2. Aufl. [Amerikan.

Orig. (2002): Affect regulation, Mentalization and the development of the self. New York (Other).]
Foerster, H. von u. B. Pörksen (1998): Wahrheit ist die Erfindung eines Lügners. Gespräche für Skeptiker. Heidelberg (Carl-Auer).
Förstl, H. (Hrsg.) (2007): Theory of mind. Neurobiologie und Psychologie sozialen Verhaltens. Heidelberg (Springer).
Franke, A. (1997): Zum Stand der konzeptionellen und empirischen Entwicklung des Salutogenesekonzepts. In: A. Antononvsky: Salutogenese. Zur Entmystifizierung der Gesundheit. Tübingen (dgvt), S. 169–191. [Amerikan. Orig. (1987): Unravelling the mystery of health – How people manage stress and stay well. San Francisco (Jossey-Bass).]
Frankl, V. (2002): ... trotzdem Ja zum Leben sagen. Ein Psychologe erlebt das Konzentrationslager. München (DTV), 22. Aufl.
Frederick, C., R. Pynoos a. K. Nader (1992): Reaction Index to psychic trauma form C (child). University of California, Los Angeles (unpublished manuscript).
Freeman, J., D. Epston u. D. Lobovits (2000): Ernsten Problemen spielerisch begegnen. Narrative Therapie mit Kindern und ihren Familien. (Systemische Studien 20.) Dortmund (Modernes Lernen).
Freud, S. (1938a): Abriss der Psychoanalyse. Frankfurt a. M. (S. Fischer).
Freud, S. (1938b): Die Ich-Spaltung im Abwehrvorgang. Frankfurt a. M. (S. Fischer).
Furman, B. (1999): Es ist nie zu spät, eine glückliche Kindheit zu haben. Dortmund (Borgmann).
Fürstenau, P. (2001): Psychoanalytisch verstehen, systemisch denken, suggestiv intervenieren. Stuttgart (Pfeiffer bei Klett-Cotta).
Fürstenau, P. (2002): Neue therapeutische Welt durch beidäugiges diagnostisch-therapeutisches Sehen. (Vortrag 52.Lindauer Psychotherapiewochen, 26.4.2002.)
Gast, U., T. Oswald, F. Zündorf u. A. Hofmann (2000): Das strukturierte klini-sche Interview für DSM-IV, Dissoziative Störungen SKID-D. Deutsche Fassung. Interviewheft. Göttingen (Hogrefe). [Amerikan. Orig.: M. Steinberg (1994): Structured Clinical Interview for DSM-IV: Dissociative Disorders (CDIC-D). Washington, D.C.: (American Psychiatric), revised edition.]
Grawe, K. (1995): Grundriß einer Allgemeinen Psychotherapie. *Psychotherapeut* 40: 130–145.
Grawe, K. (1998): Psychologische Therapie. Göttingen (Hogrefe).
Grawe, K. (2004): Neuropsychotherapie. Göttingen (Hogrefe).
Grawe, K. u. M. Grawe-Gerber (1999): Ressourcenaktivierung – Ein primäres Wirkprinzip der Psychotherapie. *Psychotherapeut* 44: 63–73.
Greenwald, R. (2005): Child trauma handbook. A guide for helping trauma-exposed children and adolescents. New York (The Haworth Reference Press).
Greenwald, R. a. A. Rubin (1999): Brief assessment of children´s posttraumatic symptoms: Development and preliminary validation of parent and child scales. *Research on Social Work Practise* 9: 61.
Grinder, M. (2007): Pentimento. Grundsteine der nonverbalen Kommunikation. Köln (Synergeia), 2. Aufl., S. 12–29. [Amerikan. Orig. (2007): The elusive obvious – The science of non-verbal communication. (Michael Grinder & Associates).]
Grossmann, K. P. (2005): Die Selbstwirksamkeit von Klienten. Ein Wirkverständnis systemischer Therapie. Heidelberg (Carl-Auer).
Hanswille, R. (1992a): Liebe und Sexualität. Ein Buch für junge Menschen. München (Kösel).

Hanswille, R. (1992b): Familiendynamische Aspekte sexueller Gewalt in Familien. *Das Baugerüst* 44 (4): 300–308.

Hanswille, R. (2000a): Die Erfahrungen in der Herkunftsfamilie. In: S. Kerner u. U. Wohlfart (Hrsg.): Beziehungen gestalten. Arbeitshilfen für die Bildungs- und Beratungspraxis. Neuwied (Luchterhand), S. 49–71.

Hanswille, R. (2000b): Familientherapie. In: F. Stimmer (Hrsg.): Lexikon der Sozialpädagogik und der Sozialarbeit. München/Wien (R. Oldenbourg), S. 230–235.

Hanswille, R. (2004a): Traumaorganisierte Systeme in Supervision und Organisationsentwicklung. Müllheim (Auditorium Netzwerk).

Hanswille, R. (2004b): Traumatherapeutische Ansätze in der Systemtherapie. (Unveröffentlichter Vortrag auf dem EFTA-Kongress in Berlin.)

Hanswille, R. (2006): Systemische Traumatherapie. (Wissenschaftliche Jahrestagung des DGSF. Leipzig 2006.)

Hargens, J. u. A. von Schlippe (1998): Kontexte für Veränderungen schaffen. In: J. Hargens u. A. von Schlippe (Hrsg.): Das Spiel der Ideen. Reflektierendes Team und systemische Praxis. Dortmund (Borgmann), S. 13–19.

Hart, O. van der (2006): Phasenorientierte Behandlung komplexer Traumafolgestörungen: Inspiration durch die Theorie der Strukturellen Dissoziation und Janets Aktionspsychologie. (Unveröffentliches Seminarmanuskript.) Hilden (PIE – Psychotraumatology Institute Europe).

Hart, O. van der, E. R. S. Nijenhuis u. K. Steele (2008): Das verfolgte Selbst. Strukturelle Dissoziation. Die Behandlung chronischer Traumatisierung. Paderborn (Junfermann. [Amerikan. Orig. (2006): The haunted self: Structural dissociation and the treatment of chronic traumatization. New York (Norton).

Hart, O. van der, K. Steele, S. Boon u. P. Brown (1995): Die Behandlung traumatischer Erinnerungen: Synthese, Bewusstwerden und Integration. *Hypnose und Kognition* 12: 34–67.

Hart, O. van der, K. Steele, E. R. S. Nijenhuis u. H. Mattheß (2006): Strukturelle Dissoziation der Persönlichkeit und die Behandlung traumatischer Erinnerungen. In: A. Maercker u. R. Rosner (Hrsg.): Psychotherapie der posttraumatischen Belastungsstörungen. Krankheitsmodelle und Therapiepraxis – störungsspezifisch und schulenübergreifend. Stuttgart/New York (Georg Thieme), S. 156–174.

Heidenreich, T. u. J. Michalak (Hrsg.) (2004): Achtsamkeit und Akzeptanz in der Psychotherapie. Ein Handbuch. Tübingen (dgvt).

Hensel, T. (Hrsg.) (2007): EMDR mit Kindern und Jugendlichen. Ein Handbuch. Göttingen (Hogrefe).

Hepp, U. (2006): Trauma und Resilienz. Nicht jedes Trauma traumatisiert. In: R. Welter-Enderlin u. B. Hildenbrand (Hrsg.): Resilienz – Gedeihen trotz widriger Umstände. Heidelberg (Carl-Auer), S. 139–158.

Herbert, M. (1999): Posttraumatische Belastung. Die Erinnerung an die Katastrophe – und wie Kinder lernen, damit zu leben. (Band 12 aus der Reihe: Trainings für Eltern, Kinder und Jugendliche.) Bern (Hans Huber).

Herman, J. L. (2003): Die Narben der Gewalt. Paderborn (Junfermann). [Amerikan. Orig. (1992): Trauma and recovery. New York (Basic).]

Hesse, P. U. (2002): Teilearbeit: Konzepte von Multiplizität in ausgewählten Bereichen der Psychotherapie. Heidelberg (Carl-Auer).

Hildenbrand, B. (2005): Einführung in die Genogrammarbeit. Heidelberg (Carl-Auer).

Hilgard, E. R. (1977): Divided consciousness: Multiple controls in human thought and action. New York (Wiley).
Hofmann, A. (1999): EMDR in der Therapie posttraumatischer Belastungssyndrome. Stuttgart (Thieme).
Hofmann, A. (2006): Psychotraumatologie – Der Stand des Wissens und die Versorgungslage. *Psychotherapie im Dialog* 7 (4): 351–356.
Hofmann, A. u. L. Besser (2003): Psychotraumatologie bei Kindern und Jugendlichen. In: K. H. Brisch u. T. Hellbrügge (Hrsg.): Bindung und Trauma. Stuttgart (Klett-Cotta), S. 172–202.
Hofmann, A. u. P. Liebermann (2006): Die EMDR-Methode in der Behandlung psychisch Traumatisierter. In: A. Maercker u. R. Rosner (Hrsg.): Psychotherapie der posttraumatischen Belastungsstörungen. Stuttgart (Thieme), S. 68–74.
Horowitz, M. J. (1976): Stress response syndromes. New York (Jason Aronson).
Horowitz, M. J., N. Wilmer a. W. Alvarez (1979): Impact of event Scale: A measure of subjective stress. *Psychosomatic Medicine* 41: 209–218.
Huber, M. (2003a): Trauma und die Folgen – Trauma und Traumabehandlung, Teil 1. Paderborn (Junfermann).
Huber, M. (2003b): Wege der Traumabehandlung. Trauma und Traumabehandlung, Teil 2. Paderborn (Junfermann).
Huber, M. (2005): Der innere Garten. Ein achtsamer Weg zur persönlichen Veränderung. Paderborn (Junfermann).
Hudnall Stamm, B. (Hrsg.) (2002): Sekundäre Traumastörungen. Paderborn (Junfermann).
Hüther, G. (1997): Biologie der Angst. Wie aus Stress Gefühle werden. Göttingen (Vandenhoeck & Ruprecht).
Hüther, G. (2001): Die neurologischen Auswirkungen von Angst und Stress und die Verarbeitung traumatischer Erinnerungen. In: A. Streek-Fischer, U. Sachsse u. I. Özkan (Hrsg.): Körper, Seele, Trauma. Biologie, Klinik und Praxis. Göttingen (Vandenhoeck & Ruprecht), S. 94–114.
Hüther, G. (2006a): Die Macht der inneren Bilder. Wie Visionen das Gehirn, den Menschen und die Welt verändern. Göttingen (Vandenhoeck & Ruprecht), 3. Aufl.
Hüther, G. (2006b): Wie Embodiment neurobiologisch erklärt werden kann. In: M. Storch et al.: Embodiment. Die Wechselwirkung von Körper und Psyche verstehen und nutzen. Bern (Huber), S. 73–99.
James, W. (1890): The principles of psychology. 2 Bde. New York/London (Holt and Macmillan).
James, B. a. M. Nasjleti (1983): Treating traumatized children. Palo Alto (Consulting Psychologist).
James, T. u. W. Woodsmall (2002): Time line. Paderborn (Junfermann).
Janet, N. (2006): Die andere Seite von Pierre Janet. In: P. Fiedler (Hrsg.): Trauma, Dissoziation, Persönlichkeit. Pierre Janets Beiträge zur modernen Psychiatrie, Psychologie und Psychotherapie. Lengerich (Pabst), S. 15–18.
Janet, P. (1889): L'automatisme psychologique Paris (Alcan).
Janet, P. (1919): Les medicantions psychologiques. Paris (Alcan). [Engl. edition (1925): Psychological healing New York (Macmillan). – Reprint (1976): New York (Arno).]
Janet, P. (1927): La pensée intèrieure et sestroubles. Paris (A. Chahine).
Jong, P. de u. I. Kim Berg (1998): Lösungen (er-)finden. Das Werkstattbuch der lösungsorientierten Kurztherapie. Dortmund (Modernes Lernen). [Amerikan. Orig. (1998): Interviewing of solutions. Pacific Grove (Brooks/Cole).]

Jordan, E. (Hrsg.) (2007): Kindeswohlgefährdung. Rechtliche Neuregelungen und Konsequenzen für den Schutzauftrag der Kinder- und Jugendhilfe. Weinheim/München (Juventa), 2. Aufl.

Jork, K. u. N. Peseschkian (Hrsg.) (2006): Salutogenese und Positive Psychotherapie. Gesund werden – gesund bleiben. Bern (Hans Huber), 2. Aufl.

Kabat-Zin, J. (1999): Stressbewältigung durch die Praxis der Achtsamkeit. Freiburg (Arbor).

Kabat-Zin, J. u. U. Kesper-Grossman (2004): Die Heilende Kraft der Achtsamkeit. Freiburg (Arbor).

Kandel, E. (2006): Auf der Suche nach dem Gedächtnis. Die Entstehung einer neuen Wissenschaft des Geistes. München (Siedler). [Amerikan. Orig. (2006): In Search of memory: The emergence of a new science of mind. New York (Norton).]

Kardiner, A. (1941): The traumatic neuroses of war. New York (Hoeber).

Kaslow, F. et al. (2003): EMDR in Verbindung mit der therapeutischen Behandlung von Familiensystemen. In: F. Shapiro (Hrsg.): EMDR als integrativer psychotherapeutischer Ansatz. Paderborn (Junfermann). [Amerikan. Orig. (2002): EMDR as an integrative psychtherapy approach: Experts of diverse orientations explore the paradigm prism. (Copyrigth 2002 by the American Psychological Association (APA), USA).]

Keilson, H. (1979): Sequentielle Traumatisierung bei Kindern. Stuttgart (Enke).

Khan, M. M. R. (1963): The concept of cumulative trauma. *The Psychoanalytic Study of the Child* 18: 286–306.

Kissenbeck, A. (in Vorb.): Multiple Systeme – Systemische Therapie mit dissoziativen Kindern, Jugendlichen und ihren Familien. In: W. Wöller, H. Mattheß u. E. Nijenhuis (Hrsg.): Trauma – Dissoziation – Persönlichkeitsstörung. Stuttgart/New York (Schattauer)

Klein, R. u. A. Kannicht (2007): Einführung in die Praxis der systemischen Therapie und Beratung. Heidelberg (Carl-Auer).

Klemenz, B. (2003): Ressourcenorientierte Diagnostik und Interventionen bei Kindern und Jugendlichen. Tübingen (dgvt).

Kobasa, S. C. (1979): Stressful life events, personality, and health. *Journal of Personality and Social Psychology* 37: 1–11.

Kohn, M. L. a. C. Schooler (1983): Work and Personality: An Inquiry into the Impact of Social Stratification. Norwood (Blex).

Kolk, B. van der (2000): Der Körper vergisst nicht. Ansätze einer Psychophysiologie der posttraumatischen Belastungsstörung. In: B. van der Kolk, A. C. McFarlane, L. Weisaeth (Hrsg.): Traumatic Stress. Grundlagen und Behandlungsansätze. Theorie, Praxis und Forschung zu posttraumatischem Stress sowie Traumatherapie. Paderborn (Junfermann), S. 195–217. [Amerikan. Orig. (1996): Traumatic stress. The effects of overwhelming experience on mind, body, and society. New York (Guilford).]

Kolk, B. van der (2005): Developmental trauma disorder. A new, rational diagnosis for children with complex trauma histories. *Psychiatric Annals* 35 (5): 401–408.

Kolk, B. van der (2007): Untersuchungen zur PTBS. In: F. Lambrecht (Hrsg.): Wohin entwickelt sich die Traumatherapie? Bewährte Ansätze und neue Perspektiven. Stuttgart (Klett-Cotta), S. 212–236.

Kolk, B. van der, A. C. McFarlane u. L. Weisaeth (Hrsg.) (2000): Traumatic Stress. Grundlagen und Behandlungsansätze. Theorie, Praxis und Forschung zu posttraumatischem Stress sowie Traumatherapie. Paderborn (Junfermann). [Amerikan. Orig. (1996): Traumatic stress. The effects of overwhelming experience on mind, body, and society. New York (Guilford).]

Korittko, A. (2000): Trauma und Verlust – Vom Zwang des Vergessens zum heilsamen Erinnern. *Kontext – Zeitschrift für Familientherapie* 31 (2): 171–179.

Korittko, A. (2002): Bilder, von denen wir uns keine Bilder machen. Sequentielle Traumatisierung bei Kindern und Jugendlichen durch Krieg und Flucht. *Zeitschrift für Systemische Therapie* 20 (3): 175–180.

Korittko, A. (2005): [Ohne Titel.] (Unveröffentl. Arbeitspapier im Rahmen einer Weiterbildung am ifs, Essen.)

Korittko, A. (2006): Trauma und System. Das erstarrte Mobile. In: J. Rieforth (Hrsg.): Triadisches Verstehen in sozialen Systemen. Gestaltung komplexer Wirklichkeiten. Heidelberg (Carl-Auer), S. 129–142.

Krüger, A. u. L. Reddemann (2007): Psychodynamisch imaginative Traumatherapie für Kinder und Jugendliche. PITT-KID – Das Manual. Stuttgart (Klett-Cotta).

Krüsmann, M. u. A. Müller-Cyran (2005): Trauma und frühe Interventionen. Möglichkeiten und Grenzen von Krisenintervention und Notfallpsychologie. Stuttgart (Pfeiffer bei Klett-Cotta).

Lackner, R. (2004): Wie Pippa wieder lachen lernte. Fachliche Hilfe für traumatisierte Kinder. Wien (Springer).

Lambeck, S. (1999): Was ist los im Kopf des Kindes bei Besuchskontakt? *Paten* 1: 23–27.

Lamprecht, F. (Hrsg.) (2000): Praxis der Traumatherapie. Was kann EMDR leisten? Stuttgart (Pfeiffer bei Klett-Cotta).

Lamprecht, F. (Hrsg.) (2007): Wohin entwickelt sich die Traumatherapie? Stuttgart (Klett-Cotta).

Lamprecht, F. u. R. Johnen (Hrsg.) (1997): Salutogenese. Ein Konzept in der Psychosomatik. Frankfurt (VAS), 3. Aufl.

Landolt, M. A. (2004): Psychotraumatologie des Kindesalters. Göttingen (Hogrefe).

Landolt, M. A. u. T. Hensel (Hrsg.) (2008): Traumatherapie bei Kindern und Jugendlichen. Göttigen (Hogrefe).

Landolt, M. A., M. Vollrath, K. Ribi, K. Timm, F. H. Sennhauser u. H. E. Gnehm (2003a): Inzidenz und Verlauf posttraumatischer Belastungsreaktionen nach Verkehrsunfällen im Kindesalter. *Kindheit und Entwicklung* 12: 184–192.

Landolt, M. A., M. Vollrath, K. Ribi, H. E. Gnehm u. F. H. Sennhauser (2003b): Incidence ad associations of parental and child posttraumatic stress symptoms in pediatric patients. *Journal of Child Psychology and Pychiatry* 44: 1199–1207.

Lazarus, R. S. a. S. Folkman (1984): Stress, appraisal, and coping. New York (Springer).

LeDoux, L. (1998): Das Netz der Gefühle. Wie Emotionen entstehen. München/Wien (Carl Hanser). [Amerikan. Orig. (1996): The emotional brain. The mysterious underspinnings of emotional life. New York (Simon and Schuster).]

Lehmann, K. u. G. Teuchert-Noodt (2005): Trauma und Hirnentwicklung. In: F. Resch u. M. Schulte-Markwort (Hrsg.): Kursbuch für integrative Kinder- und Jugendpsychotherapie. Schwerpunkt: Dissoziation und Trauma. Weinheim/Basel (Beltz), S. 4–20.

Levine, P. A. (1998): Trauma – Heilung. Das Erwachen des Tigers. Essen (Synthesis).

Levine, P. A. (2007): Vom Trauma befreien. Wie Sie seelische und körperliche Blockaden lösen. München (Kösel). [Amerikan. Orig. (2005): Healing trauma. A pioneering program for restoring the wisdom of your body. Boulder (Sounds True).]

Levine, P. A. u. M. Kline (2004): Verwundete Kinderseelen heilen. Wie Kinder und Jugendliche traumatische Erlebnisse überwinden können. München (Kösel).

Linehan, M. M. (1993a). Cognitive-behavioral treatment of borderline personality-disorder. New York (Guilford).

Linehan, M. M. (1993b): Skills training manual for treating borderline personality disorder. New York (Guilford). [Dt. (1996): Trainingsmanual zur Dialektisch-Behavioralen Therapie der Borderline-Persönlichkeitsstörung, München (CIP-Medien).]

Linehan, M. (1996): Dialektisch-behaviorale Therapie der Borderline-Persönlichkeitsstörung. München (CIP-Medien).

Lovett, J. (2000): Kleine Wunder. Paderborn (Junfermann).

Ludewig, K. (2002): Systemische Therapie mit Paaren und Familien. In: M. Wirsching u. P. Scheib (Hrsg.): Paar- und Familientherapie. Berlin/Heidelberg/New York (Springer), S. 59–79.

Ludewig, K. (2004): Systemische Therapie mit Paaren und Familien. In: M. Wirsching u. P. Scheib (Hrsg.): Paar- und Familientherapie. Berlin/Heidelberg/New York (Springer), S. 59–79.

Ludewig, K. (2005): Einführung in die theoretischen Grundlagen der Systemischen Therapie. Heidelberg (Carl-Auer).

Ludewig, K. u. U. Wilken (Hrsg.) (2000): Das Familienbrett. Ein Verfahren für die Forschung und Praxis mit Familien und anderen sozialen Systemen. Göttingen (Hogrefe).

Lueger-Schuster, B. u. K. Pal-Handl (2004): Wie Pippa wieder lachen lernte. Elternratgeber für traumatisierte Kinder. Wien (Springer).

Madanes, C. (1995): The Violence of men. A therapy of social action. San Francisco (Jossy-Bass).

Madanes, C. (1997): Sex, Liebe und Gewalt. Therapeutische Strategien zur Veränderung. Heidelberg (Carl-Auer). [Amerikan. Orig. (1990): Sex, love, and violence. New York (Norton).]

Maercker, A. u. R. Rosner (2006): Was wissen wir über die Posttraumatische Belastungsstörung, und wohin gehen zukünftige Entwicklungen? Zur Psychologie der Traumafolgestörungen. In: A. Maercker u. R. Rosner (Hrsg.): Psychotherapie der posttraumatischen Belastungsstörungen. Stuttgart (Thieme), S. 3–18.

Maercker, A. u. M. Schützwohl (1998): Erfassung von psychischen Belastungsfaktoren: Impact of Event-Scala – Revidierte Version (IES-R). *Diagnostica* 44: 130–141.

Markowitsch, H. J. (2001): Stressbezogene Gedächtnisstörungen und ihre möglichen Hirnkorrelate. In: A. Streek-Fischer, U. Sachsse u. I. Özkan (Hrsg.): Körper, Seele, Trauma. Biologie, Klinik und Praxis. Göttingen (Vandenhoeck & Ruprecht), S. 72–93.

Masten, A.S. (2001): Resilienz in der Entwicklung: Wunder des Alltags. In: G. Röper, C. von Hagen u. G. Noam (Hrsg.): Entwicklung und Risiko. Perspektiven einer Klinischen Psychologie. Stuttgart (Kohlhammer), S. 192–219.

Mattheß, H. u. E. Nijenhuis (2006a): Strukturelle Dissoziation der Persönlichkeit. In: W. Wöller: Trauma und Persönlichkeitsstörungen. Psychodynamisch-integrative Therapie. Stuttgart (Schattauer), S. 84–100.

Mattheß, H. u. E. Nijenhuis (2006b): Wie behandeln wir Patienten mit schwerer struktureller Dissoziation der Persönlichkeit? In: W. Wöller: Trauma und

Persönlichkeitsstörungen. Psychodynamisch-integrative Therapie. Stuttgart (Schattauer), S. 465–483.
Maturana, H. R: (1998): Biologie der Realität. Frankfurt a. M. (Suhrkamp).
Maturana, H. R. u. F. J. Varela (1987): Der Baum der Erkenntnis. Bern/München (Scherz), 2. Aufl.
McGoldrick, M. (2003): Wieder heimkommen. Auf Spurensuche in Familiengeschichten. Heidelberg (Carl-Auer). [Amerikan. Orig. (1995): You can go home again. New York/London (Norton).]
McGoldrick, M. u. R. Gerson (1990): Genogramme in der Familienberatung. Bern/Stuttgart/Toronto (Huber). [Amerikan.Orig. (1985): Genograms in family assessment. New York/London (Norton).]
Metzinger, T. (Hrsg.) (2005): Bewusstsein. Beiträge aus der Gegenwartsphilosophie. Paderborn (Mentis).
Metzinger, T. (2006): Das phänomenale Selbst und die Perspektive der ersten Person. In: T. Metzinger (Hrsg.): Grundkurs Philosophie des Geistes. Band 1. Phänomenales Bewusstsein. Paderborn (Mentis), S. 421–477.
Miller, A. L., J. H. Rathus a. M. M. Linehan (2007): Dialectical behavior therapy with suicidal adolescents. New York (Guilford).
Mills, J. C. u. R. J. Crowley (1996): Therapeutische Metaphern für Kinder und das Kind in uns. Heidelberg (Carl-Auer). [Amerikan. Orig. (1986): Therapeutic metaphors for children and the child within. New York (Brunner/Mazel).]
Minuchin, S. (1992): Familie und Familientherapie: Theorie und Praxis struktureller Familientherapie. Freiburg (Lambertus), 9.Aufl. [Amerikan. Orig. (1976): Families and family therapy. Cambridge MA (Harvard University Press).]
Minuchin, S. u. H. C. Fishman (1988): Praxis der strukturellen Familientherapie. Strategien und Techniken. Freiburg (Lambertus), 3. Aufl. [Amerikan. Orig. (1981): Family therapy techniques. Cambridge, MA/London (Harvard University Press).]
Minuchin, S. u. M. P. Nichols (1993): Familie – die Kraft der positiven Bindung. Hilfe und Heilung durch Familientherapie. München (Kindler). [Amerikan. Orig. (1993): Family healing. Tales of hope and renewal from family therapy. New York (Free Press).]
Misseldine, W. H. (1993): In dir lebt das Kind, das du warst. Stuttgart (Klett-Cotta).
Mücke, K. (1998): Systemische Beratung und Psychotherapie. Ein pragmatischer Ansatz. Berlin (Klaus Mücke ÖkoSysteme).
Myers, C. S. (1940): Shell shock in France 1914–1918. Cambridge (Cambridge University Press).
Naumann-Lenzen, M. (2007): Das »forensische« und das »klinische Kind« – inkompatible Perspektiven? *Trauma und Gewalt* 1 (1): S. 24–32.
Neuburger, R. (2007): Das Familientrauma. Wege zurück ins Leben. Düsseldorf (Patmos).
Niederland, W. G. (1980): Folgen der Verfolgung: Das Überlebenden-Syndrom. Seelenmord. Frankfurt a. M. (Suhrkamp).
Nienstedt, M. u. A. Westermann (2007): Pflegekinder und ihre Entwicklungschancen nach frühen traumatischen Erfahrungen. Stuttgart (Klett-Cotta).
Nijenhuis, E. (2004a): Somatoforme Dissoziation. In: A. Eckhardt-Henn u. S. O. Hoffmann (Hrsg.): Dissoziative Bewusstseinsstörung. Theorie, Symptomatik, Therapie. Stuttgart/New York (Schattauer), S. 94–114.

Nijenhuis, E. (2004b): Traumatisch bedingte strukturelle Dissoziation der Persönlichkeit und Selbstorganisation. Eine evolutionäre psychobiologische Perspektive. Bad Mergentheim (uveröffentlichtes Manuskript).

Nijenhuis, E. (2005): Diagnostik und Behandlung chronischer Traumatisierung nach der Theorie der Strukturellen Dissoziation der Persönlichkeit. (Unveröffentlichtes Manuskript für Ausbildungsteilnehmer, Manual 3.) Hilden (PIE – Psychotraumatology Institute Europe).

Nijenhuis, E. (2006): Somatoforme Dissoziation. Phänomene, Messung und theoretische Aspekte. Paderborn (Junfermann). [Amerikan. Orig. (1999): Somatoform dissociation. New York/London (Norton).]

Nijenhuis, E. (2007): Traumabezogene strukturelle Dissoziation der Persönlichkeit. Diagnostik und Behandlung chronischer Traumatisierungen. (Unveröffentlichtes Weiterbildungsmanual.) Hilden (PIE – Psychotraumatology Institute Europe).

Nijenhuis, E., J. A. den Boer u. H. Mattheß (2007): Psychobiologie der Traumatisierung und traumabezogene Strukturelle Dissoziation der Persönlichkeit. In: F. Lambrecht (Hrsg.): Wohin entwickelt sich die Traumatherapie? Bewährte Ansätze und neue Perspektiven. Stuttgart (Klett-Cotta), S. 176–212.

Nijenhuis, E., O. van der Hart u. K. Steele (2004a): Strukturelle Dissoziation der Persönlichkeitsstruktur, traumatischer Ursprung, phobische Residuen. In: L. Reddemann, A. Hofmann u. U. Gast (Hrsg.): Psychotherapie der dissoziativen Störungen. Stuttgart (Thieme), S. 47–73.

Nijenhuis, E., O. van der Hart, K. Steele (2004b): Trauma-related structural dissociation of the personality. (Trauma information ages website, January 2004.) Verfügbar unter: http://www.trauma-pages.com/nijenhuis-2004.htm [10.3.2008.]

Nijenhuis, E., P. Spinhoven, R. van Dyck, O. van der Hart a. J. Vanderlinden (1996): The development of the psychometric characteristics of the Somatoform Dissociation Questionnaire. *The Journal of Nervous and Mental Disease* 184: 688–694.

Oestereich, C. (2005): Nach dem Trauma: Nichts ist mehr wie zuvor! Wie können Traumata in die Lebenserzählung integriert werden? *Systeme* 19 (1): 46–71.

Ogden, P. a. K. Minton (2000): Sensorimotor psychotherapy: One method for processing traumatic memory. *Traumatology* VI (3): 149–173.

Omer, H. u. A. von Schlippe (2002): Autorität ohne Gewalt. Coaching für Eltern von Kindern mit Verhaltensproblemen. »Elterliche Präsenz« als systemisches Konzept. Göttingen (Vandenhoeck & Ruprecht).

Omer H. u. A. von Schlippe (2004): Autorität durch Beziehung. Die Praxis des gewaltlosen Widerstands in der Erziehung. Göttingen (Vandenhoeck & Ruprecht).

Oppenheim, H. (1899): Die traumatische Neurosen. Berlin (August Hirschwald).

Pal-Handl, K., R. Lackner u. B. Lueger-Schuster (2004): Wie Pippa wieder lachen lernte. Ein Bilderbuch für Kinder. Wien (Springer).

Panksepp, J. (1998): Affective neuroscience: The foundations of human und animal emotions. New York/Oxford (Oxford University Press).

Peichl, J. (2007a): Die inneren Trauma-Landschaften. Borderline – Ego-State – Täter-Introjekt. Stuttgart/New York (Schattauer).

Peichl, J. (2007b): Innere Kinder, Täter, Helfer und Co. Ego-State -Therapie des traumatischen Selbst. Stuttgart (Klett-Cotta).

Perry, B. D., R. A. Pollard, T. I. Blakley, W. L. Baker a. D. Vigilante (1995): Childhood trauma, the neurobiology of adaptation and »use-dependant« development of the brain: How »states« become »traits«. *Infant Mental Health Journal* 16: 271–291.

Perry, B. D., R. A. Pollard, T. I. Blakley, W. L. Baker a. D. Vigilante (1998): Kindheitstrauma, Neurobiologie der Anpassung und »gebrauchsabhängige« Entwicklung des Gehirns: Wie »Zustände« zu »Eigenschaften« werden. *Analytische Kinder- und Jugendlichen- Psychotherapie* 99: 277–307.

Phillips, M. u. C. Frederick (2003): Handbuch der Hypnotherapie bei posttraumatischen und dissoziativen Störungen. Heidelberg (Carl-Auer). [Engl. Orig. (1995): Healing the divided self. New York/London (Norton).]

Pleyer, K.-H. (2001): Systemische Spieltherapie – Kooperationswerkstatt für Eltern und Kind. In: W. Rotthaus (Hrsg.): Systemische Kinder- und Jugendlichenpsychotherapie. Heidelberg (Carl-Auer), S. 125–161.

Pleyer, K.-H. (2003): Parentale Hilflosigkeit – ein systemisches Konstrukt für die therapeutische und pädagogische Arbeit mit Kindern. *Familiendynamik* 28 (4): 467–491.

Pleyer, K.-H. (2004): Co-Traumatische Prozesse in der Eltern-Kind-Beziehung. *Forum* 3: 48–69.

Polt, W. u. M. Rimser (2006): Aufstellungen mit dem Systembrett. Interventionen für Coaching, Beratung und Therapie. Münster (Ökotopia).

Porges, S. (1995): Orienting in a defensive world: Mammalian modifications of our evolutionary heritage. A polyvagal theory. *Psychophysiology* 32: 301–318.

Porges, S. (2001): The polyvagal theory: Phylogenetic substrates of a social nervous system. *International Journal of Psychophysiology* 42: 123–146.

Porges, S. (2003): The polyvagal theory: Phylogenetic contributions to social behaviour. *Physiology and Behavior* 79: 503–513.

Porges, S. (2007a): Neurozeption – Die drei Regelkreise des Autonomen Nervensystems. Verfügbar unter: http://www.stephenporges.info [10.3.2008].

Porges, S. (2007b): Polyvagal-Theorie: Die drei neutralen Kreisläufe als Regulatoren für unser reaktives Verhalten. Verfügbar unter: http://www.stephenporges.info [10.3.2008].

Putnam, F. W. (1997): Dissociation in children and adolescents: A developmental perspective. New York (Guilford).

Putnam, F. W., K. Helmers a. P. K. Trickett (1993): Development, reliability, and validity of a child dissociative scale. *Child Abuse and Neglect* 17: 731–741.

Rauch, S., B. van der Kolk, R. Fisler et al. (1996): A symptom provocation study of posttraumatic stress disorder imagery in Vietnam combat veterans. *Archives of General Psychiatry* 53: 970–975.

Reddemann, L. (2001): Imagination als heilsame Kraft. Zur Behandlung von Traumafolgen mit ressourcenorientierten Verfahren. Stuttgart (Pfeiffer bei Klett-Cotta).

Reddemann, L. (2004a): Eine Reise von 1000 Meilen beginnt mit dem ersten Schritt. Seelische Kräfte entwickeln und fördern. Freiburg (Herder).

Reddemann, L. (2004b): Psychodynamisch imaginative Traumatherapie bei dissoziativer Identitätsstörung und DDNOS. In: L. Reddemann, A. Hofmann u. U. Gast (Hrsg.): Therapie der dissoziativen Störungen. Stuttgart (Thieme), S. 124–131.

Reddemann, L. (2004c): Psychodynamisch Imaginative Traumatherapie PITT – Das Manual. Stuttgart (Pfeiffer bei Klett-Cotta).

Reddemann, L. (2007): Ego States und Traumatherapie. *Hypnose* 2 (1+2): 102–115.

Reddemann, L. u. C. Dehner-Rau (2004c): Trauma. Folgen erkennen, überwinden und an ihnen wachsen. Stuttgart (Trias).

Reddemann, O. u. L. Reddemann (2006): Traumatischer Stress in der Hausarztpraxis. In: L. Reddemann (Hrsg.): Psychotraumata. Primärärztliche Versorgung des seelisch erschütterten Patienten. Köln (Deutscher Ärzte Verlag), S. 117–168.

Reddemann, L. u. U. Sachse (1997): Traumazentrierte Psychotherapie. Teil 1: PTT – Persönlichkeitsstörungen. *Theorie und Therapie* 3: 113–147.

Reddemann, L. u. U. Sachse (1998): Traumazentrierte Psychotherapie. Teil 2: Traumaexposition. PTT – Persönlichkeitsstörungen. *Theorie und Therapie* 3: 77–87.

Reichelt, S. (1994): Kindertherapie nach sexueller Mißhandlung. Malen als Heilmethode. Stuttgart (Kreuz).

Reichelt, S. (1996): Verstehen, was Kinder malen. Sorgen und Ängste der Kinder in ihren Bildern erkennen. Stuttgart (Kreuz).

Reichelt, S. (in Vorb.): Prozessorientiertes Malen als traumatherapeutische Intervention. Regensburg (Roderer).

Reiter, L., E. J. Brunner u. S. Reiter-Theil (1988): Von der Familientherapie zur systemischen Perspektive. Berlin/Heidelberg/New York (Springer), 2. Aufl. 1997.

Ritscher, W. (2006): Einführung in die systemische Soziale Arbeit mit Familien. Heidelberg (Carl-Auer).

Rothschild, B. (2002): Der Körper erinnert sich. Die Psychophysiologie des Traumas und der Traumabehandlung. Essen (Synthesis).

Rotthaus, W. (2002): Systemische Kinder- und Jugendpsychiatrie und Psychotherapie. In: M. Wirsching u. P. Scheib (Hrsg.): Paar- und Familientherapie. Berlin (Springer), S. 525–537.

Russell, D. (1986): The secret trauma: Incest in the lives of girls and woman. New York (Basic).

Russinger, U. (2004): Auswirkungen einer traumazentrierten Weiterbildung auf eine systemische Therapeutin. *Systemische Notizen* 2004 (1): S. 4–18.

Sachse, U. (2004): Traumazentrierte Psychotherapie. Stuttgart (Schattauer).

Sack, M. (2007): Überlegungen zu einer ressourcenorientierten Behandlung traumatisierter Patienten. In: F. Lamprecht (Hrsg.): Wohin entwickelt sich die Traumatherapie? Stuttgart (Klett-Cotta), S. 165–175.

Sack, M. u. A. Hofmann (2001): IK-PTBS. (Deutsche Übersetzung und Bearbeitung des SIDES-Interviews von van der Kolk et al. [1999].) Abteilung Psychosomatik und Psychotherapie, Medizinische Hochschule Hannover.

Saint Paul, N. von (2006): Traumaorientierung in der psychotherapeutischen Praxis. *Zeitschrift für systemische Therapie und Beratung* 24 (4): 244–251.

Saß, H., H.-U. Wittchen u. M. Zaudig (1998): Diagnostisches und Statistisches Manual psychischer Störungen (DSM-IV). Deutsche Bearbeitung. Göttingen (Hans Huber).

Satir, V. (1988): Meine vielen Gesichter. Wer bin ich wirklich? München (Kösel). [Amerikani. Orig. (1978): Your many faces. Berkeley (Celestial Arts).]

Satir, V. (1990): Kommunikation – Selbstwert – Kongruenz: Konzepte und Perspektiven familientherapeutischer Arbeit. Paderborn (Junfermann). [Amerikan. Orig. (1988): The new peoplemaking. Palo Alto (Science and Behavior).]

Satir, V. u. M. Baldwin (1990): Familientherapie in Aktion. Die Konzepte von Virginia Satir in Theorie und Praxis. Paderborn (Junfermann). [Amerikan. Orig. (1988): Step by step. Palo Alto (Science and Behavior).]

Satir, V., J. Banmen, J. Gerber u. M. Gomori (1995): Das Satir-Modell: Familientherapie und ihre Erweiterung. Paderborn (Junfermann). [Amerikan. Orig. (1991): The Satir Model. Family therapy and beyond. Palo Alto (Science and Behavior).]

Saxe, G. N., B. H. Ellis a. J. B. Kaplow (2007): Collaborative treatment of traumatized children und teens. The trauma systems therapy Approach. New York (Guilford).

Schauer, M., F. Neuner u. T. Elbert (2005): Narrative Exposure Therapy. Göttingen (Hogrefe).

Scheib, P. u. M. Wirsching (2002): Vom Erstkontakt zum Behandlungsschluss. In: M. Wirsching u. P. Scheib (Hrsg.): Paar- und Familientherapie. Berlin/Heidelberg (Springer), S. 145–194.

Schiepek, G. (1999): Die Grundlagen der Systemischen Therapie. Theorie + Praxis + Forschung. Göttingen (Vandenhoeck & Ruprecht).

Schiepek, G. (Hrsg.) (2003): Neurobiologie der Psychotherapie. Stuttgart/New York (Schattauer)

Schiepek, G. u. S. Cremer (2003): Ressourcenorientierung und Ressourcendiagnostik in der Psychotherapie. In: H. Schemmel u. J. Schaller (Hrsg.): Ressourcen. Ein Hand- und Lesebuch zur therapeutischen Arbeit, Tübingen (dgvt), S. 147–192.

Schlippe A. von u. M. Grabbe (Hrsg.) (2007): Werkstattbuch Elterncoaching. Elterliche Präsenz und gewaltloser Widerstand in der Praxis. Göttingen (Vandenhoeck & Ruprecht).

Schlippe, A. von u, J. Schweitzer (1996): Lehrbuch der systemischen Therapie und Beratung. Göttingen (Vandenhoeck & Ruprecht).

Schmidt, G. (1986/1989): Konferenz mit der inneren Familie, [Audiokassetten.] Müllheim (Auditorium).

Schmidt, G. (2004): Liebesaffären zwischen Problem und Lösung. Hypnosystemisches Arbeiten in schwierigen Kontexten. Heidelberg (Carl-Auer).

Schmidt, G. (2005): Einführung in die hypnosystemische Therapie und Beratung. Heidelberg (Carl-Auer).

Schore, A. N. (1994): Affect regulation and the origin of the self. The neurobiology of emotional development, Hillsdale, NJ (Laurence Erlbaum).

Schore, A. N. (2001): The effects of early relational trauma on right brain development, affect regulation, and infant mental health. *Infant Mental Health Journal* 22: 201–269.

Schore, A. N. (2003): Affect regulation and the repair of the self. New York (Norton).

Schore, A. N. (2007): Affektregulation und die Reorganisation des Selbst. Stuttgart (Klett-Cotta). [Amerikan. Orig.: Schore (2003).]

Schubbe, O. (Hrsg.) (2004): Traumatherapie mit EMDR. Ein Handbuch für die Ausbildung. Göttingen (Vandenhoeck & Ruprecht).

Schützenberger, A. (2001): Oh, meine Ahnen. Wie das Leben unserer Vorfahren in uns wiederkehrt. Heidelberg (Carl-Auer).

Schwartz, C. R. (1997): Systemische Therapie mit der inneren Familie. Stuttgart (Pfeiffer bei Klett-Cotta). [Amerikan. Orig. (1995): Internal family systems therapy. New York (Guilford).]

Schwartz, L. (1951): Die Neurose und die dynamische Psychologie von Pierre Janet. Basel (Benno Schwabe).

Schweitzer, J. u. A. von Schlippe (2006): Lehrbuch der systemischen Therapie und Beratung II. Das störungsspezifische Wissen. Göttingen (Vandenhoeck & Ruprecht).

Schweitzer, J., E. Nicolai u. N. Hirschenberger (2005): Wenn Krankenhäuser Stimmen hören. Lernprozesse in psychiatrischen Organisationen. Göttingen (Vandenhoeck & Ruprecht).

Schwing, R. u. A. Fryszer (2006): Systemisches Handwerk. Werkzeug für die Praxis. Göttingen (Vandenhoeck & Ruprecht).

Seligmann, M. E. P. (2005): Der Glücksfaktor. Warum Optimisten länger leben. Bergisch-Gladbach (Lübbe). [Amerikan. Orig. (2002): Authentic happiness: Using the new positive psychology to realize your potential for lasting fulfilment. New York (Simon & Schuster).]

Shapiro, F. (1998): EMDR – Grundlagen und Praxis: Handbuch zur Behandlung traumatisierter Menschen. Paderborn (Junfermann). [Amerikan. Orig. (1995): Eye Movement Desensitization and Reprocessing. New York (Guilford & Mark Paterson).]

Shapiro, F. (Hrsg.) (2003).: EMDR als integrativer psychotherapeutischer Ansatz. Paderborn (Junfermann). [Amerikan. Orig. (2002): EMDR as an integrative psychotherapy approach. Experts of diverse orientations explore the paradigm prism. (Copyrigth 2002 by the American Psychological Association).]

Shapiro, F. u. M. S. Forrest (1998): EMDR in Aktion. Die neue Kurzzeittherapie in der Praxis. Paderborn (Junfermann). [Amerikan. Orig. (1997): EMDR – the breakthrough therapy for overcoming anxiety, stress, and trauma. New York (Harper & Collins).]

Shapiro, F., F. W. Kaslow a. L. Maxfield (eds.) (2007): Handbook of EMDR and family therapy processes. Hoboken, NJ/Canada (Wiley & Sons).

Shay, J. (1997): Achill in Vietnam. Kampftrauma und Persönlichkeitsverlust. Hamburg (Hamburger Edition). [Amerikan. Orig. (1995): Achilles in Vietnam: Combat trauma and the undoing of character. New York (Simon & Schuster).

Short, D. u. C. Weinspach (2007): Hoffnung und Resilienz. Therapeutische Strategien von Milton H. Erickson. Heidelberg (Carl-Auer).

Silberg, J. (ed.) (1996): The dissociative child: Diagnosis, treatment, and management. Lutherville (Sidran).

Simmel, E. (1918): Kriegsneurosen und »Psychisches Trauma«. Ihre gegenseitigen Beziehungen, dargestellt auf Grund psycho-analytischer, hypnotischer Studien. Leipzig/München (Otto von Nemnich).

Simon, F. B. (2006): Einführung in Systemtheorie und Konstruktivismus. Heidelberg (Carl-Auer).

Simon, F. B. (2008): Meine Psychose, mein Fahrrad und ich. Heidelberg (Carl-Auer), 12. Aufl.

Simons, D. a. C. F. Chabris (1999): Gorrillas in our midst: Sustained inattentional blindness for dynamic events. *Perception* 28: 1059–1074.

Smith, P., S. Perrin, A. Dyregrov a. W. Yule (2002): Principal components analysis of the revised Child Impact of Event Scale (CRIES-13) with children in war. (Personality and Individual Differences). Verfügbar unter: http://www.childrenandwar.org/instruments/CRIES%2013-D%20(German%20translation).doc [16.6.2008].

Spitzer, M. (2006): Nervenkitzel. Neue Geschichten vom Gehirn. Frankfurt a. M. (Suhrkamp).

Spitzer, M. (2007): Vom Sinn des Lebens. Wege statt Werke. Stuttgart (Schattauer).

Spitzer, M. u. W. Bertram (2007): Braintertainment. Expeditionen in die Welt von Geist und Gehirn. Stuttgart (Schattauer).

Stallard, P., R. Velleman, J. Langsford a. S. Baldwin (2001): Coping and psychological distress in children involved in road traffic accidents. *British Journal of Clinical Psychology* 40: 197–208.

Steele K., O. van der Hart, E. R. S. Nijenhuis (2004): Phasenorientierte Behandlung komplexer dissoziativer Störungen: Die Bewältigung traumabezogener

Phobien. In: A. Eckhardt-Henn u. S. O. Hoffmann (Hrsg.): Dissoziative Bewusstseinsstörungen. Theorie, Symptomatik, Therapie. Stuttgart/New York (Schattauer), S. 357–395.

Steil, R. u. G. Füchsel (2006): IBS-KJ (Interviews zu Belastungsstörungen bei Kindern und Jugendlichen). Göttingen (Hogrefe).

Stein, B. von der (2006): Verborgene Traumatisierung und transgenerationelle Traumaweitergabe bei Nachkommen von Migranten. *Psychoanalyse* 10 (2): 137–150.

Steinberg, M. (1994): Structured Clinical Interview for DSM-VI Dissociative Disorders – Revised (SCID-D-R). Washington, DC (American Psychiatric Press).

Stierlin, H. (1994): Ich und die anderen – Psychotherapie in einer sich wandelnden Gesellschaft. Stuttgart (Klett-Cotta).

Streek-Fischer, A. (Hg.) (1998): Adoleszenz und Trauma. Göttingen (Vandenhoeck & Ruprecht).

Strunk, G. u. G. Schiepek (2006): Systemische Psychologie. Eine Einführung in die komplexen Grundlagen menschlichen Verhaltens. München (Elsevier).

Sutter, C. (2005): Wenn die Seele verletzt ist. Trauma – Ursachen und Auswirkungen. Wolfegg (Systemische Konzepte).

Sydow, K. von, S. Behr, R. Retzlaff u. J. Schweitzer (2007): Die Wirksamkeit der Systemischen Therapie/Familientherapie. Göttingen/Bern/Wien/Toronto (Hogrefe).

Tedeschi, R. G., C. L. Park a. L. G. Calhoun (1998): Posttraumatic growth: Positive changes in the aftermath of crisis. New York/London (Lawrence Erlbaum).

Terr, L. (1990): Too scared to cry: How trauma affects children and ultimately us all. New York (Basis).

Tomm, K. (2001): Die Fragen des Beobachters. Schritte zu einer Kybernetik zweiter Ordnung in der systemischen Therapie. Heidelberg (Carl-Auer).

Trepper, T. S. u. M. J. Berret (1991): Inzest und Therapie. Ein (system) therapeutisches Handbuch, Dortmund (Modernes Lernen). [Amerikan. Orig. (1989): Systemic treatment of incest. A therapeutic handbook. New York (Brunner/Mazel).]

Tsirigotis, C., A. von Schlippe, L. Schweitzer-Rothers Hrsg. (2006): Coaching für Eltern. Mütter, Väter und ihr Job. Heidelberg (Carl-Auer).

Walsh, F. (ed.) (1998): Strengthening family resilience. New York (Guilford).

Walsh, F. (2006): Ein Modell familialer Resilienz und seine klinische Bedeutung. In: R. Welter-Enderlin u. B. Hildenbrand (Hrsg.) (2006): Resilienz – Gedeihen trotz widriger Umstände. Heidelberg. (Carl-Auer), S. 43–80.

Walter, J. u. J. Peller (1994): Lösungsorientierte Kurztherapie. Ein Lehr- und Lernbuch. Dortmund (Modernes Lernen). [Amerikan. Orig. (1992): Becoming solution-focused in brief therapy. New York (Brunner/Mazel).]

Watkins, J. G. (1992): Psychoanalyse, Hypnoanalyse, Ego-State-Therapie. *Hypnose und Kognition* 9 (1 u. 2).

Watkins, J. G. u. H. Watkins (2003): Ego-States. Theorie und Therapie. Heidelberg (Carl-Auer). [Engl. Orig. (1997): Ego states theory and therapy. New York/London (Norton).]

Watzlawick, P. u. P. Krieg (Hrsg.) (1991): Das Auge des Betrachters. Beiträge zum Konstruktivismus. München/Zürich (Piper)

Weinberg, D. (2005): Traumatherapie mit Kindern. Strukturierte Trauma-Intervention und traumabezogene Spieltherapie. Stuttgart (Pfeiffer bei Klett-Cotta).

Weiss, D. S. (2002): The Impact of Event Scale-Revised. San Francisco (University of San Francisco).

Weiss, T. u. G. Haertel-Weiss (1991): Familientherapie ohne Familien. Kurztherapie mit Einzelpatienten. München/Zürich (Piper).

Welter-Enderlin, R. (2006): Resilienz aus der Sicht von Beratung und Therapie. In: R. Welter-Enderlin u. B. Hildenbrand (Hrsg.): Resilienz – Gedeihen trotz widriger Umstände. Heidelberg (Carl-Auer), S. 7–20.

Welter-Enderlin, R. u. B. Hildenbrand (1996): Systemische Therapie als Begegnung. Stuttgart (Klett-Cotta).

Welter-Enderlin, R. u. B. Hildenbrand (Hrsg.) (2006): Resilienz – Gedeihen trotz widriger Umstände. Heidelberg (Carl-Auer).

Werner, E. E. a. S. Smith (1982): Vulnerable but invincible: A longitudinal study of resilient children and youth. New York (McGraw-Hill).

White M. u. D. Epston (2002): Die Zähmung der Monster. Der narrative Ansatz in der Familientherapie. Heidelberg (Carl-Auer), 4. Aufl. [Austral. Orig. (1989): Narrative means to therapeutic ends. Adelaide, South Australia (Dulwich).]

Wiedemann, J. (2000): Messung von posttraumatischen Belastungsstörungen bei Kindern. TU Berlin (unveröffentl. Diplomarbeit)

Wiesner, R. (2007): Die Verbesserung des Schutzes von Kindern und Jugendlichen vor Gefahren für ihr Wohl durch das Kinder- Jugendhilfeerweiterungsgesetzt (KICK). In: E. Jordan (Hrsg.): Kindeswohlgefährdung. Weinheim/München (Juventa), 2. Aufl., S. 9–21.

Wilke, H. (1999) Systemtheorie I: Einführung in die Grundlagen. Stuttgart (Lucius & Luicius), 6. Aufl.

Williams, A. (1989): The passionate technique. Strategic psychodrama with individuals, families, and groups. London (Tavistock/Routledge).

Wintsch, H. (2008): Gruppenpsychotherapie mit (kriegs-)traumatisierten Kindern und Jugendlichen: Ein entwicklungs- und resilienzorientierter Ansatz. In: M. Landolt u. T. Hensel (Hrsg.). Traumatherapie bei Kindern und Jugendlichen. Göttingen (Hogrefe), S. 201–231.

Wirsching, M. u. P. Scheib (Hrsg.) (2002): Paar- und Familientherapie. Berlin/Heidelberg (Springer).

Wolff, P. H. (1987): The development of behavioral states and the expression of emotions in early infancy. Chicago (University of Chicago Press).

Wöller, W. (2006): Trauma und Persönlichkeitsstörungen. Psychodynamisch-integrative Therapie. Stuttgart (Schattauer).

Zehnder, D. (2008): Notfallpsychologische Interventionen. In: M. A. Landolt u. T. Hensel (Hrsg.): Traumatherapie bei Kindern und Jugendlichen. Göttigen (Hogrefe), S. 243–264.

Zenz, G. (2001): Zur Bedeutung der Erkenntnisse von Entwicklungspsychologie und Bindungsforschung für die Arbeit mit Pflegekindern. In: Stiftung Zum Wohl des Pflegekindes (Hrsg.): 2. Jahrbuch des Pflegekinderwesens. Idstein (Schulz-Kirchner), S. 22–35.

Index

E

F

G

H

I

Über die Autoren

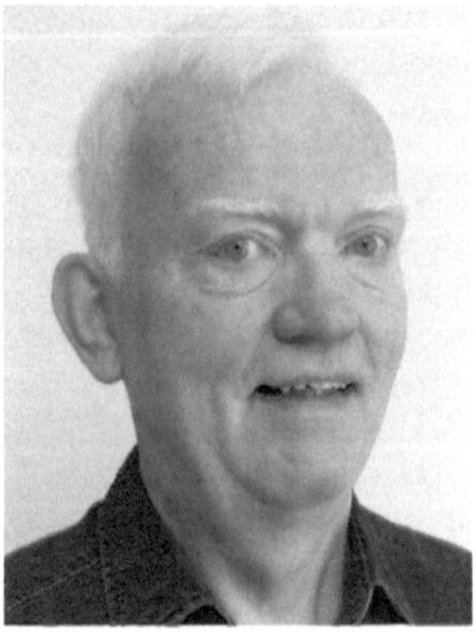

Reinert Hanswille, Dipl.-Päd., Kinder- und Jugendlichenpsychotherapeut, Zusatztitel Systemische Therapie, 2. Fachkunde VT; Systemischer Therapeut, Supervisor und Lehrender (DGSF und SG), Lehrtherapeut (DGSF und SG); spezielle Psychotraumatherapie mit Kindern und Jugendlichen (DeGPT), PITT, EMDR-Therapeut (EMDRIA), EFT, Ego-State, Hypnotherapie. Weiterbildungsberechtigter für Theorie, Supervision und Selbsterfahrung (PTK.NRW), Sachverständiger beim IMPP (Institut für medizinische und pharmazeutische Prüfungsfragen). Über 20 Jahre Institutsleiter des ifs, seit 2021 Psychotherapeutische Praxis und Dozent, Supervisor und Selbsterfahrungsleiter an unterschiedlichen Instituten.

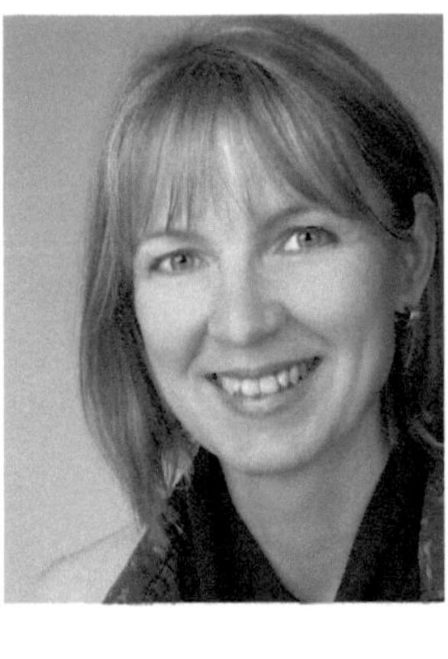

Annette Kissenbeck ist Fachärztin für Kinder- und Jugendpsychiatrie und -Psychotherapie und Pädiatrie, Familientherapeutin, Lehrtherapeutin bei der Deutschen Gesellschaft für Systemische Therapie und Familientherapie (DGSF), Psychotraumatherapeutin (DEGPT), EMDR-Therapeutin und Supervisorin (EMDRIA). Sie arbeitet mit einem multiprofessionellen Team in eigener Praxis für Kinder- und Jugendpsychiatrie und -Psychotherapie sowie in der Aus- und Weiterbildung für systemische Kinder- und Jugendtherapeuten und Traumatherapeuten.